Udo Baer
Kunsttherapie
Gefühlssterne, Angstfresser, Verwandlungsbilder …
Kreative Leibtherapie Band 5
Berlin
Semnos Verlag, 2024 / 1. Auflage
ISBN 978-393-4933-61-3

www.semnos.de
Umschlaggestaltung und Satz: Schacht 11, Essen
Druck: CPI books GmbH

Udo Baer

Kunsttherapie

Gefühlssterne, Angstfresser, Verwandlungsbilder ...

Kreative Leibtherapie Band 5

Die Farbabbildungen, auf die im Text verwiesen wird, finden Sie unter : https://www.semnos.de/publikationen/farbteil-kunsttherapie/

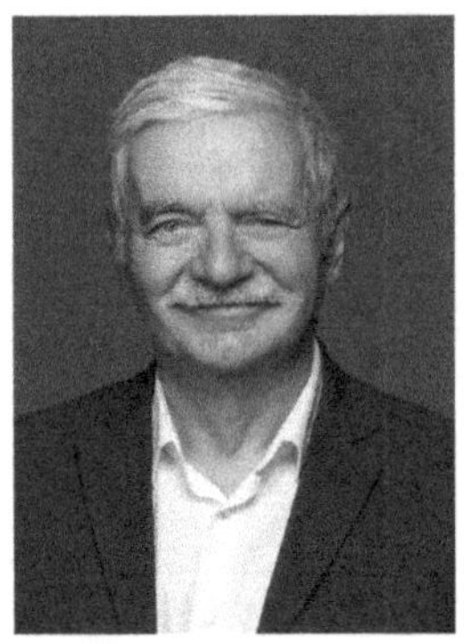

Udo Baer, Dr. phil. (Gesundheitswissenschaften), Diplom-Pädagoge, Kreativer Leibtherapeut AKL, Mitbegründer der Zukunftswerkstatt *therapie kreativ*, Vorsitzender der Stiftung Würde. Er hat gemeinsam mit Dr. Gabriele Frick-Baer die Kreative Leibtherapie und gemeinsam mit Dr. Claus Koch die Beziehungspädagogik entwickelt. Leiter der Semnos-Akademie für Kreative Leibtherapie, Mitleiter des Pädagogischen Instituts Berlin (PIB) und der Plattform www.kinderwürde-udo-baer.de, Autor zahlreicher Fach- und Sachbücher und anderer Veröffentlichungen.
www.baer-frick-baer.de

Inhalt

Vorwort zur elften überarbeiteten Auflage

Mit der elften Auflage erscheint dieses Buch erstmals im Rahmen der Reihe Fachbücher Kreative Leibtherapie. In dieser Reihe des Semnos-Verlages werden meine Frau Gabriele Frick-Baer und ich nach und nach alle Grundlagentexte Kreativer Leibtherapie veröffentlichen, sowohl die neuen Texte, die erstmalig erscheinen werden als auch die Texte schon veröffentlichter Bücher, wie dieses Buch. Sie alle dokumentieren über die letzten drei Jahrzehnte hinweg die Grundlegung und Entwicklung der Kreativen Leibtherapie in leibphänomenologischer und leibtherapeutischer Theorie und Praxis. Eine Auflistung der Fachbücher, die bisher in dieser Reihe ihren Platz haben, finden Sie unter www.semnos.de/reihen/

Als dieses Buch 1999 erstmalig erschien, gingen vier bis fünf Jahre Arbeit voraus. In Einzel- und Gruppentherapien hatte ich in der therapeutischen Beziehung zu meinen Klient*innen und deren Themen kunst- und gestaltungstherapeutische Methoden entwickelt und erprobt, die dann wiederum in die Konzepte und Lehre der Fortbildungen der Zukunftswerkstatt *therapie kreativ* (damals als Zukunftswerkstatt Tanz, Musik, Gestaltung, gegründet 1987, einflossen und damit ihre Verbreitung fanden. Als immer mehr Dozent*innen unserer kreativen Fortbildungen, die Ausbildungskandidat*innen und andere Therapeut*innen nach schriftlichen Grundlagen über die Konzepte, Protokolle und Teilnehmer*innen-Skripte hinaus fragten und sie sogar einforderten, musste ich daran gehen, die Methoden, mit denen wir praktisch arbeiteten, konsequent mit der therapeutischen Haltung und den thematischen Zusammenhängen zu verknüpfen, zu durchdenken und zu formulieren. Dass das Buch mittlerweile über 20 000 Leser*innen gefunden hat und laut Rückmeldungen die Arbeit vieler Fachleute befruchtet hat und befruchtet, zeigt, dass sich die Mühe offenbar gelohnt hat.

2006 habe ich das Buch überarbeitet und ergänzt. Es waren in der Zeit zwischen 1999 und 2006 neue grundlegende Modelle der Kreativen Leibtherapie hinzugekommen, die sich auf Kunsttherapie und Gestaltungstherapie auswirkten und sie ergänzten. Auch danach ging bis heute, ins Jahr 2023 hinein, die Entwicklung der Kreativen Leibtherapie als tiefenpsychologisch fundiertes, humanistisches Verfahren, und damit der leiborientierten Kunst- und Gestaltungstherapie, weiter. Beide sind miteinander und in der ständigen Auseinandersetzung mit Klient*innen, Patient*innen, Kolleg*innen und sozialen Institutionen in fortwährendem Wachstum begriffen. Nicht alle neuen Entwicklungen und Methoden gestaltungs- und kunsttherapeutischer Interventionen sind hier in diese elfte Auflage eingearbeitet, da es dazu andere themen- und zielgruppenspezifische Veröffentlichungen auch in dieser Fachbuchreihe gibt. Weitere spezifisch kunst- und gestaltungstherapeutische Methoden, die ich mittlerweile über die vorhandenen Veröffentlichungen hinaus entwickelt und erprobt habe, wurden nicht in dieses Buch aufgenommen. Vielleicht werde ich sie später in einem gesonderten Band veröffentlichen.

Das Buch erschien bislang unter dem Titel „Gefühlssterne, Angstfressen, Verwandlungsbilder ...Kunst- und gestaltungstherapeutische Methoden und Modelle“. Ich habe den Titel angepasst, weil sich die Bezeichnung Kunsttherapie gegenüber der Gestaltungstherapie weitgehend durchgesetzt hat und um das Buch in den Suchmaschinen besser auffindbar werden zu lassen.

Ich habe hier nur einige Begriffe verändert, die ich nicht mehr benutze, ohne den Kontext der Zeit, in der es verfasst wurde, oder meinen damaligen Sprachstil infrage zu stellen. Das Buch hat sich bewährt und deshalb bedarf es offensichtlich keiner grundlegenden Veränderungen, nur einer behutsamen Überarbeitung. Auch das Literaturverzeichnis habe ich nur ein wenig gekürzt und um einen zweiten Teil mit aktuellen Veröffentlichungen zur Vertiefung und Erweiterung Kreativer Leibtherapie ergänzt. Die früheren Verweise auf frühere Auflagen habe ich belassen. „Geblieben“, so schrieb ich in meinem Vorwort zur 5. erweiterten und überarbeiteten Auflage im Dezember 2006, „sind der Praxisbezug und das Bemühen um Transparenz und Verständlichkeit.“ Und das gilt immer noch genauso.

Dieses Buch hat sich erfreulicherweise über die Jahre zu einem Grundlagenwerk und Handbuch der Kunst- und Gestaltungstherapie entwickelt und erfreut sich fortwährender Beliebtheit über den Kreis der leiborientierten Kreativen Therapeut*innen hinaus. Möge es Sie alle, die fachlich Interessent*innen und Leser*innen, weiterhin dazu ermutigen, nicht nur diese Anregungen in ihre Arbeit zu integrieren, sondern auch Ihren eigenen kreativen Einfällen, wenn Sie mit der grundlegenden Haltung übereinstimmen, zu vertrauen und ihnen zu folgen. Das wird Sie, das ist mein Wunsch und meine Überzeugung, und Ihre therapeutischen Beziehungen und Prozesse bereichern. Sie werden auf diese Art und Weise sowohl die leidvollen und nach Veränderung drängenden Themen Ihrer Klient*innen und Patient*innen würdigen können, als auch deren schöpferischen Kraft, die jedem Menschen inne wohnt, zugunsten eines heilenden Weges und ihres Wachstums wirksam werden lassen.

Udo Baer, 2024

Vorwort

Bitte schau zum Abschluss noch einmal auf das Bild und schau auf das, was bisher am Rande deiner Aufmerksamkeit war, auf das Nebensächliche, auf all das, womit wir uns bisher nicht beschäftigt haben." Diese Anleitung regt mich an, zum Abschluss der Lektüre dieses Buches noch einmal auf die vielen Bilder, die ich vor Augen habe, zu schauen; Bilder, die auf Grund der Beschreibungen von Therapiesituationen in mir entstanden sind, aber auch viele Bilder aus meiner alltäglichen Praxis als Musiktherapeut in einer psychiatrischen Klinik. Und ich bleibe am „Nebensächlichen" dieses so wertvollen Buches von Udo Baer hängen, das mich wegen seiner Aufrichtigkeit und seiner kreativen Fülle so begeistert und berührt. Das „Nebensächliche" dieses Buches ist, dass ich beim Lesen als Musiktherapeut keinen Augenblick das Gefühl hatte, das sei ein Buch nur für Gestaltungs- oder Kunsttherapeut*innen. Es ist ein Buch für Kreativtherapeu*innen, die – gleich welcher Grundprofession sie angehören – offen für das sind, was in den Klient*innen Gestalt und Ausdruck finden will, die nicht danach fragen, ob gerade Musiktherapie oder Gestaltungstherapie dran ist, sondern die mit Klient*innen gemeinsam nach dem angemessenen Weg suchen, der Seele auf der Suche nach Lust auf Leben einen (Aus)weg zu zeigen.

Das „Nebensächliche" dieses Buches ist also das Hauptsächliche; hier veröffentlicht jemand mit Begeisterung für therapeutische Arbeit und mit Respekt vor jedem Menschen, dem er in Therapie und Ausbildung begegnet, eine Fülle von Material, ohne damit eine Methodenapotheke für alles und jeden bereitzustellen. Die Hauptsache ist – und das wird sowohl in den theoretischen Betrachtungen als vor allem in jedem praktischen Beispiel immer wieder deutlich – die therapeutische Haltung. Und diese ist angesichts beängstigender Tendenzen in der therapeutischen Landschaft, die immer mehr vom Erfolgsdruck, von finanziellen Beweggründen und von gesetzlichen Rahmenbedingungen bestimmt wird, so uneingeschränkt menschlich.

Auf diesem Hintergrund werden viele von Udo Baer beschriebenen kunst- und gestaltungstherapeutischen Möglichkeiten für mich wie von selbst auch musiktherapeutisch denkbar. Die Qualität dieser Haltung und Herangehensweise macht aus, dass es nicht „nebensächlich" ist, ob seelische Muster oder Verhaltensmuster durch Malen, Formen, Kleckern oder musikalisches Spiel in Bewegung und Veränderung geraten. Aber nicht die professionelle Eitelkeit des Therapeuten/der Therapeutin bestimmen das Wie, sondern immer die gerade vorhandenen materiellen und methodischen Möglichkeiten in Abhängigkeit von den Zielen der Klient*innen auf der Grundlage des jeweiligen Standes der Beziehung zwischen Therapeut*in und Klient*in.

Ich wünsche dem Buch Leser*innen, die viel von dieser therapeutischen Haltung lernen.

Martin Lenz, Bünde, im Sommer 1999

Therapie ist Kunst

und was vorneweg sonst noch wichtig ist

Therapie ist Kunst. In erster Linie. Und keine Wissenschaft. Deswegen ist dieses Buch nicht im herkömmlichen Sinne „wissenschaftlich". Nach naturwissenschaftlichen Kriterien ist eine Aussage wissenschaftlich bewiesen, wenn eine genau definierte Ursache eine genau definierte Wirkung hat. Dies muss in Versuchsanordnungen immer wiederholbar sein und die wissenschaftlichen Aussagen müssen ausnahmslos gelten. (Was ja auch wichtig ist: Die Statikberechnung muss für alle Brücken und Häuser stimmen und nicht nur für deren Mehrheit.) Diese Kriterien kann Therapie nicht erfüllen. Zu individuell sind die Menschen, als dass Versuchsergebnisse im naturwissenschaftlichen Sinn wiederholbar wären. Zu komplex und vielfältig sind die Faktoren, die das Fühlen, Denken und Verhalten eines Menschen beeinflussen, als dass einzelne Ursachen und einzelne Wirkungen im streng naturwissenschaftlichen Sinn mit Ausschließlichkeitsanspruch verknüpft werden können.

Die Psychologie und die anderen Humanwissenschaften einschließlich der Medizin behelfen sich, indem sie die sozialwissenschaftlichen Kriterien für Wissenschaftlichkeit anwenden. Hier gilt nicht mehr der Ausschließlichkeitsbeweis, sondern der Nachweis, dass ein Zusammenhang von Ursache und Wirkung bei der Mehrheit der Menschen oder bestimmter Menschengruppen gilt. Dies wird durch Tests oder Befragungen festgestellt. Doch was hilft es für die Therapie, wenn wir wissen, dass Autogenes Training bei einem bestimmten Prozentsatz der Menschen zur Entspannung führt oder dass die Mehrheit der Menschen bei Stress mit körperlichen Symptomen reagiert? Wir haben es in der Therapie nicht mit *den* Menschen zu tun oder mit Mehrheiten, sondern mit konkreten Individuen. Woher weiß ich als Therapeut, ob mein Klient oder meine Klientin zur Mehrheit gehört oder zur Minderheit?

Ea bedarf der Begegnung mit einem konkreten Individuum, der Erfahrung und des Erlebens all seiner Besonderheiten. Und das ist ein kreativer Akt. Von solchen krea tiven Akten handelt dieses Buch.

Natürlich bedarf es theoretischer Modelle und Grundannahmen sowie eines methodischen Handwerkszeuges, um gut und erfolgreich therapeutisch arbeiten zu können. Natürlich muss sich Therapie der natur- und sozialwissenschaftlichen Erkenntnisse bedienen und sie zum Anhaltspunkt für die Bildung von Hypothesen nehmen. Wesentlich aber ist und bleibt: Menschen sind weder vollständig erklärbar noch vorhersehbar; jeder Mensch ist ein Original und jede menschliche Begegnung ein kreativer Akt. Daraus ergeben sich die Schranken für alle Versuche, den Menschen wissenschaftlich zu erfassen oder wissenschaftlich zu behandeln. Daraus ergibt sich auch, dass jede Methode und jedes theoretische Modell des Menschen sich immer wieder der Herausforderung stellen muss, einem konkreten Individuum zu begegnen, dem Kunstwerk Mensch.

Jeder therapeutische Kontakt ist eine menschliche Begegnung, die sich als originaler kreativer Akt vollzieht. Therapeutische Prozesse beruhen auf Beziehungen, sie sind das Wesentliche einer jeden Therapie, ihre Grundlage und ihr Inhalt. Ist die Beziehung zwischen Therapeut*innen und Klient*innen nicht tragfähig, misslingt jede Methode. Dies vorwegzuschicken ist mir wichtig in einem Buch, in dem ich zahlreiche Methoden und Modelle der Kunst- und Gestaltungstherapie vorstellen werde. Mir sind die hier vorgestellten Methoden und Modelle wichtig, sonst würde ich nicht dieses Buch schreiben. Doch noch wichtiger ist mir zu betonen, dass diese Methoden und Modelle gegenüber der Qualität der therapeutischen Beziehung zweitrangig sind. Nur diese entscheidet über den Erfolg der Therapie.

Die Kunst der Therapeut*innen besteht in erster Linie darin, zu den Klient*innen eine Beziehung aufzubauen, die es beiden ermöglicht, das Risiko einzugehen, gefrorene Muster des Fühlens und des Verhaltens, der Bewegung und des Empfindens „aufzutauen“, zu flexibilisieren, in Frage zu stellen und neue Varianten zumindest experimentiell zu erproben. Jeder Einsatz von Methoden muss sich diesem Primat unterordnen. Nur im Rahmen dieser therapeutischen Beziehung können die Therapeut*innen beurteilen, welche Methoden sie wann in welcher Situation und in welcher Variante einsetzen.

Dazu bedarf es einer gediegenen Ausbildung mit viel therapeutischer Selbsterfahrung und supervisorischer Praxisbegleitung. Ich wende mich mit diesem Buch deshalb vor allem an therapeutisch tätige „Profis“ oder Ausbil dungskandidat*innen.

Die hier vorgestellten Methoden und Modelle sind kein Rezeptbuch nach dem Motto: „Man nehme für diese Störung jene Methode und hat dann die folgende Heilung.“ Klinische Diagnosen können helfen, bestimmte vorherrschende Muster bei Klient*innen bzw. im therapeutischen Prozess zu erkennen, doch jeder Klient und jede Klientin ist ein Original und ihre Störungen und Probleme sind jeweils individuell ausgeprägt, so dass eine individuelle Diagnostik notwendig ist. Daraus folgt notgedrungen, dass es keine schematischen Zuordnungen bestimmter Methoden zu bestimmten Störungen oder Mustern geben kann. Viele Menschen suchen solche festen Zuordnungen, ihrer eigenen Sicherheit wegen. Auch manche Bücher über Kunst- und Gestaltungstherapie bieten solche Zuordnungen an oder machen sie gar zur Pflicht einer jeden Therapie. Doch jede feste Zuordnung engt den Blick auf die individuellen Besonderheiten der jeweiligen Klientin oder des Klienten ein und behindert den kreativen Fluss des therapeutischen Prozesses. Wo sich in den hier vorgestellten Methoden Anhaltspunkte für den besonderen Einsatz bei bestimmten Problemfeldern und Störungen auf dem Hintergrund meiner Erfahrungen ergeben, werde ich dies erwähnen, jedoch aus den genannten Gründen keine Zuordnung zwischen Störungen und Methoden vornehmen. Wir Therapeut*innen müssen uns der Aufgabe stellen, einen einzigartigen lebendigen Kontakt mit *jeder* Klientin und *jedem* Klienten aufzunehmen. Darum können wir uns nicht herummogeln, indem wir in Rezeptbücher gucken, sei es aus Bequemlichkeit oder sei es aus Angst vor dem, was der lebendige Kontakt mit Klient*innen bei uns auslösen könnte.

Mir geht es mit diesem Buch weder darum, eine neue Richtung zu begründen, noch darum, andere abzuwerten. Ich werde andere Grundpositionen therapeutischer Arbeit aber auch nicht ausblenden, wie dies leider in vielen Veröffentlichungen geschieht. Therapie beruht immer auch auf grundlegenden Haltungen und Positionen – darüber lohnt es sich zu streiten. Und gleichzeitig vertrete ich, dass auf der Wiese der Therapie viele Blumen Platz haben. Über den Sinn und Unsinn therapeutischer Verfahren entscheiden allein die Klient*innen. Und diese lehren mich Bescheidenheit. Sie zeigen mir, dass wir

Therapeut*innen im therapeutischen Prozess Suchende sind, dass wir mehr Fragen haben als Antworten.

Die meisten Therapeut*innen arbeiten auf der Basis bestimmter Grundannahmen und bedienen sich dabei verschiedener Methoden. Ich arbeite ähnlich. Meine erste therapeutische Erfahrung war die Gestalttherapie und sie prägte mit ihren Grundannahmen des Hier und Jetzt, des Kontaktprozesses und der Bedeutung des Experimentes in der therapeutischen Arbeit meine Tätigkeit. In der Weiterentwicklung der therapeutischen Praxis und der theoretischen Modelle haben meine Frau Gabriele Frick-Baer und ich nicht nur Methoden, sondern auch theoretische Konzepte weiter oder neu entwickelt und dabei Erkenntnisse der Neurowissenschaften, der Entwicklungspsychologie (v. a. der Säuglingsforschung) und vor allem der Leibphilosophie einbezogen (Baer/Frick-Baer 2005). Das daraus entstandene Bündel von Methoden und Modellen bezeichnen wir als Kreative Leibtherapie, den kunst- und gestaltungstherapeutischen Ansatz als leiborientierte Kunst- und Gestaltungstherapie. Kreative Leibtherapie mit ihren unterschiedlichen Schwerpunkten ist Teil des breiten Spektrums tiefenpsychologisch orientierter Psychotherapie. Die genannten Bezeichnungen sind aus Gründen der Orientierung in der Vielfalt therapeutischer Ansätzer entstanden. Unser Ansatz und unsere Haltung sind offen und nicht ausschließend. Sie finden in diesem Buch ein, so hoffe ich, in sich stimmiges Konzept, aber keines, das abgeschlossen ist und keinen Austausch und keine Weiterentwicklung zulässt.

Weiterentwicklung geschieht immer. Entscheidend für die Wahl meiner Methoden sind für mich die Klient*innen sowie die jeweilige Phase unserer therapeutischen Beziehung. Manchmal „passt“ keine mir bekannte Methode, dann erschaffe ich aus der Situation eine neue oder wandele eine alte Methode ab. Überwiegend solche Methoden sind hier in diesem Buch präsentiert. Sie haben sich in meiner Praxis bewährt. Meine Kolleg*innen vermitteln sie seit Jahren in Fortbildungen der Zukunftswerkstatt *therapie kreativ*. Zahlreiche Therapeut*innen, die diese Fortbildungen absolviert haben, wenden sie erfolgreich an.

„Neue“ Methoden heißt, dass mir nichts darüber bekannt ist, dass andere Kunst- und Gestaltungstherapeut*innen – zumindest systematisch – mit ihnen gearbeitet haben und dass ich in der Literatur dazu nichts gefunden habe.

Sollte ich in der Literaturdurchsicht etwas übersehen haben, bitte ich, dies zu verzeihen. Mir ist bewusst, dass viele Kunst- und Gestaltungstherapeut*innen kreativ mit ihren Klient*innen arbeiten, so dass es in den Methoden sicherlich eine Reihe von Überschneidungen geben wird. Mir geht es hier auch nicht um Abgrenzungen oder Originalität. Mir geht es darum, Methoden und Verfahren, die ich in der Praxis entwickelt habe, nicht nur praktisch und mündlich weiterzugeben, sondern über dieses Buch auch für andere Kolleg*innen nutzbar zu machen. Nicht mehr, aber auch nicht weniger.

Die hier vorgestellten kunst- und gestaltungstherapeutischen Methoden zeichnen sich durch größtmögliche Einfachheit aus – nichts an ihnen ist kompliziert, schwer zu durchschauen oder schwer zu behalten, nichts erfordert „höhere Weihen“! In den meisten Fällen mutet ihr Einsatz den Klient*innen wie selbstverständlich an. Ich habe es mir zur Regel gemacht, den Sinn der angewandten Methoden und die damit verbundenen Absichten den Klient*innen zu erklären. Ich will nicht „zaubern“, sondern die Klient*innen mit Respekt behandeln und deshalb auch ihr Bedürfniss respektieren, zu verstehen, was in der Therapie warum passiert. Dazu bedarf es verständlicher Worte und keiner lateinischen, griechischen oder amerikanischen Sprach-Bombastik. Ich rede deshalb z. B. von Verwandlung statt von „Metamorphose“ und von Perspektivwechsel statt von „Refraiming“. Und ich lerne in meiner therapeutischen Praxis immer mehr, methodischen Firlefanz zu reduzieren zu Gunsten einer immer präsenter, differenzierter und offener werdenden persönlichen Resonanz auf die jeweilige Klientin oder den Klienten. Das ist meines Erachtens die Kunst der Therapeut*innen, von der schon die Rede war.

Es gibt einige Grundannahmen, die mir wichtig und wesentlich sind und die sich in den Methoden selbst bzw. in ihrer Präsentation wiederspiegeln werden. Die zentralen sind:

- Klient*innen kommen in der Regel in Therapie mit festgefahrenen Mustern des Verhaltens, des Denkens, des Fühlens oder der Körperlichkeit, an denen sie leiden. Mir kommt es vor allem darauf an, einen Prozess der Musterveränderung in Gang zu bringen und zu begleiten. Dabei helfen kunst- und gestaltungstherapeutische Methoden, Unbewusstes zum Ausdruck zu bringen, Perspektiven zu wechseln, neue Haltungen zu erproben usw. Der (gestalterische) Ausdruck ist wichtig, doch nicht immer heilt der Ausdruck allein. Deswegen sind mir Methoden besonders wichtig und lieb, in denen Veränderungen im Prozess der Gestaltung von den Klient*innen aktiv gestaltet und erlebt werden (z. B. Verwandlungs bilder, The Next Generation, Begleitbuch, Kleckerbilder ...).

- Manchmal beschränkt sich Kunst- und Gestaltungstherapie darauf, etwas zu gestalten und dann darüber zu reden. Die „eigentliche" therapeutische Arbeit findet im Bewusstsein vieler Klient*innen und Therapeut*innen nach dem Gestalten statt. Damit konnte ich mich in dieser Engspurigkeit nie anfreunden. Diese Haltung verschenkt die therapeutischen Möglichkeiten der gestalterischen und künstlerischen Prozesse. Therapeutische und künstlerische Prozesse haben viel gemeinsam, wie ich in Teil II zeigen werde, und eröffnen riesige Möglichkeiten, im gestalterischen Prozess selbst Wahrnehmung und Bewusstsein zu erweitern, neue Verhaltensweisen zu erproben, auf verschiedene Art heilend in Bewegung zu kommen. Das begleitende und ergänzende Gespräch ist selbstverständlich ein wesentlicher Teil des therapeutischen Prozesses, aber nur ein Teil. Ich gebe in einem Kapitel besondere Anregungen zur Verbindung von Gestaltung und Gespräch. Viele der vorgestellten Methoden und Verfahren belegen, so hoffe ich, dass Kunst- und Gestaltungstherapie mehr ist, als Klient*innen Bilder erstellen zu lassen, die dann lediglich „Material" für die Gesprächstherapie herzugeben haben.

- Umgekehrt ist es ebenso engstirnig, nur auf die heilende Kraft des Malens und sonstigen Gestaltens zu setzen. Mag es für manche Menschen ausreichen, durch Malen und andere gestalterische Ausdrucksweisen Veränderungsprozesse zu initiieren, so brauchen die meisten Menschen doch den Austausch mit anderen, den lebendigen Kontakt, die Begegnung. Das Herz jeder Therapie ist die Beziehung zwischen Klient*in und Therapeut*in. Dies gilt auch für die Kunst- und Gestaltungstherapie. Sie entsteht und entwickelt sich im lebendigen Kontakt, in der Interaktion. Einige Methoden und Verfahren ermöglichen und beinhalten diese Interaktion unmittelbar im gestalterischen Prozess, sei es zwischen Therapeut*in und Klient*in (gestalterischer Dialog), sei es in der Gruppenarbeit (z. B. Wand-Klang-Bild, Sand-Bild).

- Klient*innen brauchen uns Therapeut*innen als Nährende, als Spiegelnde und als Gegenüber (s. Tridentität) Welcher Nahrung sie bedürfen, welche Spiegelungen sie annehmen können, welche Arten von Gegenüber für sie wohltuend sind, das wissen nur die Klient*innen und können in letzter Instanz nur diese entscheiden. Wir Therapeut*innen wechseln im günstigsten Fall auf Grund unserer Erfahrung und unseres professionellen und persönlichen Einfühlungsvermögens im richti- gen Moment in die „richtige", also in eine musterverändernde und heilende Rolle.

- Meine und meiner Kolleg*innen Grundhaltung ist mit dem Wort Klient*innen- Kompetenz zusammengefasst. Die Klient*innen wissen letzten Endes über sich Bescheid, auch wenn sie sich anfangs dessen oft nicht bewusst oder gar sicher sind. Wir können sie dabei begleiten und unterstützen, ihrer Kompetenzen und der Fal len, die sie sich stellen, gewahr zu werden – mit all unserem Wissen und unseren Fähigkeiten. Die Grundhaltung der Klient*innenkompetenz bedeutet, dass ich jede Form von Deutungen, Interpretationen und Ähnlichem ablehne, stattdessen Methoden und Verfahren einsetze, die Klient*nnen dabei unterstützen, die Bedeutungen ihrer Bilder zu erschließen und damit ihre eigenen Bedeutungen und ihre eigene Bedeutung zu erkennen bzw. zu entwickeln. Dies schließt nicht aus, dass ich eigene innere Bilder, Assoziationen oder Verständniszusammenhänge über Gestaltungen der Klient*innen mitteile. Diese den Klient*innen zur Verfügung zu stellen, ist ein wesentlicher Bestandteil der therapeutischen Beziehung. 'Aber ich tue dies, indem ich diese Bilder und Einfälle ausdrücklich als meine eigenen anbiete und den Klient*innen die Wahl lasse, davon etwas zu übernehmen oder diese abzulehnen. Es gibt folglich, und da bin ich in meiner Haltung ganz entschieden, für mich keine feststehenden Bedeutungen von Farben, Symbolen oder Ähnlichem. Die Klient*innen haben mich gelehrt, wie individuell z. B. die Bedeutung einer Farbe sein kann: Das gleiche Rot kann für die eine Person Ärger, für die andere Neid, für die dritte tiefe Verletztheit und für die nächste wiederum fröhliche Lebendigkeit bedeuten.

- Ich arbeite mit einem bestimmten Bild vom Menschen. Für dieses Menschenbild gibt es verschiedene Begrifflichkeiten. Ich nutze die Begrifflichkeit des „Leibes" aus der Phänomenologischen Philosophie.

Aus dem Leibmodell folgt unter anderem, dass mir bei jeder Methode die Zusammenhänge von körperlichen Empfindungen, Gefühlen und geistigen Prozessen (inklusive Selbstbildern), sozialen Interaktionen und anderen leiblichen Impulsen wesentlich sind. Dabei haben manche Methoden, wie z. B. die Beziehungsbilder, vor allem die sozialen Kontakte zum Thema, andere, z. B. der Gefühlsstern, einzelne Leibaspekte wie die Gefühle. Das Leibmodell findet eine vereinfachte Form als direkte kunst- und gestaltungstherapeutische „Übersetzung" im Leibmandala.

- Ich hoffe, dass Kunst- und Gestaltungstherapeut*innen oder auch andere Therapeut*innen verschiedener Richtungen sich dieser Methoden bedienen und sie in ihre Arbeitsweise integrieren. Die Bezeichnungen Kunst- und Gestaltungstherapie verwende ich im Prinzip synonym. Die in einigen Veröffentlichungen der Fachliteratur versuchten Unterscheidungsdefinitionen erscheinen mir wenig schlüssig und haben sich nicht allgemein durchgesetzt.

Ich spreche im Text meistens von Klient*innen und mache keine Unterscheidung zwischen Klient*innen und Patient*innen. In der Regel reden wir uns mit „Sie" an. Wenn ich Klient*innen aus Gruppen oder anderen Zusammenhängen kenne, in denen das „Du" üblich ist, verwende ich es auch in der Therapie.

Ich danke allen, die an der Vorbereitung und Erstellung des Buches mitgewirkt haben, vor allem meinen Klient*innen und Kolleg*innen, an deren Kreativität ich mich erfreue, und meiner Frau Gabriele, in der ich nicht nur eine Gefährtin der Liebe, sondern auch eine Gefährtin der professionellen Entwicklung und Zusammenarbeit gefunden habe. Sie hat die hier beschriebenen Methoden lange Zeit mit erprobt und durchdacht und mehrere Praxisbeispiele für dieses Buch beigesteuert. Ihr und den Kolleg*innen Martin Lenz, Heike Sparmann und Monika Zweck-Lenske sowie Frank Frick danke ich dafür, dass sie den Textentwurf gegengelesen und durch ihre An merkungen und Vorschläge verbessert haben. Dank schulde ich ebenfalls Frau Dobelmann und Frau Wolters für ihre fleißigen Schreibarbeiten sowie den Klient*in nen und Ausbildungskandidat*innen, die mir ihre Bilder, Skulpturen und Texte zur Verfügung gestellt haben. Allen Kolleg*innen und Ausbildungskandidat*innen sowie allen Klient*innen, die mit den hier vorgestellten Methoden bereits gearbeitet haben, sei Dank für ihre Einlassungsbereitschaft, für ihren experimentellen Mut und ihre unterstützenden Feedbacks.

Allen Therapeut*innen und Klient*innen, die mit den hier vorgestellten Methoden auf Entdeckungsreise gehen, wünsche ich heilsame Überraschungen.

Teil I

Schwerpunkt Praxis

1 Gestalterischer Dialog

Jede Therapie ist Dialog: Dialog der Worte, Dialog der Blicke, Dialog der Körpersprache, Dialog der Medien, Dialog der Stimmen und der Stimmungen. Wesentlicher Inhalt jedes therapeutischen Prozesses und jeder therapeutischen Erfahrung ist nicht nur, dass Menschen etwas über sich erfahren und für sich entdecken, sondern dass sie in diesem Prozess auch üben, in lebendigen Kontakt mit anderen Menschen zu gehen. Viele Störungen und Probleme, die Menschen dazu bewegen, sich in eine Therapie zu begeben, sind Probleme des Kontaktes und der Kommunikation. Da gibt es Unaussprechbares, für das keine Worte gefunden werden können. Da wiederholen sich immer wieder gleiche Kommunikationsmuster und da finden die Klient*innen keinen Ausweg aus diesen sie störenden Mustern. Häufig gibt es im Kontakt mit anderen Menschen manches Unausgesprochene, schwingt vieles mit, das in den Worten nicht hörbar wird, so dass Worte allein zur Verständigung nicht reichen.

Wird in einem Dialog nicht nur und nicht vor allem die verbale, sondern die mediale Sprache, also die Kommunikation mittels Medien wie Farben, Zeitungspapier, Holz, Ton, Stoff usw. verwendet, so bezeichne ich dies als gestalterischen Dialog. Der gestalterische Dialog kann für die Kommunikation und damit die Kontaktfähigkeit der Klient*innen neue Wege eröffnen, sie neue Ausdrucks-, Wahrnehmungs- und Aus tauschsmöglichkeiten erproben lassen und damit ihr Kommunikationspotential fördern.

Um dies klarzustellen: Ich verstehe unter gestalterischem Dialog nicht, dass Klient*innen gestalterisch tätig sind und *dann* Therapeut*innen mit Klient*innen darüber sprechen. Ich verstehe darunter, dass *unmittelbar* mit Hilfe von gestalterischen Medien zwischen Therapeut*in und Klient*in kommuniziert wird. Worte, Töne oder Bewegungen können den Dialog begleiten, er kann sich aber auch wortlos auf die Kommunikation mittels eines gestalterischen Materials beschränken. Welche Form ich wähle und welches Material, ist keine Frage grundsätzlicher Überlegungen, sondern hängt von den konkreten Vorerfahrungen und Bedürfnissen der Klient*innen sowie von der Themenstellung ab.

Ich arbeite häufig im gestalterischen Dialog, da ich diese Art von Dialog für ein wunderbares Übungs- und Erlebnisfeld halte. Hier wird deutlich, was zwischen zwei Menschen passiert, was möglich ist und was nicht, wo der Dialog offen ist und wo er stockt. Kommunikationsmuster und -themen werden erlebbar und sichtbar. Natürlich bedeutet das für die Therapeutin oder den Therapeuten, dass sie oder er sich, auch stellvertretend auch für andere Kommunikations-„Gegenüber", in unmittelbaren Kontakt mir den Klient*innen begibt. Manche scheuen davor zurück, auch manche Kunst- und Gestaltungstherapeut*innen, weil sie fürchten, ihre so genannte „professionelle Distanz" zu verlieren. Doch genau betrachtet ist der gestalterische Dialog nur eine Sonderform dessen, was wir als Therapeut*innen sowieso tun. Wir sind im Dialog, wir sind im Austausch mit den Klient*innen, wir sind beteiligt – auch emotional – und wir betrachten gleichzeitig das, was wir tun, und das, was die Klient*innen tun, gleichsam von der Seite oder aus der Vogelperspektive. Wir bezeihnen diese beiden Aspekte als unmittelbare leibliche Begegnung und als „exzentrischen" Standpunkt, also einen Blick von außerhalb des Zentrums des Erlebens. Das Besondere für die Therapeutin oder den Therapeuten im gestalterischen Dialog ist einerseits, dass die eigene Art und Weise der Kommunikation mit den Klient*innen und die besondere Art und Weise der Kommunikationsmuster der Klient*innen auch für diese sichtbar werden. Somit haben die Klient*innen die Möglichkeiten, sich an dieser (ihrer) Kommunikationsweise zu reiben und mit ihr auseinanderzusetzen. Außerdem erlebe ich als Therapeut die Klient*innen im gestalterischen Dialog oft unmittelbarer als im Gespräch. Ich selbst bin körperlich, geistig, emotional und mit meinen inneren Bildern, meinen Imaginationen beteiligt und setze meine Beteiligung unmittelbar in dialogisches Handeln mit z. B. Ton oder Zeichenstiften um. Diese beidseitige und aufeinander bezogene Unmittelbarkeit birgt oft Hinweise auf Möglichkeiten, Auswege aus Kommunikationssackgassen zu finden. Nach meinen Erfahrungen ist der gestalterische Dialog eine kraftvolle Möglichkeit, den Kontakt zwischen Therapeut*in und Klient*in und damit auch zwischen

Klient*innen und ihren anderen Kommunikationspartner*innen zu bereichern und den therapeutischen Prozess zu fördern.

Kunst- und Gestaltungstherapeut*innen verschiedener Richtungen arbeiten mit dem gestalterischen Dialog. Ob dies zu ihrem methodischen Handwerkszeug gehört, ist vor allem eine Frage der therapeutischen Haltung, wie offen der Kontakt mit den Klient*innen gesucht und eingegangen wird. Manche kunst- oder gestaltungstherapeutischen Methoden wie z. B. die „Farbinteraktion" sind besondere Formen des gestalterischen Dialoges, die nach genauen Regeln durchgeführt werden. Ich verzichte auf generelle Regeln und vereinbare, wenn überhaupt, Regeln je nach den besonderen Situationen und den besonderen Bedürfnissen, die sich aus der Arbeit mit den einzelnen Klient*innen ergeben.

Im Folgenden möchte ich einige Praxisbeispiele gestalterischen Dialoges vorstellen. Jedes Beispiel legt den Akzent auf einen beson deren Gesichtspunkt. Ich möchte damit verschiedene, häufig vorkommende Varianten verdeutlichen.

1.1 Nährender Dialog

Eine Klientin, B., ist sehr scheu und schüchtern. Sie leidet unter Schlafstörungen, fühlt sich in ihrem Leben unwohl. Sie glaubt, dass *„irgendetwas falsch läuft"*. Sie will *„mehr unter die Leute kommen"*, sie hat Interesse, ihre eigene Kreativität zu entdecken oder zu entwickeln. *„Früher habe ich gerne gemalt, aber das ist schon so lange her."*

In einem Erstgespräch vereinbaren wir, dass sie mit mir fünf Einzelstunden Kunsttherapie macht und anschließend an einer kreativtherapeutischen Gruppe teilnimmt. In der ersten Stunde nehme ich wahr, dass sie sehr aufgeregt ist, sich aber gleichzeitig sehr zusammennimmt. Die Muskelspannung ist hoch, der Atem flach, die Augen flackern relativ häufig hin und her, die Stimme klingt gepresst. Als ich sie frage, wie sie sich fühlt, beginnt sie stockend zu erzählen, dass sie auf diese erste Stunde sehr gespannt war und dass ihr vorher schon viel über ihr Leben in den Sinn gekommen ist. Sie hat hohe Erwartungen, ist aber auch sehr ängstlich. Sie steht unter hohem Leistungsdruck: *„Irgendwie erwarte ich, dass ich* *jetzt etwas bringen muss.*" Ich sage ihr, dass sie für mich nichts leisten müsse. Mir ginge es in der ersten Stunde vor allem darum, dass wir miteinander in Kontakt kämen und sie dabei erste gestalterische Versuche wage. Ich schlage ihr vor, mit einem gestalterischen Dialog als Kontaktaufnahme zu beginnen. Sie willigt ein.

Wir setzen uns gegenüber an einen Tisch. In der Mitte liegt ein großes weißes Blatt Papier, jede*r von uns bekommt einen 24er-Kasten Öl-Kreiden. Ich erkläre B. die Methode: „*Wir beide werden uns jetzt unterhalten, aber nicht mit Worten, sondern mit-tels des Papiers und der Stifte.*"

Nachdem ich B. aufgefordert habe zu beginnen, nimmt sie einen grasgrünen Stift und malt unten rechts in ihrer Ecke ganz klein und sehr zart einige grasartige Striche. Dann hält sie inne und wartet auf mich. Ich greife ihr Motiv und auch ihre Farbe auf, weil ich ihr Mut machen möchte, und male in die Mitte meiner Seite des Papiers, auch relativ klein, aber etwas größer als sie, ebenfalls etwas Gras. Ich füge einige Pflanzen, Sträucher, Büsche dazu. Sie schaut interessiert zu, greift zu braunen und grünen Stiften und malt einen Baum. Und so wechseln wir uns weiter ab, wir bleiben beim Thema Landschaft, Blumen, Gewächse. Ich greife das auf, was B. malt, und erweitere es auf meine Art in Form, Farbe und Inhalt. Sie nimmt wiederum das von mir Gemalte auf, ihr Bild wird allmählich größer und bunter. Nach einiger Zeit haben wir beide auf unseren Seiten des Papierblattes eine Gartenlandschaft entstehen lassen. Ihre Landschaft strahlt mehr Weite aus als meine, in ihr sind nur vereinzelt Pflanzen zu sehen, meine Landschaft ist etwas voller, etwas größer, kompakter. Beide Landschaften stehen sich Kopf gegenüber. Zwischen ihnen befindet sich eine weiße Fläche, die Landschaften berühren sich nicht. Ich spüre, wie ich neugierig auf B. bin, und beobachte, dass sie ihre große Scheu und Anfangsspannung allmählich ablegt.

B. und ich haben in der bisherigen Phase sehr vorsichtig miteinander Kontakt aufgenommen. B. hat am Rand begonnen und ist dann mutiger geworden, hat sich in die für sie neue weiße und weite Fläche hinausgetraut. Jetzt kommt der gestalterische Dialog an einen Wendepunkt – die bisherige Form und der bisherige Weg sind ausgereizt, es muss etwas Neues geschehen. Ich mache B. ein Angebot und zeichne mit einem roten und einem gelben Strich einige Schlangenlinien, die von meiner Landschaft hinauf bis in die Mitte des Papiers reichen. B. zögert erst, nimmt dann aber mein Angebot an und lässt auch von ihrer Landschaft aus Schlängellinien in den Himmel steigen. Ihre Linien und meine berühren sich nicht. Ein bis zwei Zentimeter, manchmal nur einige Millimeter bleiben als Abstand gewahrt. Unsere jeweiligen Linien werden kräftiger und bunter, sie werden zu Drachen oder Luftballons an Schnüren, sie werden zu Riesenfantasieblumen, zu verschiedenen bizarren Gestalten. Ich spüre, wie B. Lust am Malen bekommt, sie vergisst ihre Scheu, sie bewegt sich und ihre Stifte schneller, überlegt nicht mehr so lange. Ich gehe mit, lasse mich anstecken, unterstütze diese Entwicklung. Es entsteht eine gemeinsame fröhliche Krickelei. Dabei überschreiten wir auch die imaginären Ränder unserer beiden Papierhälften. Unsere Linien und Farben, unsere Striche und Figuren wabern in den Himmel jeweils der oder des anderen hinein.

Aus dem Überschwang heraus malt B. einmal in eine meiner Himmelsfiguren hinein. Sofort schreckt sie zusammen, zuckt am ganzen Körper, ihr Blick geht kurz und furchtsam zu mir und zieht sich dann nach innen zurück. Sie hält mit dem Malen inne, wechselt den Stift und wartet gespannt auf meine Reaktion. Ich reagiere nicht, weder mit Erschrecken noch Empörung noch Zustimmung oder was immer sonst noch denkbar oder in ihren Erwartungen vorhanden gewesen sein mag. Spontan und dennoch bewusst reagiere ich nicht. Dazu brauche ich mich nicht zu verstellen. Mich stört es nicht, dass da ein gelber Strich in meinen fliegenden lila Fisch hineinragt, noch finde ich es besonders begeisternd. Ich nehme es so, wie es ist.

B. malt etwas später weiter, aber außerhalb der Berührungszone, außerhalb meiner Reichweite und ohne in Gefahr zu kommen, wieder in mein Feld hineinzuzeichnen. Sie wirkt, als hätte sie sich etwas zurückgezogen und als möchte sie keine Risiken mehr eingehen. Ich wende mich dann meinem fliegenden lila Fisch zu und greife ihren gelben Streifen auf, den sie in diesen Fisch hineingemalt hat. Ich erweitere den gelben Streifen und mache daraus gelbe Schuppen und ein gelbes Band, das meinen Fisch mit ihrer Blume verknüpft. Sie schaut sehr gespannt zu. Dann nimmt sie mein Angebot an und zeichnet eine weitere sehr zarte Linie als Verbindung zwischen einem meiner und einem ihrer Flugobjekte. Ich tue desgleichen, so dass allmählich unsere Landschaften, unsere Flugobjekte, unsere Ballons wie in einem Gespinst zart aber deutlich miteinander verwoben werden. Die Grenzen der Bildflächen bleiben dabei auf ganz eigene Art gewahrt, sind aber durchlässig, werden überschrit ten und überbrückt. Wir malen nicht in den

Feldern der jeweils anderen bzw. des jeweils anderen, schaffen aber sichtbare Verbindungsmöglichkeiten.

Ich beende als Erster den gestalterischen Dialog. Das Papier ist fast vollgemalt. Der gestalterische Annäherungsprozess, die gestalterische Kontaktaufnahme ist beendet. Wir tauschen uns darüber aus, was wir während des gestalterischen Dialoges erlebt haben, und schauen uns dann das gemeinsame Bild von allen Seiten an. B. hat das Gefühl, *„jetzt angekommen“* zu sein. Wir haben beide einen Anfang für unseren gemeinsamen therapeutischen Prozess gefunden. Sie erzählt, dass sich in unserem gestalterischen Dialog viel davon wiederholt hat, wie sie sich auch sonst in Kontakten erlebt, *„mir ist es so nur noch nie so bewusst geworden“*: Sie schaut und achtet oft sehr genau und angestrengt auf den oder die anderen Menschen. Sie versucht herauszubekommen, was sie *„leisten muss“* (das war ja auch ihr Gefühl zu Beginn der Stunde) und was *„erlaubt ist“*. Wenn sie glaubt, dies zu wissen, dann kann sie sich nach ihren Maßstäben „ganz gut“ entfalten – aber sie merkt, wie sie innerlich und auch äußerlich zusammenzuckt und oft auch erstarrt, wenn sie glaubt, bei jemand anderem die Grenze überschritten zu haben. Dies *„passiert“* ihr auch, wenn sie etwas sagt, von dem sie bei anderen Menschen glaubt, dass es ihnen nicht gefällt, oder wenn sie andere Menschen unabsichtlich körperlich berührt. *„Ich fühl mich dann wie erstarrt und habe Angst.“* Wir reden darüber und setzen unsere Arbeit mit anderen gestalterischen Methoden fort.

Dieses Beispiel für einen gestalterischen Dialog enthält zwei Elemente, die häufig wiederkehren. Das erste ist die Kontaktaufnahme. Jeder gestalterische Dialog ist sowohl eine *Kontaktaufnahme* als auch eine Kontaktentwicklung. Gerade wenn sich die Beteiligten noch nicht lange kennen, bietet der gestalterische Dialog die Gelegenheit, sich anzunähern. Dabei treten Muster auf und wiederholen sich Wege der Kontaktaufnahme, welche auch aus anderen Lebenssituationen bekannt sind. In dieser Weise dient der gestalterische Dialog sowohl der Annäherung zwischen der jeweiligen Klientin oder dem Klienten und mir, als auch der gemeinsamen Diagnostik von Kommunikationsmustern und damit verbundenem Kontaktverhalten.

Für mich ist Diagnostik ein interaktiver Prozess, in dem Therapeut*innen nicht von oben herab Urteile über Klient*innen fällen, sondern mit ihnen gemeinsam Muster herausarbeiten sollten. In einem so verstandenen diagnostischen

Prozess ist auch schon der Keim heilender Veränderung enthalten. B. zum Beispiel hat sich zwar erschrocken und hat Angst bekommen, als sie mit ihrer gelben Linie nach ihren Maßstäben in mein Territorium eindrang. Aber ihre Angsterwartungen haben sich nicht bewahrheitet: Sie und ich haben einen anderen Weg gefunden, mit dieser angenommenen Grenzverletzung umzugehen, ja, sie kreativ zu nutzen, sie zu einer Form der Kontaktentwicklung umzudeuten.

Das zweite Element des gestalterischen Dialoges, das ich an diesem Beispiel verdeutlichen will, ist das *nährende* Element. Ich habe mich in dem beschriebenen gestalterischen Dialog eher nährend verhalten, habe wenige Kontrapunkte gesetzt und Reibungsflächen geboten oder gespiegelt (s. dazu das nächste Beispiel), sondern eher unterstützend und begleitend gezeichnet und gemalt. Ich habe B. viel Raum gelassen und ihr Angebote gemacht, die sie wie Nahrung aufgreifen konnte und aufgegriffen hat. Daraus wurde dann ein Wechselspiel der gegenseitigen Begleitung, Unterstützung und Anregung.

Viele Klient*innen sind seelisch oder sozial oder geistig unterernährt. Sie bedürfen in dem therapeutischen Prozess der (er)nährenden Unterstützung – sicher nicht ausschließlich, aber in manchen Phasen in erster Linie.

1.2 Spiegelnder Dialog

Das im zweiten Teil dieses Buches näher vorgestelltes Tridentitätskonzept geht davon aus, dass Menschen nicht nur irgendwelche anderen Menschen brauchen, um sich zu entwickeln und ihre Identität zu entfalten, sondern dass sie diese Menschen in einer ganz bestimmten Qualität benötigen. Als drei Hauptqualitäten haben sich die nährende Qualität, die spiegelnde Qualität und die Qualität eines Gegenübers herauskristallisiert. In therapeutischen Prozessen sind wir Therapeut*innen immer auch Nährende, Spiegelnde und Gegenüber für unsere Klient*innen. Dabei verkörpern wir manchmal alle drei Qualitäten gleichzeitig, so dass sich kein Aspekt in den Vordergtund schiebt. In anderen Situationen oder in bestimmten Therapiephasen tritt eine bestimmte Qualität in den Vordergrund. Das vorige Beispiel des Dialogs war von dem nährenden Aspekt meiner therapeutischen Haltung geprägt.

Häufig wird im gestalterischen Dialog seitens der Therapeutin oder des Therapeuten auch gespiegelt. Spiegeln heißt dabei: Ich greife den Faden der Klient*innen auf, ihre Formen, Bilder, Themen, Malweisen usw. Zu spiegeln ist mir am Anfang eines gestalterischen Dialogs besonders wichtig, wenn ich mich mehr oder weniger vorsichtig annähere, um ein Gespür für die Klientin oder den Klienten zu bekommen, um mich auf sie oder ihn einzulassen, mich auf sie oder ihn einzustimmen. Auch im vorherigen Beispiel griff ich Farben, Formen und Gestaltungsthemen der Klientin auf, schaffte durch das Spiegeln eine Verbindung, einen gemeinsamen Boden.

Das folgende Beispiel soll von einer besonderen Art des Spiegelns im gestalterischen Dialog berichten:

Eine Klientin hadert mit sich. Sie erzählt, dass sie in ihrem Privatleben und vor allem in ihrem beruflichen Alltag in der letzten Zeit aufmüpfiger geworden ist, viel mehr und viel öfter eigene Meinungen in Diskussionen hineinbringt und auch länger auf ihren Positionen beharrt. Dabei widerspricht sie anderen häufiger, was ihr große Schwierigkeiten macht. Sie empfindet und bezeichnet sich dann als „zickig" – und das will sie nicht sein. Ich frage zwar nach, was es für sie bedeutet, „zickig" zu sein, und ob sie andere „zickige" Menschen kennt, aber im Gespräch kommen wir nicht so recht weiter, so dass ich ihr einen gestalterischen Dialog vorschlage. Ich nehme mir vor, mich selbst, wenn sich irgendwie die Gelegenheit ergibt, im gestalterischen Dialog „zickig" zu verhalten, um ihr ihr eigenes, von ihr so genanntes „Zickig- Sein" zu spiegeln und ihr damit Erfahrungen zu ermöglichen.

Wir arbeiten mit Stiften auf einem großen Blatt Papier am Boden. Beide zeichnen und malen wir gegenständlich. Sie malt viele lange Straßen mit Lastwagen auf ihnen, die hin und herfahren – und ich „widerspreche" gestalterisch. Ich komme ihr immer wieder „zickig" und „aufmüpfig" in die Quere, ich male dahin, wohin die Straßen führen sollen, einen breiten Fluss. Sie malt eine Brücke. Ich lasse die Brücke einstürzen. Sie malt einen Lastwagen, der durch den Fluss schwimmt. Ich lasse eine Horde Krokodile entstehen, die den Lastwagen umkreist. Sie malt eine neue Straße. Ich bleibe „zickig": Ich lasse auf diese Straße eine Geröllhalde heruntergehen. Sie baut eine Umgehungsstraße usw. Plötzlich unterbricht sie. Sie legt ihre Stifte weg und sitzt still da. Dann erzählt sie, dass sie traurig geworden ist. „*Wenn du mir ein Hindernis in den Weg malst, dann gebe ich innerlich ganz schnell auf. Ich versuche zwar noch einiges, aber ich weiß schon, dass es eigentlich keinen Zweck hat. Ich ziehe den Kürzeren.*" Sie erinnert sich an frühere Beziehungen, in denen sie immer den Kürzeren gezogen hat, sowohl in der Beziehung zu ihrer Mutter als auch in ihrer ersten Ehe, in der sie immer wieder Wege zu beschreiten versuchte, die von ihrem Ehepartner unterbrochen wurden. Während sie sich erinnert und traurig mit leiser Stimme erzählt und vor sich hin sinniert, beginnt ihre Stimmung langsam umzuschlagen. Sie wird etwas energischer: „*Ich will das nicht mehr so!*" Ich schlage ihr vor, den Platz mit mir zu wechseln, so dass sie an meiner Seite des Papiers und ich an ihrer weitermalen kann. Sie zögert kurz und stimmt dann zu: „*Ich kann es ja mal probieren.*" Wir wechseln die Seiten – und sie wechselt auch die Haltung. Jetzt wird sie „zickig", zeichnet entschlossen und in klaren Konturen. Dabei nimmt sie vor allem das Motiv des Flusses auf. Sie überschwemmt meine Wege, durchkreuzt sie mit Flüssen und Bächen und löst sich dann allmählich von der Auseinandersetzung mit mir, malt ihr eigenes Flusssystem. Ihr ist es allmählich auch egal, ob meine Straßen über ihre Flüsse hinwegführen oder an ih nen entlang, sie malt ihre Bäche, Flüsse und Teiche und bevölkert sie. Und wenn ihr eine meiner Straßen im Weg ist, dann überschwemmt sie sie oder führt ihren Fluss um die Straße herum oder baut eine Brücke, unter die hindurch ihr Fluss seinen Weg findet. Parallel dazu wird ihre erst nur kämpferische Haltung etwas gelöster, ihr Atem wird weicher und fließender.

Sie hat sich in diesem gestalterischen Dialog das „Zickig-Sein" zu Eigen gemacht, das sie vorher bei sich abgelehnt hatte. Ob für sie und andere in der jeweiligen Situation angenehm oder nicht – sie erlebt jetzt das Zickigsein als eine Verhaltensqualität, die zu ihr gehört und die sie braucht, um z. B. Hindernisse zu überwinden. Sie braucht sie in der Art und Weise, wie sie sie im therapeutischen gestalterischen Dialog spielerisch entwickeln und ausprobieren konnte. Möglich wurde ihr dies erst dadurch, dass ich ihr ihr „Zickig-Sein" gespiegelt habe, und dies nicht nur in Worten, sondern im praktischen Tun, im gestalterischen Dialog. So konnte sie ihre Trauer spüren (und reflektieren), die ihr den Weg dazu verstellt hatte, ihr sogenanntes Zickig-Sein zu akzeptieren und in ihr Gefühlsleben und ihr Verhaltensrepertoir zu integrieren.

Auch mit anderen Techniken als dem Malen können gestalterische Dialoge durchgeführt werden, in denen die Therapeut*innen besondere Akzente auf das Spiegeln legen. Gespiegelt werden können nicht nur Farben und Formen, Haltungen und Gefühle, gespiegelt werden kann auch die Atmosphäre. In einer Stunde mit einer Klientin zum Beispiel ist die Atmosphäre „zum Zerreißen gespannt". Sie zappelt hin und her, wedelt mit den Händen, redet von der Spannung, unter der sie steht. Sie schaut mich wenig an, redet mehr vor sich hin, kann aber nicht benennen, ob und was da zwischen uns beiden „in der Luft liegt". Ich schlage ihr deshalb vor, Zeitungspapier zu nehmen und die Worte Worte sein zu lassen und mit mir in einen gestalterischen Dialog mittels des Zeitungspapiers zu gehen. Wir holen eine große Kiste mit Zeitungspapier, greifen jede*r zu einer Zeitung und beginnen. Ich warte erst ab, was die Klientin tun wird. Sie breitet eine Zeitung aus, hält sie so vor ihr Gesicht, dass ich ihren Oberkörper und vor allem ihren Kopf nicht mehr sehen kann, und tut so, als würde sie die Zeitung lesen. Ich denke, nun gut, sie möchte sich oder einen Teil von sich vor mir verbergen, und mache das Spiel mit. Ich nehme mir auch eine Zeitung, breite sie ebenfalls aus, so dass wir beide voreinander stehen und so tun, als würden wir beide Zeitung lesen. Allmählich steigt die Spannung, aus dem Spiel wird Ernst, die Atmosphäre fängt an zu knistern. Alles scheint nach einer Entladung zu drängen, doch die Klientin hält (sich) an der Spannung fest, findet keinen Weg heraus.

Ich spiegele ihr die Atmosphäre, indem ich das atmosphärische Knistern hörbar werden lasse. Ich nehme meine Zeitung und beginne, langsam einen Streifen von der Zeitung abzureißen, ganz langsam, fast in Zeitlupe. Das so entstehende Geräusch lässt die Atmosphäre hörbar werden und die Klientin schaut wie elektrisiert mit den Augen über den oberen Zeitungsrand, was ich denn da tue. Während ich weiter zeitlupenhaft Streifen um Streifen vom Zeitungspapier reiße, beginnt sie zu weinen, leise, fast tonlos. Dann, nach einer Pause, flüstert sie: *„Ich halte die Spannung nicht mehr aus."* Ich hatte in der Zwischenzeit aufgehört, das Zeitungspapier zu zerreißen. Jetzt greift sie es auf und beginnt, Streifen von ihrer Zeitung abzureißen, erst langsam, ähnlich wie ich, dann immer schneller und heftiger. Ich reiße mit, so dass daraus ein gemeinsames Konzert wird. Unser gemeinsames Zeitungspapierkonzert wird immer lautstärker und lebendiger und heftiger. Ihre vormals fahrigen Bewegungen werden nun gezielter und energievoller. Jetzt beginnt sie, Zeitungspapier zu zerknüllen, ich tue es ihr nach. Sie blickt mich schelmisch an und deutet mit der Hand an, ein zusammengeknülltes Zeitungspapier nach mir werfen zu wollen. Ich mache es ihr nach und sage: *„Tu's doch."* Und schon beginnen wir, uns gegenseitig mit Zeitungspapier bällen zu bewerfen. Die Stimmung wird kindlich ausgelassen, wie bei einer Schneeballschlacht.

Danach unterhalten wir uns. Sie kann nun für ihre Spannung Worte finden.

Dadurch, dass ich ihre Spannung und die daraus entstandene Atmosphäre gespiegelt habe, indem ich das Zeitungspapier riss und damit Töne machte, hatte sie die Möglichkeit, ihre eigene Spannung „zu hören". Damit konnte sie ihre Spannung zugespitzt erleben und mit Schritten zum Lösen der Spannung beginnen, indem sie zuerst einmal ihr Traurigsein zuließ. Sie ist in ihrem Lebensalltag überwiegend allein mit ihren Erregungen. Die Menschen, mit denen sie zusammen lebt, bleiben ihrem Erleben nach *„wie hinter einer Zeitung verborgen"*, so dass sie ihre Erregungen nicht teilen kann, sondern sie stattdessen aufstaut, bis sie nicht mehr ein noch aus weiß. Im weiteren therapeutischen Prozess begann sie, nach Wegen zu suchen, auch in ihrer Lebenswelt Spannungen abzubauen oder sich ihnen zu entziehen.

1.3 Dialog in der Haltung des Gegenübers

Einen gestalterischen Dialog schlage ich zumeist dann vor, wenn sich ein Beziehungsthema in den Vordergrund des therapeutischen Prozesses schiebt. Das Beziehungsthema kann ausgesprochen worden sein oder, wie im letzten Beispiel, „in der Luft" liegen. Im gestalterischen Dialog lebt Beziehung, kann jedes Beziehungsthema mit mir als Therapeuten erfahrbar werden, von den Klient*innen mit mir „ausgelebt" werden. Dadurch werden Beziehungsthemen und -muster der Klient*innen sichtbar, dadurch treten Gefühle in den Vordergrund, die vorher blockiert waren, und dadurch kann der Dialog umschlagen in ein spielerisches Ausprobieren neuer Wege der Kommunikation und Interaktion. So, wie es unmöglich ist, nicht zu kommunizieren, ist es im gestalterischen Dialog unmöglich, dass „nichts" passiert. Jedes Innehalten und jede Blockade, jeder Rückzug und jeder Angriff ist ein Teil des Dialogs. Was im ge stalterischen Dialog geschieht, ist für mich immer offen, manchmal überraschend. Das gilt auch für die Frage, ob ich eher in nährenden oder spiegelnden Qualitäten oder in der Qualität als Gegenüber, als Reibungsfläche gefordert werde. Ich versuche, zu Beginn des Dialogs eine möglichst offene innere Haltung einzunehmen – und gleichzeitig registriere ich meine Vermutungen und Beobachtungen.

Manchmal nehme ich mir für den gestalterischen Dialog etwas vor. In einem der obigen Dialoge wollte ich „zickig" sein. Ich habe auch dann eine möglichst offene Haltung, was das konkrete Handeln im Dialog betrifft – und ich versuche gleichzeitig, mich an einem „roten Faden" entlang zuhangeln. Manchmal verliere ich diesen Faden, gelegentlich lasse ich ihn bewusst fallen, da sich im Prozess des gestalterischen Dialoges andere Themen und Aspekte in den Vordergrund schieben.

Ein „roter Faden" besteht häufig darin, dass ich mir auf dem Hintergrund von Vorerfahrungen mit einer Klientin oder einem Klienten vornehme, in besonderer Weise eine Haltung des Nährens, des Spiegelns oder des Gegenübers einzunehmen. In dem folgenden Beispiel besteht der „rote Faden" darin, dass ich mich als Gegenüber anzubieten bemühe. Es illustriert darüber hinaus einige Einsatzmöglichkeiten des Materials Ton im gestalterischen Dialog.

Ein Klient berichtet, wie ihm eine konkrete Arbeitssituation Druck macht und welche Schwierigkeiten er hat, damit umzugehen. Der Druck war schon häufig Thema in der Therapie. Der Klient scheint nach eigenem Bekunden eine magische Art zu haben, Druck anzuziehen und sich in Druck machende Situationen zu begeben. Er ist in einer gewalttätigen Atmosphäre aufgewachsen und in seiner Kindheit vielen Schlägen ausgesetzt gewesen, was dazu geführt hat, dass er *„Aggressionen prinzipiell ablehnt"* und alle aggressiven Möglichkeiten, mit Druck umzugehen beziehungsweise auf Druck zu reagieren, tabuisiert. Er erzählte auch, dass er große Sehnsucht nach Menschen hat, die ihm „auf gleicher Höhe" begegnen, sich nicht kleiner oder größer machen, als er ist.

Ich sage ihm: *„Ton ist ein gutes Material, um zum Thema Druck zu arbeiten. Ich schlage dir deshalb vor: Nimm dir ein Stück Ton und drücke daran etwas herum, lass deine Finger und deine Hände machen, was sie wollen, und lass dich überraschen, was dabei passiert. Wenn dir dabei etwas in den Sinn kommt, kannst du ruhig reden, aber vielleicht brauchst du es auch gar nicht und lässt einfach deine Hände sprechen. Ich werde mir auch ein Stück Ton nehmen und ebenfalls mit meinen Händen etwas herumwerkeln."* Er greift den Vorschlag auf, nimmt sich – ebenso wie ich – eine Hand voll Ton. Wir setzen uns gegenüber an einen Tisch, stellen noch etwas Ton und eine kleine Schüssel mit Wasser daneben, um bei Bedarf unsere Hände befeuchten zu können, und fangen an, unser jeweiliges Tonstück zu bearbeiten. Ihm macht es sichtlich Spaß, mit den Händen in den Ton zu drücken und zu formen, zu kugeln, zu quetschen, ihn immer wieder umzugestalten. Dabei werden seine Züge merklich entspannter. Der Ton wirkt wie ein Gegenüber, das ihm Widerstand und Reibungsfläche bietet und an dem er Druck ablassen beziehungsweise gegen den er Druck ausüben kann. Dabei schaut er immer wieder zu mir herüber, was ich denn tue. Mir scheint, dass mein eigenes Gestalten ihm die Erlaubnis gibt und ihm Mut macht, selbst immer weiterzuwirken.

Nach einigen Minuten wird er unruhig und schaut halb ängstlich, halb erwartungsvoll zu mir herüber: *„Ich kann das doch gar nicht. Ich weiß gar nicht, was ich gestalten soll. Ich weiß auch gar nicht, wie so etwas geht.“* Ich antworte ihm: *„Du sollst doch gar nichts gestalten. Hier geht es nicht um irgendwelche Ergebnisse, sondern darum, dass du sozusagen am Ball bleibst, dass du immer weitermachst, weitermachen darfst. Wenn eine Form entstanden ist, dann ist sie nur wieder ein Rohprodukt für etwas Neues. Es geht nicht um richtig oder falsch, nur darum, dass du etwas ausprobieren kannst und deine Hände machen dürfen, was sie wollen.“* Er lacht auf und sagt: *„Na, da siehst du, wie ich mir selber den Druck mache und immer wieder denke, ich muss gut und richtig sein. Oft kommt der Druck ja auch von außen, aber ich mache ihn mir schon selber, wenn er nicht von außen kommt.“* Wir gestalten weiter, mehrere Minuten lang, arbeiten vor uns hin. Irgendwann hat jeder von uns ein irgendwie geartetes Gebilde aus dem Ton geformt, das wir im weiteren Prozess wie Figuren behandeln. Seine Figur ist größer als meine, fast doppelt so groß, recht klobig. Meine wirkt eher jungenhaft. Wir halten inne und stellen unsere Figuren einander gegenüber. Ich tänzele mit meiner Figur um seine herum, spielerisch, lockend, neckend. Er beugt sich mit seiner Figur vor und versucht, mir den Weg zu verstellen. Als ich ausweiche und mit meiner Tonfigur beiseite trete, stellt er mir seine Tonfigur so gegenüber, dass unsere beiden Figuren sich frontal begegnen und sich berühren. Hier nun hält er inne, erschrocken, wie ich denn nun reagiere. Ich lächele ihn freundlich an und sage: *„Lass uns ruhig miteinander spielen, lass uns ruhig mittels Tonklumpen miteinander unterhalten, mit unseren Tonfiguren, mal sehen, was die machen, mal sehen, was wir machen …“* Nun beginnt er zu drücken, erst leicht und vorsichtig. Ich halte mit meiner Tonfigur dagegen. Als seine größere Figur übermächtig zu werden droht, hole ich mir von dem bereitliegenden Ton Nachschub und verstärke meine Figur. Wir drücken beide mit unseren Figuren so sehr gegeneinander, dass sich die Figuren verformen und ineinander fließen. Auch er verstärkt sein Tonteil, bis wir schließlich nur noch einen gemeinsamen Klumpen haben, in den wir von unseren jeweiligen Seiten hineinkneten. Sein Gesicht errötet, er wirkt erregt. Ich bzw. mein Gebilde bietet sich ihm als Gegenüber an, das ihm standhält, ihn aber auch herausfordert. Unser gemeinsames Kneten, Formen bekommt den Charakter eines Ringkampfes, bei dem wir uns nicht unmittelbar berühren, sondern den wir mittels des Tons und mit dem Ton als Puffer zwischen uns als Personen austragen. Immer wieder gibt es ängstliche Blicke des Klienten zu mir, die fragen: „*Tust du mir auch wirklich nichts?*" Aber dann vergisst er wieder seine Angst, beziehungsweise wandelt sie um in kraftvolle Energie. Wie er mir später erzählt, gibt es für ihn immer wieder kleine Momente, in denen er erschrickt und sich fragt: „*Was tue ich hier eigentlich?*" Vor allem anhand meines Blickes überprüft er, dass ihm nichts Böses droht und dass das, was er tut, erlaubt ist. Dass mir der Tonringkampf, das Reiben, Drücken, Wringen und Stoßen, wie ich ihm anschließend erzähle, Spaß macht, kann er kaum glauben. Es erfüllt ihn dann aber mit Freude und einem Anflug von Stolz. Er hat, wie er sagt, zum ersten Mal seit vielen, vielen Jahren die Erfahrung gemacht, dass es möglich ist, sich einem Gegenüber zu stellen, auf Druck mit Gegendruck zu reagieren und zumindest ansatzweise seine aggressiven Impulse auszuleben, ohne dass ihm, wie er es früher erfahren hat, Gewalt und Bestrafung drohen.

Wesentlich ist für ihn im Nachgespräch meine Frage: „*Woran hast du denn gemerkt, dass du es dir mit mir erlauben kannst, zu drücken und dich gegen mich zu stemmen?*" Seine Antwort: „*An deinen Augen.*" Ich greife dies als eine Art „Hausaufgabe" auf und bitte ihn, bewusst den Menschen, mit denen er zu tun hat, in die Augen zu schauen und zu prüfen, ob er dadurch einen Hinweis erhalten kann, ob er es sich erlauben kann, sich an und mit diesen Menschen zu reiben oder nicht. Er griff meinen Vorschlag auf, nannte ihn „test the blick". Dieses Testen wurde ihm ein wichtiges Hilfsmittel, seine sozialen Bezüge zu differenzieren.

In der Therapie geht es mir nicht nur darum, Menschen darin zu unterstützen, ihre Emotionen, wie in diesem Beispiel ihre Aggressivität, lebendig werden zu lassen und ihre Interaktionsmöglichkeiten, wie hier sich mit einem Gegenüber zu reiben, zu entfalten. Es geht mir auch darum, ihnen zu helfen, dass sie differenzieren lernen, wo, wann und mit wem sie sich dies erlauben können und wo, wann und mit wem eher nicht. Therapie zielt für mich darauf ab, den Klient*innen größere Wahlmöglichkeiten zu verschaffen. Dazu gehört auch, dass sie herausfinden, wie sie unterscheiden können, wann sie ihren Impulsen freien Lauf lassen können und wann eher nicht. Über solche Differenzierungshilfen verfügen die meisten Klient*innen schon selbst, ihnen sind sie nur nicht bewusst oder sie trauen ihnen nicht. Dann bedürfen sie meiner verstärkenden Rückmeldung, positiver Erfahrungen in der Therapie und der Übung im Alltag, um diese Fähigkeiten zu nutzen.

1.4 Dialog im therapeutischen Sandkasten

Sand ist Natur. Sand müssen wir nicht schaffen. Er ist da. Wir müssen ihn nur wahrnehmen und ergreifen.

Sand ist Stein. Alter Stein, der wandelbar und beweglich geworden ist.

Sand fordert zum Spielen auf. Sand fordert auf, ihn durch die Finger rinnen zu lassen. Sand lädt zum Gestalten ein, zum Formen, zum Verändern. In Sand kann man Bilder malen. Mit Sand kann man Bilder rieseln und werfen und entwerfen.

Sand fordert zu kindlicher Spiellust auf. Mit Sand haben wohl alle Menschen schon einmal gespielt. Sand erinnert an Spiel, lädt ein zu spielen.

Sand hat unendlich viele Farben und Schattierungen. Sand kostet nichts. Sand lässt sich mischen.

Mit Sand lässt sich malen. Mit Sand kann man bauen. Mit Sand kann man reden.

Sandgebilde kann man verändern.

Wenn Menschen Sand berühren, in ihm spielen, in ihn greifen, lädt dies ein, dass sich die Hände, der Körper und die Seele und oft auch die Gedanken an kindliche Spielerfahrungen erinnern. In meinem Praxisraum stehen ein Eimer mit Sand, ein Therapeutischer Sandkasten (eine offene Kiste aus Buchenholz, ca. 60 x 40 Zentimeter, 10 Zentimeter hoch) und Schalen mit vielem Zubehör: Muscheln, Steine, verschiedenartige und unterschiedlich große Steine, Hölzer, Stöckchen, getrocknete Pflanzen, Eisenstücke, Murmeln, Knöpfe und anderes mehr. Bei Klient*innen, die Hilfen brauchen, um innere Bilder und insbesondere Erinnerungen entstehen zu lassen, zeige ich manchmal auf den Sandkasten und fordere sie auf:

„Hier ist ein Sandkasten mit einigen Gegenständen. Tauche deine Finger in den Sand und lasse sie spielen. Lass' die Hände tun, was sie wollen. Nimm dich dabei wahr. Nimm wahr, was du fühlst, was du verspürst, was du denkst ... Aber plane nicht, sondern lass' deine Hände machen und das geschehen, was kommt.“

Dies lädt zu kindlichen Erinnerungen ein. Bilder werden lebendig, Szenen, wie am Sandstrand gespielt wird, wie Kinder sich am Sandkasten streiten, wie Muscheln gesammelt werden und dergleichen mehr. Dies lädt auch zu sinnlichen Erfahrungen des Rührens und Berührens, des Greifens und Begreifens ein. Dies ermuntert, die Hände zu aktivieren, mit den Händen zu träumen und gleichzeitig zu gestalten. Gefühle haben Platz, Gefühle der Trauer wie der Sehnsucht, des Zorns oder der spielerischen Freude ...

Ich habe die stimulierende Wirkung des absichtslosen Gleitens und Greifens im Therapeutischen Sandkasten mit Klient*innen jeden Alters und einem breiten Spek- trum an Problemstellungen erprobt. Da diese Arbeit den ganzen Leib anspricht, können dabei jeweils unterschiedliche Aspekte und therapeutische Absichten im Vordergrund stehen. So können Klient*innen in der Therapie manchmal ihr Thema nicht „greifen“. Es ist vage da, aber entzieht sich. Hier biete ich unter anderem den Sandkasten an, bitte, absichtslos hineingreifen und sich entwickeln zu lassen, was sich entwickeln will. Das Thema wird sichtbar.

Aber nun zum eigentlichen Thema dieses Kapitels, dem gestalterischen Dialog. Ich setze auch den Therapeutischen Sandkasten als Möglichkeit ein, mit anderen in den Dialog zu gehen. Manchmal vermute ich, dass Menschen etwas mit ihren Fingern machen wollen, im Dialog nach etwas greifen wollen, es begreifen wollen, da sich ihre Finger unwillkürlich beim Sprechen bewegen.

Wenn sich die Finger bewegen, als würden sie nach etwas Festem greifen, schlage ich zumeist Ton als Material vor, um in einen Ton-Dialog zu gehen. Wenn die Finger eher suchend wirken, nach etwas tasten oder langen, ohne Spannung in sich zu haben, bevorzuge ich den Sandkasten-Dialog. Wir setzen uns dazu zumeist gegenüber, manchmal an einen Tisch, oft auch auf den Boden und beginnen beide gleichzeitig, in den Sand zu greifen und damit zu spielen. Manchmal stelle ich eine Schüssel Wasser daneben, damit wir die Möglichkeiten haben, gegebenenfalls den Sand leicht anzufeuchten (man kann dann besser Burgen, Gräben, Türme usw. bauen).

Ein Beispiel: Eine Klientin hat kein konkretes Thema. Sie äußert: „*Es liegt etwas in der Luft, das ich nicht greifen kann.*" Ich spüre, dass dieses „Etwas" auch zwischen ihr und mir „*in der Luft*" liegt, die Atmosphäre ist etwas gespannt. Als ich sie darauf anspreche, bestätigt sie, dass „*da etwas zwischen uns ist*", aber sie es „*nicht fassen*" könne. Ich schlage ihr vor, im Therapeutischen Sandkasten mit mir in Dialog zu gehen. Sie nickt, schweigend, den Blick zu Boden gewendet.

Wir setzen uns um den Sandkasten. Ich fülle ihn mit Sand. Wir verteilen den Sand. Ich beginne, im Sand meine Hände zu bewegen, etwas mir ihm zu spielen. Sie beginnt, indem sie eine Mauer baut, einen Sandwall zwischen „ihrer" und „meiner" Hälfte des Sandkastens. Dann häuft sie den Sand auf ihrer Seite zu einem hohen Berg und baut oben auf dem Berg eine Festung aus den bereitliegenden Hölzern und Muscheln. Ich bleibe in dem Bereich, den sie mir abgesteckt hat, biete ihr aber verschiedene Wege und Brücken des Kontaktes an. Alle meine Versuche werden abgewehrt. Ich baue z. B. einen Weg, der bis zur Trennmauer führt – sie schaufelt schnell einen Graben zwischen meiner und ihrer Seite. Ich beginne, den Ansatz einer Brücke zu bauen, die über den Graben führen kann – sie verbreitert den Graben. Und so weiter und so weiter …

Schließlich gebe ich meine Bemühungen auf, werke nur noch vor mich hin. Sofort ändert sich ihre Haltung. Hat sie vorher nur auf den Sand und ihre Hände geschaut, blickt sie mich nun erstmals an. Zuerst wirkt der Blick verwirrt, dann trotzig, fast herausfordernd. Sie beginnt, ihre Mauer und ihren Graben in „mein" Territorium zu verschieben, „ihr" Territorium zu erweitern. Plötzlich hält sie inne, nimmt die Hände aus dem Sand und lehnt sich zurück.

Ihr Gesicht ist gespannt. Ich halte auch inne und schaue sie an. Da füllen sich ihre Augen mit Tränen.

Als ich sie frage: „*Was fühlst du jetzt?*“, weint sie und erzählt nach und nach, dass sie in unserem Dialog ein Muster wiederholt habe, nach dem immer wieder Beziehungen mit Männern verlaufen. „*Zuerst wehre ich alles ab, was kommt. Und wenn die dann aufgeben, laufe ich hinterher, provoziere und greife immer wieder ins Leere.*“ Dadurch, dass sie nicht nur über dieses Muster geredet, sondern dass sie es in unserem Dialog mit all ihren Sinnen erlebt hat, wurde es greifbar und fühlbar. Sie fühlte vor allem die große Traurigkeit, die im Schatten ihrer Angst vor Kontakten insbesondere mit Männern stand (s. Baer, Frick-Baer 1996). Diese Erfahrung allein war schon heilsam und veränderungsfördernd. Wir konnten sie dann zu einem späteren Zeitpunkt aufgreifen. Wiederum im Dialog des Therapeutischen Sandkastens probierte sie neue Wege, auf Kontaktversuche zu reagieren bzw. eigene Kontaktversuche zu un ternehmen.

Die Möglichkeiten und Verläufe des Sand-Dialoges sind zahllos. Jeder Dialog ist ein Original, ist ein kreativer Akt.

2 Kleckerbilder

„Ich kann doch nicht malen.“ „Mir fällt dazu nichts ein.“ Solche und ähnliche Sätze äußern Klient*innen häufig, wenn sie scheu sind oder gestalterisch unerfahren. Aus der Kunst- und Gestaltungstherapie wie auch aus der Kunstpädagogik sind mehrere Methoden bekannt, die es Menschen erleichtern, gestalterisch in Gang zu kommen und die Hemmungen zu überwinden, sich malerisch auszudrücken. Ich bezeichne diese Methoden als „niedrigschwellig“, da sie die Schwelle oder Hürde herabsetzen, die sich vor Menschen scheinbar auftürmt, wenn sie beginnen, malerisch zu gestalten. Noch treffender ist die Bezeichnung „angemessenschwellig“, da es darum geht, einen Weg zu finden, der für die Klientin oder den Klienten angemessen ist. Eine bekannte Methode ist die Scribble-Technik (scribble = Kritzeln). Eine weitere niedrigschwellige Methode ist das Namensbild, das in Kapitel 6.1 beschrieben wird.

2.1 Kleckerbilder – vom Zufall zum Thema

Ich möchte in diesem Kapitel über eine weitere Variante dieser niedrigschwelligen Methoden, über die „Kleckerbilder“ (s. Abbildung 1, Seite I) berichten, die ich für Klient*innen entwickelt habe, für die eine andere Art zu malen eine zu hohe Hürde wäre. Die Hürde kann in Unterschiedlichem bestehen: Es mag eine Scheu existieren zu malen oder eine Angst, etwas „nicht richtig“ zu machen. Vielleicht hat ein Klient Druck, alles „perfekt“ zu tun, vielleicht ist eine Klientin so voller negativer Selbstbilder aus dem Zeichen- oder Kunstunterricht der Schule, dass sie sich nicht an das leere weiße Papier heranwagt. Ein Beispiel für die Arbeit mit dem Kleckerbild:

Ein Klient hat mir zu Beginn der Therapie gesagt, dass er in der Schule schon immer schlecht gemalt habe und auf gar keinen Fall gut malen könne und davor auch ziemlich viel Angst habe. In der zweiten Therapiestunde erzählt er einiges aus seinem Leben und ich spiegele ihm, dass seine Erzählweise sehr bildhaft ist. Er ist überrascht und etwas verwirrt. Die Bilder in seiner Sprache registriert er nicht. In seinem Selbstbild ist er eher ein nüchterner, vom Verstand geleiteter Mensch. Er versucht, immer alles *„richtig"* zu machen und *„korrekt"* zu sein. Ich schlage ihm vor, ein Experiment zu wagen und ein Kleckerbild zu gestalten: *„Sie können garantiert nichts richtig machen. Diese Methode macht es völlig unmöglich, korrekt und richtig zu sein. Also brauchen Sie sich in dieser Hinsicht gar keine Mühe zu geben. Es ist keine übliche Methode, ein Bild zu malen. Sie sollen dabei einfach kleckern."* Er lässt sich darauf ein. *„Nehmen Sie sich ein Blatt Papier und mehrere dieser Farbtuben. Suchen Sie sich einige aus. Hier stehen sowohl Abtönfarben, die Sie vom Anstreichen her kennen, als auch Gouache-Farben, die farbechter sind und Ihnen vielleicht deshalb besser gefallen. Schütteln Sie eine Flasche, öffnen Sie oben den Deckel und halten Sie die Flasche in einigem Abstand über das Papier und drücken Sie Farben heraus, so dass diese auf das Papier kleckern. Pinsel sind verboten. Alles, was nach so genanntem richtigen Malen aussieht, ist verboten. Es geht nur darum, mit verschiedenen Farben zu kleckern und dabei etwas auf dem Papier entstehen zu lassen."* Er tut dies, nachdenklich den Kopf schüttelnd. Er ist sehr vorsichtig und versucht, mit einer Farbe gerade Linien zu zeichnen. Er nimmt Blau und Grün, umrandet das Bild wiederholt, bis ein Rahmen entsteht, viereckig. Er versucht, gerade, richtig, korrekt zu gestalten, aber – und das ist die „Heimtücke" dieser Methode – dies kann nur begrenzt gelingen, wie ich ihm vorhergesagt habe. Es entstehen Kleckse, es entstehen Schlenker und Schnörkel. Er wird nach einiger Zeit mutiger und greift die zufällig entstandenen Kleckse auf, füllt das Innere seines Vierecks mit verschiedenen bunten Farbklecksen.

Als er sein Bild beendet hat, ist er erstaunt über das, was entstanden ist. Er hat bemerkt, dass er versucht hat, wieder einmal korrekt und richtig zu sein, aber dass ihm das nicht gelungen ist. Er wird etwas traurig darüber, dass er immer wieder in sich den Druck verspürt, alles richtig zu machen. Er sagt: *„Dieser Rahmen um das Bild herum, das bin auch ich. Da ist viel fester Rahmen in mir, viel Fassade, viele Mäuerchen um mich herum – aber das reicht mir nicht mehr und deswegen bin ich ja auch hier in der Therapie."* Ich antworte: *„Wenn dieser Rahmen ein Teil von Ihnen ist, dann ist das, was innerhalb des*

Rahmens auf diesem Bild ist, wahrscheinlich auch ein Teil von Ihnen." Er ist freudig überrascht. „*Mir gefällt die Mitte dieses Bildes, mir gefällt das, was in dem Rahmen ist. Es ist sehr bunt, sehr farbenfroh. Es wirkt sehr freudig auf mich. Ich kann gar nicht glauben, dass ich so viel Buntes in mir habe. Ich weiß auch gar nicht, was es ist oder sein könnte, aber ... mal sehen. Ich bin neugierig und möchte es entdecken.*"

Die Aufgabenstellung, ein Kleckerbild zu gestalten, hat etwas Paradoxes. Ich bitte, ein Bild zu malen, und verbiete gleichzeitig zu malen, zumindest so zu malen, wie man es im herkömmlichen Sinne versteht. Die Methode fordert Überraschungen und Zufälligkeiten heraus, sie lässt sie nicht nur zu – wie jedes Gestalten – sondern provoziert sie. Oft biete ich billige Abtönfarben an, zumindest beim ersten Mal, da es nicht so sehr auf die Farbqualität ankommt, sondern darauf, Menschen Hemmungen zu nehmen, sich gestalterisch auszudrücken. Abtönfarben sind bekannt aus dem Baumarkt, vom Anstreichen der Rauhfasertapete. Man weiß, dass sie billig sind, und hat keine Scheu, sie zu gebrauchen.

2.2 Kleckerbilder – vom Thema zur Veränderung

Kleckerbilder können immer als niedrigschwelliges Verfahren eingesetzt werden, also dann, wenn Klient*innen Scheu haben, sich gestalterisch auszudrücken. Doch auch darüber hinaus ist das Verfahren in vielen therapeutischen Situationen fruchtbar. Ich kenne vor allem drei Indikationen für Kleckerbilder, also Gegebenheiten im therapeutischen Prozess, die den Einsatz der Methode Kleckerbilder angezeigt sein lassen.

Manchmal haben Klient*innen kein Thema. Es ist „nichts" da, sie fühlen sich leer und unbestimmt, wissen eigentlich gar nicht so richtig, was sie in der Therapiestunde sollen. Oft ist dies ein Zeichen dafür, dass nicht „nichts", sondern ganz viel da ist, dass sich sehr viel bewegt. Ich bitte dann, ohne jede Vorgabe, ein Kleckerbild zu gestalten, und in der Regel kommt das, was im Verborgenen unterhalb des Schleiers des Nichts vorhanden war, zu Tage. Manchmal sage ich auch einfach: „*Kleckere das Nichts*":

Oft umfangen und blockieren bestimmte Themen, Gefühle und Konflikte eine Klientin oder einen Klienten so sehr, dass die sonst möglichen Ausdruckswege nicht mehr gangbar sind. Die Themen, Gefühle und Konflikte stehen an der Schwelle des Bewusstseins und die Klient*innen merken, dass es ihnen nicht gut geht, dass etwas in ihnen rumort oder drückt oder sie gefangen hält. Sie spüren auch Schmerzen oder andere körperliche Symptome. Sie können oft nicht mehr klar denken oder eindeutig fühlen. In der therapeutischen Beziehung kann es hier weder darum gehen, die Klient*innen einfach in ihrem Zustand zu lassen, noch ihre Blockaden zu brechen. Angesagt ist, mit ihnen gemeinsam Wege, kleinere oder größere Verbindungswege zwischen dem Bewussten und dem Unbewussten zu eröffnen, Zugänge zu schaffen, in denen das, was sie bedrückt, was in ihnen körperlich, geistig und emotional rumort, schrittweise erlebbar wird. Kleckerbilder sind dazu eine Möglichkeit.

In vielen Klient*innen wie in dem Klienten des Anfangsbeispiels produzieren gestalterische Unerfahrenheit und Angst, etwas „falsch“ zu machen, Scheu vor dem Malen, so dass Kleckerbilder hilfreich sind, die Scheu zu überwinden. Geradezu notwendig ist die Verwendung von Kleckerbildern bei Klient*innen, deren Angst, etwas „falsch“ zu machen, noch weit darüber hinaus geht. Zu ihren Grundmustern gehört es, dass sie „alles“ beherrschen müssen, dass sie „alles“ (und alle) im Griff haben, dass „alles“ korrekt und richtig sein muss. Diese Haltung war für sie lebensnotwendig, um schmerzliche Erfahrungen, die sie in ihrem Leben überfordert haben, zu bewältigen. Aber diese Einstellung hat sich verselbständigt. Sie leiden unter ihr, brauchen sie aber immer noch, weil sie Angst haben, sonst die Beherrschung zu verlieren und zusammenzubrechen. Kleckerbilder können eine fruchtbare Möglichkeit sein, diese Klient*innen in einer Art und Weise etwas gestalten zu lassen, dass sie weiterhin sich und die Farben „in der Hand halten“ und „im Griff haben“ – mit einer Methode aber, die zu vielen Möglichkeiten des Loslassens und Geschehenlassens einlädt.

Ein Beispiel, in dem deutlich wird, wie im Prozess des Kleckerns und der – hier vorgenommenen – gestalterischen Weiterarbeit unbewusste Themen in den Vordergrund treten und erlebbar werden, ist der folgende Auszug aus einer Einzeltherapiestunde: Eine Klientin, 48 Jahre alt, hat einige Monate lang in ihrer persönlichen Entwicklung und der Bearbeitung ihrer Themen große Fortschritte gemacht. Sie war dabei sehr am Gestalten, insbesondere am Malen, interessiert und hatte auch privat begonnen, ihre Gefühle in ihren

Bildern malerisch auszudrücken. Eines Tages kommt sie in den Therapieraum, zögerlich, sehr nach innen gewandt. Sie geht zwei-, dreimal durch den Raum, den Blick nach unten gerichtet, aber kräftig auftretend. Sie wirkt verstockt. Dann setzt sie sich in eine Ecke und erzählt: *„Mir geht es nicht so gut. Aber was los ist, weiß ich auch nicht. Ich hab heute gar keine richtige Lust. Mein Bauch tut seit zwei Tagen weh. Das geht mir langsam auf den Keks. Aber was da los ist, weiß ich nicht."* Ich frage, ob sie sich in dieser Stunde damit beschäftigen möchte. Sie redet davon, dass es sie schon interessiere, sie aber gleichzeitig dazu *„absolut keine Lust"* habe; irgendwie sei sie *„unentschieden"* und *„leer"*. Während des Redens geht ihr Blick immer wieder nach unten. Sie macht lange Pausen, in denen ihr Atem nur verhalten fließt.

Bevor ich ihr vorschlagen kann, etwas zu malen oder mit Ton zu gestalten, sagt sie schon, dass sie keine Lust habe, die Bauchschmerzen zu malen und auch sonst nichts. *„Irgendetwas malen könnte ich ja, aber ich habe keine Ahnung, was. Mir fällt nichts ein. Ich hab keine Bilder, meine Bilder sind tot."*

Ich schlage ihr vor, mit Farbe etwas zu tun, wobei sie aber nicht malen müsse, wenn sie nicht wolle. Sie könne sich überraschen lassen, was dabei herauskommt. Ich gebe ihr große Blätter Papier und mehrere Flaschen Abtönfarbe sowie Zeitungspapier zum Abwischen. Keine Pinsel!

Ich bitte die Klientin, einen oder mehrere Bögen zu nehmen und aus den Flaschen heraus mit Farben ihrer Wahl etwas Farbe auf die Bögen zu kleckern. Ich sage: *„Du kannst versuchen, bewusst zu gestalten, du kannst dich aber auch einfach treiben lassen und die Farben machen lassen, was sie wollen."* Die Klientin greift zuerst zum Schwarz und lässt aus der schwarzen Flasche große Kreise auf das Blatt fließen. Dann wird dieser Kreis mit Rot vollgekleckert, dazwischen kommen Gelb und Grün, alles wild durcheinander, an einer Stelle über den Rand hinaus weisend.

Nach einigen Minuten hört sie auf. Sie sagt, sie wisse zwar nicht, was das solle, aber es hätte ihr gut getan, so herumzukleckern. Ich frage sie: *„Was siehst du?"* *„Ich sehe viel Unruhe. Alles ist durcheinander, es wird nur mühsam von dem schwarzen Kreis gehalten. Ich sehe viel Gelb und Rot, das mag ich sehr. Das Schwarze ist gar nicht so stark, wie ich vermutet habe."* In dem weiteren Gespräch nähert sie sich an ihr Thema an. Wir reden über ihre Unruhe, darüber, wie sie

Unruhe erlebt, was sie beunruhigt. Sie erwähnt selbst, dass sie ihre Unruhe im Bauch spürt, aber auch hierbei wirkt sie seltsam gebremst. Sie redet über die Unruhe - aber ihre Unruhe ist nicht spürbar, nicht sichtbar, nicht fühlbar. Sie sagt, dass auf ihrem Bild diese Unruhe in den roten und gelben Farben sichtbar sei, aber dort auch eingesperrt sei. „*Sie kann nicht heraus ...* (langes Schweigen)."

Ich frage sie: „*Wenn du deinen Blick über dein Bild schweifen lässt, wo bleibt dein Blick hängen?*" Sie verweist auf eine Stelle des Bildes: An dieser Stelle ist der schwarze Rand offen, durch diese Öffnung fließt rotgelbe Unruhe hinaus, bahnt sich ihren Weg. Sie sagt, leise, fast flüsternd: „*Anscheinend gibt es doch einen Weg.*" Dann wieder langes Schweigen. Ich frage sie, was sie körperlich spürt. Sie spürt einen Druck in der Brust, auf der Höhe des Brustbeins. Als sie genauer hinspürt und ihre Hand an diese Stelle legt, fühlt sich dieser Druck an wie ein tiefer Kloß im Hals. Ich schlage ihr noch einen weiteren Schritt vor: „*Ich weiß nicht, ob du an deinen jetzigen Gefühlen oder an deinen Körperempfindungen etwas verändern kannst - zumindest kannst du etwas an deinem Bild verändern. Das Bild ist jetzt etwas angetrocknet, aber zumeist ist die Farbe noch feucht. Entwickle jetzt mit deinen Händen aus diesem Bild ein neues Bild. Nimm das, was da ist, als Ausgangspunkt und verändere es. Geh mit deinen Händen hinein, matsche, male, gestalte ... Wenn du möchtest, kannst du noch Farbe hinzufügen oder mit der Farbe auskommen, die auf dem Bild ist.*"

Sie zögert nur kurz und greift dann mit ihren Fingern in das Bild hinein. Zuerst fährt sie vorsichtig mit den Fingern einer Hand den Weg der roten und gelben Farbe aus der schwarzen Öffnung hinaus nach. Dann greifen immer mehr Finger und auch beide Hände in die brodelnde Unruhe des Rotgelben, die Farben vermischen sich. Sie fährt mit ihren Fingern umher, der schwarze Rand wird stellenweise mit einbezogen, ihre Finger geraten in Bewegung und das Bild gerät in Bewegung. Dabei merke ich, wie auch ihre innere Bewegtheit steigt, wie ihre Gesichtshaut röter, ihr Atem allmählich heftiger und schneller wird. Sie geht dazu über, mit beiden Händen die Farbe kreisförmig zu rühren, als würde sie einen Teig kneten, immer weiter und immer weiter. Die ersten Tränen kullern ihr aus den Augen, sie beginnt zu weinen, sehr heftig, sehr laut, ihr ganzer Körper schluchzt, die Schultern zucken, die Spannung im Brustbereich und auch im Bauch löst sich. Ihr Körper bebt, während ihre Hände und Arme immer weiter in dem Bild herumrühren, die Farben kreisförmig wie in einem Strudel in Bewegung bringend.

Das, was in ihr rumort hat, was sich in ihren körperlichen Schmerzen und in ihrem allgemeinen Unwohlsein äußerte, tritt jetzt zu Tage. Ihre Tränen sind Tränen der Trauer und des Zorns, aber auch Tränen, die ihre Spannung lösen, die damiteinhergehen, wenn Festgehaltenes sich öffnet und losgelassen werden kann. Das anfänglich heftige Schluchzen geht in ein lang andauerndes Weinen über, das allmählich freier, gelöster wird. Während des Weinens steigen in ihr auch mit dem Gefühl der Trauer verbundene Bilder auf, alte Erinnerungen vermischt mit aktuellen Erfahrungen. Die Trauer in ihr ist allmählich in Bewegung und zum Ausdruck gekommen. Sie hat selbst den Weg gefunden, in dem Bild und in sich eine Öffnung zufinden für das, was erstarrt war. Sie kann es sich so erlauben, ihr Gefühl zu öffnen und sich ihrem Gefühl zu öffnen. Sie kann die dabei auftauchenden Bilder und Erinnerungen, auch Töne, Sätze, Gedanken mitteilen. Wir reden darüber, arbeiten daran weiter.

Ich setze die Methode „Kleckerbilder" gerne dann ein, wenn Klient*innen nach einer Ausdrucksmöglichkeit suchen, diese aber nicht finden, wenn die Kluft zwischen denKlient*innen und z. B. dem Papier, das vor ihnen liegt und auf dem ein Bild entstehen soll, so weit ist, dass eine Überbrückung dieser Kluft allenfalls erahnt wird. Nach der Phase des Kleckerns ist vor allem die Frage wichtig, was die Klient*innen sehen, was sie wahrnehmen. Oft schafft dies Annäherungen an Themen, oft ergeben sich aus der Beobachtung des Bildes und im Gespräch darüber auch Zugänge zu den eigenen Gefühlen und Empfindungen. Manchmal kann es an dieser Stelle genug sein.Manchmal aber gehe ich noch einen Schritt weiter, wie in dem obigen Beispiel beschrieben, und gebe den Klient*innen die Möglichkeit, das begonnene Kleckerbild fortzuführen, es zu verwandeln. Hier beginnt die in der Regel intensivste Phase der Arbeit, was in den Bildern und der anschließenden gemeinsamen Auswertung deutlich wird.

Ein anderes Beispiel zeigt, wie gerade aus einem „zufälligen Missgeschick" ein ganz wesentlicher Aspekt in einem therapeutischen Prozess hervortreten kann. Eine Klientin kommt mit schweren Depressionen und psychosomatischen Störungen in die Therapie. Sie wacht nachts mit panischen Ängsten und dem sicheren Gefühl zu sterben auf. Als eine Hilfe hat sie sich angewöhnt, Gedanken, die ihr nachts in diesen Zuständen kommen, aufzuschreiben. Sie bringt einen Textauszug mit und gibt ihn mir zu lesen. Aus ihm geht hervor: Es gibt das Böse, den Teufel, die schlechten Gedanken, die ihr jede Lebensenergie entziehen, die sie unglücklich und niedergedrückt, hoffnungs- und zukunftslos machen.

Ich schlage ihr vor, dieses Böse zu malen. Sie erschrickt. Sie will sich auf den Vorschlag einlassen, hat aber das Gefühl, das Böse nicht malen zu können, keineVorstellung davon zu haben. Ich schlage ihr deshalb vor, ein Kleckerbild zu erstellen:

„Beginnen Sie, mit irgendeiner Farbe zu kleckern, und lassen Sie sich dann überraschen, was dabei passiert."

Sie wählt sofort Schwarz und kleckert einen etwa gänseeigroßen schwarzen Fleckmit Kleckerkreisen drum herum auf das Papier. Beim Draufschauen fällt ihr ein, dasseigentlich Weiß noch ganz gut dazu passen könne. Sie zirkelt einen weißen, kreisförmigen Fleck in die Mitte des Schwarzen. Als sie darauf schaut, fällt ihr mit Erstaunen auf, dass dieser weiße Fleck sehr hervorsticht. Sie weiß nicht, was er bedeutet, bemerkt aber, dass sie ihr Bild jetzt fasziniert, während es ihr vorher langweilig schien.

Mit einem kleinen Lächeln stellt sie nun fest, dass jetzt noch ein winziger, roter Punkt in der Mitte gut passen würde. Obwohl sie ganz vorsichtig und angestrengtversucht, diesen roten Punkt so auf die weiße Fläche zu bringen, dass *„es genau passend"* wäre, flutscht immer ein bisschen zu viel der roten Farbe auf das Bild. Sie möchte es korrigieren, aber davon wird es, wie sie sagt, *„immer schlechter"*. Die Farben beginnen sich zu vermischen, die Ordnung löst sich auf. Das ist für sie ein undefinierbar unangenehmes Gefühl, ein Missgeschick. Sie kann nicht genau sagen, was ihr unangenehm ist, möchte es aber gern genauer herausbekommen. Ich schlage ihr vor:

„Probieren Sie einmal, ob es möglich ist, mit diesem Bild weiter herumzuexperimentie- ren. Sie können mit Ihren Händen an das Bild gehen und die Farben vermischen undschauen, was dabei in Ihnen und auf dem Bild passiert."

Nach kurzem Zögern beginnt sie, die Farben zu vermischen. Sie werden grauschwarz. Sie versucht, die Farbe in die Form eines Kreises zu bringen und glatt zu streichen. Als sie innehält und das Bild betrachtet, bitte ich sie herauszufinden, wo sie die ses kreisförmige Gebilde auf dem Papier in sich körperlich spürt. Auch wenn für mein Auge der ganze Kreis ziemlich perfekt gleichmäßig grauschwarz ist, kann die Klientin sehr genau unterschiedliche Bereiche differenzieren. Einen Teil des unteren Bereiches des Kreises spürt sie im Bauch, einen Teil des oberen rechten Bereiches spürtsie im Gehirn. In dem Bereich dazwischen sieht sie Leere. Sie sieht die Leere auf dem Bild und sie spürt die Leere zwischen Bauch und Hirn. „*Nichts.*" Sie fällt sichtbar in sich zusammen, wirkt niedergedrückt: „*Ich weiß nicht, woher es kommt, dass ich jetzt wieder so unglücklich bin. Ich gebe auf. Ich bin ohne Hoffnung. Ich weiß nicht, wie ichda herauskommen soll. So ist das eben.*" In dieser Phase des Kleckerns, des gestalterischen und therapeutischen Prozesses hat ihre depressive Leere und Hoffnungslosigkeit einen Ausdruck gefunden. Und doch gab es während des Gestaltungsprozesses etwas, das über diesen Zustand hinausging. Ich frage sie nach einer Weile, wo eigentlich der kleine rote Punkt geblieben ist. „*Weg. Aufgegangen in Schwarz. Hat sichverloren in Schwarz.*" „*Und das Weiße?*"„*Hat sich versteckt.*" „*Wo hat es sich versteckt?*"

„*Keine Ahnung.*"

Ich bitte sie, doch noch einmal in ihrem Körper nachzuforschen, ob nicht doch irgendwo das kleine rote Pünktchen auffindbar ist. Und sie entdeckt es. Springendvom Kopf in den Bauch, aber ganz schnell, ganz beweglich und dennoch jeweils eingefangen durch Wände. Vor allem im Bauch spürt sie, wie das kleine rote Pünktchen von innen gegen die schwarze Wand anspringt und versucht, sie zu durchdringen. Was könnte das kleine rote Pünktchen sein? Ein Menschlein? Ein kleines rotes Teufelchen? Sie weiß es ganz sicher: „*Eine kleine Kaulquappe mit einem kleinen Schweif.*" Ich bitte sie, die kleine Kaulquappe zu befragen, ob sie vielleicht weiß, wo das Weiße sich versteckt hat, und ob sie vielleicht weiß, was das Weiße eigentlich ist? Die kleine rote Kaulquappe findet das Versteck sofort. Es ist unter dem Schwarz versteckt im Bauch. Das Schwarze spürt sie jetzt wie den äußeren Ring einer Kugel, der unter sich das Weiße fast erdrückt. Das Weiße wiederum umgibt unmittelbar die kleine rote Kaulquappe: Durch das Weiße kommt sie bei ihren kämpferischen Bewegungen immer gleich hindurch, aber durch das Schwarze nicht. Das Weiße, das sind Gefühle ... Die Klientin und ich verständigen uns darüber, dass die kleine rote Kaulquappe wohl für Lebendigkeit, Frechheit, Pfiffigkeit, Glück und Freude steht, als einge fangener, aber auch kämpferischer

Mittelpunkt der eingeschlossenen, weißen Gefühlswelt inmitten eines schwarzen Panzers.

Ich bitte sie, in der folgenden Zeit immer wieder auf die Suche nach der roten Kaulquappe zu gehen, zu beobachten, was sie macht, wie sie lebt, wie sie sich bewegt oder auch ruht, weil in ihr das Feuer, die Energie und die Lebendigkeit zu sein scheint,die die Klientin braucht als Funken und wachsende Kraft gegen ihre Todesängste. Ich schlage ihr zum Schluss der Stunde noch vor, einige rote Spritzer auf das Papier, in das Grauschwarze, zu bringen. Sie bittet mich, dass ich es tue. Es entstehen ein ziemlich dicker, roter Klacks und viele rote Spritzer, die ich ganz schnell mit den Fingern weiterverspritze. Ich frage sie nach der Wirkung. Ich vermute eigentlich, dass sie dasviele Rot erschrickt. Es ist aber nicht so. Sie lächelt ein bisschen: „*So wäre es doch gut.*" Wir verabschieden uns mit der Vereinbarung, in der nächsten Stunde an dieseminneren und äußeren Bild wieder anzuknüpfen.

2.3 Kleckerbilder und Abdrücke

Das Kleckerbild gehört zu einer der Methoden, mit denen meine Kolleg*innen und ich am häufigsten arbeiten. Auch in anderen Zusammenhängen werde ich in diesem Buch immer wieder darauf zurückkommen.

In den vorigen Beispielen habe ich vorgeschlagen, das Kleckerbild vor allem mitden Fingern und den Händen zu verändern. Veränderungen können auch mit Hilfe der Abdrucktechnik eingeleitet und ausgedrückt werden.

Auf ein Bild, dessen Farben noch feucht sind, wird ein Blatt Papier gelegt und ein Abdruck davon genommen. Die Klient*innen können selbst entscheiden, ob sie das Blatt fest auf das Ursprungsbild pressen oder nur leicht und lose darüber legen. Verschiedene Kontaktqualitäten sind möglich, je nachdem, wie über das Papier gestrichen wird, verändert sich der Abdruck (s. Abbildung 2, Seite II). Diese Abdrucktechnik kann man selbstverständlich mit jedem Bild, das nicht getrocknet ist, durchführen. Kleckerbilder eignen sich besonders dafür, weil in der Regel relativ viel Farbe auf das Papier kommt, so dass die Abdrücke ergiebig sind. Es können auch mehrere Abdrücke von Bildern oder bestimmten Teilen daraus gemacht werden. Abdrucktechnik ist sehr geeignet, um Verwandlungen zu gestalten (s. Kapitel 4.2 Verwandlungsbilder), um Verborgenes aus dem Schatten treten zu lassen (s. Kapitel 3 Gefühle) und um verschiedene Aspekte eines Themas sichtbar werden zu lassen. Ich möchte das an dieser Stelle mit einem Beispiel illustrieren, wie mit Kleckerbildern und Abdrücken insbesondere die Möglichkeit besteht, Beziehungsfragen zu thematisieren und zu bearbeiten.

Ein Klient, ein junger Mann, ist unglücklich über seine Beziehungen zu Mitgliedern seiner Familie. Einmal fordere ich ihn auf, die Familie, so wie er sie erlebt, mit Kissen und Stühlen in den Raum zu stellen. Ihm wird vor allem deutlich, dass sein Vater im Mittelpunkt seines Familienlebens und seines Interesses steht, das Zentrum bildet. Das Verhältnis zu seinem Vater wird Thema und ich schlage ihm vor, seinen Vater zu malen. Als Methode, die er bereits kennt, schlage ich ihm das Kleckerbild vor. Als Begründung sage ich ihm, dass damit sein Perfektionsdrang, der uns beiden bekannt ist, vielleicht leichter zu überraschen ist.

Er nimmt mehrere Flaschen Abtönfarbe, aber er kleckert nicht, sondern zirkelt eher seine Vorstellungen auf das Papier. Er gestaltet grüne, rote, blaue und weiße kreisförmige Gebilde, die aussehen wie runde Würstchen, verbunden und teilweise verdeckt durch ein schwarzes Kreuz. Das gelingt ihm nicht zu seiner vollen Zufriedenheit, nicht ganz so perfekt, wie er es möchte - aber darüber muss er schon selbst lachen. Ich schlage ihm vor, Abdrücke von diesem Bild zu machen. Der Klient legt das Papier ganz sanft und leicht auf das Kleckerbild und streicht auch nur sehr sanft und vorsichtig über den Papierbogen. Er zieht es ab, so entstehen zwei Bilder, das Ursprungsbild und ein neues. Der erste Abdruck wird sehr zart. Nach kurzem Betrachten möchte er das Bild noch weiter verändern. Den zweiten Abdruck nimmt er fest und entschlossen, hart und aggressiv, mit vorgeschobenem Kinn vor. Als er dann einen weiteren Abdruck vom Abdruck erstellt hat, sagt er: *„Das reicht."* Spontan legt er die Bilder nebeneinander hin.

Auf die Frage, was diese Bilder mit seinem Vater zu tun haben, fällt ihm nichts ein. Aber als ich die Frage ändere und ihn frage, ob er in den Bildern einen Bezug erkennt zur Beziehung zwischen ihm und seinem Vater, weiß er sofort Bescheid. Das Ausgangsbild, trotz der Veränderung durch die Abdrücke immer noch am stärksten, ausladendsten, kräftigsten, erscheint ihm *„brutal"*. So hat er die Beziehung seines Vaters zu ihm lange Zeit erlebt, als er selbst den Leistungsanforderungen seines Vaters nicht gerecht wurde und er an seinem Vater nichts wirklich *„in Ordnung"* fand. Der zweite Abdruck drückt für ihn die Beziehung zu einem Zeitpunkt vor ungefähr einem halben Jahr aus, als er sich mit seinem Vater immer noch viel auseinander setzte, ihm aber schon näher war. Der dritte Abdruck spiegelt den Stand seiner jetzigen Beziehung. Am wichtigsten ist ihm aber der erste Abdruck, das Bild seiner Sehnsucht. Die Sehnsucht, eine solche Beziehung zu seinem Vater zu haben, wie sie auf dem Bild dargestellt ist, scheint für ihn in diesem Moment nicht mehr unerreichbar, sondern realistisch nah. Als er darüber spricht, ändert sich seine Stimme. Die Stimme, die Haltung und die Augen werden weich und liebevoll: *„Mein Papa steht im Mittelpunkt der Familie und ist auch für mich der Mittelpunkt meiner Familie."* Er ist ihm ein ganz wichtiges Gegenüber. *„Was muss noch passieren, damit Ihre Beziehung zu Ihrem Vater so wie auf dem ersten Abdruck wird?" „Ich muss von Zuhause ausziehen, von meinem Vater wegziehen und mein berufliches Leben regeln, nach meinem eigenen Willen. Ich muss autonom werden, um meinem Vater unabhängig und liebevoll, von Mann zu Mann gegenübertreten zu können."* Der Klient beschließt, dieses Bild, den ersten Abdruck, einrahmen zu lassen und seinem Vater zum Geburtstag zu schenken. Er möchteseinem Vater auch erzählen, was dieses Bild für ihn und seine Beziehung zu ihmbedeutet. Er glaubt, dass sein Vater ihn verstehen wird.

3 Gefühle

3.1 Grundsätzliches

In der therapeutischen Arbeit begegnen wir Gefühlen, auch ungespürten, abgeschnittenen Gefühlen, entdecken sie neu, versuchen sie zu beschreiben, teilen sie einander mit. Dabei treffen wir auf die Schwierigkeit, Gefühle zu benennen.

Gefühle sind weder Beschreibungen anderer Menschen noch Vermutungen noch körperliche Empfindungen. Gefühle sind leibliche Impulse, sind ein Ausdruck dessen, was die Menschen bewegt. Im Alltag wie in der Therapie gibt es zwei gesellschaftliche Tendenzen, deren gleichzeitiges Auftreten wahrscheinlich die Schwierigkeit ausmacht, das, was die Menschen zutiefst bewegt, ihre Gefühle, zu benennen und sich über sie zu verständigen. Die eine Tendenz besteht darin, dass zahlreiche Menschen enorme Schwierigkeiten haben, ihre eigenen Gefühle wahrzunehmen und mitzuteilen. Oft sind bestimmte Gefühle erfroren, versteckt, verborgen,äußern sich in Krankheiten, in dumpfen Ahnungen oder stereotypen Verhaltensweisen. Wenn diese Menschen solche verborgenen oder vergrabenen Gefühle neu oder wieder wahrnehmen und spüren, dann fehlen ihnen oft die Worte. Erschwerend kommt die andere Tendenz hinzu: Die Strömung, fast alles irgendwie als „Gefühl" zu bezeichnen. Die Werbung und andere Bereiche des gesellschaftlichen Lebens sindscheinbar so voller Gefühle, dass das Reden über Gefühle inflationär wird. Sie sind in aller Munde (vielleicht spürt man dann nicht, dass sie im Herzen fehlen). Touristik- oder Polit-Magazine, Computerspiele oder Zeitschriften, alle appellieren zumindest auch an etwas, das uns als Gefühl verkauft wird.

In der therapeutischen Arbeit treffen wir dann folgerichtig auf einen oft inflationären Gebrauch des Wortes „Gefühl". Sehr häufig werden Beschreibungen und Wahrnehmungen als Gefühl bezeichnet: *„Ich hab das Gefühl, dass sich mein Mann dreimal in der Woche mit Freunden trifft und ich dann zu Hause bleiben muss."* Solche Sätze beschreiben keine Gefühle, sondern Wahrnehmungen. Die Bezeichnung dieser Wahrnehmungen oder Beobachtungen als „Gefühl" ist oft ein Hinweis darauf, dass die Menschen, die diese Beobachtungen oder Wahrnehmungen beschreiben, dabei Gefühle empfinden. Das Spüren und Benennen dieser Gefühle, z. B. des Gefühls der Einsamkeit, der Trauer oder des Zorns, wenn man allein zu Hause gelassen wird, wird vermieden.

Häufig werden auch Vermutungen als Gefühle ausgegeben. *„Ich hab das Gefühl,dass ich immer wieder an die Falsche gerate."* Vielleicht fühlt die Person, die diesen Satz sagt, etwas dabei, vielleicht ist sie traurig, hoffnungslos oder wütend. Aber das, wassie fühlt, was sie innerlich bewegt, ist in diesem Satz nicht ausgedrückt. Auch in Sätzen wie: *„Ich habe das Gefühl, dass du fremdgehst"*, *„... dass du müde bist"*, *„... dass du zu viel arbeitest"* werden Vermutungen ausgesprochen. Diese werden von Gefühlen begleitet, die aber nicht benannt werden.

Häufig werden auch Gefühle und körperliche Empfindungen verwechselt. *„Wie fühlst du dich?"* – *„Ich habe Kopfschmerzen."* Diese Verwechslungen liegen nahe, da wir in unserer Sprache körperliche Empfindungen und Gefühle oft mit gleichen Worten bezeichnen. Zum Beispiel kann das Wort „Wärme" bzw. „Kälte" sowohl ein Gefühl als auch ein Körperempfinden ausdrücken (oder auch eine Atmosphäre).Ungenaue Bezeichnungen liegen hier besonders nahe, da sich jedes Gefühl immer auch im Körpererleben ausdrückt, mal mehr oder weniger deutlich, mal mehr oder weniger wahrnehmbar. Auch das Wort „Gefühl" kann in der Alltagssprache sowohl ein Gefühl als auch ein körperliches Spüren bezeichnen.

Nahe liegt auch die Verwechslung von Gefühl und Eindruck: *„Ich habe das Gefühl,dass du heute nicht gut drauf bist."* Oder die Verwechslung von Gefühl und Du-Botschaften: *„Ich habe das Gefühl, dass du ein Schwein bist."* Sollte auf diese Aussage jemand gekränkt antworten: *„Ich habe das Gefühl, dass du spinnst"*, so wird mit dem Satz: *„Aber das ist doch nur mein Gefühl und mein*

Gefühl lass ich mir nicht nehmen", die Gefühlsinflation und dialogische Patt-Situation auf die Spitze getrieben, ohne dass auch nur ein einziges Mal von den eigenen Gefühlen wirklich die Rede war.

Unserer Umgangssprache und vor allem unserem Alltagsumgang miteinander täte eine feinere Differenzierung all dieser angeblichen Gefühlsaussagen gut. Für die therapeutische Arbeit ist sie unerlässlich. In erster Linie gilt dies für die Therapeut*innen, die ihre eigenen Aussagen, Rückmeldungen, Emotionen usw. auf diese Unterscheidungen hin überprüfen (lernen) sollten. Denn die immer wiederkehrende Erfahrung ist, dass viele KlientInnen in der therapeutischen Arbeit auf die Frage nach Gefühlen alles andere, nur nichts über ihre Gefühle erzählen und dass sie oft dabei mit dem Wort „Gefühl" inflationär um sich werfen. Dabei gilt es doch meistens, sich gerade die Gefühlsinhalte zu erschließen, um aus der Problem-Sackgasse herauszukommen und Veränderungs- und Erweiterungsspielräume für die eigene Persönlichkeit zu entdecken. Die Konsequenz daraus ist, dass mit der Entdeckung der Gefühle ein Erlernen der Sprache der Gefühle einhergehen muss und damit ein Erlernen von Ausdrucks-, Beziehungs- und Verständigungsmöglichkeiten.

Kunst- und Gestaltungstherapie ist Leibtherapie (s. Teil II), sie erweitert die Möglichkeiten des Erlebens und verändert sie. Insofern sind Gefühle in der Therapie immer Thema oder können immer Thema sein, in jeder Technik und mit jeder Methode. Es gibt aber auch kunst- und gestaltungstherapeutische Methoden, die Gefühle ausdrücklich und von vornherein zum Thema machen und in den Vorder y grund der Aufmerksamkeit rücken. Um diese geht es in diesem Kapitel.

3.2 Gefühlsbilder und -skulpturen

Wenn Klient*innen ein Gefühl zum Thema machen, mit dem sie irgendwie nicht weiterkommen, sage ich einfach: „*Male dieses Gefühl.*" Oder: „*Gestalte dieses Gefühl zu einem Objekt aus Ton oder aus Zeitungspapier.*" Oft entsteht bei den Klient*innen sofort ein inneres Bild oder entfaltet sich während des Gestaltens. Manchmal bedarf es der Annäherung: „*Schließe für zwei Minuten die Augen, spüre deinen Atem ... Stelle dir eine Situation vor, in der du Angst* *hattest (oder: dich geekelt hast, oder: mutig warst ...). Nimm wahr, was du jetzt von diesem Gefühl spürst ... Nimm wahr, was du jetzt in deinem Körper spürst. Nimm Bilder, Formen, Farben wahr, die vor deinem inneren Auge entstehen ...*" Diese Hinführung ist zum Beispiel sinnvoll, wenn die Klientin sagt: „*Ich m*öchte mich gerne mit dem Gefühl des Ekels beschäftigen, den ich immer wieder verspüre. *Aber ich weiß nicht, wie ich das machen soll, weil ich jetzt gerade den Ekel nicht spüre.*" Meist ist das Gefühl in der aktuellen Situation zumindest am Rande der Aufmerksamkeit vorhanden und kann durch Konzentration auf das Hier und Jetzt erfühlt underspürt werden. Gelegentlich täuschen sich auch Klient*innen. Eine Klientin z. B. wollte unbedingt ihre immer wiederkehrende Angst zum Thema machen. Als ich ihr vorschlug, zwei bis drei Minuten die Augen zu schließen und sich auf sich zu konzentrieren und wahrzunehmen, wo und wie ihre Angst jetzt aussieht, stellte sie erstaunt fest, dass sie keine Angst spüren konnte. Ich fragte sie dann, welches Gefühlsie denn nun fühle. Antwort: „*Da ist etwas, aber ich weiß nicht, was.*" Nächster Versuch: „*Schließe einen Moment die Augen und nimm wahr, welche Bilder, welche Farben, welche Formen vor deinem inneren Auge entstehen. Male sie.*" Die Klientin malt und ruft plötzlich: „*Sehnsucht! Das ist es!*"

Manchmal führt der Weg vom Gefühl zum Bild und dann wieder zur tieferen Beschäftigung mit dem Gefühl. Manchmal ist aber auch zuerst ein inneres Bild vorhanden und im gestalterischen Prozess oder danach ist es dann möglich zu spüren, welches Gefühl die Klientin oder den Klienten bewegt.

Entspannungen und Fantasiereisen sind gute Hilfen, um Klient*innen darin zu unterstützen, Gefühle wahrzunehmen und Gefühlsimaginationen entstehen zu lassen(s. a. Samarah 2005). Wesentlich ist dabei, dass keine Bilder vorgegeben werden, sondern die Fantasiereisen so offen gestaltet werden, dass die Klient*innen eigene Bilder entstehen lassen können. Eine Möglichkeit besteht darin, einen inneren Weg über den Körper zu beschreiben:

„Lege dich bequem hin, schließe deine Augen, nimm deinen Atem wahr ... Nimm wahr, wie du einatmest, wie du ausatmest, nimm wahr, wie der Atem von alleine fließt... Du brauchst nichts dafür zu tun, es geschieht von allein. Der Atem kommt und geht und deine Gedanken kommen und gehen, so wie dein Atem kommt und geht ... Und nimm wahr, wie der Atem durch deinen Körper fließt und strömt. Lass ihn fließen, lass ihn strömen, lass ihn sich durch deinen Körper

hindurchbewegen, lass es einfach geschehen ... Lege nun eine Hand auf eine Stelle deines Körpers, die deiner Ansicht nach ein Ort deiner Gefühle sein könnte ... Und spüre, wie der Atem sich auch durch diese Stelle hindurchbewegt, sie berührt ...“ Manche KlientInnen legen eine Hand auf ihren Bauch, andere auf ihr Herz, auf ihre Stirn oder eine andere Stelle ihres Körpers. „*Nimm wahr, welches Gefühl an der Stelle, auf die du deine Hand gelegt hast, jetzt, in diesem Moment, seinen Platz hat. Vielleicht spürst du es klar und deutlich, vielleicht ist es eher zaghaft und versteckt und lugt nur aus einem Winkel hervor. Lass dir Zeit, lass deinen Atem kommen und gehen ... Nimm dann mit deinem inneren Auge wahr, wie das Gefühl aussieht, wie die Stelle aussieht, an der es sich befindet, welche Farbe oder welche Farben dort sind, welche Formen ... Vielleicht siehst du konkrete Bilder, vielleicht abstrakte ... Lass deinen Atem kommen und gehen und die Bilder entstehen ...*“

Den meisten Klient*innen hilft diese Fantasiereise, sich eines oder mehrerer Gefühle bewusst zu werden und sie auch so zu imaginieren, dass sie gemalt oder als Skulptur dargestellt werden können.

Manche Klient*innen befinden sich in Situationen, in denen sie eines oder mehrere Gefühle gesprächsweise benennen und über diese Gefühle reden, ohne sie dabei zu spüren. Vor allem in der Paartherapie erlebe ich oft Paare, die gut darin geübt sind, über Gefühle zu debattieren, sie sich an den Kopf zu werfen, ohne dabei die eigenen Gefühle wahrzunehmen. Wenn ich ihnen dies spiegele, sind sie oft hilflos und wissen manchmal gar nicht, wie das gehen soll, Gefühle, die sie benannt haben, auch zu spüren. Ich schlage dann folgende kleine Übung vor:

Ich beginne wieder mit einer Entspannung und bitte sie, sich auf ihren Atem zu konzentrieren. Wenn ich sehe, dass die Klientin oder der Klient sich entspannt haben, sage ich: „*Wenn ich jetzt ein Gefühl benenne, lasst Bilder entstehen bzw. nehmt wahr, welche Bilder entstehen wollen, welche Bilder euch in den Sinn kommen, und lasst dann diese Bilder kommen und gehen, so wie euer Atem kommt und geht. Versucht, nicht sie zu verändern, sondern registriert sie, nehmt sie wahr, ganz gleich, ob sie konkret sind oder abstrakt. Konzentriert euch dabei immer wieder auf euren Atem ... Und ich benenne jetzt das Gefühl: Wut ...*“ Ich lasse Zeit, eine Minute ungefähr, manchmal auch zwei, und weise zwischendurch immer wieder auf den Fluss des Atems hin: „*Nehmt immer wieder euren Atem* *wahr, wie ihr einatmet, wie ihr ausatmet. Wie dies von alleine geschieht, wie der Atem kommt und geht, so lasst auch eure Bilder kommen und gehen ... Und ich nenne jetzt das nächste Gefühl: die Sehnsucht ...*" Wenn ich dann das Gefühl oder meistens die Gefühle, die in einem Gespräch vorher genannt worden sind oder anklangen, in diese Entspannung hinein benenne, führt dies fast immer dazu, dass bei den Klient*innen Bilder entstehen. Die Imaginationen sind oft sehr überraschend, in jedem Fall aber eindrucksvoll. Ich lasse sie dann im Anschluss malen oder anderweitig gestalten. Paare sind oft sehr bewegt und nahezu überwältigt von dem, was sie voneinander und miteinander auf diese Art und Weise erfahren können.

Und noch ein letztes kleines Beispiel für die Annäherung an Gefühlsimaginationen sei erwähnt. Eine Klientin ist verzweifelt darüber, dass sie ihre Freude verloren zu haben glaubt. Sie will sich über so vieles, worüber es sich zu freuen lohnt, freuen, aber jeder Ansatz zur Freude *„bleibt mir im Halse stecken*". Wir wollen an dem Problem dieses Steckenbleibens und auch am Hals als körperlichem Symptom weiterarbeiten, doch irgendwie ist es ihr und mir erst einmal wichtig, dass sie (wieder) eine Ahnung davon bekommt, wie sich Freude anfühlt, was Freude ist oder für sie sein könnte. Erst danach will sie sich dem widmen, was ihr Sich-Freuen verhindert. Da ich die Stockungen an ihrer Art zu atmen wahrnehmen kann, schlage ich ihr eine Atemübung vor. Ich habe irgendwo einmal gelesen, dass Buddha oder die Buddhisten die kleine Pause zwischen dem Aus- und Einatmen als den Ort bezeichnet hatten, in dem „das Glück dieser Welt" liegt. Ich bitte sie, sich entspannt hinzusetzen, und fordere sie auf: *„Nimm deinen Atem wahr, nimm wahr, wie du ein- und ausatmest*

... Nimm den Rhythmus deines Atems wahr ... Du brauchst nichts verändern, lass nur zu, nimm wahr, wie dein Atem von alleine fließt. Lass ihn geschehen, lass ihn fließen. Nimm die kleine Pause zwischen deinem Ausatmen und dem Wieder-Einatmen wahr. Vielleicht ist diese Pause klein, fast winzig, vielleicht ist sie lang und ausgeprägt. Da gibt es kein Richtig und kein Falsch. Nimm nur diese Pause wahr und schenke ihr Achtsamkeit ... *Lass diePause so, wie sie ist. Du brauchst sie nicht verändern. Höre in die Pause und schaue in sie hinein. Buddha hat gesagt, dass diese Pause das Glück dieser Welt enthält. Vielleicht ist darin auch deine Freude oder ein Teil deiner Freude verborgen ... Lass den Atem fließen und schaue in diese Pause. Vielleicht kannst du etwas von deiner Freude entdecken, viel-leicht auch nicht, dann schauen wir eben woanders nach. Aber auf jeden Fall lohnt es sich, dort genauer hinzuschauen, vielleicht auch hinzuhören ...*" Die Klientin entspannt sich während dieser geleiteten Imagination immer mehr. Irgendwann huscht über ihr Gesicht ein leichtes Lächeln und ich vermute, dass sie einen Zipfel ihrer Freude entdeckt hat. Ich bitte sie, das, was sie in der Pause zwischen dem Aus- und dem Einatmen gesehen hat, zu malen. Sie malt einen gelbblau-gestreiften Hulahoop-Reifen. Als sie sich auf die Pause zwischen den Atemzügen konzentriert hat, hat sie als erstes ein helles Kinderlachen gehört und dann einen Reifen gesehen. Dieser Reifen wurde dann zu einem Hulahoop-Reifen, den sie als Kind einige Wochen lang Stunde um Stunde um ihren Bauch hatte kreisen lassen, voller Freude über ihre Beweglichkeit und ihr Geschick. Die Wiederentdeckung dieser Erinnerung und des damit verbundenen freudigen Gefühls schafft einen Boden, von dem aus sie sich mit dem beschäftigen kann, was ihr die Freude „*im Hals stecken bleiben*" ließ.

Ziel der therapeutischen Arbeit ist immer, den individuellen Ausdruck des Gefühls oder der Gefühle zu unterstützen. Jedes Gefühl hat bei jedem Menschen einen individuellen Ausdruck, individuelle Farben und Formen. Darüber hinaus gibtes kulturelle Gewichtungen. So ist z. B. in Europa die Farbe Schwarz viel mehr mit Trauer verbunden als in anderen Kontinenten und doch kann Schwarz für manche Menschen auch für Ruhe und Entspannung oder für Klarheit oder Einsamkeit stehen. In vielen Farbdeutungsbüchern werden scheinbare Zuordnungen von Farben zu Gefühlen ausgewalzt: Grün ist die Hoffnung, Rot ist die Liebe usw. Solche Zuordnungen und Verbindungen sind, wenn überhaupt, ausschließlich unter kultureller Perspektive interessant und nachvollziehbar. So gibt es spannende Untersuchungen, wie sich z. B. die Farbe Violett über Jahrhunderte vom Altertum bis zur Neuzeit in ihren Bedeutungen in der Kunst und Religion verändert hat. In der Therapie haben wir es aber nicht mit Kulturen zu tun, sondern mit Einzelpersonen. Die meisten Farbdeutungsbücher stützen sich allerdings nicht einmal auf solche kunstsoziologischen oder kunsthistorischen Untersuchungen, sondern setzen aus der Luft gegriffene Behauptungen ohne irgendwelche Begründungen oder gar Belege indie Welt. Ob eine Einzelperson die Farbzuordnung eines Gefühles entsprechend der Modeströmung einer Gesellschaft oder abweichend davon vornimmt, kann kein Therapeut oder keine Therapeutin wissen, da helfen keine Farbdeutungsbücher, das ist einzig und allein die Kompetenz der Klientin oder des Klienten. Nicht die Therapeut*innen, sondern die Klient*innen wissen, welche emotionalen Bedeutungen ihre Farben oder Formen haben. Das verstehe ich unter Klient*innen-Kompetenz, alles andere ist eine Anmaßung. Und unter solchen Anmaßungen leiden die Klient*innen.

Es geht also in der Kunst- und Gestaltungstherapie, wie ich sie verstehe, ausschließlich um den individuellen Ausdruck eines Gefühls. Jede*r kann dies leicht testen: Bitten Sie fünf oder mehr Menschen, ihre Sehnsucht zu malen und sie kurz zu beschreiben. Die Farben werden sich ebenso unterscheiden wie die Bilder und die Beschreibungen des Sehnsuchtsgefühls. Auf diese Unterschiede, auf diese individuellen Besonderheiten kommt es an.

Viele Menschen haben einen blinden Fleck unter ihren Gefühlen. Sie erahnen ein bestimmtes Gefühl, können es aber nicht erfassen. Gelegentlich können sie es in Worten umschreiben, aber sie fühlen es nicht. In diesen Fällen hilft oft der Weg, über die Imaginationen, über die inneren Bilder einen Zugang zu finden. Wenn bei diesen Klient*innen die Imaginationen zu einem bestimmten Gefühl, mit dem sie sich beschäftigen wollen, versperrt sind, dann hilft häufig der Kleckerbildansatz (s. Kapitel 2). Für manche Menschen gibt es allerdings nicht nur den einen oder anderen blinden Fleck auf der Gefühlslandkarte, für sie sind weite Bereiche dieser Karte geschwärzt. Sie können zahlreiche Gefühle nicht fühlen und auch nicht malen oder als Objekt gestalten, weil es ein allumfassendes Gefühl gibt, z. B. die Angst, die manchmal Jahre, manchmal Jahrzehnte ihr Leben geprägt hat, so dass jenseits der Angst alle anderen Gefühle tief in den Hintergrund getreten sind. Außerhalb der Angst befindet sich eine Wüste der Gefühlsarmut. Mit einem solchen Klienten habe ich, neben dem Umstand, dass wir uns immer wieder mit der Angst beschäftigt haben, über mehrere Monate hinweg, Woche für Woche, versucht, diese Wüste neu zu beleben. Wir beschäftigten uns jede Woche mit einem anderen Gefühl. Gelegentlich ergab sich dieses Gefühl aus einer aktuellen Lebenssituation, von der er erzählte. Ich konnte dann während der Erzählung durch Nachfragen den Hauch einer Gefühlsandeutung wahrnehmen, wie z. B. den Stolz darauf, etwas geleistet zu haben, oder den Ärger auf einen Konkurrenten. Oft antwortete er auf die Frage, welches Gefühl ihn beschäftige, mit *„keins“*. Oder er begegnete meiner Frage, welchem Gefühl wir uns denn heute widmen sollen, mit dem Gegenvorschlag: *„Schlagen Sie eins vor.“*

Als ich einmal das Gefühl der Wut vorschlage, kann er mit diesem Gefühl, mit der Wut, erstmal gar nichts anfangen. Wut kenne er nicht, er wisse auch nicht, was das sei. Allenfalls aus dem Fernsehen sei es ihm bekannt, dass Menschen wütend seien. Auf die Frage, ob er früher in seinem Leben als Jugendlicher oder als Kind, wütend gewesen sei oder der Wut bei anderen Menschen begegnet sei, fällt ihm zuerst einmalnichts ein (er hat eine weitgehende Kindheitsamnesie). Dann erzähle ich ihm etwas über meine Wut: wann ich wütend bin, wie ich wütend bin, Beispiele von konkreten Situationen, Beispiele dafür, wie sich meine Wut, auch körperlich, äußert, was mich wütend macht und wie es mich wütend macht. Er lauscht sehr interessiert, wird wacher, nimmt das Erzählen als Anregung, als Nahrung auf – und dann fällt ihm docheiniges ein. Ihm fällt z. B. ein, dass seine Frau manchmal sagt, er sähe wütend aus, erwürde wütend die Hände zusammenkneifen. Darüber sei er dann oft erstaunt, weiler sich gar nicht wütend fühlte. Ihm fällt ein, dass sein Stiefvater früher oft wütend war, cholerische Anfälle bekam, ihn „zusammenstauchte" und dergleichen mehr. Wir unterhalten uns darüber, ich frage nach. Dann kommt der Punkt, an dem ich ihmvorschlage: „Nun nehmen Sie einen oder auch mehrere Stifte und ein Blatt und malen Ihre Wut." Er stöhnt: „Das ist aber schwer" – doch er tut es, er malt und ist, wie so oft, erstaunt, was er gestaltet. Was er malt, ist gegenständlich, sind konkrete Szenen aus dem vorhergegangenen Gespräch.

Über die Monate hin entdeckten wir so seine Gefühlslandkarte, begegnete er mitmeiner Unterstützung vielen Gefühlen, von denen er glaubte, dass sie gar nicht Teil seiner selbst seien. Damit allein ist seine Angst nicht verschwunden, aber er hat ein Gegengewicht geschaffen. Seine gesamte Emotionalität muss sich nicht nur in seinerAngst ausdrücken. Er hat ein breiteres Repertoire an Ausdrucksmöglichkeiten ge- wonnen, er ist ein wenig reicher geworden.

3.3 Gefühlssterne

Ich habe lange Zeit nach einer Ausdrucksform für den Gefühlsreichtum gesucht, die sowohl gestalterisch ansprechend als auch im Entstehungsprozess wie in der Weiterarbeit therapeutisch gut nutzbar ist. Nach Experimenten mit verschiedenen Methoden hat sich der „Gefühlsstern" als besonders fruchtbar erwiesen. Diese Methode eignet sich sowohl für die Arbeit mit Gruppen als auch für die Einzeltherapie, für eine Beschäftigung in einer kurzen Zeitdauer von ca. zwei Stunden ebenso wie für eine kontinuierliche Arbeit über ein halbes Jahr.

Zuerst sei die Methode in der Gruppenarbeit vorgestellt:

- Der erste Schritt besteht darin, einzeln oder in kleinen Gruppen Gefühlsbeeichnungen sammeln zu lassen, sozusagen ohne „Vorwarnungen", was ein Gefühl genauerweise ist.

- Im zweiten Schritt gebe ich Hinweise darauf, was ein Gefühl von einer Körperempfindung, einer Vermutung, einer Beschreibung usw. unterscheidet (s. Kapitel 3.1).

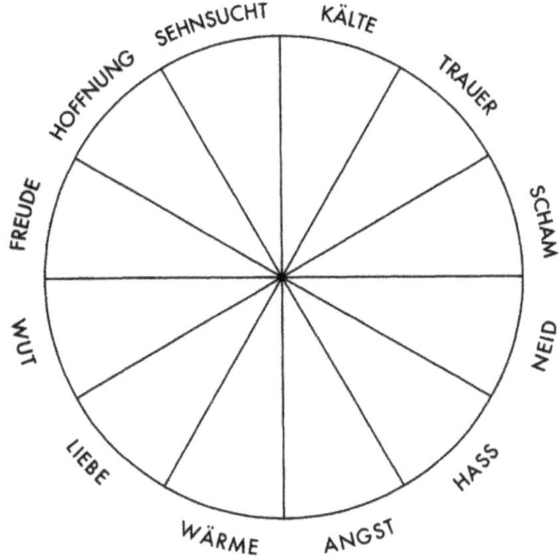

- Im nächsten Schritt wird dann die oben genannte Differenzierung geübt: Paarweise oder in Dreiergruppen wird die im ersten Schritt gesammelte Liste dann nach o. g. Kriterien durchgearbeitet. Ziel ist, die Aufmerksamkeit der Beteiligten für ihre Gefühle und deren Benennung zu fördern.

- Der vierte Schritt besteht darin, dass jede*r für sich Polaritätenpaare von Gefühlen zusammenstellt, z. B. einsam – geborgen, zornig – verliebt, traurig – froh: *„Bildemindestens zehn Paare von Gefühlen. Nimm dazu ein Gefühl und suche zu dem Gefühl d e i n Gegenteil. Es gibt keine allgemein gültigen Polaritäten, sondern es gibt nur deine e i g e n e n Gefühlspaare. Für die eine Person ist das Gegenteil von Verzweiflung Geborgenheit, für* *die zweite Freiheit, für eine dritte Zorn, für eine vierte Liebe. Es gibt dabei kein Richtig oder Falsch, es gibt nur deine ganz persönlichen, ganz eigenen, ganz individuellen Gegenteile, deine ganz eigenen Gefühlspaare.*" Die Erar beitung von Gefühlspaaren eröffnet einen individuellen Zugang zur Gefühlswelt, schärft den Blick und unterstützt den emotionalen Zugang zu den Gefühlen.

- In einem fünften Schritt bitte ich die Teilnehmer*innen, ein Blatt Papier zu nehmen, mindestens DIN-A2, besser noch DIN-A1 oder DIN-A0, einen großen Kreis hineinzumalen und diesen Kreis in verschiedene Felder wie Tortenstücke zu unterteilen (s. Skizze). Man kann die Unterteilung in 8, 10, 12 oder 16 Feldervornehmen. „*Schreibe an den Rand eines jeden Feldes den Namen eines Gefühles, so dass die gegenüber liegenden Felder ein Gefühlspaar bilden. Je nach Geschmack kann die Anordnung kreisförmig bleiben oder sternförmig ausgestaltet werden.*"

- Und dann bitte ich: „*Bemale nun jedes Feld mit einer Farbe oder Farbmischung, die möglichst nuancengenau dein Gefühl ausdrückt. Sei dabei wählerisch und genau. Wenn du ein Gefühl z. B. mit Blau ausdrücken willst, probiere und mische genau, welcher Farbton, welche Blaunuance dieses Gefühl für dich ausdrückt. Halte dich dabei nicht an irgendwelche gesellschaftlichen Vorgaben oder Normen. Es geht um deinen persönlichen Farbausdruck, es geht um dein persönliches Gefühl ... Versuche, dieses Gefühl mit e i n e r Farbe auszudrücken. Wenn dies nicht geht, wähle Farbkombinationen.*" Manchmal weise ich auch noch darauf hin, dass die Farbzuordnungen von Gefühlen bei vielen Menschen wechseln – je nach Lebensweise und Lebensalter, manchmal sogar auf Grund der konkreten Situation. Ich sage dann auch, dass die Farbzuordnung bei der Arbeit an dem Gefühlsstern eine Momentaufnahme ist und keine Festlegung auf Dauer.

Die Arbeit an den Gefühlssternen, insbesondere das Probieren und Finden der Farbzuordnungen, ist in der Regel sehr intensiv. Es entsteht meistens eine dichte, konzentrierte Atmosphäre: Gefühle kommen und gehen, Vordergrund und Hintergrund der Emotionen wechseln offensichtlich. Die meisten Klient*innen finden schnell die jeweiligen Farben für ihre Gefühle: Bei manchen Gefühlen sind die Farben sofort klar, bei anderen wird um den

Farbausdruck gerungen. Oft hat es mit dem jeweiligen Gefühl zu tun, wie zugänglich, wie alltäglich, wie deutlich, wie sichtbar, wie spürbar das Gefühl und wie zugänglich in der Folge der Farbausdruck ist. Häufig überraschen die gefundenen Farben. Manchmal begegnen Klient*innen Farben, die bislang für sie nie eine Bedeutung hatten, zumindest keine bewusste. Ich schlage den TeilnehmerÜinnen und Klient*innen vor, eine Farbe für jedes Gefühl zu finden, damit sich der jeweiligeGefühlsausdruck verdichten kann. Manchmal ist es unmöglich, ein Gefühl in einem Farbton darzustellen. Manche Gefühle sind für manche Klient*innen bunt oder widersprüchlich oder ineinander fließend und können deshalb nur in verschiedenen Farben dargestellt werden. Wenn dies so erlebt wird, dann können selbstverständlich mehrere Farben für die Ausgestaltung eines Gefühlsfeldes verwendet werden. (s. Bild 3, Seite II) Wichtig ist, dass ich die Teilnehmer*innen bitte zu unterlassen, irgendwelche Symbole in die Gefühlsfelder hineinzumalen. Dies würde nach meinen Erfahrungen die Klischees fördern: Die Herzen schleichen sich zu leicht in die Liebe und die Kreuze in die Trauer ein und verdecken so das eigene Gefühlserleben.

Für die beschriebene Gruppenarbeit mit anschließender Auswertung und Weiterarbeit (dazu die Anregungen weiter unten) braucht man etwa einen Tag. Es ist wichtig, für das Malen der Gefühlsfelder möglichst viel Zeit zu lassen, damit eine Stimmung der inneren Ruhe und Achtsamkeit entstehen kann.

Die Anleitung zur Erstellung eines Gefühlssterns kann ich auch sehr viel kompakter vornehmen, sowohl in der Gruppe als auch in der Einzelarbeit. Dann beginne ich sofort folgendermaßen:

„Zeichne einen Kreis (oder einen vieleckigen Stern) auf ein weißes Blatt Papier und teile diesen Kreis in zehn (acht, zwölf) Felder. Schreibe an den Rand eines Feldes ein dirwichtiges Gefühl. Bezeichne den Rand des gegenüberliegenden Feldes mit dem für dich gegensätzlichen Gefühl. Trage in ein danebenliegendes Feld ein weiteres für dich wichtiges Gefühl ein und wiederum in das gegenüberliegende Feld das für dich gegenteilige Gefühl. Fülle so den ganzen Kreis oder den Stern aus. Male dann mit einer Farbe oder einer Farbmischung jedes Feld in genau dem Farbton, in genau der Farbnuance aus, die deinem jeweiligen Gefühl entspricht. Du hast 30 (oder 40) Minuten Zeit.“ Hier wird knapper gearbeitet, es entwickeln sich nicht so intensive Prozesse bei den einzelnen Gefühlen. Der Erlebnisakzent

liegt eher bei dem Gefühlsstern als Ganzem, beim Vergleich der Gefühle, bei der Erfahrung und Sichtbarmachung des emotionalen Reichtums.

In der Einzeltherapie arbeiten wir in der Regel über einen längeren Zeitraum von Wochen oder Monaten an dem Erstellen und der Vertiefung eines Gefühlssterns. Ich beginne wie folgt: „*Ich möchte dir eine Methode vorschlagen, mit der du dich und wir beide uns intensiv mit deinen Gefühlen beschäftigen können. Wir beginnen mit einem Gefühl und werden dann in der nächsten oder übernächsten Stunde mit einem anderen Gefühl weiterarbeiten, einem Gefühl, das dir dann wichtig ist oder das sich aus der vorherigen Arbeit ergibt. Ich werde dich dabei unterstützen, für jedes Gefühl einen gestalterischen Ausdruck zu finden und nach und nach einen Gefühlsstern zu erstellen, der dir vieles von deiner Gefühlswelt erlebbar und sichtbar werden lässt. Hast du Lust?*“ Wenn die angesprochene Person damit einverstanden ist, stelle ich die Form des Gefühlssterns vor und frage dann nach einem Gefühl, das sie gerade beschäftigt und das ihr im Moment wichtig ist, mit dem sie anfangen möchte. Entweder lasse ich dann sofort das Gefühl in der beschriebenen Weise in eines der Felder malen oder aber wir unterhalten uns erst über dieses Gefühl und versuchen, ihm auf die Spur zu kommen, was wieder neue Perspektiven aufwirft, neue Assoziationen, neues Erleben freisetzt. Manchmal ergibt sich daraus die Arbeit mit einem gegenteiligen Gefühl. Manchmal ist die Beschäftigung mit dem Gefühl aber so aufwühlend, dass dabei wiederum andere Gefühle entstehen, die nicht gegenteilig, sondern eher benachbart oder ergänzend sind und die dann auch Schritt für Schritt Platz in den benachbarten Feldern des Gefühlssterns finden. Eine solche einzeltherapeutische Arbeit an dem Gefühlsstern wird häufig durch aktuelle Themen und Erfahrungen unterbrochen, die zuerst mit anderen Methoden und Techniken bearbeitet werden, dann aber auch in den Gefühlsstern einfließen, indem die bei der Arbeit in den Vordergrund getretenen Gefühle in den Gefühlsstern eingemalt werden. Die Arbeit am Gefühlsstern ist eine Art roter Faden durch den therapeutischen Prozess, bis schließlich alle Felder bemalt sind und der Gefühlsstern vollendet ist.

Wenn ich den Eindruck habe, dass bestimmte Gefühle immer wieder umgangen werden, melde ich dies zurück und frage nach diesen Gefühlen. Das ist häufig bei Gefühlen wie z. B. Ekel, Eifersucht oder Verachtung der Fall, Gefühlen, die nicht gern gefühlt und thematisiert werden. Klient*innen haben die Möglichkeit, dann zu sagen:

„Nein, mit dem Gefühl habe ich nichts zu tun. Das kenne ich nicht und das interessiert mich nicht.“ Oder: *„Da ist was dran, damit sollten wir uns vielleicht beschäftigen ...“*Gelegentlich kommt es auch vor, dass nicht alle Felder mit Farbe bemalt werden. Ein Klient z. B. gestaltet sein Gefühlsfeld *„Leere“* dadurch, dass er das Papier in diesem Feld ausschneidet, so dass das Feld buchstäblich leer ist. Ihm ist am Ende der Arbeit mit dem Gefühlsstern auch wichtig, dass ein Gefühlsfeld weiß bleibt, offen für die vielen anderen Gefühle, die noch in ihm schlummern.

Sehr gute Erfahrungen habe ich mit der Erarbeitung eines Gefühlssterns in der Einzeltherapie mit Menschen gemacht, die in ihrem eigenen Erleben von ihren Gefühlen überschwemmt wurden, so dass sie gar nicht mehr genau wussten, was sie fühlten und welche Gefühle ihnen wichtig waren. Die Arbeit am Gefühlsstern half ihnen, ihre Gefühlswelt zu differenzieren und die Fähigkeit zu entwickeln, die Bedeutungen einzelner Gefühle zu erschließen und im emotionalen Bereich den Vordergrund und Hintergrund zu wechseln. Die häufigste Indikation für die Erstellung eines Gefühlssterns besteht darin, dass Klient*innen ihrem eigenen Erleben nach *„wenig fühlen“*, sich eher als *„Verstandesmenschen“* einschätzen und Interesse daran haben, ihren eigenen Gefühlen näher zu kommen. Über die Erarbeitung ihres eigenen Gefühlssterns können sie eine Tür zum inneren Reichtum ihrer Gefühlswelt öffnen.

Wenn der Gefühlsstern fertig erarbeitet ist, gibt es Kommentare wie: *„Ich staune* über *meine Gefühle und ich fühle mich reich, als hätte ich mich beschenkt.“*

„Ich bin erschrocken und ich merke und sehe es direkt vor mir, wie ich immer wieder in die gleichen Gefühlsmuster hineinfalle.“

„Ich sehe hier in dem Gefühlsstern einen Haufen von eher dunkleren Gefühlen, mit dunkleren Farben. Das sind die Gefühle, die ich zuerst gemalt habe und mit denen wir uns hier in der Therapie zuerst beschäftigt haben. Dann wird es immer leichter und immer heller. Die alten Gefühle sind mir immer noch vertraut, sie sind immer noch da, aber sie sind nicht allein da. Es gibt auch etwas anderes, das erfreut mich.“

Einige Klient*innen hängen sich dann ihren Gefühlsstern in ihrer Wohnung auf. Andere greifen immer wieder darauf zurück und nehmen den

Gefühlsstern auch als Hinweis zu Bildern, die sie später malen, vergleichen Farben und stellen Bezüge her. Andere wiederum haben nach mehreren Jahren erneut einen Gefühlsstern gemalt undzwischen beiden verglichen, was ähnlich geblieben ist und was sich verändert hat.

Die Möglichkeiten, mit dem Gefühlsstern therapeutisch zu arbeiten, sind sehr vielfältig. Ich möchte einige Anregungen und Beispiele aufzählen, wie mit dem fertigen Gefühlsstern therapeutisch weitergearbeitet werden kann:

- *„Wenn du auf deinen Gefühlsstern schaust, was tritt dabei in den Vordergrund deiner Aufmerksamkeit?"*

- Die Antwort einer Klientin war z. B.: *„Die Einsamkeit. Es fiel mir auch schwer, sie zu malen."*

- Dann können wir uns mit der Einsamkeit beschäftigen. Ich frage z. B. danach, wo und wie sie Einsamkeit im Körper spürt, nach aktuellen und früheren Situationen, die ihr jetzt dazu einfallen, nach anderen Menschen, die mit diesem Gefühl in Verbindung stehen. Ich schlage ihr vor, dass sie den Gefühlsstern vor sich hinlegt und so dreht, dass das Gefühl der Einsamkeit, das gerade im Vordergrund ist, auf sie gerichtet ist. Schon ergeben sich daraus neue Perspektiven und weitere Arbeitsmöglichkeiten, z. B.:

- *„Welche Gefühle befinden sich auf den Nachbarschaftsfeldern der Einsamkeit?"*

- Oft finden sich hier Gefühle, die den Klient*innen Unterstützung in ihrer bzw. gegen ihre Einsamkeit geben können, oder aber Schattengefühle, die die Einsamkeit begleiten. Auch die Frage nach dem Gefühl, das im Gefühlsstern der Einsamkeit gegenüber liegt, ist hilfreich, insbesondere dann, wenn nicht von vornherein mit Gefühlspaaren gearbeitet, sondern der Gefühlsstern nach und nach erstellt wurde.

- Häufig fällt Klient*innen auf, dass es rechte und linke oder obere und untere Hälften des Gefühlssterns gibt, die eine positiv, die andere negativ, die eine heller, die andere dunkler, die eine freundlicher, die andere unfreundlicher. Auch hier kann es hilfreich sein, den Gefühlsstern so zu drehen, dass die beiden Seiten deutlich nebeneinander oder übereinander liegen, und der Frage nachzugehen, was die bei den Seiten voneinander trennt, wie beide Seiten zu verbinden sind, welche Übergänge es gibt, welche Zwischenräume und Ähnliches mehr. Ich beziehe dabei oft sen Körper mit ein, lasse die Klient*innen sich mit dem einen Bein auf die rechte und mit dem anderen Bein auf die andere Hälfte des Gefühlssterns stellen oder auf andere Weise körperlich konkret Verbindungen herstellen.

- Um körperliche Zugänge ging es auch bei der Klientin, bei der sich die Einsamkeit in den Vordergrund geschoben hatte. Ich fragte sie, nachdem sie das Gefühlsfeld Einsamkeit zu sich gedreht hatte, nach den Gefühlen, die sich von ihr aus gesehen rechts und links an den Eckpunkten des Gefühlssterns befanden. *„Wenn der Gefühlsstern ein Kompass wäre, läge das Feld der Einsamkeit jetzt im Süden, die Eckpunkte rechts und links wären die Felder im Osten und Westen. Was liegt im Osten und was im Westen?“* Sie lachte bitter auf und sagte: *„Im Westen die Trauer, im Osten die Wut. Das sind genau die beiden Gefühle, die mich immer wieder in die Einsamkeit treiben. Ich bin entweder wütend oder traurig: wütend darüber, dass ich keine Schritte unternehme, aus meinem Alleinsein herauszukommen; wütend dar-* über, dass ich so viel Angst habe; wütend darüber, dass niemand zu mir kommt und *mich liebt. Und dann, wenn es so weit ist, dass ich etwas tun kann, dass ich bereit bin, Schritte zu unternehmen, dann werde ich plötzlich ganz traurig und bleibe in der Trauer stecken.“* Ich schlage ihr vor, sich so vor den Gefühlsstern zu setzen, dass die Einsamkeit weiterhin auf sie zeigt, und bitte sie, die rechte Hand auf das Wutfeld und die linke Hand auf das Feld der Traurigkeit zu legen, die Augen zu schließen, eine Weile gut zu atmen und zu spüren, was mit ihr geschieht. Sie tut dies. Es regt sie sehr auf, ihr Atem wird heftiger, dann fängt sie an, unruhig hin und her zu rutschen. Ich frage sie, was sie jetzt spürt: *„Scham. Ich spüre meine Scham. Ich schäme mich furchtbar, dass ich so bin, wie ich bin.“* Wir reden über die Scham, die im Schatten der Einsamkeit, auch im Schatten der Wut und Trauer verborgen war, die sich in ihrem Gefühlsstern nicht findet. Der Scham zu begegnen, öffnet einen Weg, auch die Gefühle der Trauer und der Wut anders als bisher zu leben.

- Häufig taucht die spannende Frage auf: „*Welches Gefühl fehlt auf dem Gefühlsstern?*" Manchmal ist es, wie eben erwähnt, die Scham, manchmal der Ekel, manchmal fehlen alle aggressiven Gefühle, manchmal ...

- „*Welche Umgebung braucht deine Gefühlswelt?*" Bei dieser Frage nach der Lebenswelt der Gefühle kann die soziale Dimension der Emotionalität nicht nur erschlossen, sondern auch explizit gestaltet werden. Hier wird der Raum um den Gefühlsstern herum weiter ausgemalt, wird eine Umgebung der Menschen, Atmosphären und Bedingungen geschaffen, welche die Gefühle des Gefühlssterns brauchen, um lebendig sein zu dürfen. Mit welchen Farbmaterialien der Gefühlsstern gestaltet wird, lasse ich meistens den Klient*innen frei. Manche benutzen nur Stifte oder nur Aquarell- oder nur Gouache-Farben, andere wechseln die Materialien von Gefühl zu Gefühl. Wichtig ist, dass Farben gemischt werden können, um besondere Farbtöne produzierenzu können. Möglich ist es auch, einen Gefühlsstern aus Skulpturen zu erstellen, z. B. aus Zeitungspapier oder aus Ton. Wunderbar sind auch Ausflüge vom kunst-und gestaltungstherapeutischen Bereich zu anderen kreativen Verfahren (s. a. Baer/Frick-Baer 2001 und 2004). Klient*innen, die gerne musizieren, bitte ichmanchmal, ein Gefühl oder ein Gefühlspaar musikalisch zu gestalten: „*Nimm deine Gitarre und improvisiere zu dem Bild deiner Sehnsucht.*" Oder ich bitte angeblich völlig unmusikalische Klient*innen, mit Musikinstrumenten, die dieEigenschaft haben, dass sie weder richtig noch falsch gespielt werden können, ihren Gefühlsstern zu vertonen, ihn also nicht nur sehend zu betrachten, sondern ihm auch zuzuhören.

Jedes Gefühl kann auch mit einer Geste oder Bewegung ausgedrückt werden, Gefühlsbewegungen können tänzerisch verbunden und ausgestaltet werden. Es entsteht ein Gefühlsstern aus Bewegungen, Verbindungslinien, ein Tanz der Gefühle. Andere Klient*innen drücken ihre Gefühlssterne oder Teile davon in Gedichten aus oder schreiben zu jedem Gefühl eine kleine Geschichte, die sich vielleicht zu einem Märchen verdichtet, oder verfassen eine Briefsammlung, bestehend aus einzelnen Briefen, adressiert an jedes Gefühl.

3.4 Gefühlsschatten – Schattengefühle

In Schule und Ausbildung wird uns eine Grammatik beigebracht, eine Grammatik des Denkens: die Logik. Zwar gibt es auch andere Grammatiken des Denkens, wie z. B. die des kreativen, assoziativen Denkens, doch das logische Denken ist dasjenige, das in der Gesellschaft und so auch in der Erziehung Gewicht hat. Wichtige grammatikalische Regeln dieses logischen Denkens sind die Regeln von Ursache und Wirkung (genau definierte Ursachen haben wiederholbar genau definierte Wirkungen) und die darauf fußenden Regeln des Wenn-Dann (wenn A gleich B und B gleich C, dann ist auch A gleich C) und des Entweder-Oder (wenn A ungleich B, dann kann nur entweder A gleich C sein oder B gleich C sein). Die meisten Menschen verhalten sich zwar nicht oder nicht immer nach dieser Logik, sie ist aber zu einem Maßstab ihres Denkens und Verhaltens geworden.

Aber unser aller Erfahrung zeigt: Gefühle passen oft nicht in diese Logik; sie sind unlogisch, sperrig, kompliziert, verflochten und liegen quer. Gefühle können auch nicht in diese Logik passen, sie haben eine eigene Grammatik, die anders ist als die Grammatik der Vernunft, die andere Strukturen und Regeln hat. Unsere therapeutische Praxis beweist immer wieder, dass es offenbar eigene Regeln gibt, wie Gefühle miteinander zusammenhängen, Regeln, die mit den Regeln der formalen Logik nicht zu beschreiben oder zu erklären sind.

Offenkundig taugt die formale Logik nicht, um Gefühle zu beschreiben, um Zusammenhänge zwischen den Gefühlen zu erfassen. Offenkundig bedarf es folglich einer anderen Grammatik: einer Grammatik der Gefühle (s. Baer/Frick-Baer 1996; meine Frau und ich bemühen uns, diese Grammatik in der Buchreihe „Bibliothek der Gefühle“ zu entschlüsseln und zu beschreiben, s.a. Baer/Frick-Baer 2000/2006a, 2002a, 2002b, 2003a, 2003b, 2005b, 2005c, 2006b)). Ein Bestandteil dieser Grammatik, auf die in Kapitel 3.8 noch näher eingegangen wird, ist die Existenz von Schattengefühlen.

Unter Schattengefühlen verstehen meine Kolleg*innen und ich eine besondere Form von Gefühlsketten. In Gefühlsketten sind innerhalb eines Erlebnisprozesses verschiedene Gefühle hintereinander aufgereiht. Ein Beispiel: Ich bin zornig auf meinen Freund, erschrecke über meine Reaktion, ich bekomme Angst vor den Folgen meines Zorns, ich ziehe mich zurück. Ich fühle mich auf Grund des Rückzuges einsam und alleingelassen und werde traurig über den fehlenden Kontakt.

Solche Ketten werden spür- und erlebbar, wenn man jedes Gefühl innerhalb dieser Kette wahrnimmt und zulässt. So kann aus einem Erleben heraus ein weiteres Gefühl mit entsprechenden Wirkungen entstehen, dann wieder ein weiteres usw. Nun sind für manche Menschen manche Gefühle „verboten". Das Verbot kann in einer Norm des sozialen Zusammenhangs gründen, in dem ein Mensch lebt („*in dieserFamilie gibt es keine Aggressionen*"), oder aber in der persönlichen Geschichte eines Menschen wurzeln. Oft verschwinden diese verbotenen Gefühle nicht einfach, sondern verstecken sich im Schatten eines anderen Gefühls. Diese Gefühle, die einen Schatten über andere Gefühle werfen (überschattend) oder sich im Schatten eines anderen Gefühls verstecken (überschattet), nennen wir Schattengefühle. Ein Beispiel dafür ist die Scham. Eine Klientin z. B. war auf Grund verschiedener Faktoren nicht in der Lage, lustvolle Begierde zu fühlen. Dieses Gefühl war versteckt unter der Scham. Nur die Scham war sichtbar, spürbar, fühlbar, und erst als diese ausgekostet und in der therapeutischen Arbeit gewürdigt wurde, öffnete sich die Tür zu der im Schatten der Scham liegenden Lust. Scham entsteht oft, wenn Menchen etwas von sich zeigen, sich zeigen wollen – und davor gleichzeitig zurückscheuen oder daran gehindert werden. Häufig sind sie beschämt worden, häufig wurden sie lächerlich gemacht, wenn sie ihre Gefühle oder ein bestimmtes Gefühl äußerten (s. a. Baer/Frick-Baer 2000(2006a)).

Ein anderes Beispiel für ein häufiges Schattengefühl ist die Angst, die sich wie ein Schleier über verschiedene andere Gefühle legen kann, sei es über die Trauer, den Ärger, den Zorn, in jedem Fall über Gefühle, die „verboten" sind. Erst wenn die Angst in all ihren körperlichen, seelischen, geistigen und Kontaktdimensionen erspürt, ernst genommen und gewürdigt wird und mit ihr Veränderungen experimentiert werden, erst dann kann sich der Schleier heben, können andere Gefühle in das Licht treten.

Wenn Menschen viele ihrer Gefühle verstecken, verbergen, verdrängen und einfrieren und dann im Zuge therapeutischer Beziehungen oder sonstiger Erlebnisse emotional in Erregung geraten, treten als erste oft die Angst und die Scham zu Tage. Angst und Scham schwimmen wie Fettaugen auf der Suppe der Gefühle – immer oben! Schwappt oder läuft der Eimer mit der Gefühlssuppe über, dann treten als erste Gefühle Angst und Scham über den Rand.

Eine besondere Spezialität der Grammatik der Gefühle ist der Doppelschatten oder das Doppelverbot. Z. B. schämt sich jemand und schämt sich darüber hinaus, dass er sich schämt (Doppelscham). Oder ein Mensch hat Angst und schämt sich dieser Angst. Oder jemand hat Angst und hat gleichzeitig Angst vor der Angst, dass er wieder in ihr versinkt, dass sie ihn auffrisst (Doppelangst). Hier handelt es sich in derRegel um verbotene Gefühle, die mit einem Schattengefühl verdeckt werden, wobeidann auch diese Schattengefühle mit einem Verbot belegt worden sind.

Um das, was im Schatten von Gefühlen bei Klientlnnen lebendig ist, sichtbar werden zu lassen, verwende ich vor allem zwei gestalterische Methoden. Die eine ist eine Kombination von Kleckerbild und Abdrucktechnik, die andere die Kratztechnik. Ein Beispiel für die erstgenannte Methode:

Eine Klientin, eine kraftvoll wirkende, im Leben stehende, lebenslustige Frau, wagt nach einigen Anläufen zu erzählen, dass sie immer wieder starken Ekel verspüre. Er trete bei allen möglichen Gelegenheiten zu Tage. Sie hätte schon viel darüber nachgedacht und könne keine besonderen Anlässe finden. Ihr Ekelerleben „*kratze*“ an ihrem Selbstbild. Sie schäme sich, das zu berichten. Wir beschäftigen uns eine Zeitlang mit dem Ekel, vor allem mit seinen körperlichen Ausdrucksweisen und Verknüpfungen. Sie stellt für sie wichtige biografische Verbindungen und Quellen des Ekels fest. All das bringt sie in ihrer Entwicklung ausdrücklich weiter. Der Ekel überkommt sie nicht mehr als etwas Fremdes. Sie kann ihn als ein ihr eigenes Gefühl, das eine besondere Bedeutung für sie hat, integrieren. Und doch habe ich den Eindruck bzw. die Vermutung, dass darüber hinaus ein Schattengefühl eine Rolle spielt und dass im Schatten des Ekels noch andere Gefühle liegen. Ich äußere diese Vermutung. Sie geht auf meinen Vorschlag ein, ein entsprechendes gestalterisches Experiment durchzuführen.

„*Nehmen Sie bitte Farben Ihrer Wahl und kleckern Sie die Farben zu einem Ekel-Kleckerbild.*“ Sie greift zu verschiedenen Farben, Schwarz ist am Anfang dabei, auch Rot und Blau. Sie kleckert dick und platzgreifend in die Mitte des Bildes, mischt und rührt. „*Ich muss mit den Händen da hineingehen und mischen, damit das so richtig ekelig wird. Aber es ist noch nicht so richtig ekelig. Es fühlt sich schon ein bisschen so an, aber es ist noch nicht ekelig genug.*“ Zur Zeit ist das Bild noch dunkel, jetzt kommt Gelb dazu und Hellblau – und dann ist es ihr zu hell. Sie greift zu Grün und mischt weiter, um schließlich festzustellen: *„Jawohl, genau das ist es, das ist der Ekel. Das ist richtig ekelig, igitt."* Sie rührt in dem Brei, sie verzieht das Gesicht, sie schüttelt sich am ganzen Körper. In ihrem Bauchbereich lösen sich sicht- und hörbar Spannungen, sie stößt mehrmals kurz auf. Ich lasse sie ihren Körperimpulsen folgen und bitte sie, ihr Körpergefühl in Worte zu fassen: *„Sagen Sie bitte, was Sie ekelt, sprechen Sie aus, wiees Ihnen in den Sinn kommt, kreuz und quer und durcheinander. Sagen Sie Sätze, diein etwa so anfangen: Mich ekelt, dass ... Oder: Ich finde ekelig, dass ..."* Die Verbindungvon Farberleben, körperlichem Erleben und dem Berühren und vor allem Rühren in der Farbe rührt in ihr vertiefend und erweiternd vieles auf. Sie erleichtert sich, sie *„kotzt sich aus"*, wie sie danach sagt. Sie kann endlich das loswerden, was sie unfreiwillig geschluckt und festgehalten hat, was in ihrem Bauch und Hals, in ihren Ekelgefühlen, in ihren Bildern verfestigt und gespeichert war. Nach einer Weile läuft dieser Prozess aus. Während sie noch den Nachgeschmack des Ekels verspürt, spürt sie bereits gleichzeitig einen ihr unbekannten, ihr nicht zugänglich erscheinenden *„Geschmack"*. Ich erkläre ihr, dass sich oft im Schatten eines Gefühls ein anderes verbirgt. Sie wird neugierig auf das, was hinter bzw. unter ihrem Ekel ist. Ich schlage ihr vor: *„Nehmen Sie einen Bogen Papier und legen Sie ihn auf ihr Ekelbild. Streichen Sie mitIhren Händen darüber, machen Sie einen Abdruck und ziehen Sie es ab."* Sie tut dies. Auf dem ersten Abdruck ist ihr immer noch zu viel braune Pampe. Sie zieht einen zweiten Abdruck und einen dritten. Dann schließlich wandelt sich das Braun zufaserigen, netzartigen Strukturen, hinter denen manche der Ursprungsfarben durch- leuchten, das Rot, das Gelb, das Blau oder das bleiche Grün oder das gestreifte Schwarz. Die Klientin wird hellwach, sehr aufgeregt und ist verwundert über dieschönen und für sie spannenden Farben, die sich hinter und unter dem *„Ekelteppich"*verborgen haben.

Sie führt noch einen Abdruck durch und nun ist kaum noch Braun zu sehen, allenfalls dünne Verästelungen, fast filigran, die sich in eine sehr lebendig wirkendeFarblandschaft einfügen. Manche Teile dieses Bildes kann die Klientin mit Gefühlen,die sie kennt, in Verbindung bringen, andere sind Neuland, das sie in dem weiteren therapeutischen Prozess betritt.

Ein Beispiel soll die Methode der Kratztechnik als einen anderen Weg, in den Schatten von Gefühlen zu blicken, illustrieren:

Eine Klientin malt gleich zu Beginn einer Stunde. Während des Malens erzählt sie und malt und erzählt weiter und malt weiter. Plötzlich greift sie zu schwarzer Farbe und bedeckt das ganze Bild mit einem schwarzen Teppich, dabei ruft sie: „*Und* über allem liegt immer wieder meine Angst, meine Angst, meine Angst." Dieser Prozess ist, das wissen wir beide, typisch für sie: Sie beschäftigt sich mit etwas und dann wird dieser Prozess durch Angstattacken abrupt unterbrochen. Sie bemerkt, dass sie deshalb kaum etwas über sich weiß, über ihre Gefühle und über ihr Leben, weil die Angstalles überdeckt, sich ihre ganze Energie der Angst zuwendet. Sie beschreibt auf mein Nachfragen ihre Angst und wie sie immer wieder vergeblich versucht, ihre „*Angst wegzumachen*". Ich schlage ihr vor: „*Offenkundig gelingt es dir nicht, die Angst wegzumachen. Sie scheint sich nicht einfach wegschicken zulassen. Sie scheint widerspenstig und hartnäckig zu sein. Sie muss, vermute ich, eine Bedeutung für dich haben. Damit werden wir uns bestimmt weiter beschäftigen, aber jetzt geht es dir, wie ich dich verstanden habe, erst einmal darum, dein Leben und vor allem dein Gefühl der Angst in den Griff zu bekommen. Da du die Angst nicht ganz wegmachen kannst, schlage ich dir vor, wenigstens ein paar Löcher und Rillen in sie hineinzukratzen. Du kannst das in diesem Bild probieren, ob und wie das geht. Kratze mit deinen Fingern oder mit Pinselgriffen in das Bild und lasse dich* überraschen, *was dabei zutage tritt.*"

Sie greift den Vorschlag auf, probiert es erst vorsichtig mit dem Stummelende eines Pinsels. Sie sieht, dass hinter dem Schwarz bunte Farben zum Vorschein kommen. Sie legt dann den Pinselstock beiseite und kratzt mit den Fingernägeln Linien, Spuren, Rillen. Die Schwärze der Angst ist weiter vorhanden, aber sie überschattet und überlagert nicht mehr alles. In der Umgebung ist viel Farbe, viel Lebendiges. Viele Details treten zu Tage. Es entsteht ein Bild, anhand dessen die Klientin die Beschäftigung mit ihrer Angst eine Zeit lang beiseite stellen kann, um verschüttete Gefühle, verschüttete Aspekte ihrer Lebendigkeit und damit Ressourcen zu entdecken, die ihr später helfen, sich auf andere und neue Weise mit ihrer Angst auseinander zu setzen.

3.5 Rahmenbilder

Die Idee zur kunst- und gestaltungstherapeutischen Methode der Rahmenbilder ist durch die Beschäftigung mit der Funktion von Bilderrahmen entstanden. Bilderrahmen sind oft dazu da, ein Bild einzugrenzen, zu umfassen, zu schmücken bzw. das Bild zu betonen. Bilderrahmen geben dem Bild Halt. Sie schaffen ihm eine Umgebung und heben es damit hervor. Ist der Rahmen gut gewählt, fördert er das Bild, ist er schlecht gewählt, nimmt er von der gestalterischen Kraft des Bildes etwas weg. Manche Künstler und Künstlerinnen beziehen den Rahmen ausdrücklich in ihre Gestaltung mit ein, bemalen den Rahmen oder verwenden außergewöhnliche Materialien, Farben und Formen (Borgmann 1995).

In therapeutischen Prozessen treffen wir oft auf Gefühle, die Klient*innen Angst machen oder sie in Panik versetzen. Insbesondere wenn Gefühle über lange Jahrenicht gelebt worden sind, fehlt Menschen der Maßstab, die Größe, die Intensität und die Wirkung dieser Gefühle zu beurteilen. Sie erscheinen ihnen dann so riesengroß, dass sie fürchten, von ihnen überwältigt zu werden, sich in ihnen aufzulösen, jede Kontrolle und jeden Halt zu verlieren. Die Trauer kann dann so groß und unendlich wirken, dass sie einen See von Tränen zu schaffen droht, in dem die Klientin oder der Klient zu ertrinken fürchtet. Wut kann so überwältigend und rasend scheinen, dass die Angst entsteht, sich oder andere zu verletzen, wenn man zulässt, die Wut zuspüren. Die so entstehende Angst kann drohen, die Klientin oder den Klienten zuverschlingen.

Hier nutze ich die Gewohnheit in der Kunst, einem Bild einen Rahmen zu geben, für die therapeutische Methode des Rahmenbildes (s. Abbildungen 4 und 5, Seite III). Denn die überbordenden Gefühle brauchen einen Rahmen, einen Rahmen der Sicherheit, einen Rahmen des Vertrauens und des Schutzes.

Ich lasse ein Blatt Papier in zwei Teile teilen, in ein Rahmenfeld und in ein Innenfeld:

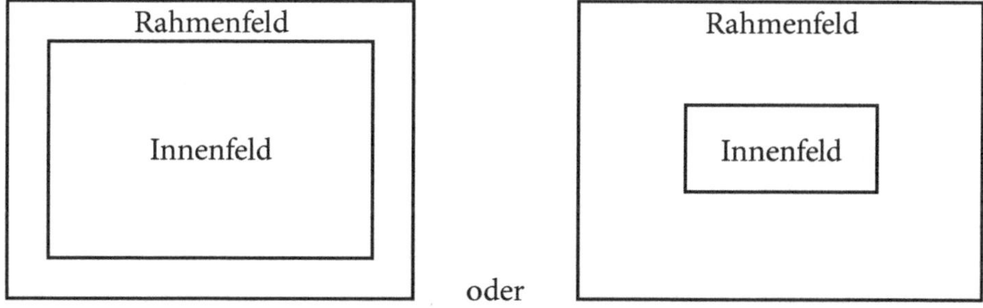

Die Klient*innen entscheiden selbst, wie groß, wie breit und auf welche Art abgetrenntdie Rahmenfläche sein soll, wie groß oder wie klein das Innenfeld. Ich erkläre: „*Das Gefühl, das für dich bedrohlich ist, braucht einen Rahmen, einen sicheren Rahmen. Das gilt nicht nur für dich oder deine Gefühle – das ist ganz normal für uns Menschen, dass unsere Gefühle auch Sicherheit benötigen. Ich schlage dir nun vor, in das Innenfeld das Gefühl zu malen, das dich zu überwältigen droht, und in die Rahmenfläche das, was dir Sicherheit gibt. Die Reihenfolge bestimmst du.*" Manchmal frage ich auch: „*Welches ist dein Gegenteil von dem Gefühl, das dich zu* überwältigen *droht?*" Wenn zum Beispielals Gegenteil der Angst das Gefühl des Friedens genannt wird, dann schlage ich vor,das Gefühl des Friedens in den Rahmen zu malen und die Angst in das Innenbild.Die Reihenfolge bestimmen, wie gesagt, die Klient*innen.

Eine Klientin kam in eine Therapiestunde und berichtet von einer Situation, in der sie „*wieder einmal*" von ihrer Scham überflutet wurde. Wir unterhielten uns über die Situation und darüber, wie es ihr jetzt ginge: „I*ch schäme mich jetzt sogar, Ihnen etwas davon zu erzählen. Ich schäme mich, dass ich immer wieder in diese Schamsituation hineingerate. Ich weiß ja, dass es nicht geht, das einfach in den Griff zu bekommen, aber ich denke immer wieder, dass ich das doch in den Griff bekommen müsste, und werfe mir vor, es nicht zu tun.*" Wir hatten uns schon in früheren Stunden damit beschäftigt, in welchen Situationen sie ihre „*Schamanfälle*" bekommt und nach biografischen Quellen ihrer Scham geschaut. Heute schien mir ein Aspekt im Vordergrund zu stehen, den sie so formulierte: „*Wenn diese Scham mich so überfällt wie vorgestern, dann bin ich nur noch Scham, dann ist nichts anderes mehr da, dann bekomme ich nichts mehr mit. Dann denke ich, ich müsste, ich würde verschwinden. Dann* überflutet *die Schamalles andere, was ich sonst noch bin. Das macht mir Angst.*" Ich schlug ihr vor, ihre Scham zu malen, dabei aber dieser Scham einen Rahmen zu geben. „*Nehmen Sie bitte ein großes Blatt Papier und skizzieren Sie auf diesem Papier ein Rechteck oder Viereck, so dass in der Mitte ein Feld entsteht, in das Sie Ihre Scham malen können. Was Sie in das äußere Feld, in das Rahmenfeld hineinmalen, werden wir später sehen. Es ist zumindest dazu da, Ihre Scham einzugrenzen, ihr einen Rahmen zu setzen.*" Der Gedanke, ihrer Scham einen Rahmen zu setzen, behagte ihr sehr. Das Feld des Rahmens, das sie auf ihr Papier malte, sah relativ breit aus und zwischen dem Innenfeld und dem Rahmenfeld malte sie einen dicken schwarzen Strich. Das Innenfeld wurde zum Schamfeld, indem sie es rosa ausmalte. Dieses Innenbild wirkte wie ein hellrosa wabernder Nebel, der durch einen festen schwarzen Rahmen eingegrenzt wurde. Als ich sie fragte, woran sie denn diese Farbe erinnerte, sagte sie: „*An meine Poesiealben. Ich hatte früher als junges Mädchen viele Poesiealben. Wir hatten kein Geld, extra Poesiealben zu kaufen. Deshalb band meine Mutter sie aus Heften zusammen und schlug sie mit rosa Papier als Umschlag ein. Das war genau solch ein Rosa* ...“ Sie hielt inne, begann vor sich hin zu sinnieren. Ich fragte: „*Was haben Sie jetzt für ein Gefühl?*“ „*Ich weiß gar nicht, ich fühle mich plötzlich so leer ... Ich erinnere mich noch an viele Sprüche, die in meinen Poesiealben standen. Sprüche, was man tun muss, wie man zu sein hat, was richtig ist und was falsch ist. Das finde ich heute furchtbar. Ich bin voll mit diesen Sprüchen, voll bis oben hin. Und das Schlimme war, ich musste solche Sprüche auch in die Poesiealben meiner Freundinnen hineinschreiben, denn meine Mutter kontrollierte immer, was ich hineinschrieb. Sie wollte immer die Poesiealben meiner Freundinnen sehen, bevor ich sie zurückgab. Da war sie ganz streng ...*“ Sie erzählte noch weiter und es fielen ihr viele dieser Sprüche und „Lebensweisheiten“ ein und ich fragte wieder: „*Welches Gefühl haben Sie jetzt?*“ Sie antwortete: „*Jetzt bin ich ärgerlich. Mich ärgern diese Muss-Sätze und mich ärgert, dass ich so voll davon bin. Und mich ärgert die Kontrolle durch meine Mutter.*“ Ich fragte sie, ob der Ärger vielleicht das Gegenteil oder eine Alternative zur Scham sein könnte. Dieser Gedanke war ihr sehr fremd, aber faszinierte sie sehr. Ich schlug ihr vor, in die Rahmenfläche ihres Bildes ihren Ärger zu malen. Sie griff die Idee begeistert auf. Sie malte mit kräftigen Farben, mit Rot, mit Gelb, mit Schwarz. Doch dann versickerte ihre Erregung im Malen, wurde ruhiger, erlahmte immer mehr. Schließlich hörte sie auf. Die Rahmenfläche war erst zu einem Drittel bemalt. Ich fragte: „*Was passiert jetzt?*“ Sie antwortete: „*Ich weiß nicht. Es verschwindet alles, mein Ärger geht weg und ich fühle mich wieder so leer.*“ Als ich sie fragte, ob sie diese Erfahrung auch von früher her kenne, eventuell aus der Beziehung zu ihrer Mutter, fielen ihr mehrere Situationen ein, in denen sie ärgerlich auf ihre Mutter war, aber keine Chance hatte, diesen Ärger zu äußern, ihn gleichsam „*hinunterschluckte*“, bis sie ihn gar nicht mehr zu äußern versuchte, sondern nur noch still und leise in sich begrub, wo er allmählich in der Leere versickerte und dann von der Scham umhüllt wurde. Wir spielten eine Konfliktszene mit ihrer Mutter durch, in der ihr dieser Zusammenhang deutlich wurde. Dabei wurde sie wieder lebendig. Ihr Ärger wurde wacher und konkreter, vor allem lauter. Ich schlug ihr vor, das Rahmenbild weiter zu malen und diesmal dabei laut vor sich hin zu reden und immer wieder Sätze zu sagen, wie: „*Ich* ärgere *mich darüber ...*“. Sie tat dies und konnte energievoll wei termalen. Ihr Ärger bekam Schwünge und Bögen, war nicht mehr so kantig undeckig, eher fließend, aber dadurch nicht weniger kraftvoll.

Ich bat sie schließlich, ihr Bild an die Wand zu hängen und sich in einem Abstand, der ihr behagte, vor das Bild hinzustellen und das Bild anzuschauen. Sie tat dies undsagte: „*So ist die Scham erträglich. So hat sie einen guten Rahmen. Dieser Rahmen ge- fällt mir, er mach mir zwar auch ein bisschen Angst ... So viel Ärger auf einmal. Aber wichtig ist, dass ich ihn entdeckt habe und dass ich ihn so vor mir sehe. Und je länger ichihn betrachte, desto weniger Angst macht er mir. Er ist auch sehr lebendig, da ist viel Leben drin. Das kann ich ganz gut gebrauchen.*" Ich fragte, was denn Ärger und Scham miteinander zu tun hätten? Sie hätte ja schon erzählt, wie früher die Verbindung gewesen wäre. Aber: „*Wie sieht das denn jetzt für Sie auf dem Bild aus, das Sie gemalt haben? Welchen Bezug haben Ärger und Scham in Ihrer Gegenwart?*" Sie schaute das Bild längere Zeit an und antwortete dann: „*Was mich hier stört und was nicht mehr stimmt, ist der schwarze Trennbalken zwischen der Scham und dem Ärger, da habe ich beides zu sehr von einander getrennt, irgendwie stimmt das nicht mehr. Ich weiß nicht, wie es anders sein soll, aber ich weiß, dass es so nicht mehr richtig ist. Vorher war der schwarze Balken wichtig, um die Scham einzudämmen, aber jetzt, wo der Ärger auch auf dem Bild ist, brauche ich ihn nicht mehr. Da stört der schwarze Balken.*" Ich schlug ihr vor, den schwarzen Balken zu verändern, ihn zu übermalen oder, wie auch immer, umzugestalten. Sie tat dies, mit unterschiedlichen Ergebnissen. An einigen Stellen war der schwarze Balken gut zu übermalen, so dass vor allem das Rot und Gelb des Ärgers nun in das Rosa hineinwaberte. An anderen Stellen gab es schwarze Flecken, dort war das Schwarz nicht ganz wegzubekommen. In jedem Fall war aber die geschlossene, schwarze Umrandung verschwunden. In den meisten Teilen gingen Rosa und Gelb, Rot und Schwarz in der Umrandung ineinander über. Sie hängte das Bild wieder auf, betrachtete es und sagte: „*So, nun gefällt es mir besser. So stimmt es zur Zeit. Die Scham ist noch da, es ist nach viel Scham da. Aber die habe ich auch jahrelang geübt und angesammelt. Sie ist da, aber jetzt kann sie sich auch in Ärger verwandeln. Es besteht die Möglichkeit, dass sie in Arger übergeht. Das Schwarz, die schwarzen Flächen, die gehören auch irgendwie zu mir. Vielleicht sind das die Stellen, an denen ich so leer werde und Angst bekomme.*"

Ein weiterer Auszug aus einer Therapieeinheit zeigt, wie der Rahmen eines Rahmenbildes durchaus nicht nur als schützend, sondern auch als einengend und fesselnd erlebt werden kann und wie sich dieser Rahmen während eines therapeutischen Pro zesses verändert. Ein Mann kam in eine Therapiestunde und erzählte, dass er schlechtgeschlafen habe: *„Ich bin immer wieder aufgewacht und war total geladen, voller Aggression.“* Sein Problem zu Beginn der Therapie war gewesen, dass er seine Aggressivität emotional nicht spürte (von den Ausnahmen gelegentlicher eruptiver Ausbrüche einmal abgesehen), sondern ausschließlich in körperlichen Erkrankungen somatisierte. Mittlerweile waren Wut, Ärger, Zorn vertraute Gefühle, er wusste undspürte ziemlich gut, wer oder was ihn wütend machte und aus welchen Quellen seiner Geschichte sich seine Wut speiste. Er hatte gelernt, mit Ärger und Wut in seinem Alltag angemessen und lebendig umzugehen, mit all den Schwankungen, die das Leben so mit sich bringt. Nach einem Urlaub bekam er erneut Probleme. Wut, Ärger, Zorn begannen sich nachts bemerkbar zu machen, während er sich tagsüber eher gefesselt fühlte. Ich fragte ihn, wie es ihm denn jetzt in diesem Moment ginge. Er antwortete: *„Ich bin etwas angespannt, von dem Ärger der Nacht merke ich kaum etwas ... Doch wenn ich daran denke, spüre ich schon, dass da auch Wut ist, aber sie ist kaum greifbar. Ich merke vor allen Dingen die Anspannung und merke, wie ich zwischendurch einfach wegtauche.“* Und auf meine Nachfrage: *„Wegtauchen, das heißt zum Beispiel, dass ich aus dem Fenster schaue und dann den Blick verliere und erst nach einiger Zeit fast aufschrecke und merke, dass ich sehr lange aus dem Fenster geschaut habe. Ich* überspringe *dann einfach einige Minuten.“* Ich bat ihn, jetzt hier in der Therapie einmal ganzbewusst und gezielt wegzutauchen. Er meinte, er wisse gar nicht, ob das so *„aufKommando“* gehe, aber er wolle es versuchen. Ich bat ihn, dabei mit wenigstens einem Zipfel seiner Aufmerksamkeit wahrzunehmen, was in seinem Körper vorgehe. Er drehte sich zum Fenster und schaute hinaus ... und tauchte weg. Sein Blick wurde starr, sein Atem flacher. Nach etwa vier Minuten bewegte er sich ruckhaft und wandte sich mir wieder zu: *„Ich kann von mir kaum etwas mitbekommen, aber ich habe irgendwie gespürt, dass ich sehr angespannt bin, im ganzen Körper. Als wären die Muskeln eine stramm gezogene Fessel, die sich um mich legt.“*

Ich erklärte ihm das Konzept des Rahmenbildes und sagte ihm: *„Nachts im Schlaf sind wir weniger abgelenkt durch unsere Alltagsgeschäfte, entspannen wir innerlich eher, entspannen auch unsere Muskeln. Dann werden oft Gefühle lebendig, die am Tage zu kurzgekommen sind oder eingesperrt waren. In deinem Fall sind das zur Zeit die Wut und der* Ärger. Darauf werden wir auch noch zurückkommen. Was du jetzt vor alle*m spürst, sind deine Fesseln. Ich bitte dich* *das, was du als Fessel und Eingesperrtsein bezeichnest, in die Rahmenfläche Deines Rahmenbildes zu malen oder zu zeichnen.*" Er nahm eine schwarze Ölkreide und schraffierte die Rahmenfläche wie ein Gefängnis, wie ein Gitter, schnell und entschlossen. „*So! So ist es! So fühle ich mich. So ist mein* Körper." Ich bat ihn, sich hinzustellen und, diesmal ohne wegzutauchen, in seinem Körper genau zu erspüren, wo diese Fesseln, diese Anspannungen sich befinden, vielleicht auch in sie hineinzuatmen, sie genau wahrzunehmen und dabei zu registrieren, was geschieht. Er tat dies, ließ sich dabei Zeit. Allmählich wurde sein Atem schwerer. Anfangs hatte er die Augen geschlossen, jetzt öffnete er sie und blickte unruhig umher. Auf mein Nachfragen hin erzählte er: „*Ich merke die Spannung vor allem in meinem Rücken und in meinen Beinen, etwas auch in meiner Stirn. Da ist auch viel festgehaltene Bewegung drin. Da ist eigentlich viel los, aber ..., ja aber ..., da sind viele Abers. Ich merke, wie ich unruhiger werde, auch aggressiver.*" Wir arbeiteten eine Zeit lang mit den Impulsen seines Rückens, seiner Beine, seiner Stirn, mit den Bewegungsimpulsen und den damit verbundenen Gefühlen, die in seinem Körper, vor allem in diesen Körperteilen festgehalten waren. Dabei bewegte er sich auch durch den Raum. Er wurde immer vitaler, immer aggressiver, zwischendurch auch traurig, darüber wieder wütend. Ich bat ihn nun, da er seine Wut aus der Nacht in den Tag geholt hatte, diese in den Innenraum seines Rahmenbildes zu malen. Das tat er mit flüssigen, kräftigen Farben, ein rot-orangenes Flammenmeer.

Wir hatten hier einen anderen Weg beschritten als in dem obigen Beispiel, waren nicht von der Mitte nach außen gegangen, sondern vom Rahmen nach innen. Diesmal ging es nicht darum, den Rahmen als Schutz und Sicherheit zu nehmen, um ein Gefühl, das überzuborden drohte, zu bändigen. Hier stand die Bändigung, die „Fessel" als Problem im Vordergrund. Deswegen schlug ich in diesem Fall vor, mit dem äußeren Rahmen zu beginnen, mit der Fessel, um dann gleichsam nach innen vorzustoßen und das, was von der Fessel verdeckt, gebunden, eingesperrt war, freizulegen. Nun, als dies geschehen war, konnten wir die Aufmerksamkeit wieder dem Rahmen widmen, dessen Funktion und damit auch Inhalt sich verändert hatte. Denn als der Klient sich das nun entstandene Bild ansah, gab es, wie so oft bei der Arbeit mit dem Rahmenbild, einen Impuls zur Veränderung: „*Der Innenteil gefällt mir, das Bild der Wut ist okay so, aber dieses blöde Gitter passt mir nicht mehr. Das macht mich jetzt wütend. Ich kann es nicht mehr ab, ich habe so viele Jahre meines Lebens hinter Gittern gelebt, so hat es sich zumindest angefühlt, das reicht mir, das ist zum*

Kotzen." Er „*kotzte*" sich noch eine Weile über die Vergitterung seines Lebens aus. Dabei lief er auf und ab und gestikulierte erregt, während er mich immer wieder mit klaren Augen anschaute – das Gegenteil der Erscheinung des Mannes, der erstarrt, mit stierem Blick und flach atmend aus dem Fenster blickte. Als er etwas ruhiger wurde, sagte ich ihm:

„*Du kannst den Rahmen verändern.*" Er stürzte sich auf das Bild und versuchte, mit flüssigen Farben die Ölkreiden zu übermalen. Aber vergeblich. So sehr er sich auch abmühte, die schwarzen Gitterstriche kamen immer wieder durch. Er kämpfte, wurde wütend, haderte mit sich und dem Gitter, das er gemalt hatte. Schließlich trat er einen Schritt zurück, schaute das Bild etwas schelmisch an, ging zum Materialregal,holte sich eine Schere und zerschnitt das Bild so, dass der Innenteil und der Rahmenteil getrennt wurden. Dann drehte er den Rahmenteil einfach um, so dass dieweiße Rückseite nach vorne kam und das Gitter auf die Rückseite. Er klebte mit Tesafilm auf der Rückseite den Innen- und Außenteil wieder zusammen und sagte, wie ein kleiner Junge, stolz schauend: „*So, dem habe ich es aber gegeben.*" Dann musste er über sich selbst lachen und begann amüsiert schmunzelnd die Rahmenfläche des Bildes auszumalen. Alle vier Seiten des Rahmens wurden unterschiedlich gemalt. Er erzählte dazu: „*Auf der rechten Seite, das sind meine Gegner, das sind diejenigen, auf die ich wütend bin. Da gehen das Rot und Orange, da gehen die Flammen bis in den Rand hinein. Da möchte ich meinen Ärger auch gar nicht fesseln. Da brauche ich ihn, um zu kämpfen und mich durchzusetzen und mich meiner Haut zu erwehren. Links, das sind zarte Farben. Da ist meine Freundin und da ist mein Sohn. Sie sind von meiner Wut nur durch einen hauchdünnen Film getrennt. Mehr braucht es da auch nicht. Mit beiden streite ich auch, aber diese große, diese lodernde Wut gehört nicht zu ihnen. Von dort bekomme ich Ruhe und Frieden. Das ist ein Feld, von dem ich möchte, dass es noch wächst, noch größer wird, dass es in die Mitte hineinwächst. Oben sind Rauch und Qualm, da kann das Feuer auch nach oben hin weglodern und Zeichen nach außen geben. Die Zeichen sollen ruhig sichtbar sein. Ich möchte nicht mehr so unscheinbar sein. Von mir kann manruhig etwas mitbekommen ... Unten ist viel Grün und auch etwas Blau. Das ist meinBoden. In dem Grün und Blau sind viele bunte Einsprengsel. Das sind Erfahrungen, die ich gemacht habe, Erfahrungen, die mir wichtig sind.*"

Oft kommt es ganz anders, als man denkt; dann wird das Konzept Rahmenbild von der Klientin oder dem Klienten gesprengt. Aber auch dann oder gerade dann eignet es sich für tiefgehende Erfahrungen im therapeutischen Prozess, wenn man als Therapeut oder Therapeutin offen dafür ist.

Eine Klientin, die in ihrer Lebensgeschichte von frühester Kindheit an immer wieder nahezu unerträgliche Gewalt- und Missbrauchserfahrungen durchleben musste, ist in dieser Lebensphase, in der sie sich therapeutisch begleiten lässt, vor allem abends ihrer Todesangst nahe. Auf mein Nachfragen hin bezeichnet sie Helligkeit und Wärme als ihr Gegenteil von Angst. Ich bitte sie, Helligkeit und Wärme in das Rahmen feld zu malen und sich erst dann der Angst im Innenfeld zu widmen. Ich schlage ihr wahrscheinlich diese Reihenfolge vor, weil es mir so gnädiger, auch mir selbst gegenüber, vorkommt. Doch die Klientin will mich „falsch" verstehen und ändert die Reihenfolge. Hoch erregt und in großer Schnelligkeit und Entschlossenheit greift siezu der schwarzen Gouache-Farbflasche und malt mit den Fingern eine schwarze Figur, sich selbst, in die Mitte, die dann, von den Innenwänden des Mittelteils her, mit roten Pfeilen von allen Seiten *„angeschossen"* wird und rote Wundmale an Hals und Bauch davonträgt. Danach wird das Gesicht noch geschwärzt und der ganze Körper in eine schwarze Spirale eingewickelt. *„Ja, so fühle ich mich. Genau so."* Der Anblick macht sie ruhiger, wie sie sagt, da ihre Angst endlich einen Ausdruck gefunden hat, den sie selbst verstehen und mir in seiner Gewaltsamkeit mitteilen kann. Einige Zeitspäter will sie mit der Arbeit an Helligkeit und Wärme im Rahmenfeld beginnen, aber stattdessen kehrt die Angst in großem Ausmaß zurück und scheint sie vollkommen zu lähmen. *„Es ist entsetzlich, aber ich kann keine Helligkeit und Wärme malen. Die gehört da gar nicht hin."* Ich fordere sie auf, sich nicht ans Thema, sondern an das, was jetzt ihre inneren Spuren, Einfälle, Bilder und Gefühle sind, zu halten und diese in den Rahmen zu malen. Sie malt ein eindeutiges Fratzengesicht in Schwarz und Rot und einen dickflüssig wabernden, schwarz und rot gemischten Fleck. *„Ich kann gar nicht hingucken. Die Fratze guckt mich so an, dass ich ganz starr werde. Und der Fleck ekelt mich so, dass ich mich gar nicht mehr rühren kann. Ich muss die Grenze unbedingt ganz dicht machen, ganz schwarz, ganz dick, damit die da nicht mehr durchkommen."* Und sie malt mit viel schwarzer Farbe immer und immer wieder die Grenze zwischen Mittelteil und Rahmen dicker und undurchlässiger. *„Ihr kommt nicht mehr an mich ran. Ich mauere mich zu. So bin ich sicher vor euch."* Ich schaue ihr zuund lasse das Bild auf mich wirken und verstehe, dass ihr erster Schritt zur Sicherheit Einmauern bedeutet. Helligkeit und Wärme als Gegenteil von Angst scheinen noch in unerreichbarer Ferne zu liegen. Dabei spüre ich bei mir selbst eine starke Enge und Atemnot, die sich bei der Klientin offensichtlich im zusammengezogenen Brustkorb, Schulter- und Beckenbereich zeigt und kaum eine Atembewegung mehr zulässt. In der Identifikation mit dem Menschen in der Mitte des Bildes, meiner Klientin, beängstigen und bedrohen mich die roten Pfeile. Ich sage meiner Klientin: „*Wenn ich du auf diesem Bild wäre, dann hätte ich Angst, mich zu rühren, breiter, sichtbarer zu werden, Platz einzunehmen, zu atmen. Ich hätte Angst, dass mich die Pfeile dann treffen würden, wo sie doch alle in meine Richtung zeigen. Geht es dir auch so?*“ Die Klientin nickt.

„*Magst du mal probieren, was passiert, wenn du z. B. die Pfeile ausschneidest oder heraus reißt und sie mal in die andere Richtung zeigen lässt?*“ „*Das kann ich mir gar nicht vorstellen – aber ich probier's.*“ Von den angebotenen Instrumenten Schere, Messer oder einfach Hände wählt sie das kleine Küchengemüsemesser, um einen roten Pfeil herauszuschneiden, der auf dem Bild in etwa auf ihren Brustkorbbereich zielte. Sie legt ihn mit der Spitze in die andere Richtung und nimmt, auf ihr Körperempfinden hin befragt, überrascht wahr, dass sie ein bisschen besser atmen kann. Sie wählt einen zweiten Pfeil auf der gegenüberliegenden Seite, schneidet ihn aus, ändert seine Richtung – und dieses Körperempfinden verstärkt sich noch ein bisschen. Einen dritten Pfeil, der weiter weg ist von der menschlichen Figur in der Mitte und ursprünglich zum Kopfbereich hin zeigte, wird nach dem Ausschneiden mit der Spitze auf den dicken schwarzen Rand, die Mauer, gelegt, mit der Richtung nach außen, zum Rahmenfeld hin. Die meisten Pfeile bleiben so, wie sie sind. Auch wenn sie ein wenig vor der Aggression erschrickt, die ihr in ihrem Tun zu liegen scheint, so kann sie dennoch eine Ahnung davon spüren, wie sie sich Platz schaffen könnte, wie der Weg aus der Regungslosigkeit und Starre in die Ausdehnung und Beweglichkeit führen könnte. Zur Zeit spürt sie die umgedrehten Pfeile wie Igelstacheln, die sie zu ihrer Verteidigung aufstellt und die ihr den Schutzraum garantieren können.

Dieses letzte Beispiel weist ebenso darauf hin, dass in der Arbeit mit dem Rahmenbild auch gestalterisch viele individuelle Veränderungsmöglichkeiten liegen: Es kann zerschnitten und neu gerahmt werden, es kann dreidimensional werden z. B. durch Hinzufügen von Zeitungs- oder Packpapierskulpturen, es kann dadurch Veränderungen initiieren und dokumentieren.

Wirkungsvoll ist die Methode Rahmenbild auch in der Krisenintervention. Auch hierzu ein Beispiel:

Eine Klientin befindet sich in einer Krise. Sie hat vor allem panische Angst und ist gleichzeitig wütend auf eine andere Person, die ihr etwas angetan hat, und auf sich, dass sie es sich hat antun lassen. Ich sage ihr: „*Ich möchte dir Platz geben für die Wut und die Angst, aber ich will dafür Sorge tragen, dass es dir nicht zu viel wird und dass deine Befürchtung, dass die Angst und die Wut überkochen und dich überwältigen, nicht eintrifft. Ich möchte dir dafür einen Rahmen geben. Ich möchte, dass du deiner Wut und deiner Angst einen Rahmen gibst. Unterteile bitte dieses große Blatt Papier in ein Rahmenfeld und in ein Innenfeld.*“ Sie tut dies. Ich sage: „*Dieses Rahmenfeld ist ein Feld der Sicherheit. Trage dort ein, was du an Sicherem hast, male dort hinein, was du an Sicherheiten spürst, was immer es sein mag und so wenig es dir auch erscheinen mag, male deine Sicherheit.*“ Sie malt dünne Striche in einem zarten orangen Farbton hinein. Als sie signalisiert, dass ihr mehr dazu nicht mehr einfällt, schlage ich ihr vor: „*Unterteile das mittlere Feld wiederum in eine linke und eine rechte Hälfte und male in einen Teil die Angst und in den anderen Teil die Wut.*“ Sie tut dies mit kräftigen Farben, ein Feld ist schwarz, das andere ist rot.

Sie bemerkt: „*Das Feld der Sicherheit ist viel dünner und sieht viel dünnhäutiger aus als das Feld in der Mitte. Genauso fühle ich mich auch.*“ Sie verliert ihre Fassung. „*Ich habe solche Angst, dass die Angst und die Wut mich überwältigen, dass mir jede Sicherheit verloren geht.*“ Wir arbeiten dann weiter an dem Sicherheitsfeld. Wir suchen gemeinsam nach Personen, die ihr Sicherheit geben. Wir suchen gemeinsam nach konkreten Gefühlen, nach konkreten Situationen der letzten Tage oder auch früherer Zeiten, die ihre Sicherheit erweitert und stabilisiert haben. Ich leite sie zu einer Körperreise an, um sie in ihrem Körper Sicherheiten spüren zu lassen. Ich schenke ihr eine Geste der Sicherheit. Ich biete ihr an, ihren Rücken an meinen Rücken zu lehnen, Rückendeckung zu spüren und dabei ihren Atem wahrzunehmen und anderes mehr. Diese Erfahrungen malt sie jeweils in den äußeren Rahmen, in das Feld der Sicherheit, so dass dieses Feld der Sicherheit sich füllt, gewichtiger wird und Konturen bekommt. Ich bitte schließlich die Klientin, sich das ganze Bild noch einmal anzuschauen. „*Das Innenfeld mit der Angst und mit der Wut wirkt nicht mehr so bedrohlich. Es ist mehr eingebettet.*“ Wir können dadurch, dass wir diesen Boden geschaffen haben, uns danach der Angst und der Wut nähern.

Das Rahmenfeld des Rahmenbildes ist im therapeutischen Prozess nicht der einzige Rahmen. Ich als Therapeut kann auch Rahmen sein, kann von Sicherheit nicht nur reden, sondern selbst Sicherheit bieten, ja Sicherheit sein. Manchmal habe ich den Eindruck, dass es sinnvoll und notwendig ist, mich nicht nur innerlich, sondern für die andere/den anderen spür- und erlebbar deutlich selbst am gestalterischen Prozess des Rahmenbildes zu beteiligen. Die Arbeit am Rahmenbild wird damit zu einem Rahmen-Bild-Dialog.

Eine Klientin, die früher unter extremer Agoraphobie (Platzangst) litt, möchte sich mit ihrer existenziellen Angst beschäftigen, die sie immer wieder spürt. Sie hat, wie sie selbst ausdrückt „*Angst vor der Angst*". Auch jetzt, in der therapeutischen Situation, in der sie sich ihrer Angst stellen will, hat sie Angst, dieser existenziellen Angst zu begegnen. Ich schlage ihr vor, ein Rahmenbild zu erstellen, und sage: „*DasInnenfeld ist das Feld der Angst, das Rahmenfeld ist das Feld der Sicherheit. Nun malen wir beide gleichzeitig. Sie malen Ihre Angst, ich male meine Angst. Sie malen Ihre Sicherheiten, ich male meine. Schauen wir mal, was sich ergibt.*"

Die Klientin beginnt zu malen. Sie gestaltet Fußstapfen-ähnliche Formen in dem Feld der Angst. Ich male eine Person, allein, ohne Umgebung, an den Mittelrand des Innenfeldes. Die Klientin malt sich, wie sie später sagt, voller Angst in die Mitte, ganzallein inmitten einer unendlich weit erscheinenden, leeren Umgebung. Ich habe den Impuls, dieser Leere etwas entgegenzusetzen und male meinen Lieblings-Rosenstrauch in den Sicherheitsraum. Meine Klientin liebt Blumen, ihr Garten einschließlich ihrer Hühner-, Küken- und Gänsewelt ist ihr „*Ein und Alles*", das Graben in der Erde gehört zu ihren existenziell-entspannenden Beschäftigungen. Sie wird durch meine Blume angeregt, eigene Pflanzen und Blumen zu malen, und malt weitere Symbole und Formen und Farben, durch die ich wiederum angeregt werde. So füllt sich das Feld der Sicherheit immer mehr und auch das Angstfeld erhält einen deutlichen Rah-men.

Als wir fertig sind, unterhalten wir uns darüber, wie es uns während des Gestaltens ging, was wir gefühlt und erlebt haben, und reden über das Bild. Sie erzählt vonihren Ängsten. Ihre Angst ist vor allem verbunden mit abgrundtiefer Einsamkeit, mit dem Gefühl, allein gelassen zu werden und somit verloren zu sein. Wir kommen aufKindheitsthemen, Kindheitstraumata. In ihr entstanden während des Gestaltens Bilder, wie sie ihren Ängsten, allein zu sein und allein gelassen zu werden, in ihrer Kindheit ausgeliefert war, bis hin zu der Angst zu sterben, zu ersticken. Sie wurde als Kind mit ihrer Angst allein gelassen und, als würde das noch nicht reichen, nicht nur nicht ernst genommen mit ihrer Angst, sondern lächerlich gemacht. Sie schob dann später diese Ängste weg, bis sie sie in der Agoraphobie zu überwältigen drohten. Sie erwähnt, dass diese alte Angst immer noch nach ihr greife, in sie hineinschwebe, dass sie aberdoch merke, dass sie sich verändert habe. Sie lebt jetzt in einem Haus von Natur um geben, was ihr Sicherheit gibt. Eine wesentliche Bewältigungsstrategie in ihrem Umgang mit der Angst ist. dass sie mit Erde arbeitet, sich mit Natur, mit Tieren undPflanzen usw. beschäftigt.

Ich bitte dann, das, was sich für sie in ihrem Umgang mit der Angst veränderthat, doch in das Bild einzuzeichnen (diesmal allein, ohne mich). Sie malt Spuren, diedas Feld der Sicherheit und das Angstfeld verbinden. Sie lässt Pflanzen, die im Feldder Sicherheit bereits gestaltet sind, oder neu dazu gemalte in das Feld der Angstwachsen. Die Person, die allein in der Mitte steht, verbindet sie mit anderen und spinnt sie damit in ihre Umgebung ein. Das Thema der Angst hat sich verwoben mitdem Thema der Einsamkeit. Über die Veränderung der Einsamkeit, mit dem Füllen der Leere, kann sie auch ihre Angst verändern. Ein vorweggenommener Bestandteil dessen war, dass sie das Angstrahmenbild nicht allein, sondern im Dialog mit mir gemalt hat, von meinen Ängsten – nämlich meiner Angst vor und Erfahrung mit Ein- samkeit – etwas erfahren hat und sowohl Ängste als auch Sicherheiten mit mir geteilthat.

3.6 Der Stoff, aus dem Gefühle sind

In der gestalterischen Identifikation gestalten Klient*innen einen Aspekt ihrer selbst. Das gestaltete Produkt gibt diesem Aspekt Form und Ausdruck. Es lässt sich betrachten, betasten, befühlen und man kann mit ihm in Dialog gehen. Es lässt sich verändern, wegwerfen oder ausbauen, umgestalten oder integrieren. Genauso wichtig und oft noch wichtiger als das Produkt bzw. die Beschäftigung mit dem Produkt ist der Prozess der Gestaltung, in dem ein Bild oder Objekt in der gestalterischen Identifikation hergestellt wird. Wenn z. B. Klient*innen das Thema „Liebe“ gestalten,dann drücken sie nicht einfach etwas Vorhandenes aus, dann geschieht mit den Gestaltenden etwas. In ihnen treten Gedanken, Selbstkonzepte, Erinnerungen in den Vordergrund, das, was sie zum Thema „Liebe“ bewegt, bewegt sie auch körperlich und emotional. Sie identifizieren sich mit dem Aspekt „Liebe“ während des gestalterischen Prozesses. Dazu ist es notwendig, dass dieser Prozess unter Bedingungen stattfindet, die erlebnisfördernd sind. Während dieses Prozesses sollte eine Atmosphäre entstehen, in der ein therapeutisch relevanter Aspekt aus dem Hintergrund hervortreten kann und darf. Nehmen wir ein Beispiel aus einem Seminar, aus dem Seminar „Die Liebe ist ein seltsames Spiel“, das meine Frau und ich mehrmals durchgeführt haben. Wir beginnen mit Musik und bitten die Teilnehmer*innen, zu mehreren Musikstücken zu tanzen. Die Titel haben in Wort und Inhalt jeweils etwas mit dem Thema Liebe zu tun. Ein Musiktitel, der die widersprüchlichsten Gefühle und die unterschiedlichsten Reaktionen auslöst, ist von Conny Francis „Die Liebe ist ein seltsames Spiel“.

Danach bitten wir die Teilnehmer*innen, sich entweder einen Platz im Stehen oder Liegen zu suchen oder im Raum spazieren zu gehen, je nachdem, wie sie von sich selbst wissen, dass sie sich 10 bis 15 Minuten lang am besten mit sich beschäftigen und über Anregungen sinnieren können. Zu Beginn bitten wir, wie so oft, die Teilnehmer*innen, sich mit ihrem Atem zu beschäftigen und sich dadurch auf sich zu konzentrieren. Es gilt, das Einatmen und Ausatmen und die Pausen zwischen den Atemzügen wahrzunehmen, nicht den Atem zu verändern oder gar zu vertiefen, sondern sich nur auf sich selbst und auf den eigenen Atem zu konzentrieren. Oft weisen wir auch darauf hin, dass die Gedanken und die Bilder kommen und gehen können, wie der Atem kommt und geht. Dann geben wir einige Fragestellungen und Stichworte hinein, zu denen die Teilnehmer*innen Gedanken, innere Bilder, Gefühle in sich und vor ihrem inneren Auge entstehen und vorbeiziehen lassen sollen:

„Was fällt euch ein, welche Bilder entstehen, wenn ich das Wort Liebe sage.“
„Wen oder was liebt ihr?“
„Von wem werdet ihr geliebt?“
„Welches Gefühl entsteht jetzt?“
„Welche Geschichte hat euer Geliebt-Werden, hat die Liebe eurer Eltern oder anderer euch wichtiger Personen?“
„Wie habt ihr geliebt?“
„Was war eure erste große Liebe?“

„Wann ist eure Liebe enttäuscht worden?"
„Wann seid ihr mit eurer Liebe ins Leere gelaufen?"
„Welche Nahrung brauchte eure Liebe früher und welche benötigt sie jetzt?"
„Was ist eurer Liebe unbekömmlich oder gar giftig?"
„Welches Gegenüber braucht eure Liebe?"
„Woran merkt ihr, dass ihr liebt?"
„Woran sehen andere Menschen, dass ihr liebt?"
„Was kommt in eurer Liebe zu kurz?"
„Wessen seid ihr überdrüssig?"
„Welche Modelle, welche Vorbilder gibt es für eure Liebe?"
„Was ist für eure Liebe typisch?"
„Was ist eurer Liebe wirklich wichtig?"

Wir legen in die Mitte des Raums eine Fülle von Stoffen, Bändern, Schnüren, Knöpfen, Nadeln, Klebern, Sicherheitsnadeln, Wolle, Füllwatte usw. und sagen den Teilnehmer*innen: *„Gestaltet eure Liebe! Erstellt ein Stoffobjekt aus dem vorhandenen Material.*" Zuerst gibt es in der Regel einen kleinen oder großen Schreck vor der Fülle des Materials, vor der Anforderung, etwas Textiles zu gestalten, wo man doch nicht nähen kann – und erst recht nicht ohne Nähmaschine. Wir werden so angeschaut,als wären wir etwas verrückt. Doch da wir den späteren Rückmeldungen nach die Sicherheit und das Vertrauen ausstrahlen, dass „das geht", stürzen sich die ersten aufdas Material und wühlen und lassen ihre Finger aussuchen und entscheiden. Andere sinnieren erst, lassen innere Bilder entstehen und versuchen dann, diese mit den gegebenen Materialien zu gestalten. Wir lassen soviel Zeit, dass jede*r ohne Hast sein oder ihr textiles Objekt „Meine Liebe" gestalten kann.

Während des Gestaltens, das meist zwischen 40 und 60 Minuten dauert, ist spürbar, dass sich ein innerer Erlebnisprozess vollzieht. Gefühle treten sichtbar auf, der Körper ist beteiligt. Die Teilnehmer*innen sind in unterschiedlichem Maße bewegt. In uns als Leiter und Leiterin finden die bisher immer angetroffene Intensität, Sorgfalt, Ernsthaftigkeit, die offensichtliche Wertschätzung des Materials und des Themas und der kreative Reichtum der Teilnehmer*innen freudige Resonanz.

Wenn die Objekte fertig sind, bitten wir die Teilnehmer*innen, ihnen einen würdigen Platz zu geben und ihre Objekte und damit ihre Liebe vorzustellen. Einige Beispiele zu dem, was dazu gesagt wird:

- *„Meine Liebe ist wie eine Landschaft mit einem Fluss, mit Hügeln, mit einem Tal aus verschiedenen erdigen Farben. Ich möchte mich gerne hineinlegen. Wenn ich das tue, spüre ich Geborgenheit und ich spüre auch die Sehnsucht nach dieser Geborgenheit."*

- *„Meine Liebe hat einen festen Kern. Den habe ich zuerst gemacht, der ist mir auch am wichtigsten. Von diesem Kern gehen ganz viele Streifen aus, dunkle Streifen, helle Streifen, Verbindungen nach außen, die sich auch ineinander verdrehen können."*

- *„Meine Liebe ist klar. Deswegen habe ich einen langen Stoffstreifen als Ausgangsmaterial gewählt. Dieser Stoffstreifen, diese Liebe enthält vieles. Sie ist ein Geschenk mit einem Schleifchen, sie hat Personen in sich drin. Sie birgt auch Geheimnisse. Sie ist zum Mitnehmen. Und weil mir das zu harmonisch war, so wie ich meistens bin, habe ich noch etwas daran befestigt, das nicht ganz so passte."*

- *„Meine Liebe ist ein Mantel, den ich mir um meinen Rücken legen kann, den ich mir umhängen kann. Der Mantel schützt meinen Rücken, der schmerzt. Der Mantel macht mich zur Königin. Er verleiht mir Würde. Der Stoffumhang, der Mantel, hat viele bunte Flecken und einen schweren Saum. In den Mantel kann ich andere mithinein nehmen, andere liebe Menschen. Ich wünsche mir auch oft, dass andere einen Mantel für mich haben oder ihren Mantel für mich* öffnen."

- *„Meine Liebe ist ein Schatzkästchen. Darin sind sehr schöne, aber auch sehr schmerzliche Erfahrungen. Es hat ein Stofftuch als Deckel, das ich lupfen kann und mit dem ich das Schatzkästchen auch wieder verschließen kann. Ich kann bestimmen, wie weit es geöffnet wird. Es zu* öffnen, *macht mir auch Angst. Es zu schließen, macht mich traurig."*

Während des Gestaltens entwickelt sich bei einigen so viel an Veränderung und erlebten Entdeckungen, dass die Erfahrungen zuerst einmal „verdaut" werden müssen und keiner therapeutischen Weiterarbeit bedürfen. Bei anderen Klient*innen ergeben sich vielfältige Möglichkeiten und manchmal auch Notwendigkeiten der Weiterarbeit. Dabei zeichnen sich Objekte im Unterschied zu Bildern durch ihre besondere Handlichkeit aus. Man kann wie mit Bildern mit ihnen in Dialog treten oder sie weiter verändern, aber anders oder viel leichter als mit Bildern kann man sie knuddeln oder wenden, sie öffnen und in ihr Inneres schauen oder gelegentlich sogar in sie hineinkriechen.

In einem Workshop auf der Fachtagung „Gefühle" 1998 bot meine Frau Gabriele unter dem Thema: „Der Stoff aus dem Gefühle sind ..." an, textile Objekte zu erstellen. „Aus viel Stoff und Fäden und Knöpfen und Watte entstehen ganz eigene, vielleicht skurrile, in jedem Fall gefühlvolle Objekte. Ein textiler Experimentierraumfür Leute, die nicht nähen können!" So war die Ausschreibung.

Mitten im für 13 Menschen schon recht kleinen Raum waren ein großer Berg Stoff und Scheren und Watte und Nadeln usw. aufgetürmt. Der Tanz zu Beginn, dergefühlvoll einstimmen sollte auf die innere und stoffliche Beschäftigung mit Gefühlen, musste sich daher auf engsten Raum beschränken. Vorbereitet waren einige Zettel, auf denen jeweils ein Gefühlsbegriff stand: Glück, Zufriedenheit, Wut, Trotz, Scham, Schuld, Trauer, Freude, Liebe, Sehnsucht, Interesse, Stolz, Hass, Neid, Ärger, Eifersucht, Sorge, Hoffnung, Hilflosigkeit, Lust, Lächerlichkeit und ein Zettel mit: das Gefühl ..., für das Gefühl, das vielleicht noch der einen oder der anderen Teilnehmer*in in der Liste fehlte. Gabriele bat jede Teilnehmer*in, aus diesem Stapel an Gefühlszetteln irgendeinen zu ziehen, laut vorzulesen und irgendwo im Raum an die Wand zu heften.

- „Bitte, bewegt euch durch den Raum und schaut euch die Gefühlszettel an. Lasst sie jeweils kurz auf euch wirken. Atmet dabei gut durch."

- „Wenn ihr alle Zettel und Gefühle gesehen und gelesen habt und auf euch habt wirken lassen, dann entscheidet euch, welchem Gefühl oder auch welchen Gefühlen ihr euch heute und jetzt widmen wollt. Vielleicht mögt ihr meinen Vorschlag annehmen, euer Augenmerk auf das Gefühl zulegen, das häufig oder immer zu kurz kommt oder das jetzt gerade droht, zu kurz zu kommen ..., aber das muss nicht sein. Entscheidet euch nach eurem Interesse für ein Gefühl oder auch mehrere Gefühle."

- „Gestaltet dieses Gefühl oder diese Gefühle zu einem Stoffobjekt. Ihr habt viel Zeit und viel Material."

Auch hier entstanden wieder Atmosphären von Ernsthaftigkeit, Freude, Sorgfalt, Sinnlichkeit, Ideenreichtum und künstlerischen Fertigkeiten. Zielstrebigkeit verband sich mit Experimentierfreudigkeit. Nach etwa eineinhalb Stunden bat Gabriele die Teilnehmenden, sich von ihrem Platz aus einen Moment umzuschauen und sich jeweils eine Partnerin oder einen Partner zu suchen, der oder dem sie ihr Objekt zeigen wollten und mit der oder dem sie sich austauschen wollten. Danach gaben die Teilnehmer*innen ihrem Objekt einen geeigneten Platz in einer geeigneten Umgebung sowie einen Titel, den sie auf einen Zettel schrieben, um ihn zusammen mit dem Objekt zu präsentierten (s. Abbildung 6, Seite IV). Alle Teilnehmer*innen machten sodann einen Galerie rundgang, ließen die Kunststücke auf sich wirken, manche befragten die anderen. Zum Abschluss wurden die Teilnehmer*innen gebeten, sich noch einmal in Beziehung zu ihrem Objekt zu stellen oder zu setzen und aufmerksam zu sein für das Gefühl oder die Gefühle, die Impulse und die Gedanken, die es jetzt bei ihnen auslöste. Dies teilten sie in einem Wort oder einem Satz der Gruppe gegenüber mit. Der Umgang mit Stoff hatte bei allen die Beschäftigung mit Gefühlen gefördert.

3.7 Abschiedskarten und Aschebilder

Wer etwas Neues entstehen lässt, lässt immer auch etwas Altes hinter sich. Wer neue Wege beschreitet, verlässt die alten Wege. Therapie bedeutet nicht nur, etwas Neues zu entdecken und zu entwickeln, Therapie bedeutet immer auch, loszulassen, Abschied zu nehmen, zu trauern. Manchmal ist das Thema des Abschieds eindeutig (Abschied von einem Partner oder einer Partnerin, Abschied von einer Verhaltensweise, von einem Wohnort, von einer Arbeitsstelle usw.). Häufig werden frühere, un betrauerte Abschiede in der Therapie lebendig, sei es von Eltern, Geschwistern, früheren Geliebten, von der Heimat, der Kindheit, von der geliebten Oma, von Bedeutungsobjekten wie dem lebenswichtigen Teddy, den die Mutter plötzlich weg geworfen hat usw. Oft sind auch Abschiedsthemen versteckt und lugen hinter anderen Themen hervor, so wie z. B. die ungelebte Trauer um einen früheren Geliebten gerade dann das Haupt erheben kann, wenn man dabei ist, sich neu zu verlieben. Abschied, Trauer, Loslassen sind Themen eines jeden therapeutischen Prozesses und die Möglichkeiten, damit therapeutisch zu arbeiten, sind vielfältig. Eine Methode, die ich in den letzten Jahren entwickelt und erprobt habe, ist die Abschiedskarte. Sie besteht aus drei Schritten, die ich am Beispiel einer Gruppenarbeit vorstellen möchte.

Erster Schritt:

„Bevor ihr damit beginnt, eine Abschiedskarte zu gestalten, schließt einen Moment die Augen und überlegt, *wovon ihr Abschied nehmen möchtet. Das kann eine Person sein, diegestorben ist oder die ihr verlassen habt bzw. die euch verlassen hat, es kann eine Verhaltensweise oder eine Eigenschaft von euch sein, es kann eine Arbeitsstelle, ein Wohnort, ein Wunsch, eine Illusion oder sonst irgendetwas sein, was euch jetzt in diesem Moment wichtig erscheint. Schließt einen Moment die Augen, lasst den Atem fließen und nehmt wahr, welches Abschiedsthema, welcher Abschied sich euch in diesem Moment in den Vordergrund drängt ... Lasst dazu Gedanken kommen und gehen, lasst Bilder entstehen und wieder gehen, Farben, Formen ... Nehmt euch ein Blatt des bereitliegenden Papiers und malt ein Bild des Abschieds."*

Manchen Klient*innen ist das Thema des Abschieds sofort klar und sie verfügen schnell über Bilder, die sie ausdrücken können. Andere brauchen oder nehmen sich mehr Zeit, besinnen sich, bevor sie zu Papier und Farben greifen. Ich stelle in derRegel ein etwas kostbareres Papier, z. B. Büttenpapier oder Aquarellpapier, zur Verfügung, um der Atmosphäre zu entsprechen, die bei dieser Arbeit entsteht. Für die meisten Klient*innen wird es als ein kostbarer Augenblick erlebt, eine Abschiedskar-te zu gestalten. In der Regel empfehle ich, „flüssige" oder „fließende" Farben (Gouahe-, Wasser- oder Aquarellfarben) zu benutzen, um den Trauerprozess zu unterstützen, in dem vieles „in Fluss" kommen darf. Auch wenn ich freistelle, zu welchen Gestaltungsmedien die Klient*innen greifen wollen, werden selten Stifte, Kreide oder Kohlen genommen, eher intuitiv die oben genannten Farben bevorzugt.

In der Einzeltherapie erübrigt es sich in der Regel, ein Abschiedsthema zu suchen, das im Moment im Vordergrund steht. Meist ist das Abschiedsthema klar, es stehtein Abschied, eine Trauerarbeit an. Die Klient*innen suchen nach einer entsprechenden

Form oder Möglichkeit der therapeutischen Arbeit daran und ich schlage dann die Abschiedskarte vor. Dies gilt auch für manche Gruppensituationen, z. B. wenn das Ende der Gruppenzusammengehörigkeit bevorsteht.

Zweiter Schritt:

„Wenn ihr von einer Reise eine Karte schickt, dann befindet sich auf der einen Seite ein Bild und auf der anderen Seite ein Text. Dies ist auch der Fall bei der Abschiedskarte. Wenn euer Bild trocken ist, dreht es um und schreibt auf die Rückseite einen Text, einige Zeilen an den oder das gerichtet, wovon ihr Abschied nehmen wollt.“

Dieser Schritt ist oft noch aufregender als das bildnerische Gestalten. Hier gilt es,den Abschied in Worte zu fassen und Abschiedsbotschaften zu formulieren. Derbeschreibbare Platz ist begrenzt, so dass man sich entscheiden muss, was gesagt wird und wie es gesagt wird. Die Klient*innen ringen in der Regel um Worte, manchmal fließen Tränen, oft wird endlich einmal das gesagt, was bislang unsagbar war. Durch das Formulieren und das Hinschreiben wird manches Diffuse klar und manchesUndeutliche pointiert.

Die Reihenfolge dieser beiden ersten Schritte ist nicht verbindlich. Gelegentlich ändere ich die Reihenfolge von Schritt 1 und 2. Häufig nenne ich beide Schritte gleichzeitig und überlasse es den Klient*innen, in welcher Reihenfolge sie die Schritte durchführen:

„Nehmt ein Blatt des bereitliegenden Papiers und gestaltet es als Abschiedskarte. Auf einer Karte, die ihr zum Beispiel von einer Reise bekommt, befindet sich auf einer Seite ein Text und auf der anderen Seite ein Bild. Malt ein Abschiedsbild und schreibt einige Abschiedszeilen an den oder das, wovon ihr euch verabschieden wollt ...“

Dabei kann es passieren, dass jemand zuerst die Abschiedszeilen auf einem Schmierzettel formuliert, dann das Abschiedsbild malt und schließlich die Abschiedszeilen auf der Rückseite des Bildes fein säuberlich in feiner Schrift zu Papier bringt. Andere sind beim Gedanken an einen Abschied sofort voller Bilder und wollen erst diese Bilder zum Ausdruck bringen und sich dann erst an den schriftlichen Teil begeben.

Dritter Schritt:

„Auf eine Ansichtskarte wird eine Adresse geschrieben und eine Briefmarke geklebt, damit sie den Adressaten erreicht. Eure Abschiedskarte hier erreicht den Adressaten nur in eurer Vorstellung. Ihr könnt sie nicht in einen Briefkasten stecken, aber ihr könnt sie einpacken, mit Papier oder Stoff oder anderem Material, flach oder gerollt oder anders. Sucht euch ein Verpackungsmaterial aus dem, was hier liegt, und wählt eine angemessene Verpackung für eure Karte. Auf diese Verpackung schreibt ihr den Namen des Adressaten bzw. der Adressatin und den Absender.“

Ich lege dafür verschiedene Materialien bereit, von Packpapier bis Stoff, von alten Zeitungen bis Wolle und Farbkarton. Für die meisten ist dieser dritte Schritt einbesonderer Akt. Sie geben sich große Mühe, das passende Material zu finden, und verpacken die Karte sehr sorgfältig. Für andere wiederum liegt der spannendste und erregendste Augenblick darin, den Namen des Adressaten oder der Adressatin der Abschiedskarte auf die Verpackung zu schreiben (s. Abbildung 7, Seite IV). Oft hat dieser Name auch eine besondere Bedeutung oder der Akt des Schreibens bekommt die symbolische Bedeutung einer Abschluss- und Abschiedsgeste. Die Handlungen sind sehr respektvoll, manchmal entsteht eine fast weihevolle Atmosphäre.

Die Arbeit mit der Methode Abschiedskarte ist bewegend. Da nimmt eine Frau Abschied von ihrer Oma, die gestorben war, als sie vier Jahre alt war, und um die siedamals nicht trauern durfte, weil sie *„dafür noch zu klein“* war. Eine andere Klientinverabschiedet sich von ihrer Mutter, die zwei Jahre zuvor starb und mit der sie zu Lebzeiten in Hassliebe verbunden war, bis der plötzliche Tod eine Klärung und einen Abschied verhinderte. Ein anderer Klient wiederum verabschiedet sich von einem ungeborenen vor Jahren abgetriebenen Kind. Es war nicht betrauert worden und die ungelebte Trauer hatte sich wie ein Nebel zwischen die Partnerin und ihn in der Liebesbeziehung gelegt. All das sind bewegende Momente nicht nur für die Klient*innen, sondern auch für mich als Therapeuten. Nicht vergessen werde ich auch die Klientin F., die weinend Zeilen auf die Abschiedskarte schrieb. Als ich sie fragte, wovon sie Abschied nehme, sagte sie: *„Von der alten F., die sich immer alles gefallen ließ...“*

Das Verfahren ist einfach und, wie gesagt, bewegend. Es hat vielen Klient*innen eine Gelegenheit gegeben, einen Abschied, der ihnen auf der Seele lag, zum Ausdruck zu bringen und dafür Bilder, Worte und symbolische Gesten zu finden.

Ähnliche Möglichkeiten bietet die Arbeit mit Aschebildern.

Eine Klientin hat ihre Heimat und ihre Familie verlassen. Die Mutter ist seit langem tot. Vater und Bruder hatten sie innerlich schon verloren, bevor die Klientin sie verlassen hatte, bevor sie vor Gewalttätigkeit und Erniedrigung geflohen war. Mit dieser Entscheidung und den vorangehenden Entscheidungen hat sie sich in der Therapie auseinander gesetzt. Diesbezüglich ist sie in ihrem gefühlsmäßigen und körperlichen und gedanklichen Erleben klar, so klar wie ein Mensch mit einer solchen Geschichte sein kann. Was bleibt, ist die Trauer. Die Trauer rumort unterirdisch in ihr, mal hörbar, sichtbar, dann wieder verschüttet und unter dem Geröll depressiver Stimmungen nur zu erahnen.

Ich schlage ihr vor: „*Gestalte ein Aschebild.*" Sie erschrickt, erstarrt für einen Moment, atmet dann heftiger. Ich sehe, dass hinter ihren Augen Filme ablaufen und Gedanken sich überschlagen. Das Wort „Asche" ruft vielfältige Echos hervor ... Nach einer Weile legt sie einen großen weißen Papierbogen auf Zeitungspapier, holt sich auf meinen Vorschlag hin einen Eimer mit Tapetenkleister und streicht mit ihren Händen Kleister auf das Papier. Dann greift sie in den Beutel mit Asche, den ich ihr mitgebracht habe, und lässt die Asche langsam, fast zärtlich, über das Kleisterpapier rieseln. Dabei stockt immer wieder ihr Atem. Ich fordere sie auf, den Atem fließen zu lassen. Als das ganze Papier mit Asche bedeckt ist, greift sie mit beiden Händen hinein und rührt, verrührt Asche und Kleister zu einem Brei, rührt und rührt immer wieder auf dem Papier herum. Wie sie später erzählt, löst sich dabei etwas in ihr, das starr und wie eingefroren war. Die Bewegungen der Hände in der Asche pflanzen sich fortüber die Arme und Schultern bis in den Rumpf. Ich sehe, dass etwas aus ihr hinaus will, aber im Hals- und Kieferbereich stockt, und fordere sie auf, durch den Mund zu atmen. Sie tut dies und es entstehen seufzende Geräusche, während sie weiter in der Asche rührt. Die Seufzer steigern sich, werden zu einem Stöhnen, das aus der Tiefe zu kommen scheint, bis schließlich allmählich ein heftiges Schluchzen aus ihr herausbricht. Ihre Hände hören dabei auf zu rühren, liegen lose in dem Aschebrei. Der Körper bebt.

Nach einer Weile kann sie ihren Schmerz auch in Worten ausdrücken. Sie erzählt,dass sie traurig ist und dass es ihr wehtut, ihre Familie und ihre Heimat verloren zu haben, dort nicht mehr hingehen zu können und auch nicht mehr hin zu wollen. Sie weiß, dass diese Entscheidung stimmt und richtig ist und dass es trotzdem weh tut, sehr sehr weh. Sie hat den Eindruck, als ob dieser Schmerz und diese Traurigkeit in ihr irgendwo in ihrem Körper eingeschlossen war und sich jetzt gelöst hat bzw. sich jetzt lösen kann. Ich frage nach, was sie denn konkret vermisst, und sie erzählt. Ich bitte sie, währenddessen ihre Hände machen zu lassen, was sie machen wollen. Und während sie berichtet und erzählt und ihrer Trauer nachgeht und sie konkretisiert, streichen die Hände erst ein wenig verloren, dann fast zärtlich durch den Aschebrei, häufen hier etwas an und dort, schieben, verteilen, platzieren usw. Dann greift sie wieder in den Aschebeutel und fügt neue Asche hinzu, bis schließlich ihr Erzählfluss versiegt und ihre Hände zur Ruhe kommen. Sie ist erschöpft und müde, traurig und erleichtert. Wir vereinbaren, ihr Aschebild trocknen zu lassen und es uns in der näch-sten Stunde wieder anzuschauen.

Als wir eine Woche später einen Blick darauf werfen, ruft sie aus: „*Das ist ja eine richtige Landschaft geworden.*" In der Asche, die aus verbrannter Holzkohle stammte, waren noch kleinere und größere Holzkohle- oder Kohlestückchen enthalten, die sich mit dem Kleister stellenweise zu einer reliefartigen Landschaft aufgetürmt hatten. Die Klientin studiert die Landschaft und wird dabei ganz aufgeregt. „*Hier ist ein Berg und dort ist ein Tal ... und diese Stelle hier ist wie das Tal XY in meiner Heimat ... und das hier ist der Vulkan, der ausgebrochen ist und der an den Hängen Asche herunter geschleudert hat.*" Ich frage sie, ob sie an dem Bild etwas verändern oder weitergestalten möchte, zum Beispiel mit Farben oder wieder mit Asche oder mit anderen Materialien. Sie greift zu Farben. Die Vulkane werden rot, voll glühender Lava, manche Täler werden grün. Es entsteht eine vitale Landschaft, in der die Asche zu erkennen ist und sichtbar bleibt, die aber vor allem vor Vitalität und Lebenskraft strotzt. So wie diese Landschaft fühlt sich die Klientin heute auch. Sie spürt die Trauer und denSchmerz, sie spürt aber vor allem ihre lebendige Kraft.

Dieses Beispiel aus der therapeutischen Arbeit mit einem Aschebild zeigt, welch starke Echos durch den Einsatz von Asche in der Gestaltung hervorgerufen werden können. Schon allein, wenn ich das Wort „Asche" ausspreche, entstehen bei den meisten Klientinnen und Klienten Gedanken und Erinnerungen, die von Urnen und Begräbnissen, von erloschenen oder ausbrechenden Vulkanen, von nieder gebrannten Lagerfeuern, von „Klageweibern", die sich Asche über ihr Haupt streuen, von leeren grauen aschigen Flächen usw. handeln. Das Wort Asche ist resonanzstark und der Einsatz von Asche im Gestaltungsprozess nutzt und vertieft diese Resonanzen. Jeder Mensch weiß, dass Asche eine Geschichte hat, aus etwas anderem entstanden ist. Je nachdem, woraus Asche entstanden ist, hat sie unterschiedliche Farben und unterschiedliche Konsistenz. Der sinnliche Kontakt mit Asche lädt zu Prozessen ein, die von unterschiedlichem emotionalen Erleben begleitet werden. Häufig wird Trauer sichtbar und spürbar, aber auch andere Gefühle wie Zärtlichkeit, Verzweiflung, Ver lorensein, Wut oder Kraft können in den Vordergrund treten. Oft wirkt der Erlebnisprozess lange über die Gestaltungsphase hinaus. Vielfach ist es sinnvoll, wie in dem obigen Beispiel die gestalterische Arbeit in den Folgestunden fortzusetzen.

Auf die Idee, mit Asche bzw. Aschebildern zu arbeiten, kam ich vor einigen Jahren mehr oder weniger zufällig. Als ich mich an einem Sommerabend dazu aufraffte, den Gartengrill zu reinigen, der schon seit einigen Tagen darauf wartete, und begann, die Asche zu entleeren, fiel mir ein, dass eine Klientin, die ihrer Traurigkeit einen Ausdruck zu geben versuchte, Tage vorher gesagt hatte, dass sich ihre Traurigkeit wie Asche über sie lege und ihre Lebendigkeit bedecke. Ich beschloss, ihr vorzuschlagen, ein Bild mit Asche zu malen, und sammelte dafür die Asche aus dem Grill ein. Seitdem sammle ich Asche, vor allem aus Grillkostenresten, aber auch, indem ich Holzstücke verbrenne. Wenn ich Klient*innen Asche anbiete, dann gehört Tapetenkleister dazu. Einen Eimer voll habe ich meist in meiner Praxis bereitstehen. Manchmal nehmen Klient*innen auch noch Farbe dazu oder Sand. Mit welchen Techniken dann gestaltet wird, lasse ich offen. Zumeist wissen es die KlientInnen intuitiv. Viele nehmen Papier als Untergrund, manche Pappe oder gelegentlich auch Holzbretter. Ein Klient spannte einmal ein Tuch mit Reißzwecken auf eine Holzplatte und gestaltete darauf ein Aschebild. Die meisten Klient*innen kleistern wie in dem obigen Beispiel den Untergrund ein und lassen dann die Asche darauf rieseln. Andere beginnen damit, Aschehäufchen auf den Untergrund zu bringen, fügen dann Kleister oder auch Farben hinzu. Wieder andere zeichnen mit Asche und Sand reliefartigeMuster. Ein Klient assoziierte auf meine Aufforderung hin, ein Aschebild zu gestalten, sofort „Glut unter der Asche" und malte erst die Glut, die dann teilweise vonAsche bedeckt wurde. Die Möglichkeiten der Gestaltung sind so vielfältig wie die Prozesse des Erlebens.

4 Verwandlungen und Prozesse

4.1 Next Generation / Hoffnungsbilder

Klient*innen wollen Veränderung, sonst würden sie sich nicht in therapeutische Prozesse begeben. Gleichzeitig versuchen sie, am Bewährten, vielleicht Schmerzvollen, aber doch Vertrauten festzuhalten. Der Eintritt in einen therapeutischen Prozess signalisiert, dass zumindest zu diesem Zeitpunkt der Wunsch nach Veränderung und Wandel im Vordergrund steht.

Der therapeutische Prozess selbst besteht aus fortwährendem Wandel, mit Wiederholungen zwar, aber selbst in jeder Wiederholung ist das Moment der Veränderung sichtbar. Der therapeutische Prozess begleitet den Wandel, unterstützt ihn, fördert ihn, macht Wandel erlebbar, ist Wandel. Ich bin deshalb immer wieder auf der Suche nach Methoden, die für die Klient*nnen im therapeutischen Prozess Wandlungsprozesse erlebbar und sichtbar machen. Künstlerische und gestalterische Methoden bieten sich dafür in besonderer Weise an, da jeder künstlerische und gestalterische Prozess selbst in sich schon ein Prozess des Verwandelns ist. Material wird verändert und verwandelt, gleichzeitig verwandeln und verändern sich die Bewegungen der Hände, mit denen wir gestalten, es verwandeln und verändern sich die inneren Bilder, Formen, Farben und Gefühle ebenso wie das Material im Zuge des Gestaltungsprozesses andere Formen und Bedeutungen annimmt.

Dabei ist mir eines wichtig: Alle Menschen machen im Alltagsleben wie in der Therapie die Erfahrung, dass sie ihre Geschichte nicht abstreifen können, dass sie ihre Erfahrungen „mitnehmen". Es gelingt in der Regel nicht oder nur zeitweilig und scheinbar, einen radikalen Strich unter Vergangenes zu ziehen und „ganz neu anzufangen", auch wenn dies der Sehnsucht vieler Menschen entspricht. Ich plädiere hier keineswegs dafür, sich mit dem Alten, wenn es Leid verursacht, zu versöhnen, es hinzunehmen und zu akzeptieren. Im Gegenteil: Es geht um Verwandlung und Weiterentwicklung. Aber damit diese dauerhaft gelingen kann, ist es wichtig, die Spuren, die das Vergangene, das Alte in unseren Erfahrungen, in unserem Leib, in unseren inneren Bildern hinterlassen hat, auch sichtbar und lebendig werden zu lassen, umdaraus und darüber hinausgehend Neues entwickeln zu können.

Ich habe eine Methode ausprobiert, die dies gut ermöglicht. Ich benutze sie in zwei Variationen. Eine Variante heißt „The Next Generation", die andere Variante „Hoffnungsbilder".

Ein Klient, F., hat mit mir einige Zeit lang an der zwiespältigen Beziehung zu seinem Vater gearbeitet. Er hat sich Kindheitserinnerungen neu zugänglich gemacht, seine Sehnsucht, seine unerfüllten Wünsche, seine Einsamkeit, seine Trauer wieder erspürt und ist dabei, diese wieder neu lebbaren emotionalen Qualitäten in sein Leben zu integrieren. Viele Gefühle waren tabu, er konnte sie, wenn überhaupt, nur sehr verhalten leben. Wir haben auch auf der körperlichen Ebene gearbeitet und signifikante Veränderungen erreicht. Seine Lebenseinstellung ist optimistischer geworden. Er selbst bezeichnet sich als präsenter, klarer, mehr im Hier und Jetzt lebend.

Ich frage ihn, was er von mir noch möchte. Er antwortet nach einigem Nachdenken und Nachspüren: *„Ich weiß gar nichts Konkretes. Ich möchte noch einmal die Beziehung zu meinem Vater anschauen, vielleicht den Prozess abschließen. Ich weiß nicht, ob da noch was ist, habe keine Ahnung, keine Idee, kein Gefühl, aber den Wunsch, da noch einmal hinzuschauen."*

Ich bitte F., sich möglichst entspannt hinzusetzen, die Augen zu schließen und seinem Atem zu lauschen. Dann fordere ich ihn auf, sich noch einmal auf seinen Vater einzustimmen, Bilder entstehen zu lassen, Erinnerungen, Gedankenfetzen und alles, was in ihm entsteht, kommen und auch wieder gehen zu lassen.

Meine Absicht ist, seine Bemerkung: *„Ich weiß nicht, ob da noch was ist"*, aufzugreifen und ihm zu ermöglichen, unbewusste Elemente des Bildes von seinem Vater und seiner Haltung zu seinem Vater auszudrücken. Ich entscheide mich deshalb für die Kleckertechnik (s. Kapitel 2) und lasse ihn ein Bild seines Vaters kleckern. Er tut dies zum Teil sehr konsequent, energisch, dann wieder innehaltend und sinnierend. Ein Bild entsteht. Es ist viel Schwarz darin, aber auch helle, klare Farben tauchen auf.

F. schaut es an und sagt: „*Es steht viel nebeneinander. Es wirkt nicht harmonisch, nicht integriert. Die Lebensfreude*", er zeigt auf eine Stelle im Bild mit sehr hellen, bunten, klaren Farben, „*steht abseits.*"

Ich bitte ihn dann, mit seinen Händen das Bild des Vaters auszugestalten. Das Bild wird flächiger, es bleibt ein großer schwarzgrauer Bereich. „*Da war mein Vatermir nicht zugänglich, da ist er im Dunkeln geblieben. Da waren seine Trauer und seine Angst, die hat er mir nicht gezeigt. Dieses Gelb habe ich manchmal gesehen. Aber wenn, dann nur relativ kurz und auch sehr plötzlich. Es war so, wie man ein Licht einschaltet und auch wieder ausschaltet, so unverbunden.*"

Wir unterhalten uns ausführlich darüber. Dann kommt bei F. die Frage auf: „*Ja, das ist mein Vater – aber wer bin ich? Was habe ich von meinem Vater übernommen undwas ist anders?*"

Diese Frage taucht fast immer auf, wenn Klient*innen Bilder über nahestehende Personen gestalten und in der Therapie daran arbeiten. Oft werden in der Therapie diese Bilder nur als projektives Material genutzt, also als Bilder, in die eigene Gefühle, Vorstellungen, Wünsche und Erfahrungen der Klient*innen hineingelegt, hineinprojiziert werden. Dies herauszuarbeiten kann zwar ein therapeutischer Arbeitsansatz sein, wirkt aber, wenn es dabei belassen wird, meiner Meinung nach verkürzt. Auch jenseits von Projektionen sind uns die Menschen, mit denen wir lange zusammengelebt haben, insbesondere unsere Eltern, wichtig. Wir haben von ihnen etwas übernommen – vielleicht bzw. wahrscheinlich nicht nur das, was wir wollten, und auch ganz bestimmt nicht nur das, was sie wollten, aber in jedem Fall haben wir etwas von ihnen in uns – und gleichzeitig haben und sind wir etwas Anderes, etwas Neues. Um dieser Frage nachzugehen, werden in der Kunst- und Gestaltungstherapie oft neue Bilder gemalt, Selbstbilder. Das Selbstbild des Klienten wird dann dem alten Bild z. B. des Vaters gegenüber gestellt oder die Bilder werden nebeneinander gehängt. Ich versuche hier, unmittelbarer eine Brücke zu dem Bild vom Vater zu schlagen.

Ich schlage F. vor, ein weiteres Blatt zu nehmen und dieses Blatt auf das Bild des Vaters zu legen und davon einen Abdruck zu ziehen. Das Bild des Vaters ist zum überwiegenden Teil noch feucht, manche Stellen sind leicht angetrocknet, während wir darüber geredet haben. Da bei der Kleckertechnik relativ viel Farbe auf das Papier kommt, ist ein Abdruck immer noch gut möglich. Ich biete F. an, das neue Blatt lose aufzulegen oder es so fest zu drücken, wie er möchte. Er legt das neue Blatt sehr sorgfältig auf das Bild des Vaters und drückt dann Zentimeter für Zentimeter mit viel Kraft das Blatt fest. Manches von der Farbe bildet sich nicht mehr ab. Anderes ist noch feucht und klumpig. Es entsteht ein Abziehbild, sehr schön, sehr filigran. Das neue Bild enthält vieles von dem Vaterbild, ist aber doch ganz anders.

Der Klient ist sehr erstaunt und berührt von dem neuen Bild. *„Das Bild ist sehr viel weicher und zarter, auch leicht. Ich finde es sehr schön und mag es. Vielleicht ist es das, was ich von meinem Vater mitgenommen habe.“*

Unsere Zeit ist vorbei. Wir vereinbaren, in der nächsten Stunde die Arbeit damit fortzusetzen. Ich sage F.: *„Das ist dein Abdruck. Ich werde dir Gelegenheit geben, daraus dein Bild zu erstellen.“*

Wir tun dies in der nächsten Stunde. Ich bitte F., das Abdruckbild noch einmal anzuschauen, und fordere ihn auf: *„Nimm den Abdruck als Ausgangsbild für dein eigenes Selbstbild. Male dich daraus so, wie du jetzt bist, wie du dich fühlst, wie du dich spürst. Nimm deine Hände dazu, nimm Farben und Pinsel, ganz wie du willst.“*

Er malt sehr konzentriert und eifrig, fast andächtig. Als er aufhören möchte, bitte ich ihn, nacheinander mit Hilfe seines Atems in seine drei „kritischen“ Körperstellen hineinzuspüren, an denen wir in den letzten Wochen gearbeitet haben. Ich bitte ihn, sich zu fragen und hineinzuhorchen, ob diese Körperstellen noch etwas bezüglich des Bildes möchten. Er tut dies und aus dem bewussten Atmen und Wahrnehmen der „heiklen“ Stellen seines Körpers entstehen neue Impulse, sein Bild zu verändern. Er malt weiter, bis er schließlich sagt: *„So, jetzt ist es wirklich fertig.“*

Das entstandene Bild enthält im Hintergrund noch ein leichtes Schwarzgrau, ist aber voller Farben. Die im Abdruck vorhandenen Farben wurden von F.

aufgegriffen und er hat mehrere neue hinzugefügt. Diese Farben wirbeln und drehen sich und tanzen herum. Durch die Gestaltungsimpulse, die aus der Wahrnehmung seiner „kritischen“ bzw. „heiklen“ Körperstellen entstanden sind, ist ein Mittelpunkt hinzugekommen, um den herumgewirbelt, gedreht und getanzt wird. Der Tanz wirkt damit geschlossen, die Bewegungen sind nicht nur angedeutet, sondern vollendet, sie gehen nach außen, beziehen sich aber auch auf einen Mittelpunkt.

Der Klient beschreibt dies sehr differenziert. Er identifiziert anhand des Bildes verschiedene Aspekte seiner selbst, seiner Selbstwahrnehmung, seines Selbstbildes. Wir reden darüber, ich frage nach, wir tauschen uns aus. F.: „*Das Abdruckbild, von dem ich beim Malen meines Selbstbildes ausgegangen bin, ist ja wie ich. Ich bin ja auch ein genetischer Abdruck meines Vaters, aber ich bin ja doch ganz schön anders geworden.*“

Von Generation zu Generation gibt es Wandel. Dieser Wandel ist vielfältig. Er umfasst die Weitergabe von Altem, aber auch die Abwehr und den Widerstand dagegen, das Nicht-haben-Wollen, das Zurücklassen und auch Zerstören. Er beinhaltet Trauer und Abschiedsschmerz und manchmal auch das unverhoffte Erscheinen von Altem im neuen Gewande. Vieles kommt hinzu, verändert sich in seinen Formen und Farben. Dieser Wandel von Generation zu Generation als ein vielfältiger und lebendiger Prozess spiegelt sich wider in den Bildgenerationen, in den Unterschieden zwischen dem Bild des Vaters, dem Abdruckbild und dem daraus entstandenen aktuellen Selbstbild. Ich nenne diese Methode deshalb „*The Next Generation*“.

Eine Variante ist das „*Hoffnungsbild*“. N. ist 33 Jahre alt, hat zwei Kinder, arbeitet als Lehrerin. Sie ist seit acht Jahren mit einem Mann verheiratet, von dem sie zur Zeit zwar getrennt lebt, von dem sie aber „nicht loskommt“. Auf der einen Seite weiß und fühlt sie, dass die Liebesbeziehung vorbei ist, dass Trennung ansteht. Auf der anderen Seite ist sie mit ihm (und er auch mit ihr) ineinander verwoben, wie miteinander verkeilt. Sie können nicht zueinander kommen, aber auch nicht voneinander lassen. N. leidet darunter, sie fühlt sich festgefahren.

In der Therapie beschreiten wir vor allem den Weg, ihre körperlichen Wahrnehmungen ernst zu nehmen und darüber auch ihren Gefühlen differenziert auf die Spur zu kommen. Es werden Muster deutlich, in denen sie ihr Verhalten aus ihrer Kindheit und aus einer jugendlichen Liebesbeziehung, die tragisch endete, wiederholt. Das Ganze kommt in Bewegung, zuweilen sehr schmerzhaft, aber N. wird in ihrem eigenen Erleben wieder *„lebendiger"* und handlungsfähiger.

In der gemeinsamen therapeutischen Arbeit wird deutlich, dass N. zwar ihre Sehnsucht, anders zu leben und anders zu lieben, spürt, dies aber nur vage und diffus. Die Sehnsucht wird nicht zur Hoffnung, sondern flackert auf und verschwimmt dann wieder im Nebel, im Nebel der Ungewissheit und Angst. Die zarte Flamme der Sehnsucht ist für N. kostbar, sie möchte sie gern nähren und wachsen lassen, um aus ihr Kraft für die Veränderung ihrer Lebensumstände zu gewinnen.

Ich schlage N. vor, ein Hoffnungsbild zu erstellen. Dabei verwende ich die gleiche Abdruckmethode wie in dem oben geschilderten Beispiel „The Next Generation". Nur geht es hier nicht um die Veränderung zwischen einer früheren und der jetzigen Generation, sondern um die Veränderung zwischen dem Heute und der erdachten oder gewünschten Zukunft. Die methodischen Schritte sind in dieser Variante in den Grundzügen die gleichen.

Da N. in der Therapie schon mehrfach erfahren hat, dass sie sich über ihre Körperwahrnehmung besonders gut in all ihren Gefühlen, Bildern, Wünschen und Impulsen wahrnehmen und damit auch ernst nehmen kann, beginne ich mit einer kleinen tänzerischen Bewegungseinheit, die N. allmählich von der eher äußeren zur eher inneren Wahrnehmung ihres Körpererlebens führt. Ich bitte sie dann: *„Du kannst dich weiter bewegen oder auch stehen bleiben oder dich niederlassen. Nimm deinen Körper wahr, schicke deine Aufmerksamkeit auf eine Reise durch deinen Körper. Und lausche allem, was du dabei hörst, und schau auf alles, was du dabei siehst. Lass Bilder entstehen, Formen und Farben, Bilder von dir, Bilder von allem, was dich jetzt bewegt, was dir wichtig ist, was dir in den Sinn und vor dein inneres Auge kommt."*

Danach schlage ich ihr vor, auf ein großes Blatt ein Bild zu kleckern. N. ist in Bewegung, sehr aufgeregt. Sie tänzelt um das Bild herum, ertanzt es, wirft die Farben mit großem Schwung. Ich frage sie, was sie sieht. *„Auf dem Bild ist viel durcheinander, so wie ich jetzt auch bin. Es geht kreuz und quer. Mir hat es sehr* *gut getan, vorher in Bewegung zu sein, und ich hab große Lust, mich zu bewegen. Auf dem Bild ist auch viel Bewegung, ich brauche Platz für mich. Ich sehe aber auf dem Bild auch mehrere kleine Stellen, wo schöne und kostbare Bilder entstanden sind. Hier unten, das sieht aus wie ein Wasserfall – und dort, das ist wie viele Schmetterlinge auf einer Wiese.*“ Ich fordere sie auf, mit ihren Händen und Fingern weiter an diesem Bild zu arbeiten und dabei die Impulse aufzugreifen, die aus dem Bild heraus entstehen, die sie, wie sie selbst sagt, bewegen, und alle Impulse über ihre Hände immer wieder im Bild umzusetzen. Sie tut dies. Sie bleibt in Bewegung. Manche Stellen lässt sie so, wie sie sind, andere werden sehr vorsichtig mit einzelnen Fingern leicht verändert, wieder andere werden quasi durchgeknetet und durchgewalkt. Dort greift sie hinein, nicht nur mit einzelnen Fingern, sondern mit den ganzen Händen und wühlt sich in die Farben. An einer Stelle wird sie traurig, an anderen eher ärgerlich und zornig. Ihre innere Bewegtheit bewegt ihre Hände und Finger, bewegt das Bild. Sie ist danach sehr erschöpft, aber strahlt und ist glücklich. „*Ich habe meine Vitalität gespürt.*“ Wir unterhalten uns dann noch etwas und beschäftigen uns vor allem noch mit dem Gefühl des Zorns, das sie beim Malen gespürt hat und das weiter nachklingt.

Dann sage ich ihr: „*Du hast jetzt ein Bild gestaltet, wie du dich jetzt fühlst und wahrnimmst, ein Bild deiner selbst, deiner Lebenssituation, so wie sie jetzt ist. Wir hatten am Anfang vereinbart, daraus ein Hoffnungsbild entstehen zu lassen. Jede Hoffnung wurzelt in der Gegenwart. So, wie dieses Bild auch dich in deiner Gegenwart darstellt, kann daraus Hoffnung entstehen. Ich bitte dich, nimm dir ein großes Blatt oder auch mehrere kleinere Blätter und drücke sie auf dein Bild und zieh‘ dann die darauf gelegten Bögen, nachdem du sie etwas glatt gestrichen und mehr oder weniger festgedrückt hast, ab. Du kannst dabei das ganze Bildabdrücken oder auch Ausschnitte aus deinem großen Bild.*“ N. schaut erst einige Zeit sinnierend auf ihr Bild und wählt dann zwei Papierbögen aus, eines im DIN-A3- und eines im DIN-A2-Format. Sie legt diese Blätter auf verschiedene Stellen, drückt sie fest und zieht sie ab. Das neu entstandene größere Abdruckbild ist sehr flächig und bunt, es weist ein großes Kreuz auf, so als wäre das Bild x-förmig durchgekreuzt. Vorherrschend sind die Farben Rot und Blau. N.: „*Hier habe ich das abgebildet, was ich nicht mehr will, was ich durch kreuzen möchte. Hier ist ganz viel Energie drin, auch Zorn, Ärger, Wut. Aber im Unterschied zum Original ist das Ganze jetzt etwas zarter geworden, zwar noch mit klaren und kräftigen Konturen, aber nicht mehr so überwältigend.*

Das ist auch meine Hoffnung, dass ich meinen Zorn und damit auch meine Energie und meine Kraft behalte, aber dass sie mich nicht mehr so ganz gefangen nimmt, mich nicht überwältigt."

Das kleinere Bild enthält viel Gelb und Grün, viele kleine Farbtupfer. „*Für mich ist dieses Bild heiter, ja fröhlich. Das ist doch eine Hoffnung. Ich hoffe, mal wieder häufiger lachen zu können. Weniger Druck zu verspüren und mich heiter zu fühlen.*"

Ich bitte N., diese beiden Abdruckbilder mit nach Hause zu nehmen und dort an ihnen weiterzuarbeiten, das zu lassen, was sie lassen möchte, das zu ergänzen oder zu verändern, was sie ergänzen und verändern möchte. Sie nimmt die Bilder mit.

Und als sie in der Woche darauf ihre Bilder mitbringt, ist sie stolz auf das, was sie geschaffen hat. Das kleinere Bild sieht aus wie eine Blumenwiese mit tausend Blüten. Es wirkt weiterhin heiter und satt vor Freude, satt vor Farben, satt vor Leben digkeit. Das größere Bild hat eine Mitte bekommen, ein Zentrum, am Schnittpunkt des X hat N. sich als Gesicht gemalt. Von dieser Mitte gehen vier Arme, die vier Balken bzw. Seitenarme des X aus. Jeder Arm hat eine unterschiedliche Farbe. Alle Arme sind ähnlich, aber doch sehr differenziert dargestellt, sie sind kraftvoll, voller Elan und Lust. N. erzählt sehr genau, wofür jeder Arm steht und mit welcher Hoffnung sich jeder Arm verbindet. Sie berichtet, dass sie sich mit den beiden Bildern sehr lange beschäftigt hat, angefangen hat zu malen, sie wieder weggelegt hat, wieder weiter gemalt hat usw. Dabei sind ihre Träume immer greifbarer, ihre Visionen immer deutlicher, ihre Hoffnungen immer klarer und konkreter geworden.

4.2 Verwandlungsbilder

Menschen sind keine unbeschriebenen Blätter. Unser Erleben ist kein weißes Blatt, das mit Neuem, Schönem, Buntem bemalt wer- den kann. Eine solche Vorstellung von Veränderung und Wachstum ist zwar verbreitet, aber nichtsdestoweniger naiv. Es ist immer schon etwas „eingeschrieben": Stärkungen und Kränkungen, Wunden und Wunder, Erfahrungen und

Erfolge, Scheitern und Strategien usw. Veränderung fügt nicht nur etwas hinzu, sondern zer stört auch das Alte, wandelt es um. Selbst die Weiße des Blattes wird zerstört und umgewandelt, wenn ein Blatt bemalt wird. Jeder Mensch, der sich in Veränderungs- und Verwandlungsprozesse hineinbegibt, hat auch etwas zu verlieren. Deswegen wünschen manche Menschen nichts sehnlicher als Veränderung und schrecken gleichzeitig davor zurück. Dem begegnen wir in der Therapie. Und wir erleben immer wieder, dass Menschen, wenn sie Mut fassen und Unterstützung finden, etwas Gegebenes in Frage stellen, die Ordnung vorhandener Verhältnisse zerstören, um entscheiden zu können, was zu bewahren ist und wo etwas hinzugefügt, verändert werden muss. Nur wenn etwas Altes verlassen, zerstört, umgewandelt wird, können Kaskaden von Kreativität freigesetzt werden. Darin besteht sowohl die Voraussetzung als auch der Wesenszug von Kreativität.

In anthroposophischen Veröffentlichungen zu Kunst und Kreativität wird immer wieder das Bild vom Samenkorn benutzt, das sich verändert, das wächst und aus dem irgendwann eine Blume, ein Baum oder eine andere Pflanze entsteht. Der Vergleich ist schön, denn er meint, dass im Menschen Samenkörner des Wachstums, der Entfaltung enthalten sind. Der Vergleich ist schief, wenn gemeint ist, dass Menschen wie Körner sind. Selbst als Neugeborene haben Menschen schon Erfahrungen im Mutterleib gemacht, die sie in das Leben mitbringen. Kinder, Jugendliche, Erwachsene sind nicht mehr nur oder überwiegend Samenkorn. Sie haben Erfahrungen, Muster, Prägungen und sind, wie eben beschrieben, viel mehr, als ein solch einfacher Vergleichmit der Natur erfassen kann.

Eine Methode, all die genannten Aspekte der Veränderung in einem gestalterischen Prozess erlebbar zu machen, ist das Verwandlungsbild. Sie vollzieht sich in folgenden Schritten.

Erster Schritt:

Ich lege auf den Boden des Arbeitsraumes einen Teppich von Bildern verschiedener Künstler und Künstlerinnen. Ich benutze in der Regel Farbdrucke, meist im Format DIN-A4 oder DIN-A3. Man kann auch Kalenderblätter benutzenoder, wie manche Kolleg*innen, Postkarten. Ich breite diese Bilder kreuz und quer auf dem Fußboden aus. Wenn ich mit Gruppen arbeite, nehme ich, je nach Größe des Arbeitsraumes, 50 bis 100 Bilder. Wenn ich mit EinzelklientInnen arbeite, reichen 10 bis maximal 20 Bilder. Ich sage:

„Geh zwischen den Bildern des Bilderteppichs umher und lasse die Bilder auf dich wirken ... Wähle ein Bild aus, das dich anspricht. Es ist völlig egal, ob du das Bild kennst oder ob dir die Künstlerin oder der Künstler vertraut ist oder nicht. Es ist auch egal, ob du weißt, warum das Bild dich anspricht. Wichtig ist, dass es dich anspricht.“

Oft formuliere ich die Anleitung so offen. Manchmal hat die Arbeit mit einem Thema zu tun, das Verwandlungsprozesse zum Inhalt hat. Dann sage ich:

„Wähle ein Bild aus, das dich auf irgendeine Art und Weise jetzt, wo du innerlich mit deinem Thema beschäftigt bist, anspricht oder das auf irgendeine Art und Weise mit deinem Thema zu tun hat.“

Themen können zum Beispiel sein: *„Ich und meine Angst“*; *„Mein Selbstverständnis als Therapeut*in“*; *„Mein Selbstbild“*. Manche Klient*innen finden sofort ein Bild, das sie anspricht, andere suchen lange, zögern, wählen behutsam aus. Wieder andere können sich zwischen zwei Bildern lange nicht entscheiden.

Zweiter Schritt:

„Wenn wir etwas Neues entstehen lassen, wenn wir uns verändern, wenn wir einen Aspekt unseres Lebens verwandeln, ist oft schon etwas da: eine Ordnung von Dingen, von Gefühlen, von Verhalten, von Formen, von Farben. Diese Ordnung wird zerstört, damit etwas Neues entstehen kann. Aber das Alte wird nicht verworfen. Es wird verwandelt, umgewandelt, in neue Zusammenhänge gesetzt, manches wird weggelassen, anderes zugefügt usw. Macht dies jetzt auch mit eurem Bild. Hier liegen verschieden farbige Papiere, hier liegen Farben, Stifte, Scheren usw. Zerstört das Bild, das ihr ausgesucht habt, zerschneidet es und wandelt es dann in ein neues Bild um. Klebt Teile des alten Bildes auf ein neues Blatt Papier. Lasst manches weg, fügt anderes hinzu, malt dazu, nehmt andere Papiere dazu, lasst aus dem Alten etwas Neues entstehen ... Nehmt euch Zeit und lasst euch überraschen.“

Wenn irgend möglich, lasse ich dafür eine Stunde Zeit, in Seminaren oft noch mehr. In der Einzeltherapie ist die Zeit für die Arbeit mit einem Verwandlungsbild oft zu begrenzt, dafür ist eine Doppelstunde notwendig.

Für viele Klient*innen ist die Aufforderung, das Bild zu zerstören, um es zu verändern, schockierend. Ich werde nie vergessen, wie eine Klientin nach dieser Aufforderung eine halbe Stunde lang weinend vor dem erwählten Bild saß, bis sie dann schließlich schluchzend zur Schere griff und den Teil des Bildes herausschnitt, der ihr Herz berührt hatte. Sie erzählte danach, dass das genau die Tragik ihres Lebens gewesen sei, dass sie immer davor zurückgeschreckt war, irgendjemandem weh zu tun, selbst einem Bild, selbst einem Blatt Papier, und deswegen immer daran scheiterte, das, was ihr wirklich wichtig war, zu ergreifen, sich anzueignen, zu dem Eigenen zu machen.Diesmal hatte sie ihre innere Schranke durchlebt und überwunden, so dass ein Bild ihres Herzens entstehen konnte. Für viele Klient*innen ist es schlimm, etwas „kaputt"zu machen, das auch schön ist und das ihnen irgendwie wichtig ist. So, wie Klient*innen mit den Problemen dieser Aufforderung des zweiten Arbeitsschrittes umgehen, so gehen sie oft mit den Herausforderungen der Veränderungsprozesse des Lebens um. Manche „tricksen" meine Aufforderung aus, indem sie das Bild, so wie es ist, auf ein großes Blatt Papier kleben und ihm eine neue Umgebung gestalten, vielleicht auch noch das eine oder andere in das Bild hineinfügen. Sie können es dadurch

„ganz" lassen – und es doch verändern. Andere aber sind erfreut darüber, die Erlaubnis zu bekommen, etwas kaputt zu machen und daraus etwas Neues entstehen zu lassen. Es setzt in ihnen Elan, Kreativität und Entdeckungsfreude frei. Wieder andere nehmen die Herausforderung spielerisch an, fangen an zu schneiden, zu reißen, Puzzleteile aneinander zu legen, neu zu ordnen, spielen hiermit, spielen damit, so wie Kinder gerne ausschneiden und zusammenfügen – und sind erst, wenn das neue Bildfertig ist, überrascht, welche tiefgehenden Themen sie gestaltet haben. (s. Abbildungen 8 und 9, Seite V)

Nach dem häufigen Anfangsschreck entstehen in jedem Fall sehr intensive und auch intime Prozesse, verbunden mit Gefühlen und körperlichen Erregungen.

Dritter Schritt:

Ist der Gestaltungsprozess abgeschlossen, frage ich zumeist nach den Erfahrungen des Arbeitsprozesses, bevor wir uns mit dem Produkt, mit dem Bild, beschäftigen. Fast immer ist der Prozess aufwühlend und eine Metapher für Veränderungsprozesse. Die Klient*innen begegnen in diesem Gestaltungsprozess sowohl ihren üblichen, oft bekannten, manchmal auch halb- oder unbewussten Hemmungen und Strategien, mit Veränderungen und den damit implizierten Aspekten umzugehen. Sie sind aber auch in der Lage und haben die Gelegenheit, in diesem gestalterischen Prozess neue Wege zu gehen, Neues auszuprobieren, etwas, was sie bislang noch nicht erprobt oder nicht gewagt haben. Es ist wichtig, dass all dies nicht nur erlebt, sondern in der Schlussphase auch ausgesprochen, reflektiert und verstanden wird. Und es ist auch wichtig, sich anschließend mit dem Bild zu beschäftigen, dieses Bild als Selbstbild zu sehen, sich damit zu identifizieren, ihm Fragen zu stellen, von ihm Antworten zu hören, ihm gegenüber eine Haltung einzunehmen, die Perspektive zu wechseln usw.

Einige Stimmen von Klient*innen:

- *„Mich haben an dem Bild, das ich ausgewählt habe, vor allem die Augen angesprochen. Ich habe sie ausgeschnitten und dann ganz viel herum entstehen lassen, einfach drauflos gemalt. Jetzt bin ich* überrascht, *was dabei herausgekommen ist. Das ist so etwas wie ein Selbstbild, aber nicht ein Bild, wie ich bin, sondern so wie ich mich wünsche. Ein Wunsch-Selbstbild, mit ganz vielen bunten und lebendigen Farben, ganz wild, ganz freudig, ganz erregt, ganz lustvoll.“*

- „Ich habe gemerkt, dass ich zuerst einmal analytisch an die Sache herangegangen bin, eigentlich so wie immer. Ich habe mich zuerst einmal mit dem Bild, das ich herausgesucht habe, sehr genau beschäftigt und versucht, es zu verstehen. Ich habe seine Komposition studiert, die Farbwirkungen usw. und ich bin immer weiter in die Analyse eingestiegen. Dabei habe ich mich, wie es mir im Leben auch sonst häufig geschieht, immer mehr von mir selbst entfernt und gar nicht mehr mitbekommen, was ich eigentlich fühle und was ich da eigentlich mache. Irgendwann habe ich das Bild gut verstanden und dann habe ich das Interesse verloren und wollte mir eigentlich ein neu es Bild suchen, mit dem ich mich beschäftige. Ich hätte gut stundenlang von Bild zu Bild hüpfen können, von einer Analyse zur nächsten. Aber dann fiel mir ein, dass wir eigentlich etwas Eigenes aus diesem Bild machen sollten. Und dann hatte ich zuerst einmal einen völligen Blackout. Ich habe dann versucht, wieder analytisch an diese Aufgabe heranzugehen, und das Bild in seine Hauptkomponenten zerschnitten und dann versucht, diese wieder neu zusammenzufügen, aber das ging nicht. Ich wollte schon aufgeben und habe vor mich hin sinniert – und dann hat mich plötzlich diese kleine grünblaue Stelle, hier links unten, angesprochen. Da blieb mein Blick hängen, das hat mich fasziniert. Und dann habe ich diese Stelle ausgeschnitten und sie mitten auf ein großes Blatt geklebt und sie vergrößert und erweitert und ganz viel Grünblau dazu gemalt und jetzt ist daraus ein weites, wogendes Meer geworden, vor dem ich Angst habe, in dem ich untergehen kann und dem meine Sehnsucht gilt, das mich fas-ziniert und anzieht."

- „Als ich die Aufgabe gehört habe, war ich ärgerlich. Wie kann man mich dazu verleiten wollen, ein so schönes Bild zu zerstören. Immer geht alles kaputt, was ich mir ausgesucht habe, immer verliere ich alles, was mir gefällt. Mit der Aufgabenstellung lief dieser ganze Film ab und ich musste an vieles denken, das mir gefallen hatte und das mir genommen wurde. Das hat mich zuerst vor Wut blockiert. Ich konnte zuerst gar nichts mehr tun. Ich bin hin und her gerannt und habe beschlossen, der Aufgabe nicht zu folgen und mein Bild zu verteidigen, koste es, was es wolle. Doch irgendwann wurde ich traurig und ich konnte sehen, dass in dem Bild auch meine Trauer enthalten war. Ich bin auch jetzt traurig, wenn ich auf das neu entstandene Bild schaue. Es sieht aus, als hätte ich dem alten Bild einen Trauerrand hinzugefügt. Das Traurigsein ist nicht angenehm. Ich wäre lieber fröhlich und heiter, aber es ist auch nicht unangenehm. Es stimmt so, ich habe vieles verloren in meinem Leben, und darum zu trauern, tut auch gut. Und es tut mir auch gut, nicht nur in der hilflosen Wut stecken zu bleiben."

- „Mir hat die Aufgabenstellung tierischen Spaß gemacht. Ich habe sofort losgelegt und das Bild zerlegt und gemalt und neues Papier genommen und hinzugefügt und verändert. Ich bin in einen richtigen Spiel- und Gestaltungsrausch hineingeraten. Mir ist ganz warm geworden und ich habe jetzt noch einen glühenden Kopf. Es ist sehr aufregend für mich, die Erlaubnis zu bekommen, etwas verändern zu dürfen, und dann lege ich los. Das Bild, das jetzt entstanden ist, hat etwas von einem Tanz. Da sind viele Linien zu sehen, als ob das eine Choreografie ist, entlang der ich mich bewegen kann."

4.3 An hua, oder: Die Gestaltung des Geheimen

Wenn Menschen nach ihren Geheimnissen gefragt werden, dann stutzen sie vielleicht wegen der ungewöhnlichen Frage. Wenn sie dann überlegen und in sich hineinhorchen und hineinschauen, dann stellen sie immer fest, dass auch sie Geheimnisse haben. Diese Geheimnisse können Gedanken oder Erfahrungen sein. Es kann sich um Erlebnisse oder um Taten der Vergangenheit handeln oder um Wünsche, die die Zukunft betreffen. Geheimnisse sind auch ein Teil der therapeutischen Arbeit. Manchmal stehen sie im Vordergrund, manchmal winken sie aus dem Hintergrund, manchmal lugen sie unverhofft um die Ecke.

Geheimnisse zu haben, ist Teil der menschlichen Persönlichkeit. Therapeutische Arbeit, wie ich sie verstehe, hat diese Geheimnisse und damit die menschliche Würde und die Intimität zu respektieren. Therapeutische Richtungen und Verfahren, die vorrangig darauf hinarbeiten, dass alles „aufgedeckt" werden muss, nach denen sich Menschen „öffnen" müssen und die in schrankenloser Mitteilung die Verwirklichung des „wahren" und „authentischen" Menschen sehen, diese therapeutischen Richtungen verletzen meiner Auffassung und meinen Erfahrungen nach die Würde der Klient*innen. Sie wiederholen damit nur das, weshalb sich Klient*innen oft in Therapie begeben, nämlich dass ihre körperliche, soziale und persönliche Würde mit Füßen getreten wurde und die Grenzen ihrer Intimität nicht respektiert wurden. Therapieziel kann folglich nicht die Aufdeckung von Geheimnissen sein. Therapieziel ist die Förderung von Wahlmöglichkeiten der Klient*innen. Dies umfasst die Möglichkeit, entscheiden zu können, ob ein Geheimnis ein Geheimnis bleiben muss oder ob es mitteilbar ist oder der psychischen Entlastung wegen mitteilbar werden sollte und wenn ja, wem und unter welchen Bedingungen. Dazu gehört auch die Möglichkeit, dass sich Klient*innen im therapeutischen Setting die „Erlaubnis" nehmen, Geheimnisse zu haben und Geheimnisse zu bewahren und in ihrem intimen Schatzkästchen zu belassen. Allein schon der Prozess, ein Geheimnis zu gestalten, ohne es zu „offenbaren", holt es aus der oft als schmuddelig oder schamvoll empfundenen Ecke des furchtsam Beschützten und Versteckten heraus, gibt ihm Existenzberechtigung, Bedeutung und in vielen Fällen sogar Kostbarkeit, macht es zum Teil der lebendigen Veränderungsprozesse. Eine Methode, die ich dafür entwickelt habe, knüpft an ein altes künstlerisches Verfahren in China an.

Im alten China stand die Kunst der Porzellanherstellung und Porzellanmalerei in großer Blüte. Mittels des Porzellans wurden in einer differenzierten Symbolik Botschaften ausgetauscht oder für die Ewigkeit festgehalten. Mittels des Porzellans wurden aber auch Geheimnisse bewahrt, wurde festgehalten, dass es Geheimnisse gibt, wurde das Geheimnisvolle beschrieben und wieder mit dem Schleier des Ver- borgenen umhüllt. Das Verfahren wurde „An hua" genannt. Ein Porzellanteller oder eine Porzellanvase wurde weiß grundiert. Auf diese weiße Grundierung wurde mit weißem geschlämmtem Ton das Symbol oder das Schriftzeichen des Geheimnisses, des Geheimen, gemalt. Anschließend wurde dies wiederum mit einer leicht durchscheinenden Schicht weißer Glasur umhüllt. Infolgedessen war nur noch sichtbar, dass es eine geheime Botschaft gab, aber nicht, um welche Botschaft es sich handelte. Die Schriftzeichen und Symbole des Geheimen schienen, in einer bestimmten Weise gegen das Licht gehalten, durch, waren aber für diejenigen, die das Geheimnis nicht kannten, nicht mehr identifizierbar. Für diejenigen, die es kannten, war es also feststellbar, war es bewahrt, war es festgehalten.

Ich habe die chinesische Tradition aufgegriffen, abgewandelt und als eine Methode der Kunst- und Gestaltungstherapie erprobt. Ausgangsmaterial ist ein dünnes Holzbrett oder ein fester Karton, zum Beispiel die Rückseite von Zeichenblöcken oder ähnlichem Material. Am liebsten verwende ich Holz. Als Farbe benutze ich weiße Wandfarbe. Sie ist billig, trocknet schnell und ist den meisten Klient*innen vertraut. Jede*r hat schon einmal eine Wand oder Tapete gestrichen, es gibt keine großen Hemmschwellen vor diesem Material. Gemalt werden kann mit Pinseln oder besser noch mit dem Finger. Ich benutze für den Untergrund kein DIN-Format, sondern teile DIN-A3 oder DIN-A2 entlang der langen Seite in zwei Hälften, so dass ein schmaler, breiter Streifen entsteht. Dieses Format ist günstig, weil es einen Aufforderungscharakter zur geheimschriftartigen Linienführung enthält, weil es panoramaartig wirkt und etwas fremder und geheimnisvoller ist als die vertrauten DIN-Formate. Zum ersten Schritt gehört, dass der Untergrund mit weißer Farbe einfach weiß grundiert und der weiße Grundanstrich trocknen gelassen wird. Meist bereite ich dies schon für die Klient*innen vor, weil der Zeitrahmen in Einzeltherapien und auch in Seminaren zu kurz ist, um die Grundierung trocknen zu lassen. Gelegentlich stoßen Klient*innen in Einzeltherapien auf Geheimnisse, die sie dann in den folgenden Stunden weiter bearbeiten wollen. Dann schlage ich schon zum Ende der Stunde, in der wir auf ein Geheimnis gestoßen sind und in der es sich als Thema angemeldet hat, vor, die technischen Vorbereitungen zu treffen, um in der darauf folgenden Stunde damit weiterarbeiten zu können.

Nachdem das Geheimnis nun einen Boden hat, auf dem der Grund gelegt ist, folgt der nächste Schritt, in dem die Klient*innen ihrem Geheimnis begegnen. Ich fordere sie auf:

„*Male mit weißer Farbe, mit Pinsel oder mit den Fingern das, was dein Geheimnis ist, was bislang nie* öffentlich *war, auf den weißen Grund, mit weißer Farbe.*“

Auch hier ist die Hemmschwelle sehr niedrig, da das Malen Weiß-in-Weiß zumindest suggeriert, das dies andere ja doch nicht sehen. Für die meisten Klient*innen liegt die Vermutung nahe, dass sie es sich erlauben können, einfach darauf los zugestalten. Andere spüren an dieser Stelle, dass selbst das nicht geht, dass es zumeist körperliche Blockaden gibt, die den Ausdruck des Geheimnisses selbst in dieser geheimen Form verhindert. Oft äußern sich die Blockaden als Druck im Hals, als Ring um das Herz, als eine Blockierung des Atems. Ich betrachte dies nicht als Störung, sondern als ein Thema, an dem wir therapeutisch weiterarbeiten, bevor der Gestaltungsprozess weiter fortgesetzt werden kann.

Wie ich meine Aufforderung genau formuliere, hängt vom Setting und vom jeweiligen Prozess ab. Es kann sein, dass die Klient*innen ein bestimmtes Thema, das für sie mit einem Geheimnis umgeben ist, konkret gestalten. Oft schreiben sie aber auch einen für sie wichtigen Satz als Symbol auf. Es ist auch möglich, dass sie frei mit der weißen Farbe improvisieren und sich dabei überraschen lassen, was entsteht. Gerade letzteres ist sinnvoll, wenn das Geheimnis so geheim ist, dass die Klient*innen selbst es nicht kennen, sondern nur ahnen, wenn sie wissen: Ich habe ein Geheimnis oder es gibt in meinem Leben ein Geheimnis, aber ich weiß nicht welches. Man kann das Geheimnis an dieser Stelle Geheimnis nennen oder Tabu. Man kann allgemein auffordern: *„Gestalten Sie das, was Sie dieser Gruppe noch nicht mitteilen können oder wollen."* Oder: *„Gestalte das, was dein Geheimnis bleiben soll."* Oder: *„Gestalten Sie mitder weißen Farbe auf dem weißen Grund Ihre geheimen Wünsche gegenüber Ihrem Partner oder Ihrer Partnerin, Ihren Freunden oder Freundinnen, Ihren Arbeitskollegen oder Arbeitskolleginnen."*

Wenn das entstandene Weiß-in-Weiß-Bild getrocknet ist, entsteht eine Art Relief. Dieses Relief kann erfühlt, ertastet und aus verschiedenen Perspektiven betrachtet werden. Das Geheimnis wird von den Klient*innen erkundet. Sie können sich mit ihm identifizieren, mit ihm in einen Dialog treten oder es unter verschiedenen Perspektiven anschauen.

Dann steht die Entscheidung für die Klient*innen an: Wie gehe ich mit dem Geheimnis um? Manchmal besteht die Absicht einer Klient*in, ein Geheimnis zu bewahren und zu beschützen. Dafür bedarf es einer Methode, die es den Klien*iInnen ermöglicht, mit ihrem Geheimnis in Kontakt zu bleiben, es aber für Außenstehende unsichtbar und unzugänglich zu lassen (zumindest solange der Klient oder die Klientin es nicht anders wollen). Das Geheimnis wird dadurch verschlossen, gesichert und bewahrt, dass das entstandene weiße Reliefbild wiederum mit einer Schicht weißer Farbe, der gleichen Farbe wie bisher, überstrichen wird, wobei die Farbe leichtverdünnt wird. Das Reliefbild wird damit in seiner alten Form unsichtbar, aber es verschwindet nicht, es ist noch da, aber nicht für jeden erkennbar, wie es sich für ein gutes Geheimnis gehört. Vielleicht stehen die Spitzen des Reliefs hervor, so wie man als Außenstehende*r von manchen Geheimnissen nur die Spitze des Eisberges mitbekommt. Man ahnt, dort ist etwas. Man ist sich sogar sicher, dass es ein Geheimnis gibt, aber man weiß nicht, welches, man kann es nicht erkennen. Das neu entstandene Bild, das verschleierte Relief, kann nach dem Trocknen wieder betastet werden, um zu überprüfen, ob das Geheimnis gut aufgehoben ist, ob es noch zugänglich ist, auch hinter dem Schleier des Verborgenen, oder ob es sich infolge der Begegnung mit ihm und der Gestaltung des Geheimen verändert hat.

Andere Klient*innen haben die Absicht, einem Geheimnis auf die Spur zu kommen. „*Bin ich missbraucht worden?*" „*Wer oder was hat mich so in Angst versetzt, dass ich nachts immer wieder aufschrecke?*" "*Hat meine Mutter mich auch geliebt oder nur verachtet?*" Hier kommt mit An hua vieles in Bewegung, hier öffnet und löst sich man ches Geheimnis. Schon der Gestaltungsprozess ist ein Prozess innerer und äußerer Bewegung, wenn die Klient*innen mit dem Pinsel oder häufiger noch mit den Fingern Weiß-in-Weiß formen, Weiß-in-Weiß gestalten, matschen, bewegen, reiben, ziehen, kreisen, kleckern, in die weiße Farbe schlagen, Weiß anhäufen, Weiß verstreichen (deswegen nehme ich entweder einen sehr festen Karton oder möglichst einHolzbrett als Untergrund, damit für diesen Prozess Zeit ist und sich der Boden währenddessen nicht auflöst). Hier bewegt sich nicht nur die weiße Farbe, hier bewegen sich nicht nur die Hände, hier bewegt sich auch vieles im Innern, im Herzen, in den Erinnerungen, in den Gefühlen der Menschen, so dass viele ihren Geheimnissen auf die Spur kommen oder sich ihnen zumindest annähern können.

Manchmal reicht dieses Prozesserleben nicht, manchmal gibt es nur Annäherungen, die im Erleben der Klient*innen unvollständig bleiben, nicht abgeschlossen sind. Dann tun Pausen gut, Pausen von Minuten, von Stunden, manchmal auch von Tagen, in denen das, was erlebt wurde, weiterarbeiten kann, in Träumen, in Gedanken, in Assoziationen, in anderen Imaginationen, im Körper, in sozialen Kontakten. Wenn dann zum Beispiel eine Klientin in die nächste Therapiestunde wiederkommt und ihr An hua getrocknet vorfindet, bitte ich sie, es zu betrachten. Dann fordere ichsie auf:

„Setze dich so vor das Bild hin, dass du entspannt sitzen kannst. Schließe die Augen, spüre deinen Atem und taste dann, so lange du möchtest, über das Bild. Ertaste es, erspüre es, ertaste deine Geheimnisse mit den Spitzen oder Flächen deiner Finger."

Spätestens hier machen alle Klient*innen, mit denen ich mit dieser Methode gearbeitet habe, große Schritte in Richtung auf das Entdecken und Erleben der Geheimnisse, denen sie auf die Spur kommen wollen.

Manche Klient*innen sind nach der Arbeit stolz darauf, ein Geheimnis zu haben, es bewahren zu können und zu dürfen. Für sie ist es wichtig, kein schlechtes Gewissen mehr zu haben, weil sie etwas vor anderen verbergen, sondern die ausdrückliche Erlaubnis zu haben, ein Geheimnis als An hua zu gestalten. Manche geben diesem gestalteten Geheimnis einen besonderen Platz, hängen es an die Wand, legen es auf ein Regal, wo es ihnen zugänglich ist, wo sie sich ihm immer mal wieder widmen können. Andere entdecken im An hua-Prozess Geheimnisse, die sie schrecklich finden, zerstören das Bild, zerkratzen es, zerbrechen es.

Wieder andere wollen es umwandeln, wollen es nicht mehr weiß lassen, sondern mit Farbe verändern. Ich fordere dann auf, die Reliefstruktur des Urbildes als Grundlage für das Weiterarbeiten zu nehmen. Die eine Klientin verwandelt dann ihr Bild in ein Vulkangebirge, in eine mystische Landschaft. Die andere überdeckt ihr Relief mit dünnen Aquarellfarben, wandelt es zu einem zarten Gespinst.

Die Vielfalt an Erlebens- und Gestaltungsmöglichkeiten, die in der Arbeit mit An hua liegen, beschreibt meine Frau Gabriele Frick-Baer anhand eines Seminars zum Thema: „Woran wir glauben" im Folgenden:

Auf die Idee, die An hua-Methode als gestaltungstherapeutischen Leitfaden durch dieses Seminar zu nehmen, kam ich auf Grund der Überlegung, dass Glauben, Religiosität und Spiritualität, eigene Normen und Werte Themen mit, wie ich finde, höchst intimem Charakter sind. An hua erschien mir als die Möglichkeit, den Teilnehmer*innen Wege der Bewusstheit und der Bewusstwerdung zwischen Scham und Stolz, Fremd- und Selbstbestimmung, Zeigen und Verstecken, Intimität und Offenheit zu eröffnen.

Mit tanztherapeutischen Methoden leitete ich die Teilnehmer*innen zu einer bewegten Erlebnisreise darüber an, was sie an Glaubenstraditionen von ihren Vorfahren, ihren Eltern, Großeltern, Geschwistern, Nachbarn, Schule, Kirche usw. und an Atmosphäre(n) mitbekommen hatten. Sie beschäftigten sich ebenso mit der heutigen Form ihres Glaubens, ihrer Normen und Werte, ihrer Religiosität und Spiritualität und mit Brüchen in ihrer biografischen Glaubensgeschichte.

Erster Schritt:

„Schließt nun bitte diese Erlebnisreise in der nächsten Zeit, mit den nächsten Atemzügen ab. Und dann nehmt bitte eine von diesen weißen Tafeln“, das sind Holzbrettchen in der Größe von etwa 30 x 65 cm, die ich in der Vorbereitung mit weißer Wandfarbe einmal angestrichen hatte, *„nehmt sie als eure Glaubenstafel, auf die ihr das, was euch im Moment wichtig ist oder wichtig geworden ist, eintragen mögt, gemalt oder geschrieben oder wie auch immer. Nehmt euch bitte von der weißen Farbe, die hier für euch bereitsteht, und tragt dies Weiß-in-Weiß auf. Macht dies, wenn es geht, möglichst mit den Fingern. Ihr könnt aber auch Pinsel benutzen, so wie das für euch richtig ist.“*

Die meisten Teilnehmer*innen (13 von 14) benutzten zum Weiß-in-Weiß-Malen ihre Finger bzw. ganzen Hände, nur eine einen Pinsel. Die Atmosphäre des Herangehens reichte von zögerlich, zart, vorsichtig bis hin zu anpackend, sich sinnlich hinein vergrabend, matschend.

Ich bat die Teilnehmer*nnen in die große Runde, möglichst mit ihren Glaubenstafeln (s. Abbildung 10, Seite VI). Ich fragte, was sie beschäftigte, ich bat sie, das, was sie von dem Erfahrenen mitteilen mochten, den anderen zu erzählen.

Die Mitteilungen waren zum großen Teil relativ lang und ausführlich und bewegten sich im Raum zwischen Offenheit bzw. fast schon Offenbarung und Geheimhaltung. Stark verkürzt, eben so, wie ich es erinnere und auf die hier interessierende An hua-Arbeit bezogen, werde ich später einige Aussagen referieren (mit einer „I“ als Anmerkung für die Rückmeldungen zu diesem Zeitpunkt).

Zweiter Schritt:

Nach zwei Einzelarbeiten, die sich aus der Gestaltung der An hua-Glaubenstafelnergeben hatten, bat ich die Teilnehmer*innen in einer längeren tanztherapeutischen Einheit, sich auf die Suche nach ihrem „inneren Ort des Glaubens, der Normen und Werte, Religiosität oder Spiritualität“ zu begeben, diesen in einer Geste von innen heraus nach außen und in Bewegung zu bringen und mit dieser in Kontakt mit einem anderen Menschen im Raum zu gehen. Daran schloss sich ein verbaler Austausch in Paaren über die gemachten Erfahrungen an.

„Widmet euch nun noch einmal euren Glaubenstafeln, sucht einen guten Platz für sie, betrachtet sie noch mal von allen Seiten und verändert sie, wenn es passend ist, nach dieser eben gemachten Erfahrung mit eurem inneren Ort des Glaubens und des Austausches mit eurer Partnerin oder eurem Partner und nach den Erfahrungen des heutigen Tages überhaupt, so, wie ihr es für richtig haltet. Benutzt dazu in jedem Fall ausschließlich die weiße Farbe. Vielleicht ist gar nichts zu verändern, vielleicht viel, gestaltet eure Tafel jetzt passend für eure Gedanken und Gefühle und Körperimpulse.“

Danach bat ich alle Teilnehmer*innen in die große Runde, um etwas zu erzählen. (Die Mitteilungen zu diesem Zeitpunkt werden später die Anmerkung „II“ haben.)

Dritter Schritt:

Am nächsten und letzten Tag des Seminars folgte die Anleitung: *„Bitte sucht euch mit euren Glaubenstafeln einen guten Platz zum Sitzen im Raum. Widmet euch ein paar Atemzüge lang euren Glaubenstafeln, lasst sie auf euch wirken. Seid aufmerksam dafür,* welche Stimmung, welches Körperempfinden, welche Gefühle und Einfälle sie heute Morgen in euch auslösen.

Bisher haben wir uns dem gewidmet, woran wir glauben, wie sich dieser Glauben, unsere Normen, unsere Werte, unsere Maßstäbe in uns entwickelt haben, und auch dem, was dem Spüren und Fühlen dieses Glaubens im Wege steht. Wir haben uns dem Thema gewidmet, wie und wo sich unser Glauben körperlich Raum nimmt, wie er seinen Ausdruck findet und wie wir damit in Kontakt gehen können. Wir haben uns dem, wie wir uns selbst und unseren Maßstäben, Normen und Werten glauben können, gewidmet. Dieser Glaube braucht einen Schutz. Glaube, Religiosität, Spiritualität sind etwas, was wir Menschen oft brauchen, wenn wir uns in Not und in krisenhaften Situationen befinden. Dann suchen wir den Schutz durch unseren Glauben. Aber unser Glauben braucht auch Schutz, auch in freudigen Zeiten. Der Glaube muss bewahrt werden. Deshalb gebt auch eurer Glaubenstafel ihren Schutz. Seid aufmerksam für die Bereiche, die geschützt werden sollen. Vielleicht liegt der Schutz darin, manche

Bereiche zu verdecken oder zu verstecken; vielleicht brauchen andere Bereiche ihre besondere Art von Schutz, damit sie sich der Öffentlichkeit stellen können. Um dies zu gestalten, könnt ihr sowohl zum Beispiel einen weißen Schleier oder eine Firnis mit weißer Farbe über eure Glaubenstafel, so wie sie jetzt ist, legen, unterschiedlich dick oder dünn, je nach Dicke oder Dünne der Schutzschicht, je nachdem, wie viel nach außen noch sichtbar sein soll. Ihr könnt aber auch bunte Farbe darüber legen, eventuell verdünnte Farbe, oder auch andere Materialien, die euch einfallen: Papier, Stoff oder all das, was ihr hier oder im Materialraum findet und brauchen könnt. Vielleicht wollt ihr gar nichts an euren Glaubenstafeln ändern, dann lasst sie so, wie sie sind. Aber seid aufmerksam, so dass ihr sicher sein könnt, sie geschützt zu haben.“ (s. Abbildung 11, Seite VI)

Alle Teilnehmer*innen arbeiteten sorgfältig und intensiv an ihren Glaubenstafeln.

Danach bat ich die Teilnehmer*innen, für ihre Glaubenstafeln einen guten Platz im Raum zu finden, um sie hinzulegen oder hinzustellen, und sich noch eine Zeitlang nach tanztherapeutischen Methoden mit ihnen zu beschäftigen. Die Atmosphäre beim sich anschließenden Erfahrungsaustausch in Paaren war nach meinem Eindruck von großem Interesse und von Aufregung gekennzeichnet.

Diesbezügliche Rückmeldungen in der Abschlussrunde werden bei den folgenden beispielhaften Aussagen der TeilnehmerInnen mit der Anmerkung „III“ versehen.

Rückmeldungen:

- „Auf dem Weg meiner Geschichte und Entwicklung ist mir der Eindruck der Unehrlichkeit der deutlichste. Ich habe mit so vielen Institutionen und Menschen zu tun gehabt, *die irgendetwas mit Kirche und christlichem Glauben zu tun hatten: Die Unehrlichkeit machte und macht mir am meisten zu schaffen. Hier und jetzt geht es mir gut. Ich habe deutlich gespürt, dass in mir etwas ist, was ich glaube, auch wenn ich nicht weiß, was es ist ... Im Hier und Jetzt fühle ich mich als Suchender und das drückt sich auch auf meiner Glaubenstafel aus. Ich habe sie hochkant genommen; im oberen Bereich ist das Kindliche, Unehrliche, im unteren Bereich ein großes*

Fragezeichen. Das drückt aus, dass ich mich als Suchender erlebe und viele Fragezeichen habe."(I) Später, nach dem Beschäftigen mit seinem „inneren Ort des Glaubens", äußerte er: *„Ich bin nun viel besser drauf und ich habe den Ort in meinem Magen gefunden. Eigentlich habe ich immer gewollt, dass der Ort des Glaubens in meinem Herzen ist ..., aber ich muss nun damit klar kommen, dass sich der Ort der Magen befindet. Dort sitzen der Aufruhr und das Fragezeichen." (II) „Die Arbeit mit dem Schutzraum hat mich nahezu glücklich gemacht. Ich bin gerührt und fühle mich dabei ganz leicht. Ich will wenig bzw. am liebsten gar nichts darüber sagen, um mir das Gefühl zu erhalten, ich hätte den Magen aufgeräumt, die Last wie Luftballons aufsteigen lassen. Das ist auf meiner Glaubenstafel zu sehen. Ich habe an meinem Ort des Glaubens noch keinen Glauben, aber das Gefühl, dass ich ihn jetzt mit meinem Glau ben füllen kann. Ich habe Sorge, dass ich wieder schwere Dinge hineinräumen werde; aber ich will damit in Bewegung bleiben." (III)*

- *„Für mich war das Malen bzw. Matschen in der weißen Farbe, auf der weißen Tafel, eine wunderbare Weiterentwicklung dessen, was ich in der Erlebnisreise erfahren habe. Ich habe festgestellt, dass ich einen tiefen Urglauben habe, den ich von meinen Eltern mitbekommen habe ... Eben fiel das Licht durch die Fenster und ich stand lichtdurchflutet da. Das berührt mich sehr. Ich muss vor Rührung weinen. Dieses Erlebnis konnte ich mit meinen Händen und beim Matschen in der weißen Farbe auf die Glaubenstafel bringen."(I) „Ich bin ein wenig durcheinander, alles ist irgendwie auf den Kopf gestellt, mein Gefühl von Geben und Nehmen, mein Atemfluss hat sich verändert ... In Bezug auf die Gestaltung auf meiner Glaubenstafel war ich erstaunt darüber, dass ich sie einfärben sollte. Das hatte ich falsch verstanden. Ich habe mich innerlich sehr dagegen gewehrt, habe dann aber eine Lösung gefunden, die mir gefiel, mit Sand und Ton."* Sie richtete sich so etwas wie einen kleinen Altar mit einer Tonschale und Sand um die Glaubenstafel herum ein. (III)

- *„Ich bin irgendwie schrecklich unruhig und hektisch geworden, so wie ich das von mirkenne. Ich fühle mich auch jetzt unruhig und hektisch und zweigeteilt; es gibt ein Oben im Kopf, wo ich denke und rede und sage und tue. Aber ich fühle und spürenichts und das drückt sich auch in meiner Glaubenstafel aus. Sie ist zweigeteilt, obensind die Gedanken, das Tun, mein Alltag und unten irgendwie nichts. Ich möchte unbedingt ans Spüren kommen, möchte das, was*

> *ich glaube, was ich sage, auch spüren. Ich möchte daran arbeiten."(I)* Dieser Teilnehmer arbeitete am nächsten Tag in einer Einzelarbeit, in der er sich das kindliche Fühlen und Spüren, den kindlichen Bereich zurückeroberte. Als er Kind war, hatte es niemanden interessiert, was er glaubte, welche Fragen er hatte, mit welchen Problemen er sich herumschlug. Es war kalt und herrschte die Einstellung vor, dass er *„es schon richtig"* mache. Er fühlte seinen Schmerz, seine alten Sehnsüchte, dass seine Eltern doch einmal Interesse an ihm haben mochten, an seinen Sinn- und Glaubensfragen, an seinem Selbstkonzept. Er konnte in der Arbeit (wieder) eine Verbindung zwischen oben und unten und zum Spüren und Fühlen herstellen. *„Ich bin tief erschöpft, aber gleichzeitig voller Zufriedenheit darüber, dass ich auch eine körperliche Verbindung spüre zwischen oben und unten, dass ich spüre, an mich selbst zu glauben, dass ich meinen Normen und Werten Glauben schenken kann."(II) „Ich bin glücklich, wie* körperlich mein Glauben, mein Maßstab für mich geworden ist. Ich habe meine *Glaubenstafel zu einer Gestalt gestaltet, die verwundet, aber ganz ist, die oben und unten, also Denken und Fühlen bzw. Spüren miteinander verbindet. Auch durch die Rückmeldung meiner Gesprächspartnerin ist mir bewusst geworden, wie sehr ich meine Gestalt schätze. Ich halte sie auch künstlerisch für gelungen."(III)* (s. Abbildungen 10/11, S. VI)

„Ich spüre große Ruhe, Gelassenheit und Freude darüber, wie klar ich mit mir bin."(I) *„Ich bin beglückt* über *den Respekt und die Standfestigkeit, mit der ich vorhin mir selbst und meiner Partnerin in Bezug auf unsere Spiritualität begegnen konnte. Aber jetzt bin ich gänzlich unzufrieden. Jetzt habe ich den Eindruck, dass ich in der Gestaltung, bei der Veränderung der Glaubenstafel etwas gemacht habe, was nicht passend war. Irgendwie habe ich den Eindruck, dass ich den Respekt mir selbst gegenüber in diesem Teil des Tuns verloren habe. Ich habe etwas, das vorher Risse und Dellen und Ungleichheiten hatte, mit der weißen Farbe geglättet." (II) „... Ich habe gestern Abend, zu Hause, gemerkt, dass ich so von Veränderungswillen und -tun in der letz ten Zeit und auch bei dem Gestalten der Glaubenstafel besessen bin, dass ich nicht mehr behutsam und sorgfältig mit dem, was es zu bewahren lohnt, bin. Ich habe nun dementsprechend meinen Schutzraum auf der Glaubenstafel gestaltet und den nötigen Respekt und die Gewahrsamkeit gegenüber dem, was ich bei allem Veränderungswillen bewahren will, bewahrt."* (III)

- „Ich bin mir meiner Spiritualität, meiner Glaubenssätze sehr bewusst. Ich habe festgestellt, dass ich dabei ganz mit mir alleine im Reinen bin. Dieses Alleinsein damit tat mir so gut, weil ich gleichzeitig in dem Seminar merken konnte, dass ich mit anderen Wünschen über diese Fragen in Kontakt gehen kann, dass ich mich nicht in mir selbst verrennen muss."(I) „Ich habe meine Glaubenstafel vom Vorabend sozusagen besiegelt. Ich sehe hier ein dickes Siegel prangen, nachdem ich zuvor ein wenig meine Glaubenstafel verändert habe." (II) „Ich habe erst versucht, die Tafel in Regenb genfarben zu gestalten, habe mich dann aber entschlossen, nur ein wenig Gold aufzulegen. Mein Glauben ist eine Kostbarkeit."

4.4 Begleitbuch (Buch-im-Buch)

Bücher sind für vieles zu gebrauchen. Mit Büchern kann man einen Stapel loser Blätter beschweren. Bücher kann man stapeln. Bücher kann man ausstellen. Mit Büchern kann man werfen. Bücher kann man tragen. Bücher können einen Tisch oder ein Regal abstützen. Bücher können als Kopfkissen dienen. Mit Büchern kann man ein Feuer nähren. Bücher kann man lesen.

Bücher haben Charakter. Manche Bücher sind langweilig. Sie ermüden, sie falleneinem aus der Hand, sie bestehen aus Bleiwüsten und sind fade. Andere Bücher erregen. Schon der erste Blick kann Liebe beginnen lassen. Nimmt man sie in die Hand, fühlt man ein Prickeln auf der Handfläche. Manchmal hält der Inhalt nicht, was die Form verspricht, aber oft erreicht der Inhalt ebenfalls unsere Sinne, bringt sie zum Erwachen und Blühen. Andere Bücher rufen Achtung hervor, Hochachtung. Schon ihr bloßes Gewicht, ihr Aussehen und ihr Volumen lassen den potenziellen Leser sich verneigen vor so viel gesammeltem Wissen, das er in der Hand hat, oder vor Unlust und Überforderung erstarren. Andere Bücher duften gut, wiederum andere sind wie kostbare Ausstellungsstücke – Kleinodien, Kunstwerken vergleichbar. Ihr Charakter ist so vielfältig, wie es der von Menschen sein kann, mit vielen Nuancen und Schattierungen.

Bücher repräsentieren Bedeutungen. Sie repräsentieren die Bedeutungen, die sie für uns Besitzer*innen oder Leser*innen haben, sie repräsentieren das, was wir in sie hinein geben. Sie sind mehr als eine Ansammlung von Seiten und Buchstaben. Ein Buch kann Gefühle der Sehnsucht und Liebe repräsentieren, die der Autor oder die Autorin in dem darin enthaltenen Roman beim Leser oder der Leserin hat entstehen lassen. Ein Telefonbuch kann für einen Nutzen stehen, den wir beim täglichen Gebrauch haben. Ein Telefonbuch kann aber auch die wehmütige Erinnerung und die Trauer repräsentieren, die uns befallen, wenn wir an die alte Heimatstadt denken, deren Telefonnummern das Buch enthält. Dieses Telefonbuch ist ein Repräsentant nicht nur der Telefonnummern oder Anschriften, sondern auch aller Menschen dieser Stadt, ihrer Wege, ihrer Gebäude, ihrer Gerüche und Temperaturen, ihres Straßen lärms, ihrer Geschichte und ihrer Geschichten. Eine als Buch veröffentlichte Diplom- oder Promotionsarbeit repräsentiert nicht nur den Inhalt der darin enthaltenen Abhandlung, sondern repräsentiert und präsentiert vielleicht Versagensängste, den Stolz auf mühevolles Studium, harte Arbeit und erreichte und anerkannte Ergebnisse.

Manchmal ist das, was ein Buch für uns repräsentiert, klar und deutlich und liegtoffenkundig auf der Hand, so, wie das Buch in der Hand liegt. Manchmal aber ist esuns nicht bewusst, wirkt es wie der Hauch einer Farbe oder wie leise Hintergrundmusik.

Mit der Methode Buch-im-Buch mache ich etwas eigentlich ganz Profanes. Ich bitte die Klient*innen, ein Buch mitzubringen, das sie nicht mehr brauchen. Schon diese Aufgabe löst, da sie eine Entscheidung erfordert, oft „typische“ Prozesse aus, die wahrzunehmen spannend sein kann. Ich schlage ihnen dann vor, ihr Buch als Ausgangsobjekt und Ausgangsmaterial für eine individuelle Gestaltung zu nehmen. Formen und Methoden sind dabei offen und nicht vorgegeben.

Ich sage den Klient*innen:

„Ihr seid keine unbeschriebenen Blätter. Wenn mit euch etwas Neues geschieht, wenn Veränderungen erfolgen, wenn ihr neue Verhaltensweisen erprobt oder entwickelt, dann entsteht das nicht in einem neuen, freien Raum oder wie auf einem weißen Blatt – dann ist immer schon etwas da, Vorerfahrenes und Vorgegebenes. Nehmt deshalb das Buch als Metapher für das Vorerfahrene und Vorgegebene. Andere haben es hergestellt, ihr habt es ausgewählt. Ihr könnt es

verändern. Nutzt es als Ausgangsmaterial für euch, für eure Entwicklung, für eure Ideen, für eure Kreativität. Nehmt es als Begleitbuch für den Prozess der nächsten Stunden bzw. der nächsten Tage. Ihr könnt in das Buch hineinschreiben oder hineinmalen. Ihr könnt hineinkleben mit Papier oder Stoff oder anderen Materialien, ihr könnt in die Seiten schneiden oder sie reißen ... Vielleicht nehmt ihr die Buchseiten nur als Papier und Grundierung für das, was entsteht. Vielleicht regt euch auch das eine oderandere an, das auf diesen Seiten steht, die Worte, Sätze, Formen, Farben, je nachdem, was es für ein Buch ist, das ihr euch ausgewählt habt. Ihr könnt vorne im Buch anfangen oder hinten oder mittendrin, ganz wie ihr wollt. Schlagt eine Seite auf und gestaltet eure erste Seite."

Die Teilnehmer*innen der Gruppen bringen unterschiedliche Bücher mit. Das Spektrum reicht vom Kinderbuch bis zum kommunistischen Politroman „Wie der Stahl gehärtet wurde", vom alten Wörterbuch bis zu Brehms Tierleben. Ein Krimi ist dabei und ein zerfleddertes Kunstbuch, ein altes Soziologiebuch aus der Studienzeit mit vielen Unterstreichungen von damals sowie ein Liebesroman. Sie nehmen die Bücher in die Hand und betrachten sie erst etwas scheu. Die Haltung zum Buch verändert sich, der Blickwinkel, die Perspektive. Das Buch ist nicht nur Träger von Text und Bild, es bekommt einen eigenen Wert, ist Material, das veränderbar ist, ist Form und Farbe, Träger von Erinnerungen und Anreger zu kreativem Neuem. Manche meditieren lange über dem Buch, sehen es mit neuen Augen an, blättern drin herum, andere beginnen schnell, gestalten ihre erste Seite. Irgendwann entsteht ein reges Treiben. Es wird mitgebrachtes oder bereitliegendes Material gesichtet. Man beginnt auszuwählen, zu experimentieren, zu gestalten. Manche arbeiten mit den Buchseiten selbst,schneiden aus, falten und falzen, andere schreiben in das Buch hinein, überschreibendie vorhandene Schrift usw. So entsteht allmählich etwas Neues. Das Buch verwandelt sich in ein neues Buch, es entsteht ein Buch-im-Buch (s. Abbildung 12, Seite VII).

Zumeist setze ich dieses Verfahren für die Begleitung eines längeren Prozesses ein. Mit einem Buch Kontakt aufzunehmen, kann in einem kurzen Moment geschehen. Aber eine Beziehung zu einem Buch zu entwickeln, sich seinen Inhalt einzuverleiben oder sonst wie anzueignen, es zu bearbeiten oder zu verarbeiten, das ist ein längerer Prozess. Genauso regt das Ausgangsmaterial Buch für das Buch-im-Buch dazu an, immer wieder in diesem Buch zu arbeiten, es zu gestalten, es umzuwandeln, sich in dieses Buch „hineinzubegeben" und sich in diesem Buch zu gestalten. Bei Seminaren und Fortbildungen von einer oder mehreren Wochen Dauer nutze ich es oft als alltägliches Ritual, um das Erlebte am Ende eines Tages in dem Buch-im-Buch zu gestalten. Das Buch-im-Buch wird zu einem Begleitbuch.

Bei der Arbeit an dem Buch-im-Buch entsteht etwas Eigenartiges. Das Ausgangsbuch ist nicht nur Ausgangsmaterial, in das hinein sich das Leben der Akteur*innen gestaltet. Es entwickelt, nein es zeigt auch seinen eigenen Charakter und das, was er bedeutet, wird in der Verarbeitung und damit teilweisen Zerstörung des Buches oft erst sichtbar und erlebbar. Für manche Bearbeitungen bietet es sich an, anderen widersetzt es sich. Um beim obigen Beispiel des Telefonbuches zu bleiben: Erst in der Gestaltung spürt der Klientin die Bedeutung der Stadt, die sie vor kurzem verlassen hat, sie erlebt ihre Trauer und hat gleichzeitig Gelegenheit, sie in der Verarbeitung und Bearbeitung dieses Buches zu gestalten.

Das Buch wird zum Partner eines Dialoges.

Ich schließe die Arbeit an dem Buch-im-Buch immer damit ab, dass ich sage: *„Nehmt euch noch einmal Zeit und blättert durch das Buch-im-Buch, das euch durch unseren gemeinsamen Prozess begleitet hat. Lasst das, was ihr seht, was ihr fühlt und spürt, auf euch wirken und blickt dann noch einmal zurück ... Lasst dann in euch Ideen undImpulse für eine letzte Seite oder für eine vorläufig letzte Seite entstehen, für etwas, das den Prozess, den wir gemeinsam erfahren haben, abschließt. Gestaltet die letzte Seite (dieses Seminars, dieser Seminarreihe u. Ä.) ... Nehmt dann euer Buch noch einmal in die Hand und gestaltet, wenn ihr dies nicht schon getan habt, euren Umschlag und euren Titel für dieses Buch. Vielleicht bedarf es dazu nur kleiner Veränderungen, vielleicht muss das Buch aber auch neu eingebunden und beschriftet werden. Dieses Buch habt ihr euch angeeignet, indem ihr es verändert habt. Manches von dem Alten ist noch darin enthalten, aber es ist jetzt ein neues Buch, es ist jetzt euer Buch. Gebt ihm dementsprechend euren Titel.“*

In der Gestaltung der Umschläge und Titel für das Buch-im-Buch wird oft besondereSorgfalt aufgewandt. Es entstehen wahre Kostbarkeiten, viele Bücher werden, wennStoff vorhanden ist, mit Textilien neu eingebunden. Es entstehen sehr eigenwillig schöne und kunstvolle Produkte. Wichtiger aber noch als das, was an Titeln undEinbänden des Buches-im-Buch entsteht, ist die Sorgfalt und Intensität, mit der sichdie Klient*innen dieser Arbeit widmen. Es entsteht in der Regel eine Arbeitsatmosphäre, die Respekt der Teilnehmer*innen vor sich selbst ausstrahlt, Respekt vor dem, was sie selbst geschaffen haben, vor dem eigenen Erleben, vor der eigenen Gestaltungsfähigkeit.

Eine Teilnehmerin beschreibt einige Erfahrungen mit ihrem Begleitbuch: *„Das Begleitbuch,* über *das ich hier berichte, entstand während zweier Wochen im Rahmen der therapeutischen Ausbildung. Tagebücher waren mir vertraut, auch in diese hatte ich immer schon einzelne Bilder, Eintrittskarten und andere Erinnerungsstücke eingeklebt. Ich führte auch während meiner eigenen Therapie ein Therapietagebuch, in das ich ebenfalls von Zeit zu Zeit malte. Aber der Schwerpunkt lag jeweils in den geschriebenen Worten, sie dienten mir dazu, Klarheit und Struktur in meinen Gedanken zu erhalten, Prozesse festzuhalten, mich erinnern zu können. Durch die Worte bekam ich Distanz zu meinen Gedanken, sie standen mir schwarz auf weiß gegenüber.*

Das Begleitbuch ist für mich ein Tagebuch der besonderen Art geworden. Das Besondere wird bereits sichtbar am äußeren *Erscheinungsbild. Das Buch „lebt“ – es quillt* über, *an vielen Stellen hängt etwas über das normale Format heraus, ein Stück Stoff, eine Ecke Papier; Seiten, zwischen die ich etwas Sperrigeres geklebt habe, springen auf.*

Ich nehme das Buch gerne zur Hand, um es wie eine Illustrierte oder ein Bilderbuch durchzublättern. Dies habe ich auch zusammen mit vertrauten Personen an meiner Seite getan.

Wenn ich in das Begleitbuch hineinsehe, erinnere ich mich an die Atmosphäre, in deres entstand. Ich erhalte ein Gespür für den Raum, in dem die anderen Teilnehmer*innen und ich an verschiedenen Stellen am Tisch oder auf dem Fußboden saßen und malten, klebten oder schrieben. Für mich war es eine dichte Atmosphäre, in der wir gleichzeitig für uns sein konnten und dennoch im Tun Verbundenheit spürten. Ich habe ein buntes Bild vor Augen, Papierschnipsel, Stoffreste, Farbstifte, es gab kurze Blickkontakte, Wortwechsel – ich erinnere mich an die Ausdauer beim Arbeiten an den Büchern.

In meinem Begleitbuch ist der Wortanteil gering, es gibt keine zusammenhängenden Texte, nur ergänzende Stichworte. Es ist ein Bilderbuch geworden; innere Bilder, die während dieser beiden Wochen in der therapeutischen Arbeit auftauchten, erhielten darin ihren Platz.

Die Anregung, während der beiden Ausbildungswochen ein solches Begleitbuch zu führen, war eine wichtige Hilfe, die Erfahrungen in dieser Zeit fassbar zu machen undzu integrieren.

Ich habe kontinuierlich den Prozess festgehalten. Beunruhigende Momente habe ich in bildlicher Form sichtbar gemacht. Meine inneren Bilder und Prozesse wurden auch für andere sichtbar und machten einen Austausch darüber möglich. Das Leben außerhalb des therapeutischen Raumes fand Einzug in dieses Buch. Ich hielt die Augen nach Mitbringseln für die Gestaltung des Buches auf, so sind Fundstücke von Spaziergängen oder Postkarten, die zum Thema passten, enthalten."

5 Beziehungsbilder und -objekte

5.1 Beziehungspanoramen

Wenn Beziehungen Thema einer Therapie sind, suchen die Klient*innen oft in der Beziehung zwischen zwei Menschen, sei es in Ehe und/oder Partnerschaft, zwischen Freund*innen oder Kolleg*innen oder zwischen Elternteilen und Söhnen oder Töchtern nach Lösungen für ihre konkreten aktuellen Situationen und Probleme. Oft ist Klient*innen auch deutlich (oder sie bemerken es in der Therapie), dass sich immer wieder die gleichen Beziehungsprobleme wiederholen, dass das ausschließliche Betrachten und Bearbeiten des aktuellen Problems allein nicht weiterführt. Wenn Beziehungsprobleme bzw. Beziehungsverläufe sich wiederholen, reden wir von Beziehungsmustern. Die Bandbreite solcher Wiederholungen ist weit: Da gibt es Männer oder Frauen, die von der Partnerin oder dem Partner wegwollen, aber nicht wegkommen, bis sie schließlich – meist in verletzender Weise – selbst verlassen werden. Und da gibt es andere, die große Sehnsucht nach einer Partnerschaft haben und suchen und suchen und immer wieder erstaunt sind, dass die anderen Menschen von ihrer Sehnsucht nichts mitbekommen und den Eindruck haben, als wären sie sehr zufrieden mit ihrem Leben. Dann gibt es diejenigen, die immer wieder an die gleichen Falschen geraten, die Frau zum Beispiel, die sich nach einem starken männlichen Gegenüber sehnt und immer wieder an Männer gerät, die ihre kleinen Brüder sein könnten. Oder den Mann, der voller Sehnsucht ist, sich in eine Liebesbeziehung fallen lassen zu können, und immer wieder in Partnerschaften gerät, die nach kurzer Zeit in einen andauernden Machtkampf und Kleinkrieg ausarten. Hier geht es nicht oder nicht vorwiegend um die Beziehung zu einer konkreten Person, hier liegt die Vermutung nahe, dass bestimmte Arten, Beziehungen einzugehen oder sich in Beziehungen zu verhalten, sich zu Mustern verfestigt haben, unter denen die betreffenden Personen leiden. Deshalb ist es angesagt, die Aufmerksamkeit eine Zeit lang nicht auf die aktuelle Situation zu richten, sondern sich zu bemühen, die Entstehungsgeschichte der Beziehungsmuster und die damit zusammenhängenden Faktoren zu erkennen und zu verstehen sowie erlebbar, veränderbar zu machen. Es gilt, den Blick schweifen zu lassen, die Aufmerksamkeit zu defokussieren. Dazu sind Panoramatechniken geeignet.

Es gibt zwei Möglichkeiten des Beziehungspanoramas. Die erste Methode ist eine gestaltete Fantasie, eine geleitete Imagination. Ich bitte die Klientin oder den Klienten, sich so hinzusetzen oder hinzulegen, dass sie oder er sich mehrere Minuten lang bequem und entspannt in eine Fantasiereise begeben kann. Dann sage ich: *„Ich werde dich jetzt bei einer Fantasiereise begleiten. Nimm deinen Atem wahr, spüre, wie du einatmest und ausatmest ... Spüre die Pausen zwischen den Atemzügen ... Du atmest von allein, der Atem kommt und geht ... Lass so auch deine inneren Bilder und Gedanken kommen und gehen ... Stell dir eine Landschaft vor, in der du dich befindest. Es ist eine Beziehungslandschaft, eine Landschaft, die jetzt vor deinem inneren Auge entsteht ... Irgendwo in dieser Landschaft ist die Person, die dir jetzt wichtig ist, mit der du jetzt in Beziehung bist oder gern wärest ... Schau dir diese Person und ihre Umgebung an, lass die Bilder kommen und gehen, wie dein Atem kommt und geht ... Und nun bewege dich durch diese Landschaft. Vielleicht gehst du oder läufst du, vielleicht befindest du dich in einem Fahrzeug oder überfliegst sie. Bewege dich durch die Landschaft, bis hin zu den Orten, wo du Personen siehst, mit denen du früher in Beziehung gestanden hast. Schau auf diese Personen und ihre Umgebung, vielleicht verändert sich die Landschaft, vielleicht auch nicht ... Mit wem hast du zusammengelebt?... Die erste Ehe ... die erste Liebe ... Geschwister ... Eltern... Beziehungsvorbilder ... die beste Freundin, der beste Freund ... Mit wem hast du besonders eng zusammengearbeitet?... Mit wem hattest du besonders innige oder auch besonders erotisch aufregende Beziehungen?... Mit wem besonders schwierige oder ungeklärte oder unglückliche Beziehungen?... Nimm dabei immer die Landschaft wahr, wiesie sich verändert, nimm Gedanken und Bilder wahr. Lass kommen und gehen, was vor deinem inneren Auge entsteht, was du fühlst, was du siehst, so wie dein Atem kommt und geht.“*

Ich variiere selbstverständlich die Fragestellungen dieser Fantasiereise. Je nach dem, was ich über die betreffende Klientin oder den Klienten weiß, frage ich konkret oder offen. Bei der Fantasiereise beobachte ich die körperlichen

Reaktionen: Manchmal stockt der Atem, manchmal entstehen Zornesfalten auf der Stirn, steigt die Körperspannung, manchmal kommt ein Lächeln, bewegen sich die Zehen usw. Ich deute nicht, aber ich registriere. Ich nutze das bei Bedarf, um nachzufragen.

Oft wird während oder unmittelbar nach der Fantasiereise von den Klient*innen selbst eine Verbindung zwischen verschiedenen Beziehungen hergestellt. Es wird ihnen schnell vieles klar, z. B. dass und wie sich Konflikte wiederholen. Einer Klientin wird z. B. unmittelbar deutlich, welches Verhaltensmuster sie immer dann lebt, wenn ihre Beziehung auch erotisch wird, ein Muster, das „alles oder nichts" will, während ihr bei nicht erotischen Beziehungen viele Zwischentöne und Zwischenformen möglich sind. Eine andere Klientin erzählt, dass sie in der Fantasiereise gemerkt hat, dass sie Beziehungen, obwohl sie weiß, dass sie sie längst beenden müsste, immer so lange aushält, bis sie körperlich zusammenbricht, um nur ja nicht selbst gehen zu müssen oder verlassen zu werden.

Meist bitte ich die Klient*innen, die Landschaft und einige Personen, die sie auf ihrer Fantasiereise gesehen haben, zu malen, um dann mit dem Bild weiterzuarbeiten. In den Bildern tritt für die Klient*innen viel Überraschendes zu Tage. Häufig sind die Personen gar nicht am wichtigsten, sondern die veränderten Landschaften, die Atmosphären und beziehungsbeeinflussende Gefühle erschließen lassen. Manchmal stehen Personen in einer Landschaft zusammen, die in der Biografie nie etwas miteinander zu tun hatten und zwischen denen es auf den ersten Blick keine Verbindung gibt (auf den zweiten Blick allerdings sehr viele). Manchmal verändern sich Landschaften sehr dramatisch und beleuchten die Personen. Sie ermöglichen einen Blick auf die Beziehungsmuster – mehr als es die bloße Beschäftigung mit den Personen vermocht hätte. Stimmen einiger Klient*innen:

„Alle Landschaften sind schroff und düster. Sie machen mir Angst. Ich habe Angst abzustürzen, wenn ich mich auf andere Menschen einlasse. Das habe ich noch nie so deutlich gesehen."

„Ich bin überrascht. Ich war in der Fantasie auf Wanderschaft und fühlte mich wohl dabei. Anscheinend suche ich gar nicht so sehr die große Beziehung für' s Leben, sondern eher Partner für bestimmte Abschnitte, für bestimmte Wege ...

Das überrascht mich und das erleichtert mich auch, weil ich mir immer Druck gemacht habe, den Mann für's Leben zu finden."

„Auf dem Bild, das ich gemalt habe, ist meine erste Liebe. Dieses Bild kam immer wieder und schob sich vor alle anderen Personen und Landschaften. Ich habe gar nicht gewusst, dass ich daran noch so festhänge. Das macht mich traurig, aber auch wütend."

„Auf meinem Bild liefern sich zwei Personen einen Machtkampf. Dieses Thema tauchte in der Fantasiereise auch immer wieder auf. Mir ist es wichtig, mich nicht unterkriegen zu lassen, auch da, wo es gar nichts zum Unterkriegen gibt – und daranscheitern immer wieder Beziehungen."

Die zweite Methode des Beziehungspanoramas ist die Herstellung einer Bilderreihe:

„Male die Beziehungen zu verschiedenen Menschen in deinem Leben. Male 5 (oder 10 oder 12) Bilder. Male für jede Beziehung ein Bild. Male knapp und spontan, verwendefür jedes Bild maximal 2 Minuten."

Die letztere Vorgabe, die Zeitbeschränkung, dient dazu, den spontanen Ausdruckzu fördern. Sie kann zumindest bei manchen Menschen verhindern, dass sie sich im Reflektieren verlieren. Aber wie immer bei meinen Anweisungen gilt: *„Pfuschen ist erlaubt."* Auch wenn ich die Anweisung mit der Beschränkung auf zwei Minutengegeben habe, kann es sein, dass sich eine Klientin oder ein Klient längere Zeit in einem Beziehungsbild verliert, sich intensiver damit beschäftigt und dafür die Zeit braucht und sich auch nehmen kann, die notwendig ist.

Ich bitte dann, die verschiedenen Beziehungsbilder zu einem Panorama nebeneinander zu legen und zu vergleichen.

Eine Klientin erzählt: *„Als du mich aufgefordert hast, die Bilder zu einem Panorama zu legen, habe ich sofort gedacht, ich müsste das chronologisch tun. Aber jetzt, wo ich das ganze Panorama so vor mir habe, stimmt das irgendwie gar nicht; das passt nicht, das passt mir so nicht. An den Farben, die ich für die einzelnen Personen und Beziehungen gewählt habe, erkenne ich, dass es* *irgendwelche Zuordnungen und Verbindungen geben muss, die nichts mit der zeitlichen Abfolge zu tun haben."* Ich fordere sie auf: *„Probiere eine Collage."* Und sie - ein wenig später: *„Das ist ja total verrückt. Wer da nun in die Nähe meiner Mutter und die Nähe meines Vaters gerückt ist. Ich kann es kaum fassen.Da dachte ich nun immer, mein letzter Freund, von dem mir die Trennung so schwer fällt, hätte etwas mit meinem Vater zu tun – nur weil das das gleiche Geschlecht ist"*, sie lacht ein wenig. *„Hat vielmehr mit meiner Mutter zu tun. Auch an ihn kam ich, wie an sie, nicht wirklich heran, ich hoffte es aber immer wieder."*

Es bietet sich manchmal an, diese verschiedenen Beziehungsbilder zu einer Collage zu legen. So kann vielleicht ein Muster deutlich werden. Manchmal möchte ich unterstützen, dass sich ein Ausblick auf Neues eröffnen kann. Auch da eignet sich die Methode der Collage, die es ermöglicht, die einzelnen Beziehungsbilder einander sozuzuordnen, dass ein neues Bild „in die Zukunft" entsteht. Ich fordere dabei auf:

„Nimm die verschiedenen Beziehungsbilder oder einige von ihnen und füge sie zu einer Collage zusammen. Lass daraus ein Bild entstehen, das deiner Sehnsucht entspricht."

5.2 Beziehungsveraumen: therapeutischer Sandkasten, Farben und Puppen

Jede soziale Beziehung stellen wir uns auch räumlich vor. Die Sprache enthält zahlreiche räumliche Beschreibungen sozialer Beziehungen. Jemand ist uns nah oder fern, wir verstecken uns vor anderen oder treten ihnen zu nah, empfinden, dass eine Wand zwischen uns und jemand anderem steht, geraten in Sackgassen usw. In der Kreativen Leibtherapie werden diese räumlichen Aspekte sozialer Beziehungen wörtlich räumlich genommen und mit ihnen gespielt und gearbeitet (Baer/Frick-Baer 2001). Viele Therapeut*innen versuchen, soziale Beziehungen räumlich darzustellen. Am bekanntesten ist das „soziale Atom" des Begründers des Psychodramas, Moreno. Sehr bekannt (und sehr teuer) ist der Szeno-Kasten, der verschiedene vorgegebene Figuren enthält, mit denen man Familien oder andere Szenarien stellen kann. Abgesehen vom

Preis schreckt mich beim Szeno-Kasten das ausgefeilte Deutungs-Brimborium. Mehrere andere Methoden des Beziehungsverraumens benutze ich deshalb lieber. Eine ist das Beziehungsverraumen im therapeutischen Sandkasten. Ich fülle den Sandkasten mit Sand, zumeist normalem Quarzsand, so wie er auch im Spielplatz-Sandkasten üblich ist. Daneben stelle ich verschiedene Schälchen und Tüten mit unterschiedlichen Materialien, aus denen einzelne Objekte stellvertretend für verschiedene Personen ausgewählt werden können. Beim Beziehungsverraumen steht der Sandkasten auf einem Tisch oder auf dem Fußboden und ich bitte die Klientin oder den Klienten:

„Setze dich vor den Sandkasten, so dass du bequem hineingreifen kannst. Nimm die bereitstehenden Materialien, gestalte deine Liebesbeziehung.“ (Oder deine Partnerschaft oder deine Ehe oder deine Familie oder dein Team oder, oder, oder.)

Die Klient*innen können die gewählten Materialien als Figuren hineinstellen und in den ihnen passenden räumlichen Abständen positionieren. Sie können aber auch den Untergrund gestalten, Schutzwälle oder Sandburgen bauen, Gräben ziehen, Gebirge anhäufen, Wüsten und andere Landschaften oder Räume gestalten. Der Vorteil dieser Methode gegenüber dem Beziehungsbild ist, dass sie dreidimensional und damit noch plastischer ist und sich die Szene leicht verändern lässt. Man kann die Figuren weiter entfernt stehen lassen oder näher zusammen stellen. Man kann sie erhöhen oder vertiefen, kann sie austauschen sowie ihre Umgebung umgestalten. Dadurch ist es möglich, in einer therapeutischen Arbeit z. B. damit zu beginnen, im Sandkasten zu gestalten, wie die Beziehung zu einer Person gegenwärtig erlebt wird. Der nächste Schritt kann dann sein zu fragen: *„Was würde passieren, wenn du etwas näher heran (oder weiter weg oder auf den Berg oder in den Untergrund ...) gehst?“* Oder: *„Gestalte jetzt im Sandkasten, wie du dir die Beziehung wünschst.“*

Als Figuren biete ich, wie schon erwähnt, verschiedene Materialien an, die in Schalen neben dem therapeutischen Sandkasten bereitgestellt werden (s. Abbildung 13, Seite VII).

- Eine Schale enthält Naturmaterialien: Muscheln, Holzstücke, Steine, getrocknete Pflanzen und vieles mehr.

- In der zweiten Schale befinden sich Murmeln und Glasperlen verschiedener Größe, verschiedener Farben, unterschiedlichen Materials.

- Die dritte Schale enthält Knöpfe, viele, viele Knöpfe aus unterschiedlichem Material, in verschiedenen Formen und verschiedenen Farben (billig auf dem Flohmarkt zu erstehen oder aus der Restekiste in Fachgeschäften).

- In der vierten Schale liegen Spielfiguren, zum Beispiel aus einem Mensch-ärgere-dich-nicht-Spiel, wieder in verschiedenen Größen und Farben. Sehr gern verwendet werden auch die Schachfiguren aus einem leider unvollständig gewordenen Schachspiel, die ich in diese Schale „entsorgt" habe.

- Manchmal lasse ich die Steine „bearbeiten". Ich sage z. B.: „*Wähle einen Stein aus, der dich darstellen soll, bemale ihn in Farben deiner Wahl ... Stelle ihn in die Landschaft des Sandkastens, dorthin, wo du möchtest. Wähle dann einen Stein aus, der die andere Person repräsentiert. Bemale auch ihn und gib ihm einen Platz in der Landschaft.*"

Dieses Angebot verbindet die Nutzung der Materialien mit der Arbeit der Farbgestaltung. Es ist eine der schönsten Kinderbeschäftigungen im Urlaub, Steine zu bemalen, und wie so oft habe ich diese Idee für die therapeutische Arbeit von meinen Kindern abgeschaut.

Eine weitere Methode ist das Beziehungsverraumen mit Farben. „*Nimm ein Blatt Papier und einen Farbkasten. Male irgendwo auf das Papier dich selbst mit einer Farbe deiner Wahl als größeren Punkt oder Klecks. Gestalte dann ebenfalls mit Punkten oder Klecksen Menschen, die dir wichtig sind, im Guten wie im Schlechten. Plaziere jede Person in einer anderen Farbe oder einem anderen Farbton.*"

Diese Methode ist gut geeignet, um einen Überblick zu erhalten, um diffuse Beziehungsgeflechte zu sortieren, zum Beispiel, wenn eine Klientin oder ein Klient sagt: „*Ich komme mit meinen ganzen Beziehungen nicht klar. Irgendetwas passt mir nicht, aber ich blicke da auch nicht durch ...*" Manchmal beschränke ich die darzustellenden Personen auf die Familie und frage nach der aktuellen und der Herkunftsfamilie. Oft frage ich offen nach beziehungsrelevanten

Menschen und setze eine Grenze bei maximal 5 oder maximal 7 oder maximal 10 Personen. Gelegentlich bitte ich dann in einem zweiten Schritt, wenn es sich aus dem Gespräch so ergibt, die Verbindungen zwischen den verschiedenen Farbklecksen und damit zwischen den Personen einzuzeichnen oder anderweitig farbig zu gestalten. Der Nachteil dieser Methode ist, dasses bei der Weiterarbeit wenig Möglichkeiten gibt, etwas zu verändern. Man kann die Personenfarbpunkte nur verschieben, indem man das Papier zerreißt und neu zusammenfügt. Diese Methode schafft allerdings Übersichtlichkeit. Sie regt an, zu sortieren und zu differenzieren, und fördert Klarheit.

Eine weitere Methode ist die Arbeit mit Tierpuppen. Ich habe nach und nach einSortiment von beweglichen Handpuppen, vor allem Tierpuppen, angeschafft und biete an, die Mitglieder einer Familie, einer Partnerschaft oder eines anderen Beziehungsgeflechtes durch Tierpuppen zu repräsentieren und ihnen jeweils einen Platz im Raum zu geben. Da sieht man dann eine Ehe zwischen Krokodil und Küken oder ein Arbeitsteam aus lauter Raubtieren mit der Klientin als Igel dazwischen. Oder die Familienmutter als Henne gackert den kindlichen Klienten, eine Katze, an, während die Schwester Schildkröte neben dem zahnlosen, schlafenden Bernhardiner, dem Vater, sitzt. Wunderschön an diesen Figuren ist, dass sie zur Lebendigkeit anleiten, dass sie sprechen können, dass man mit ihnen Dialoge führen kann, dass man mit ihnen tanzen und sich bewegen kann, dass die Klient*innen sich mit ihnen identifizieren können und dergleichen mehr. Man kann sie an die Wand werfen und sie zärtlich in den Arm nehmen, man kann ihnen Umgebungen voller Wärme schaffen oder sie auch einfach in den Korb zurücklegen. Diese Figuren sind plastisch, sie laden ein und machen Mut zur Übertreibung, knöpfen an lustvolle kindliche Spielerfahrungen an. Tierpuppen können vieles aussprechen, was Menschen niemals sagen können.

5.3 Beziehungsverraumen: Papier-Konfigurationen

Werden Figuren gestaltet, kann man diese gestalteten Figuren in räumliche Beziehung zueinander setzen, sie zusammenstellen (=Konfiguration). Ich lasse bei Beziehungsthe men gern von den Klient*innen die an ihren Beziehungsthemen jeweils Beteiligten in Zeitungspapier gestalten. Eine

Möglichkeit ist vorzuschlagen, dies flächig zu tun, um die Zeitungspapierfiguren auf der Wand wie eine Projektionsfläche anbringen und nutzen zu können, eine andere, dies mit Papierskulpturen zu tun. Beginnen wir mit der ersten Variante. Die Arbeitsschritte sind folgende:

- *„Gestalte deinen Partner, deine Partnerin als eine Fläche aus Zeitungspapier oder Packpapier an der Wand. Mach die Figur lebensgroß oder so groß, wie du möchtest. Reiße oder schneide den Torso aus dem Papier und klebe ihn mit Kreppband an der Wand fest. Füge Kopf, Arme, Beine hinzu.“*

- *„Mache nun das Gleiche mit dir selbst, gestalte dich als Person an der Wand, von vorn oder von der Seite, in der Haltung, die du möchtest.“* Nun kann dieses Paar an der Wand betrachtet werden. Immer sind Wirkungen spürbar, welche die einzelnen Papier-Personen hervorrufen, immer ist eine Beziehung sichtbar, oft mit überraschenden Aspekten. Ich kann als Therapeut meine Beobachtungen, meine Einfälle, Gefühle, Körperreaktionen und Gedanken mitteilen.

- *„Wenn du etwas an dieser Beziehung verändern möchtest, dann verändere dies probehalber an diesen beiden Personen, an diesen beiden Gestaltungen an der Wand.“* Hier kann experimentiert werden. Es können Beziehungsveränderungen erprobt werden. Oft stellt sich heraus, dass Veränderungen, die gedacht oder gewünscht oder vorgestellt wurden, in dem Moment „unmöglich“ oder unerwünscht erscheinen, in dem die Klient*innen sie bildhaft und konkret vor Augen sehen. *„Das ist ja furchtbar.“„Nein, so will ich es nicht!“* Oft öffnen sich kleine, aber feine und realistische Wege der Beziehungsveränderung für die Klientin oder den Klienten, wenn erstmal das Repertoire an Beziehungs- und Veränderungskonzepten sozusagen durchprobiert und abgearbeitet ist.

Einige Beispiele, die verschiedene Möglichkeiten, mit den Papier-Konfigurationen zuarbeiten, vorstellen und illustrieren:

- Eine Klientin wollte die Beziehung zu ihrem Freund, in der es immer wieder „knirschte“, bearbeiten. Als sie ihren Freund aus Packpapier gerissen und mit Kreppband an der Wand befestigt hatte, trat sie einige Schritte zurück, um ihr Werk zu begutachten und rief erschrocken aus: *„Huch, das ist ja* *mein Vater!*" Damit waren wir dem Thema auf der Spur, was ihr Freund mit ihrem Vater gemeinsam hatte und was beide unterschied, wie ihre Beziehung zu ihrem Vater war und welche Ähnlichkeiten und auch welche Unterschiede in der Beziehung zu ihrem Freund bestanden.

- Ein Klient gestaltete sich und seine Frau als eine Papier-Konfiguration an der Wand. Sie standen nebeneinander und wirkten, als schauten sie in verschiedene Richtungen. Es schien, als exisierten unüberbrückbare Gräben zwischen ihnen, als könnten sie nie zueinander kommen. Der Klient berichtete darüber, wie er dies im Alltag erlebte, wie er sich verhielt und welche Gefühle er dabei hatte. Er wurde sehr traurig und nahm sich vor zu versuchen, das, was ihn traurig machte, seiner Frau mitzuteilen. Die Traurigkeit zu spüren, war neu für ihn. Sie war vorher überdeckt worden von Ärger und vor allem Resignation. In dieser therapeutischen Arbeit ging es nicht darum, das Bild zu verändern, sondern ein Gefühl zuzulassen und lebendig werden zu lassen, das entstand, als die Beziehung zwischen beiden Partner*innen sichtbar wurde. Dieses Gefühl auch in die Partnerschaft hineinzubringen, wurde der erste Schritt der Veränderung.

- Eine Klientin hatte ebenfalls ihre Ehe konfiguriert. Ihre Figuren waren ihr selbst zu abstrakt, wirkten kaum menschlich. Der Mann war ein ein bis zwei Meter großer, starr wirkender Koloss geworden, sie eine kleine Figur, einen halben Meter groß, zwei Meter vom Mann entfernt, anderthalb Meter über dem Boden schwebend. Als ich sie fragte, woran die Figuren sie jeweils erinnerten, fiel ihr bezüglich der Figur ihres Mannes das Bild des Koloss von Rhodos ein, eines der sieben Weltwunder des Altertums, einer riesigen aus Erz gegossenen Figur, die die Einfahrt zum Hafen von Rhodos bewachte. Sie selbst sah sich als fliegenden Fisch, der umherirrte, der sich zwischen Luft und Wasser bewegte, der auf der Suche war, Sehnsucht nach anderen Fischen, fliegenden oder nicht fliegenden, vielleicht auch nach Vögeln hatte, zumindest nach anderen Lebewesen, die auch in Bewegung waren. Auf mich wirkte die Konfiguration erschreckend. Beide kamen mir verloren und einsam vor. Ein Horrorszenario. Ich vermutete, auch die Klientin würde erschrecken, als ich sie fragte, wie denn die Papier-Konfiguration auf sie wirke. Sie erschrak nicht, im Gegenteil, sie war erleichtert: „*Die beiden können nichts miteinander zu tun haben. Jetzt sehe ich ganz deutlich vor mir, was ich schon seit langem, seit vielen Jahren gespürt habe und wo ich mich abgerackert habe und tausend Sachen probiert habe. Wie kann es da lustvolle Sexualität geben! Ich bin ganz erleichtert, das mal so vor mir zu sehen. Diese Beziehung ist vorbei, ist schon lange vorbei.*"

- Eine Klientin, alleinerziehende Mutter eines 17-jährigen Sohnes, erzählt, dass zwischen ihnen beiden Kleinkrieg herrscht. Die Mutter ist verzweifelt, vollerÄrger, voller Vorwürfe und auch voller Hilflosigkeit gegenüber ihrem Sohn. Sie gestaltet sich und ihren Sohn aus Papier an einer Wand und erzählt und erzählt und erzählt vollkommen unbeeindruckt von dem, was zu sehen ist, über ihreBeziehung. Ich staune und bin verwirrt und frage: *„Du bist hier auf dem Bildlebensgroß. Dein Sohn ist viel kleiner. Du hast mir doch erzählt, dass dein Sohn 17 Jahre alt ist. Habe ich mich da verhört?*" Jetzt registriert sie es erst: Ihr Sohn ist sieb- zehn, aber sie hat ihn in der Größe eines Siebenjährigen gestaltet und in ihrem Verhalten ist er immer noch sieben Jahre alt. Sie möchte die Beziehung zu einem siebenjährigen Kind, hat entsprechende Erwartungen, verhält sich entsprechend – und stößt bei ihrem Sohn auf Widerstand. Jetzt kann sie diesen Widerstand verstehen und sich daran begeben, eine Beziehung zu einem Siebzehnjährigen aufzubauen.

- In einer Beziehungs-Konfiguration können nicht nur lebende, sondern auch verstorbene oder imaginäre Personen dargestellt werden. In einem Seminar über Liebe und Liebesbeziehungen berichtet eine Teilnehmerin über ihre Einsamkeit und erzählt, dass sie nie den richtigen Partner findet. Ich bitte sie, sich selbst undihren Traumpartner in Zeitungspapier an der Wand zu gestalten. Sie tut dies und sagt danach: *„Das war aufregend. Ich habe mich zum ersten Mal damit beschäftigt, wen ich eigentlich möchte, wovon ich eigentlich träume.*" Andere Gruppenteilnehmer*innen und ich fragen nach und sie sagt: *„Fesch soll er sein und groß, über 1,80. Er soll so stark sein, dass ich mich anlehnen kann, aber auch so weich, dass ich mit ihm knuddeln kann.*" Immer mehr fällt ihr ein und sie ist erstaunt, welch genaues Bild sie hat. Die Figur, die sie an der Wand gestaltet hat, entspricht diesen Vorstellungen. Sie wirkt groß, stark, stabil, aber nicht starr, männlich, aber nicht machohaft. Ich lenke ihre Aufmerksamkeit auf die zweite Papierfigur. Neben dem Traumpartner hat sie sich selbst dargestellt. Sie beschreibt: *„Klein, hässlich, erbärmlich, geduckt, mit so einer würde so ein Typ doch nie etwas zu tun haben.*" Sie bekommt aus der Gruppe die

Rückmeldung, dass sie mit ihrer Selbsteinschätzung vollkommen verkehrt liege. Das Problem liege nicht bei den Männern, die sie nicht wahrnähmen, sondern darin, wie sie sich selber wahrnähme; wenn sie sich so klein mache und so an Kontakt und Beziehungen herangehe, dann könne nichts dabei herauskommen. Sie fängt an zu weinen, berichtet, dass sie sich schon immer so klein gefühlt habe und sich selbst verachte. Daran arbeiten wir weiter.

- Die Papier-Konfigurationen bieten vielfältige Möglichkeiten der Identifikation. Dadurch, dass Klient*innen die jeweiligen Zeitungspapiergestaltungen verkörpern, können sie sich oft mit ihnen identifizieren. Darüber hinaus bietet die Identifikation mittels Verkörperung auch Möglichkeiten, neue Haltungen zu erproben. Eine Klientin gestaltet sich und ihre Freundin in Packpapier an der Wand. Beide sind im Profil dargestellt, die Gesichter einander zugewandt, und dennoch wirken sie, als sähen sie sich nicht, als gingen die Blicke aneinander vorbei. Die Klientin berichtet, dass sie ihre Freundin oft nicht versteht, dass diese ein ihr oft vertrautes, aber manchmal unbekanntes Wesen ist. Ich bitte sie, die Haltung einzunehmen, in der sie ihre Freundin an der Wand konfiguriert hat. Sie macht dies und spürt einen starken Druck im Brustkorb und Schmerzen. Ich frage: *„Welches Gefühl hast du jetzt?“„Angst.“* Sie ist sehr überrascht: Sie habe bei ihrer Freundin noch nie Angst wahrgenommen. Diese wirke wie eine Frau, der nichts Angst machen könne. Sie nimmt sich vor, dieser Spur nachzugehen und ihre Freundin zu befragen. Ich bitte sie dann, die Haltung einzunehmen, in der sie sich selbst als Papier-Konfiguration gestaltet hat. Sie nimmt die Haltung ein und fühlt sich *„wie auf dem Sprung“*. Ich frage nach Gefühlen, ich frage nach Impulsen, die sich aus dieser Haltung ergeben, nach Veränderungsmöglichkeiten. Wir arbeiten weiter daran und die Klientin kann kleine Veränderungen ihrer Körperhaltung und parallel dazu ihrer Einstellung ausprobieren.

- Ein Wechsel des Abstandes, aus dem die Papier-Konfigurationen betrachtet werden, ermöglicht oft überraschende Perspektivwechsel. Eine Klientin klagt über die fehlende Sexualität in ihrer Ehe. Sie liebt ihren Mann und er sie anscheinend auch. Sie gestaltet sich und ihren Mann mit Zeitungspapier an der Wand. Als sie die Konfiguration anschaut, kommt diese ihr sehr vertraut und stimmig vor. Ich bitte sie, den Abstand zu dem Wandbild zu verändern. Sie tut dies und spürt dabei verschiedene Aspekte, die in der Beziehung zu ihrem Mann von Bedeutung sind. Im Abstand von drei Metern: *„ja, so ist unsere Ehe, so sind wir. Nebeneinander. Wir halten uns an den Händen, wir gehen gemeinsam durch's Leben, aber es fehlt auch etwas.*" Im Abstand von acht Metern: *„Das sieht aus wie zwei spielende Kinder, wie zwei Vierjährige, die Hand in Hand über die Wiese tanzen.*" Sie beschreibt, dass ein großer Kitt ihrer Beziehung ist, dass sie zusammen spielen, sich erfreuen, tanzenund musizieren können, dass sie Spaß haben wie Kinder. Sie ist erfreut darüber, aber sie stellt auch fest, dass Vierjährige keinen Sex miteinander haben, so wie sie und ihr Mann seit langem auch nicht. Als sie nah an das Bild herangehen will, stockt sie im Abstand von einem Meter. Hier ist eine unsichtbare Barriere. Hier möchte sie nicht mehr weiter. Sie spürt Angst, auch Scham. Die Vorstellung, noch näher heranzutreten, das Bild zu berühren, ruft Ekel hervor. Sie erinnert sich an Erfahrungen mit grenzüberschreitender Sexualität und Gewalt, der sie als Jugendliche ausgesetzt war. Hier liegt ein Thema verborgen, das, wie sich in der Weiterarbeit herausstellt, Barrieren beinhaltet, ihre sexuellen Bedürfnisse einzufordern.

Noch einige Beispiele dafür, dass Beziehungsobjekte auch aus Zeitungspapier figürlich gestaltet und therapeutisch genutzt werden können:

- Eine Klientin konfiguriert die Beziehung zu ihrem 16-jährigen Sohn. Sie lebt mit ihm allein, es gab in der letzten Zeit viel Ärger und Unverständnis zwischen ihnen. Sie gestaltet sich zweidimensional aus Zeitungspapierteilen, lebensgroß in den Raum schauend. Ihren Sohn baut sie als eine Skulptur aus Zeitungspapier, die sie drei Meter von ihr entfernt auf einen Stuhl setzt. Der Sohn schaut sie nichtan, sondern blickt rechtwinklig in eine andere Richtung. Ihr scheint dies typisch zu sein, charakteristisch für die Beziehung zwischen ihrem Sohn und sich. *„Ich an der Wand, er mitten im Raum, mit etwas anderem beschäftigt.*" Ich bitte sie, sich vor die Figur zu stellen, die sie selbst darstellt, danach bitte ich sie, die Haltung ihresSohnes einzunehmen und dann das eine oder andere an Haltungsveränderungund Abstand auszuprobieren. Irgendwie kommen wir nicht weiter. Ich habe ein merkwürdiges Gefühl, als fehle noch etwas, sage ihr das und frage sie danach. Siemeint, das könne sein, sie habe aber keine Ahnung, was fehle. Dann bitte ich sie,doch auch noch den Vater des

Jungen aus Zeitungspapier zu gestalten. Sie ist erst verwundert und fragt, was das denn solle, *„der ist doch schon lange weg"*. Ich schla- ge ihr vor, das Experiment zu probieren: *„Wenn es nichts bringt, können wir das Papier ja wieder wegwerfen."* Sie nimmt ein Stück Zeitungspapier, reißt einen Halbkreis und befestigt ihn so an einer anderen Wand des Raumes, dass es scheint,als ob ein halber Kopf hinter einem Möbelstück hervorschaut. Als sie sich körperlich in die Position stellt, in die sie sich selbst als Figur an der Wand drapiert hat, kann sie ihren Mann nicht sehen. *„Ich will ihn auch nicht sehen, mit ihm nichts mehr zu tun haben. Dieses Kapitel meines Lebens ist abgeschlossen. Aus und vorbei."* Ich bitte sie, nun einmal die Position ihres Sohnes zu verkörpern, und siehe da, der Blick des Sohnes ist genau auf den Vater gerichtet. Sie erschrickt. *„Vielleicht ist das so. Vielleicht ist es wirklich so, dass mein Sohn viel mit dem Vater beschäftigt ist, ohne dass ich es merke. Vielleicht fehlt er ihm mehr, als er mir fehlt. Sein Vater verspricht ihm vieles, was er nicht hält. Das geht schon seit Jahren so, dass er sagt, ich ma che dieses oder jenes Schöne mit dir, und es dann vergisst. Manchmal macht er sogar Termine aus, holt dann meinen Sohn aber nicht ab. Ich versuche das dann irgendwie aufzufangen oder meinen Sohn zu trösten. Früher war er enttäuscht, jetzt tut er so, als würde es ihm nichts mehr ausmachen ... Vielleicht ist das ja doch anders. Vielleicht täuscht er mich und sich auch."* Sie erzählte ihrem Sohn von den Erfahrungen dieses Experimentes, kam mit ihm darüber ausführlich ins Gespräch. Es stellte sich heraus: So war es.

- Ich habe gelegentlich auch Paare oder Familien aufgefordert, sich selbst in diesen Zeitungspapier-Konfigurationen darzustellen. Auch hier gibt es die Möglichkeit,die Konfiguration zu betrachten und mit Veränderungen zu experimentieren usw. Ein Beispiel ist mir besonders ausdrücklich in Erinnerung geblieben: Eine Familie, Mutter, Vater, Kind, hat sich jeweils selbst aus Zeitungspapier zweidimensional konfiguriert. In der Mitte des Saales, in dem die Arbeit stattfand, befand sich eine viereckige Säule. Jedes Familienmitglied klebte sich als Papierfigur an eine Seite der Säule, den Blick jeweils nach vorne gerichtet. Sie standen zusammen, waren durch die Säule verbunden – wandten sich dabei aber den Rücken zu und blickten in verschiedene Richtungen. Eine Konstellation, die charakteristisch war für die Beziehungen in dieser Familie.

- Eine Klientin hatte sich im Therapieprozess schmerzhaft ihrer schrecklichen, von Gewalt, Missbrauch und Vertrauensbrüchen gekennzeichneten Vergangenheit und den damit verbundenen aktuellen Problemen geöffnet. Sie war verheiratet und hatte zwei Kinder. Ihr Mann hatte sie unterstützt, eine Therapie zu beginnen, und ihr den Weg geebnet, indem er Sorge für die Versorgung der Kinder trug, so dass sie Zeit für die Therapie hatte. Wenn es ihr schlecht ging, wenn sie nach Hause kam, ließ er sie in Ruhe, wie sie es wünschte. In der letzten Zeit nun steigt bei ihr die Angst, dass sie sich voneinander entfernen. Sie spürt und ist sich ganz sicher, dass sie ihm bestimmte Probleme und Teile ihrer Lebensgeschichte nicht erzählen kann. Sie befindet sich auf einem Rückzug zu innerer Emigration und Einsamkeit. Mit ihren Kindern dagegen geht sie gerade den umgekehrten Prozess. Sie spricht von zunehmender gefühlsmäßiger und atmosphärischer Offenheit. Ich schlage ihr vor, ihren Mann in Zeitungspapier zu gestalten. Nach anfänglichem, kurzem Zögern – „*wie soll ich das denn machen, das ist doch unmöglich, das kann ich nicht*" – reißt sie zielsicher aus einem Zeitungsbogen vier Streifen, die sie hin und her, über- und untereinander faltend miteinander verwebt. Um dieses dann äußerlich rechteckige, etwa 12 x 5 Zentimeter große Papiergebilde wickelt sie Kreppband fest herum und legt es auf den Boden. „*So ist er, mein Mann, innen drin ist ganz viel, außen ist alles zu, dicht, verschlossen.*" Ich bitte sie daraufhin, sich selbst auch in Zeitungspapier zu gestalten. Sie lacht kurz auf. „*Das ist unfair: Wenn Sie das vorher gesagt hätten ... das kann ich doch gar nicht*", um dann ebenso schnell und zielsicher wie vorher in Bezug auf ihren Mann einen Zeitungspacken, bestehend aus mehreren Bögen, zu einem ca. 15 x 11 cm großen Rechteck zu falten. Die Seite des Packens, die aus geschlossenen Seiten besteht, wird noch mit Kreppband zugeklebt. Die Seiten des Packens, die aus halb geschlossenen und halboffenen Seiten bestehen, werden teilweise aufgefächert, teilweise wieder zugeklebt:„*So bin ich, ich habe schon ganz viel aufgemacht, ein ganzer Packen ist aber noch drin.*" Als sie sich und ihren Mann in Zeitungspapier in Beziehung zueinander auf den Boden legt, fällt uns beiden sofort auf, dass ihr Mann, der ihrer geöffneten Seite gegenüber liegt, so flach und so zugeschnürt ist, dass sie hoch über ihmaufragt. Sie ist erstaunt, etwas ängstlich, aber auch erfreut über ihre Größe. Sie überragt ihren Mann mir den geschlossenen Seiten um fast das Dreifache, mit den offenen Seiten sogar um das etwa Sechsfache. In welch „*schwindelnder*" Höhe sie sich in Bezug auf ihren

Mann befindet, wird ihr besonders deutlich, als sie die Perspektive wechselt und sich flach auf den Bauch hinter ihren Zeitungsmann legt und auf das Objekt, das sie darstellt, schaut. Sie sagt: *„Ja, ich habe mich entwickelt in meiner Persönlichkeit. Ich habe mich aufgebaut und er ist so geblieben, wie er ist. Und das geht jetzt immer mehr auseinander. – Aber ich will nicht mehr zumachen. Der Preis ist mir zu hoch. Da habe ich mich anders entschieden."* Welche Lösung gibt es? *„Er müsste aufstehen, so dass seine Länge zur Höhe würde, dann könnte er mir von Angesicht zu Angesicht gegenüberstehen, mehr ein Gegenüber sein."* Die Klientin versucht ihren Zeitungspapier-Mann zu stellen. Aber das Objekt fällt um. Es gelingt rein technisch nur, diese Figur hinzustellen und damit größer werden zu lassen, wenn sie *„dicker"* wird, sprich: wenn auch diese Figur ihr vielschichtiges Innenleben so ausfaltet, dass es Raum bekommt und damit als eine Art Säule oder Turm Standfestigkeit erhält. Die Klientin ist entschlossen, sich ihrem Mann zu öffnen und ihn ernsthaft in ein Gespräch über ihre Beziehung und die Notwendigkeiten der Veränderungen zu verwickeln. Sie möchte ihre und auch seine Angst, sich gegenseitig zu verlieren, die auch er schon oft geäußert hat, ernstnehmen. Sie will versuchen, anhand der Erfahrungen mit den Zeitungsobjekten sich ihrem Mann verständlich zu machen.

5.4 Sharingportrait

Klient*innen beschäftigen sich in ihren Therapien oft mit anderen Menschen. Dabei „schwimmen" sie häufig, die Beziehungen sind oft unklar. Es geht durcheinander, was in Bezug auf den anderen/die andere Beobachtung oder Vermutung oder eigenes Gefühl ist. Ganz häufig trauen Klient*innen ihren eigenen Eindrücken, Gefühlen, Empfindungen im Kontakt mit anderen Menschen nicht. Dann ist es hilfreich, diese subjektiven Eindrücke über andere Menschen zu gestalten, um sie im (subjektiven) „rechten Licht" sehen zu lernen. Eine gestaltungstherapeutische Form, die ich für dieses Anliegen gefunden habe, ist das Sharingportrait.

„Male von der anderen Person ein Bild. Das Bild kann gegenständlich oder abstrakt sein. Male nicht das, was du an der anderen Person konkret wahrnimmst,

sondern das, was diese andere Person bei dir hervorruft, welche Empfindungen, Haltungen, Gefühle diese andere Person bei dir entstehen lässt."

Ein Portrait bildet einen Menschen in all seinen äußeren und inneren Besonderheiten ab. Da die individuellen Merkmale eines Menschen gewöhnlich im Kopfbereich am deutlichsten erkennbar sind (zunächst auf den ersten Blick), wird meist nur dieser, gelegentlich mit Hals und oberer Brust, dargestellt. Ein Portrait zeichnet einen Menschen manchmal als beschreibende (Selbst-)Darstellung, manchmal aber auch als das, was entlarvend hinter der Oberfläche der (Selbst-)Darstellung steckt. Ein Portrait macht einen Menschen unverwechselbar und wiedererkennbar.

Im Portrait finden als weitere Aspekte auch die Haltung, die Gefühle und Empfindungen der portraitierenden Person gegenüber der portraitierten Person ihren Ausdruck. Wenn wir uns die aus der Kunstgeschichte bekannten Portraits anschauen, so finden wir in jedem Bildnis nicht nur Aussagen über den Portraitierten, sondern auch über den Maler oder die Malerin, über ihre Haltung und Beziehung zu dem portraitierten Menschen. In der therapeutischen Arbeit begegnen uns ebenfalls diese beiden Aspekte. So lässt sich zum Beispiel an Goyas Portraits von Mitgliedern der damaligen königlichen Familie Spaniens seine kritische, ja verächtliche Haltung gegenüber dem Königshaus ablesen. Wenn Klient*innen andere Menschen wahrnehmen oder wenn wir als Therapeut*innen andere Menschen beobachten, dann beinhaltet das ebenfalls grundsätzlich beides: Auf der einen Seite nehmen wir etwas von den anderen wahr, registrieren, stellen ihre Farben, Formen, Bewegungen, Besonderheiten usw. fest; und auf der anderen Seite werden bei uns, den Wahrnehmenden selbst, Gefühle hervorgerufen, entstehen innere und äußere Bewegtheiten, innere Bilder, Gedanken usw. Beobachten und Wahrnehmen ist ein Teil der Begegnung. Da in jeder Begegnung eine Wechselbeziehung zwischen beiden Beteiligten, eine Resonanz stattfindet, ist es selbstverständlich und natürlich, dass die Aktion des Beobachtens und Wahrnehmens auch auf die Beobachterin oder den Beobachter wirkt und in ihm oder ihr etwas hervorruft. Dies haben wir in der Kunst- und Gestaltungstherapie wie in jeder Therapie zu wissen, zu registrieren, zu berücksichtigen und möglichst zu nutzen.

An dieser Stelle taucht in der fachlichen Diskussion das Phänomen der Projektion auf. Unter Projektion wird verstanden, dass ein Mensch, der einen anderen Menschen beobachtet und wahrnimmt, in diesen etwas hineinverlegt, so dass er sich in seiner Beobachtung irrt und den anderen verfälscht wahrnimmt. Man stelle sich ein Bild vor, auf das mit Hilfe eines Diaprojektors ein anderes Bild geworfen wird, so dass dieses nicht mehr in seiner ursprünglichen Form und seiner ursprünglichen Darstellung, sondern verändert sichtbar ist.

In manchen Therapieformen wird daran gearbeitet, Projektionen zu erkennen und die Klient*innen dabei zu unterstützen, die eigenen Anteile an diesen Projektionen herauszuarbeiten und die Muster zu erkennen und zu verändern, die sie immer wieder in solche Projektionen hineinführen. Denn viele Projektionen machen „krank", verhindern oder hemmen Kommunikation oder Beziehung, wie z. B. klassischerweise viele Mutter-, Vater- oder Geschwisterprojektionen auf Liebespartner*innen.

Projektionen sind eine Sonderform der subjektiven Beeinflussung der Wahrnemung. Wenn Klient*innen und Therapeut*innen daran arbeiten, Projektionen zu erkennen und zu vermeiden, dann führt das manchmal dazu, dass übersehen wird, dass es nichtsdestotrotz immer die Resonanz und damit die subjektive Wechselwirkung als notwendigen Bestandteil der Wahrnehmung gibt und geben wird. Die Haltung vieler Klient*innen und mancher Therapeut*innen: *„Du sollst/ich darf nicht projizieren"*, *„Du sollst/ich soll neutral und objektiv wahrnehmen"* – diese Haltung halte ich in dieser Ausschließlichkeit für falsch, für Menschen ist sie schlichtweg eine grundsätzliche Über forderung. Hier wird durcheinander geworfen, dass es selbstverständlich richtig und notwendig ist, an Projektionen zu arbeiten, sie erkennen und vermeiden zu können. Sie lassen sich aber dennoch nie ganz in unserem Alltag vermeiden. Sie gehören zu unserer Subjektivität, ohne sie würde unsere Lebendigkeit abgetötet. Natürlich ist es gut und nützlich, andere Menschen möglichst konkret so wahrzunehmen, wie sie sind (dies ist Teil einer respektvollen Haltung anderen gegenüber). Aber genauso gut und notwendig ist es, dass wir akzeptieren, dass es immer auch eine subjektive Wirkung, ein Echo, eine Resonanz gibt, die die Beobachtung anderer bei uns selbst hervorruft (das ist Teil des Respekts uns selbst gegenüber). Diese Resonanz zu registrieren, zu spüren und auch ernst zu nehmen, ist etwas Kostbares, für uns selbst, aber auch für die Beziehung mit anderen Menschen, gerade für uns als Therapeut*innen. Wie können wir Klient*innen darin unterstützen, sich selbst in ihren eigenen subjektiven Wahrnehmungen und Bedürfnissen anzunehmen und zu schätzen, wenn wir unsere eigene Subjektivität zu Gunsten einer scheinbaren „Objektivität" auszuklammern versuchen!

Das Sharingportrait nutzt diese subjektiven Aspekte der Resonanz für die therapeutische Arbeit. Ich setze es sowohl in Einzeltherapien als auch in Gruppen ein, in Gruppen insbesondere bei der Klärung von Konflikten zwischen einzelnen Gruppenmitgliedern. Es hat sich auch sehr in Supervisionen bewährt. Wenn z. B. Mitarbeiter*innen eines Kinderheimes oder der Psychiatrie mit einzelnen Kindern oder an deren Klient*innen Probleme haben, unsicher sind und ihren Wahrnehmungen nicht trauen, dann hilft die Erstellung eines Sharingportraits das, was in ihnen subjektiv im Kontakt mit dem Kind oder dem Klienten/der Klientin hervorgerufen wurde, sichtbar werden zu lassen. (s. Abbildungen 14 und 15, Seite VIII)

Dass ein Sharingportrait die gewohnte oder erwartete Form eines Portraits sprengen kann, zeigt das folgende Beispiel:

Eine Klientin kommt zur ersten Therapiestunde, nachdem eine Woche vorher ein erstes Vorgespräch stattgefunden hat. Als ich sie frage, wie es ihr heute geht, antwortet sie, dass sie sehr gestresst, genervt und unruhig sei und sehr unter Druck stehe. Mir fällt auf, dass sie sehr bleich ist.

Ich fordere sie auf, von ihrem Stress zu erzählen. Sie berichtet, dass sie seit ein paar Tagen allein für ihre hochgradig geistig behinderte Schwester verantwortlich ist, da ihre Mutter in Kur sei und sie jetzt diese und ihre Schwestern in der Betreuung abgelöst hat. Wir sprechen darüber und beleuchten ein wenig die Familienkonstellation: die Beziehung zur behinderten Schwester, zu den anderen Schwestern, die Beziehung zur sehr dominanten Mutter ebenso wie die Beziehung zum verstorbenen Vater, der *„keinerlei Spuren"* hinterlassen habe.

Nach einiger Zeit frage ich sie, ob mein Eindruck stimmt, dass die Beziehung zur behinderten Schwester heute emotional im Vordergrund stehe. Sie bejaht dies. Ich schlage ihr daraufhin vor, ein Sharingportrait von ihrer Schwester zu machen. *„Malen Sie ein Bild Ihrer Schwester. Es muss nicht konkret sein. Malen Sie einfach all die Formen, all die Farben, die Ihnen einfallen, wenn Sie an Ihre Schwester denken. Malen Sie das, was Ihre Schwester in Ihnen auslöst."* Sie entscheidet sich für einen Block in DIN-A4-Größe, den sie sich auf den Schoß legt. Nach einigen Momenten des Zögerns und Zweifelns, ob sie die Aufgabe bewältigen kann, beginnt sie entschieden und zielgerichtet zu malen. Sie wählt die Farbe Rot und malt mit entschlossenen Bewegungen einen roten Kreis, dann eine schwarze Mauer, dann ein blaues Mädchen in einem goldenen Käfig:

„*Fertig.*" Dabei hält sie die Luft an. Ich bitte sie, doch weiterzuatmen, um feststellenzu können, ob vielleicht noch etwas fehlt auf ihrem Bild. Sie murmelt Zustimmung und malt ein gelbgrünes Oval.

Sie hält mir das Bild hin und erklärt, dass der rote Kreis Wut sei. Auf meine Nachfrage hin, ob das die Wut ihrer Schwester oder ihre Wut sei, sagt sie, das sei ihre Wutund die Wut ihrer Schwester. „*Das schwarze Gebilde ist die Mauer, gegen die ich einfach nicht ankomme, durch die ich nicht hindurchkomme. Ich komme nicht an meine Schwester heran. Ich kann nicht zu ihr durchdringen.*" Sie selbst sei oft wütend oder rasend, wenn ihre Schwester so sei, dass sie nicht an sie herankäme. Auf meine Frage, wie sie sich jetzt fühle, antwortet sie, dass sie sich total hilflos fühle, und fängt ein wenig anzu weinen. Sie könne machen, was sie wolle, sie könne sich kümmern, sie könne alles tun, es sei nie richtig. Ihre Schwester würde mit großer Aggressivität auf sie reagieren. Diese Hilflosigkeit, diese Ohnmacht, die sie selbst dabei verspüre, sei kaum auszuhalten.

Ich bitte die Klientin, mehr davon zu erzählen, was sie hilflos macht und wie sie hilflos ist. Sie erzählt, dass ihre Schwester ihre Sachen durch die Gegend und zum Teil aus der Haustür herauswirft, dass sie wild um sich schlägt und dabei bevorzugtihren Kopf benutzt. „*Früher hat sie auch gegen Türen und Wände und Fensterscheiben gehauen, hat sie kaputt gehauen und sich dabei verletzt.*" Sie tue dies jetzt nicht mehr. Dafür haue sie jetzt stattdessen auf ihr herum. Das sei der Preis, den die Klientin dafürbezahlen müsse, dass ihre Schwester sich nicht mehr an Fensterscheiben und ähnlichem verletze. Ich frage sie, wie sie dann reagiere. Sie schildert, dass sie ihre Schwester in eine Zwangsjacke stecke, weil ihr nichts anderes einfalle und weil ihre Schwester das selbst auch so wolle. Ich teile ihr meinen Eindruck mit, dass ihre Schwester wohl sehr verzweifelt, sehr geladen sei und anscheinend ihre Hilfe brauche, einen Stopp, der ihr eine Grenze setze. Da fängt die Klientin bitterlich an zu weinen und sagt, dass ihre Schwester tatsächlich immer wieder beim Schlagen zu ihr sage: „*Hilf mir, hilf mir …*"

Die Klientin merkt, dass sie hilflos ist und dass ihre Schwester hilflos ist, dass sie selbst die Gefühle der Traurigkeit, des Mitleids, des Ausgeliefertseins, des Zwanges und des Druckes hinter ihrer eigenen Aggressivität oft nicht spürt. Im Moment aber, in dieser Situation in der Therapiestunde, spürt und erlebt sie sie, spürt, wie verlassen sie sich von der Mutter und vom Vater fühlt – und weint sehr viel. Auch wenn sie normalerweise sehr ungern weint und Weinen als ein Zeichen ansieht, dass sie etwas nicht im Griff hat, so ist sie jetzt doch erleichtert. Wir sprechen weiter darüber, was sie traurig macht, vor allem in der Beziehung zu ihrer Schwester.

Dabei erwähnt sie, wie traurig und zugleich ärgerlich sie darüber sei, dass sie in dem kleinen blauen Mädchen auf dem Bild auch sehe, welch ein klein gehaltenes, verwöhntes Mädchen ihre Schwester sei. Ihre Schwester könne viel mehr, als sie tue, sie lege ihre Hände in den Schoß, weil ihre Mutter nie dafür gesorgt habe, dass sie selbständig werden könne mit dem, was sie trotz aller Behinderung könne. Von daher befinde sich ihre Schwester, obwohl erwachsen, noch als das kleine Mädchen im goldenen Käfig.

Auf meine Frage, ob sie noch kurz etwas zu dem gelbgrünen Oval sagen könne, antwortet sie: *„Das gelbgrüne Oval, das sind meine Schwester und ich, wenn wir zusammen sind und kuscheln."* Ich frage, wer denn gelb sei und wer grün? *„Gelb ist meine Schwester und grün bin ich. Warum, weiß ich nicht!"„Was assoziieren Sie mit Gelb?"*

„Licht, Schönheit, Zärtlichkeit." „Ist Ihre Schwester, wenn Sie kuscheln, auch so für Sie?"

Sie antwortet mit *„ja"* und hat Tränen in den Augen. *„Und was ist denn Grün für dich?"*

„Leben, Wachstum, Hoffnung." Sie selbst merkt, wie sehr sie ihre Schwester mag.

Dieses Sharingportrait hat der Klientin die Möglichkeit gegeben, sich der emotionalen Vielschichtigkeit in der Beziehung zu ihrer Schwester, verbunden und eingebunden in die Familienkonstellation und -geschichte, bewusst zu werden und einen Weg aus dem diffusen Gefühlsmischmasch herauszufinden.

Und sie konnte sich selbst in ihrer oft aggressiv wirkenden, ruppigen Art besser verstehen, die sie im Vorgespräch als Problem und Veränderungsziel ihrer Therapie bezeichnet hatte und in deren Schatten sie nun die Hilflosigkeit, Ohnmacht, Traurigkeit und Zärtlichkeit verborgen wusste.

5.5 Beziehungsbilder in der Paartherapie

In der Paartherapie benutze ich zahlreiche Varianten der in diesem Buch vorgestellten Methoden. Eine häufig eingesetzte Methode möchte ich hier besonders erwähnen: das Beziehungsbild. *„Manchmal sagen Bilder mehr als tausend Worte. Da kann man in Bildern zeigen, wofür man keine Worte findet. Manchmal kann man beim Malen und sonstigem Gestalten das ausprobieren, was man sonst nicht wagt. Ich schlage euch vor, ein Beziehungsbild zu malen. Ich werde die einzelnen Schritte erklären. Wollt ihr es probieren?"*

Zuerst bitte ich die Beteiligten, sich von einer dicken Rolle einige Meter weißen Papiers abzureißen oder abzuschneiden, es geht auch mit einer Packpapierrolle. Der Papierstreifen ist ca. einen Meter breit und je nach den Wünschen des Paares und der Größe des Raumes zwischen zwei und fünf Meter lang. Er wird in die Mitte desRaumes gelegt. Ich bitte dann die beiden, sich jeweils gegenüber an eine Seite des Papierstreifens zu begeben, Farben zu nehmen und ein Bild zu malen. Das Bild hat kein Thema, es wird improvisiert: *„Malt einfach drauflos, was euch bewegt und was eure Finger malen wollen. Malt nicht im Hinblick auf die andere bzw. den anderen, sondern malt über und für euch selbst."* Oft schlage ich auch vor, mit einem Kleckerbild zu beginnen. Entweder, um für das Gestalten einen niedrigschwelligen Einstieg zu ermöglichen oder weil ich vermute, dass die Methode des Kleckerbildes eher einlädt, das Ausmaß zu verringern, mit der sie sich kontrollieren und zensieren. Meist beschäftigt sich jede*r mit einem Drittel der Papierfläche, malt, kleckert, verändert das Gemalte mit den Fingern usw. Oft wird sehr konzentriert und intensiv gearbeitet. In das freie Gestalten fließen Themen der Partnerschaft ein bzw. Themen, die den Einzelnen oder die Einzelne innerhalb der Partnerschaft bewegen.

Ich unterbreche den Gestaltungsprozess an dieser Stelle und bitte, das, was erlebt wurde, auch verbal auszudrücken, ihre Bilder zu betrachten und etwas über ihren Gestaltungsprozess und all das, was sie beschäftigt, ihrer Partnerin oder ihrem Partner mitzuteilen. Oft sind für die Beteiligten auch meine Rückmeldungen und Spiegelungen wichtig. Ähnlichkeiten und Gleichartigkeiten oder auch krasse Unterschiede in der Farbwahl und der Formgebung fallen den Partner*innen in der Regel nicht selbst auf. Diesbezüglich sind sie meist auf meine Rückmeldungen angewiesen. Gar nicht so selten gebe ich Rückmeldungen, die sich auf den Gestaltungsprozess beziehen. Hier malen und bewegen sich Paare meist unbewusst und unbemerkt in intensiver Resonanz miteinander. Ein Paar malte z. B. zum gleichen Zeitpunkt in die gleiche Richtung, im gleichen Rhythmus, in den gleichen Farben. Ein anderes führte einen rhythmischen Ping-Pong-Klecker-Tanz auf: sie einen Klecks, er einen Klecks, sie einen Klecks, er einen Klecks und so weiter. Wieder andere gleichen ihren Atem an oder agieren „*im Gegenteil*“: Wenn er z. B. in Bewegung und Pinselstrich besonders dynamisch wird, wird sie besonders zurückhaltend.

Nach dieser Phase bitte ich die Paare, das dritte Feld als gemeinsames Feld gemeinsam zu gestalten. Hier beginnt ein unmittelbarer gestalterischer Dialog, der viel davon wiederspiegelt, wie die Paare im Alltag miteinander kommunizieren und sich zueinander verhalten, der aber immer auch Chancen bietet, neue Formen und Inhalte des Dialoges zu erproben. (Ich fordere die Paare auch häufig außerhalb eines Beziehungsbildes dazu auf, in gestalterischen Dialog zu treten, auch in tänzerischen oder musikalischen Dialog, wenn die Situation es gebietet.) Beim gestalterischen Dialog innerhalb der Methode des Beziehungsbildes geht dem Dialog voraus, dass die Partner solo gestalten und damit sich auf das besinnen können, was für sie persönlich wichtig ist, was sie fühlen, was sie körperlich spüren. Dies schafft häufig einen Boden für den gestalterischen Dialog, von dem aus dieser dann besonders intensiv werden kann und gute Voraussetzungen für das Wagnis von Veränderungsprozessen schafft.

Gelegentlich gehen die beiden Phasen des Beziehungsbilder-Erstellens ineinander über. Manchmal greifen eine oder einer oder beide Partner*innen von sich aus in den mittleren Raum hinein und malen gemeinsam, erst mit einzelnen Strichen und Linien, dann mutiger, offener. Oder es werden erst Barrieren und Mauern gemalt und gekleckert, die manchmal zaghaft und vorsichtig, dann stürmisch aufgeweicht werden, wenn der Partner oder die Partnerin die unausgesprochene Erlaubnis gibt mitzuspielen. Die Formen des Gestaltens sind so vielfältig, wie Paarbeziehungen sind.

Ein wie immer notgedrungen verkürzt dargestelltes Beispiel für Prozesse eines solches Beziehungsbildes:

Einem Paar war es in den letzten Tagen gut miteinander gegangen. Doch dann, auf dem Weg zur Therapie, entstand ein Streit. Sie erzählten wortreich von dem Streit, von seinem Anlass, von seinem Verlauf, seiner Vorgeschichte usw. Es schien mir, siekonnten beide mit dem Anlass des Streites ganz gut umgehen, ihn reflektieren und auch entsprechende Lösungen finden. Das eigentliche Thema war nicht der Streit selbst, sondern anscheinend die Wirkung dieses Streites auf ihre Beziehung. Als ich diese Vermutung äußerte, bestätigten sie beide. Sie waren erschrocken, wie schnell die Stimmung und die Atmosphäre zwischen ihnen kippen konnte. Er vor allem sagte: „*Da ist plötzlich alles ganz weg und irgendwie gefühlsmäßig nichts mehr von dem da, was da vorher war.*" Ich schlug vor, ein Beziehungsbild zu gestalten und bat darum, dass jede*r an einer Seite des Papierstreifens mit einem Kleckerbild beginne. Sie kleckerte und malte mit den Händen farbenfrohe Formen und Gestalten. „*Es tut gut, sich mit sich selbst zu beschäftigen und aus der Atmosphäre herauszutreten.*" Er malte im Grunde zwei Bilder. Ein Bild voller Schwung, mit großen Linien. „*Das habe ich mit Schwung gemalt, da ist meine Wut drin.*" Und daneben ein anderes Bild, ruhig und besinnlich gemalt, ruhig und besinnlich wirkend. Dazwischen blieb ein kleinerer weißer Freiraum. Als er sein Bild im Ganzen betrachtete, war er erschrocken, wie genau es seine Stimmung ausdrückte. „*Das ist das Entweder-Oder, das ich gerade in unserer Beziehung erlebt habe und auch sonst zwischen uns manchmal kenne. Alles geht weg. Alles, was vorher war, wird angezweifelt, da gibt es nichts dazwischen. Da ist in der Mitte nichts dazwischen, da ist nur Leere.*" Er wurde sehr traurig und sackte körperlich in sich zusammen.

Sie berichtete, dass ihr das Malen gut gefallen habe: „*In meinem Bild ist viel Blau, das für Ruhe steht, aber auch viel Bewegung, viel Witz, wenig Dunkles, viel Lebendigkeit.*" „*Welches Gefühl hast du jetzt, wenn du drauf schaust?*" „*Ich bin traurig und damit beschäftigt, was er über sein Bild erzählt hat.*" Er ist währenddessen bemüht, ihr zuzuhören, sitzt aber immer noch zusammengesunken da und wirkt, als würde erimmer mehr versinken. Bei ihm muss die Arbeit weitergehen. Auf die Bitte, noch einmal in die Leere zwischen seinen beiden Bildhälften zu schauen, spürt er seine Traurigkeit, aber es fällt ihm nichts weiter dazu ein. Er har keine Assoziationen oder irgendwelche Imaginationen. Er scheint sich dem Feld anzupassen und wirkt selbst immer leerer und niedergeschlagener. *„Bitte setze dich vor dieses leere Bild zwischen deinen beiden Bildern bzw. Bildhälften, halte eine Hand oder beide Hände einige Zentimeter* über *die Bildfläche, schließe die Augen und atme … Welche Farbe erlebst du?"* Die Antwort ist eindeutig: *„Gelb."„Mit welchen Gefühlen verbindest du Gelb?" „Mit Wärme und vor allem mit Sehnsucht."* Seine Stimmung ändert sich. Er malt das Gelb in die freie Fläche und verbindet auch die Farben beider Seiten seines Bildes mit dem Gelb, malt in sie hinein. Er spürt ein großes Glück. Er kann seine Sehnsucht auch in Worte fassen und sie seiner Partnerin gegenüber äußern. Diese hört sie und versteht sie. Sie kann darauf antworten und darauf eingehen.

„Nähert euch nun von eurer jeweiligen Seite der freien Fläche zwischen euren Bildernund malt gemeinsam in der Mitte." Beide überhören die Aufforderung, sich von ihrenjeweiligen Seiten her aufeinander zuzubewegen. Anscheinend hat die Beschäftigung mit der Sehnsucht sie schon so zusammengeführt, dass sich beide sofort in die Mitte stürzen, um von der gleichen Seite aus das mittlere Bild gemeinsam zu gestalten. Sie bremsen ihren ursprünglich heftigen Bewegungsimpuls ab und malen zuerst zaghaft, mit Vorsicht und offensichtlicher Berührungsängstlichkeit. Wie sie später durch Nachfragen bestätigen, wollen sie mehr miteinander zu tun haben, trauen sich aber nicht. Auf die Spiegelung, dass es wirke, als wäre jede*r für etwas anderes in diesem mittleren Bild zuständig, als dürfe sich auch in diesem mittleren Bildteil nichts berühren oder verwischen, äußert sie den Wunsch: *„Ich möchte eigentlich richtig reingehen."* Und nun, als sie weiter malt, fasst sie den Mut dazu und macht auch ihm damit Mut. Sie mischen und mengen Farben, die ursprünglichen Farben ihrer beider Bildseiten tauchen auf, sie gestalten einen lebendigen Kontakt, eine Landschaft der Vielfältigkeit und des Wohlfühlens.

„Was wollt ihr von diesem Bild mitnehmen? Ihr könnt etwas herausschneiden, herausreißen oder auch Abdrücke davon machen." Sie machen mehrere Abdrücke von den Bildteilen, die sie einzeln gestaltet haben, und wählen davon diejenigen zum Mitnehmen aus, die Bedeutung für sie haben. Das Bild in der Mitte, das sie gemeinsam gemalt haben, schneiden sie aus, um es unverändert mitzunehmen.

6 Selbstbilder in der Lebenswelt

6.1 Selbstbilder / Namensbilder

Selbstbilder sind in therapeutischen Prozessen immer wieder Thema. Klient*innen hadern mit ihrem Selbstbild oder aber besitzen ein fest gefügtes Selbstbild, das derartig starr und beharrlich ist, dass Veränderungsansätze immer wieder an ihm zerschellen („*Ich kann ja sowieso nichts.*“ oder „*Ich kann tun, was ich will, mich liebt ja doch keiner.*“). Oft haben mich Bilder, die Klient*nnen von sich hatten, entsetzt und sehr erschrocken, weil sie – da meist sehr selbst abwertend und verzerrt – mit meiner Wahrnehmung von ihnen nichts gemein hatten.

In der therapeutischen Arbeit unterstütze ich Klient*innen häufig darin, ihre Selbstbilder zu korrigieren, und helfe ihnen zu unterscheiden, was ihre eigenen Bilder von sich selbst und was Fremdbilder sind, die ihnen aufgepfropft wurden. Gelegentlich bekommen Menschen bestimmte Aspekte ihrer selbst gar nicht mit, die ich ihnen dann im therapeutischen Prozess spiegele. Auch wie Klient*innen auf andere wirken, ist ihnen selbst oft nur wenig bewusst. Wir haben es also in der Therapie bezüglich der Selbstbilder immer mit einer Dialektik zu tun: Es geht um die Person selbst und es geht immer gleichzeitig auch um die sie umgebende Lebenswelt. Das Selbstbild setzt sich sowohl aus den Erfahrungen und Vorstellungen der Person über sich selbst als auch aus den so genannten Fremdbildern zusammen, also den Bildern anderer Menschen über die Klient*innen. Fremdbilder werden von Therapeut*innen, aber auch von Klient*innen oft abfällig, als etwas Schlechtes, etwas Negatives bewertet. Zwar sind Klient*innen oft voll von giftigen und negativen Introjekten, die es loszuwerden gilt. Doch es ist auch festzuhalten, dass wir Menschen so genannte Fremdbilder brauchen, dass wir nicht nur aus uns allein heraus ein Bild von uns selbst entstehen lassen können, sondern dass wir uns immer auch über die Augen der anderen erkennen können und über die Stimmen der anderen hören und über die Berührungen der anderen spüren. Menschen brauchen Spiegel, um zu wissen, wer sie sind, und um ihr Selbstbild entstehen zu lassen. Entscheidend ist nicht die Frage, ob jemand Fremdbildern „ausgesetzt“ war oder ob im Selbstbild auch Fremdbilder enthalten sind. Entscheidend ist eher die Frage: Waren bzw. sind diese Fremdbilder subjektiv ehrlich oder verlogen, sind sie wohlwollend oder verachtend, sind sie Teil eines lebendigen Begegnung oder Teil einer Manipulation? Diese Differenzierungen herauszuarbeiten, ist oft Teil des therapeutischen Prozesses.

Therapie kann auch darin bestehen, Selbstbilder in weiten Teilen überhaupt erst zu entwickeln. Viele Klient*innen sind so wenig gespiegelt worden, dass sie kaum Bilder von sich haben. Andere verfügen über eine so geringe Wertschätzung von sich selbst, dass es sich ihrer Einschätzung nach kaum lohnt, sich mit Bildern ihrer selbst zu beschäftigen. Andere wiederum sind voll gepfropft mit dirigistischen, manipulativen Fremdbildern; wenn sie diese ablegen, taucht die Frage auf: „*Wenn ich das nicht bin, wer bin ich denn dann? Bin ich dann nichts?*“

Kunst- und Gestaltungstherapie kann in vielfältiger Art und Weise die Entwicklung von Selbstbildern und ihre Differenzierung begleiten und unterstützen. Keine noch so wortreiche Beschreibung kann die Kraft eines Bildes, z. B. eines gemalten Selbstbildes, ersetzen. Die Möglichkeiten sind vielfältig. Sie beginnen bei einfachen Aufforderungen wie z. B.: „*Male dich.*“ „*Erstelle ein Kleckerbild über dich.*“ Oder: „*Gestalte eine Skulptur von dir aus Ton, aus Zeitungspapier, aus Speckstein.*“ Das Spektrum reicht bis hin zu differenzierteren Anleitungen, die bestimmte Aspekte des Selbstbildes betonen oder auch längere Prozesse begleiten können.

Ein besonders einfacher und eleganter Weg, ein Selbstbild entstehen zu lassen, istdas „Namensbild“, das ich von meiner Kollegin Monika Vogel kennen gelernt habe. Nicht Schall und Rauch sind Namen, sondern Teil unserer Identität. Wir verbinden mit unserem Namen ein Selbstbild, andere Menschen identifizieren unsüber unsere Namen. Wir verknüpfen mit unserem Namen das Bild, das wir von unshaben. Was liegt näher, als aus dem Namen ein Bild entstehen zu lassen, ein Namensbild.

Die erste Frage, die sich den Klient*innen dabei stellt, ist: Welchen Namen nehme ich? Welchen Namen lege ich meinem Bild zu Grunde? Für manche ist dies der Vorname, für andere der Vor- und Nachname, also auch der Name, der von den Eltern übernommen wurde, den die Klientin oder der Klient mit den Eltern gemeinsam hat. Manche tragen den Namen ihres Partners oder ihrer Partnerin. In Doppelnamen verbinden sich mehrere Personen oder Familien, andere sind wiederum über den Namen mit ihrem Ex-Mann oder ihrer Ex-Frau verbunden. Es gibt auch KlientInnen, die statt ihres gewöhnlichen bzw. offiziellen Namens ihren Spitznamen wählen oder einen Kosenamen, und es gibt Klient*innen, die den Namen, den ihnen ihre Eltern gegeben haben, ablehnen und die sich stattdessen für einen Wunschnamen entscheiden. Den Namen zu präsentieren bedeutet sich zu repräsentieren. „Ich heiße" ist immer auch: „Ich bin."

Die Anleitung zur Erstellung einer Namensbildes ist einfach. Hier ein Beispiel aus der Arbeit mit einer Gruppe:

„Nehmen Sie ein großes Blatt Papier und Stifte oder Farben Ihrer Wahl und suchen Sie sieh einen Platz, an dem Sie gut sitzen und gut malen können ... Schreiben Sie Ihren Namen auf das Blatt Papier. Es ist Ihre Entscheidung, ob Sie nur Ihren Vornamen oder nur oder auch Ihren Nachnamen wählen. Sie können sich auch für Ihren Spitznamen oder einen Kosenamen oder einen Wunschnamen entscheiden. Wählen Sie Ihren Namen so, wie er Ihnen jetzt richtig und stimmig erscheint und bringen Sie ihn zu Papier ... Betrachten Sie nun Ihren Namen und nehmen diesen Schriftzug zum Ausgangspunkt dafür, ein Bild entstehen zu lassen, ein Namensbild. Greifen Sie zu Stiften oder anderen Farben undlassen Sie Ihrer Fantasie und ihren Händen freien Lauf ..."

Die Erstellung eines Namensbildes ist ein niedrigschwelliger Zugang zur Gestaltung eines Selbstbildes. Einen Namen haben alle Menschen, ihn auf Papier zu bringen istnicht schwer, zumindest von der intellektuellen Seite her (von der emotionalen Seite her ist es oft schwieriger). Der Schriftzug bietet sich dazu an, aus ihm ein wie auch immer geartetes Bild entstehen zu lassen. Dabei setzen sich die Klient*innen mit den verschiedenen Aspekten ihres Namens und damit auch ihrer Identität auseinander. Oft überraschen sie sich selbst beim Malen oder danach, wenn sie ihre Bilder betrachten. Wichtig ist, dass sie mit ihrem Bild nicht allein bleiben, sondern sich darüber mit anderen Menschen austauschen. Das kann mit der Therapeutin oder dem Therapeuten geschehen oder – in Gruppen – im Plenum, in Kleingruppen zu zweit oder zu dritt. Dabei stellen Klient*innen mit dem Namensbild auch Aspekte ihres Selbstbildes vor und sie merken häufig, wie viel Geschichte in ihrem Namensbild enthalten ist und wie viele Aspekte ihrer gegenwärtigen Lebenssituation. Sie können feststellen oder erahnen, welche Möglichkeiten sich daraus für die Zukunft eröffnen.

Die Auseinandersetzung mit dem Namensbild ruft Gefühle hervor: Zum Beispiel sind sie traurig darüber, wie wenig sie sich mit sich beschäftigt haben oder wie viel sie in ihrem Leben verloren haben, oder sie spüren Stolz, Kraft und Vielfalt. Oft entnehmen sie ihrem Namensbild Ressourcen und Fähigkeiten. Gelegentlich erschreckt das Namensbild, entsteht Angst vor etwas bislang Unbekanntem. Klient*innen werden durch das Namensbild auch herausgefordert, zu differenzieren zwischen dem, was sie mögen oder nicht mögen, was sie akzeptieren oder nicht akzeptabel finden und zurückweisen. Ich stelle Klient*innen, die sich mit ihrem Namensbild beschäftigen, häufig die Frage: „*Welche Frage möchtest du diesem Namensbild stellen?*" oder „*Welche Frage entsteht in dir, wenn Du jetzt dieses Namensbild betrachtest und auf dich wirken lässt*?" Antworten sind zum Beispiel:

- „*Wie kann mein Name, wie kann ich sichtbarer werden bei all dem, was um meinen Namen herum ist?*"
- „*Wie bekomme ich einen Namen, der mir gefällt, den ich okay finde?*"
- „*Da ist etwas auf dem Bild, was mich irritiert und was ich nicht verstehe, das möchte ich gerne herausbekommen.*"
- „*Mein Name wirkt auf diesem Bild so ungeschützt, wie kann ich mich schützen?*"
- „*Wie werde ich größer?*"

Der Fragen sind viele. Die Erstellung des Namensbildes und die Auseinandersetzung mit ihm regt an, sich mit dem Selbstbild weiter auseinanderzusetzen, sich therapeutischen Prozessen in Einzel- und Gruppenarbeit zu öffnen.

6.2 Blind gemalte Selbstportraits

Das blind gemalte Selbstportrait ist eine einfache Methode, ein Selbstportrait zu erstellen. Sie hat verschiedene Vorteile. Sie ist erstens niedrigschwellig. Menschen, die, wenn man ihnen sagen würde: „Male ein Selbstportrait", davor zurückschrecken würden, können sich auf diese Methode gut einlassen. Der zweite Vorteil ist, dass man wenig Zeit braucht und die Methode gut im Rahmen einer Einzeltherapiestunde anwenden kann. Und der dritte Vorteil besteht darin, dass diese Arbeit viel Überraschendes bringt, manches zum Lachen, manches zum Sinnieren. Es entsteht ein Bild, das Menschen oft sich selbst unbeabsichtigt charakterisieren lässt. Die Arbeitsschritte sind einfach:

- *„Lege ein Blatt Papier und einen Stift so vor dich hin, dass du mit der einen Hand mit diesem Stift auf dem Papier etwas zeichnen kannst und mit der anderen Hand dein Gesicht bzw. deinen Kopf abtasten kannst."*

- *„Taste dann langsam und sorgfältig, Zentimeter für Zentimeter, dein Gesicht und deinen Kopf mit den Fingern der einen Hand ab, während du mit der anderen Hand gleichzeitig das, was du ertastest, zeichnest. Schließe dabei die Augen. Du kannst sicher sein, dass das, was du zeichnest, mit deinem Gesicht auf den ersten Blick wenig zu tun haben wird, also sei gar nicht erst ehrgeizig. Ein perfektes Abbild zu schaffen, ist mit dieser Methode unmöglich."*

Die Klient*innen zögern oft, lassen sich dann aber, gelegentlich mit einem Lächeln, auf diese Aufgabenstellung ein.

- *„Wenn du dein Gesicht bzw. deinen Kopf abgetastet und gezeichnet hast, lege den Stift beiseite.* Öffne *die Augen und schau dir an, was da entstanden ist."* Hierbei bricht oft Gelächter aus, vor allem dann, wenn diese Arbeit in Gruppen geschieht und die Teilnehmer*innen sich ihre Portraits gegenseitig zeigen. An dieser Stelle aufzuhören, würde bedeuten, den Vorgang bei einer spaßhaften und zärtlichen Übung zu belassen, das Gesicht zu betasten und Menschen dazu zu bringen zu zeichnen. Bis hierher ist die Übung in der kunstpädagogischen Praxis bekannt. Therapeutisch relevant wird sie vor allem bei dem nächsten Schritt.

- *„Schau dein Bild an, schau an, was da jetzt entstanden ist, male dieses Bild weiter bzw. gestalte daraus ein Bild mit Farben deiner Wahl, mit Stiften, mit Aquarellen usw. Lasse deiner Fantasie, deinen Impulsen freien Lauf.“* Die meisten Klient*innen wissen sehr schnell, welche Farben und Formen zu diesem Bild gehören, wie dieses Bild weiter gemalt werden muss, und es entstehen sehr eindrucksvolle Bilder. (s.auch Abbildungen 16 und 17, Seite IX)

- Im letzten Schritt schauen wir uns gemeinsam das entstandene „Selbstportrait“ an. Ich beginne meist zu fragen: „*Was siehst du?*“ und: „*Was hat dieses Bild mit dir zu tun?*“

Auszüge aus den Antworten einiger Klient*innen:

- *„Ich sehe einen sehr großen Kopf, in dem nur in einer Ecke kleine Gesichtszüge sind. Das* überrascht *mich sehr, aber beim Malen habe ich bemerkt, dass das ganz gut passt. In mir, in meinen Kopf, spielt sich ganz viel ab, aber davon zeige ich nur sehr wenig. Ich zeige nur wenig Gesicht.“*

- *„Ich konnte aus dem Gekrickel, das beim blinden Zeichnen entstanden ist, gar kein Gesicht erkennen. Beim Malen ist dann eine Blume daraus geworden mit sehr verschiedenen und sehr verschieden farbigen Blüten. Nein, das ist gar nicht eine Blume, es ist ein bunter Blumenstrauß. Was dieser Blumenstrauß mit mir zu tun haben soll, weiß ich nicht. So sehe ich mich eigentlich nicht.“* Ich frage dann nach jeder einzelnen Blume, zum Beispiel, wie denn diese gelbe, runde Blume aussehe, was die Klientin denn denken oder fühlen würde, wenn sie diese gelbe oder diese rote Blume wäre, so dass die Klientin differenziert erschließen kann, welche Aspekte dieses bunten Blu menstraußes sie als zu sich selbst zugehörig wahrnehmen konnte und welche sie sich wünschte.

- „Mein Gesicht, das ich gemalt habe, ist rechts und links sehr unterschiedlich. Rechts sehr weich und sanft, links ganz wild, eckig und kantig. Das wundert mich, da ich links häufig Kopfschmerzen habe und mich im linken Schulterbereich stark verspannt fühle. Aber vielleicht ist da ja auch etwas Wildes oder Eckiges, das mehr leben möchte oder sich mehr zeigen möchte.“

- *„Mein Bild macht mich sehr traurig. Ich kann die Linien kaum noch erkennen, es ist sehr verschwommen. Wenn ich überlege, was das mit mir zu tun hat, dann stelle ich fest, dass das eine Seite ist, die ich an mir kaum wahrhaben möchte, die aber da ist. Ich verliere mich oft und dann spüre ich mich kaum und dann werde ich auch oft vonanderen Menschen* übersehen *und dann ziehe ich mich zurück und verliere mich nochmehr."*

- *„Aus meinem Bild ist ein Tier entstanden. Es sieht aus wie ein blauroter Hahn. Komisch, damit kann ich nichts anfangen."* Ich frage den Klienten: *„Was ist das denn für ein Hahn? Was tut er so, was hat er für Eigenschaften?" „Er ist der Chef auf einem großen Bauernhof und frisst den ganzen Tag und kommandiert die Hühner herum und hat das Sagen. Und zwischendurch kräht er ganz laut und fliegt immer auf einen ganz hohen Platz auf dem Hof und hat von dort aus den Überblick."* Ich frage weiter nach: *„Sind diese Tätigkeiten des Hahns und diese Eigenschaften vielleicht ein Teil von Ihnen? Oder repräsentieren Sie eher die Wunschseite?"* Der Klient antwortet: *„Oh nein, so etwas würde ich nie tun, das würde ich mich nie getrauen, mich so wie der Hahn zu verhalten, höchstens einmal damit liebäugeln, aber auch das nur ganz heimlich."*

- *„Mein blind gekrickeltes Bild hat mich am Anfang sehr erschrocken, ich mochte es nicht. Dann dämmerte es mir, dass es aussah wie meine Mutter. Dann begann ich schnell mit Farbe drüber zu malen, weil ich nicht so aussehen möchte wie meine Mutter und ich nichts mit meiner Mutter zu tun und gemeinsam mit ihr haben möchte. Aber anscheinend klappte das nicht so, wie ich mir das vorstellte, weil die Konturen immer wieder durchkamen. Ganz gleich, wie viel ich darüber malte, die Konturen der ersten Zeichnung, die ich mit geschlossenen Augen hergestellt hatte, kamen immer wieder durch. Aber trotzdem ist das Bild jetzt anders, es sieht jetzt anders aus. Da sind noch Sachen darin, Konturen, die mich an meine Mutter erinnert haben, aber es ist jetzt ein anderes Bild, auch ein anderes Gesicht. Und das erschreckt mich nicht mehr. Es hat manches von dem, was ich von mir kenne und womit ich mich auch identifizieren kann."*

6.3 Das Leibmandala

Eine Methode, umfassend und gründlich ein Selbstbild mit den verschiedenen wichtigen Aspekten seiner selbst zu erstellen, ist das Leibmandala. Unter Leib verstehen wir den erlebenden Menschen in all seinen körperlichen, seelisch-emotionalen und geistig-intellektuellen Aspekten und sonstigen Regungen und Impulsen des Erlebens. Der Mensch ist nie isoliert zu betrachten, sondern immer im wechselseitigen Austausch mit seiner Umgebung, mit seiner Lebenswelt. Das Leibmandala ist sozusagen eine gestaltungstherapeutische Um- und Übersetzung eines einfachen Leibmodells.

„Das Mandala ist eine aus dem indischen Raum kommende Darstellungsform, in der Farben und Formen konzentrisch, kreisförmig von einem Mittelpunkt ausgehendangeordnet sind." (Gemeinhard 1994)

Die Arbeitsschritte zur Erstellung eines Leibmandalas sind folgende: Erster Schritt: *„Nimm ein großes Blatt Papier und trage ungefähr folgende Umrisse auf diesem Blatt ein."*

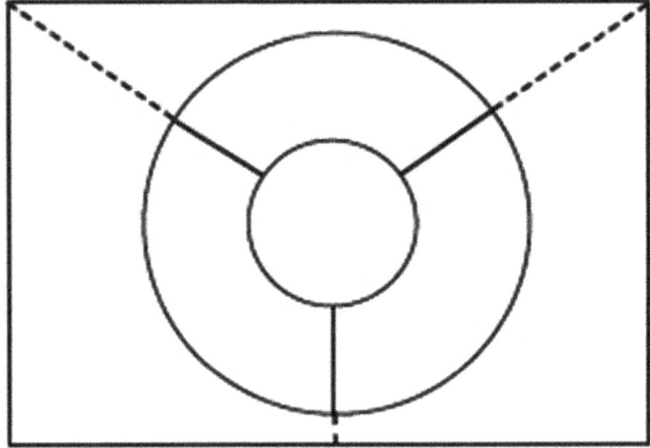

„Diese Umrisse sollen im Folgenden hilfreich zur Strukturierung der Wahrnehmungen und Erfahrungen sein, die ihr machen werdet. Sie sollen kein ‚Korsett' sein, in das ihr euch einzwängen lasst, sondern Spielräume. Wichtiger, als euch an die Konturen zu halten, wird sein, in eurer individuellen Art damit

umzugehen, damit zu experimentieren und zu spielen. Sollte euch bei unserer weiteren Arbeit die jeweils vorgeschlagene Form nicht passen, sprengt den jeweiligen Rahmen."

Zweiter Schritt:

„Setze oder lege dich bequem hin, so dass du deinen Körper spüren kannst. Spüre dei-nen Atem, dein Einatmen, dein Ausatmen, die Pausen dazwischen. Nimm die Bilder wahr, die in dir vor deinen offenen oder vor deinen geschlossenen Augen entstehen. Nimm wahr, was du hörst. Nimm wahr, was du schmeckst auf deinen Lippen, auf deiner Zunge. Nimm wahr, was deine Hände tasten. Nimm deine Füße wahr, den Boden, auf dem sie stehen oder liegen, deine Fußgelenke, deine Knie, deine Beine, dein Becken, deine Wirbelsäule, deinen Rücken, deine Schulterblätter und Schultern, deine Ellbogen und Handgelenke und Hände, deinen Nacken und deinen Kopf. Nimm auch deine Organe wahr: dein Herz und deinen Magen, deine Nieren, deine Lungen und sonstigen Organe und Teile deines Körpers, die ich nicht genannt habe, die dir aber einfallen. Wo ist Spannung im Körper? Wo ist Entspannung? Wo ist gute Spannung und wo ist Verspannung? Was ist jetzt dein körperliches Empfinden? Welches Empfinden ist im Vordergrund? Was ist im Hintergrund? ... Du wirst gleich, wenn ich es sage, aus der Haltung, in der du dich jetzt befindest, herausgehen. Falls du die Augen geschlossen hast, kannst du sie wieder öffnen und dann das, was dir jetzt wichtig ist, in ein Feld innerhalb des Ringes malen ... Gestalte eines der Felder des Ringes: Wie spüre ich meinen Körper? Wie erlebe ich meinen Körper? Wie spüre ich mich jetzt?"

Die Klientin oder der Klient malt seine körperlichen Empfindungen und Wahrnehmungen in ein Feld des Ringes innerhalb des Leibmandalas (z. B. Feld A1, s. Skizze).

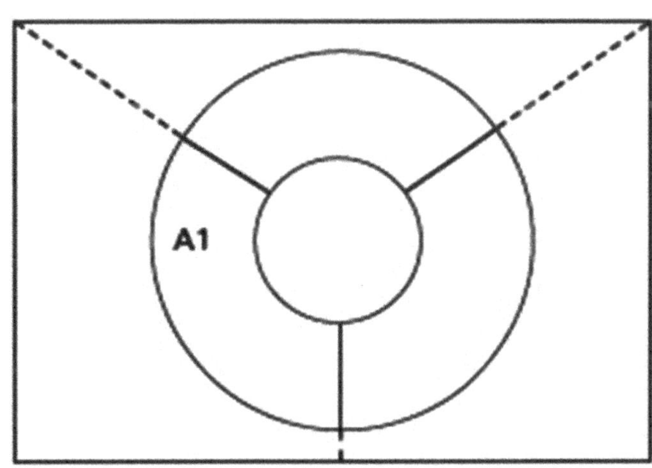

Dritter Schritt:

Unmittelbar, nachdem das Bild gestaltet wurde, lasse ich die Klient*innen aus verschiedenen Perspektiven auf das Bild schauen und es auf sie wirken. Dazu kann das Bild auf dem Boden liegen oder aufgehängt werden. Wichtig ist, dass es aus unterschiedlichen Entfernungen und verschiedenen Blickwinkeln betrachtet wird.

„Wenn du dieses Bild betrachtest: Welche Personen fallen dir dazu ein, welche Personen hier im Raum, welche in deinem jetzigen Leben, welche aus deinen früheren Lebensabschnitten? … In welcher Beziehung stehst du zu den Personen, die dir einfallen? … Welche Farben, Klänge, Atmosphären fallen dir ein? … Welche Resonanzen, welche Dissonanzen? … Vertraue den Einfällen, zensiere nicht! Male, gestalte, schreibe usw. diese Einfälle auf das Umgebungsfeld des Feldes deines körperlichen Erlebens." (Feld A2 s. Skizze)

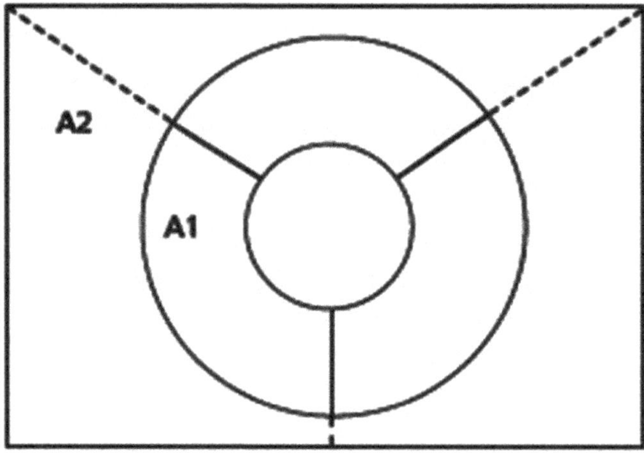

Diese Anleitung löst in der Regel zuerst einmal fast so etwas wie Erstarrung, Erschrecken, ungläubiges Erstaunen, manchmal sogar Widerwillen aus, um sich dann als überraschendstes, oft aufschlussreichstes Moment in der therapeutischen Arbeit herauszustellen. Die Aufforderung, den Einfällen zu trauen, muss an dieser Stelle ebenso oft wiederholt werden wie die Aufforderung weiterzuatmen. Manche Klient*innen verlässt hier immer wieder der Mut, sich wirklich zu ihren Einfällen zu bekennen, die ihnen im ersten Moment, aber auch nur in diesem, oft als unangebracht oder unsinnig oder zumindest unangenehm bzw. zu angenehm erscheinen.

Nach diesem Schritt erfolgt in der Einzeltherapie in der Regel eine weitere therapeutische Vertiefung; in der Gruppenarbeit steht dies manchmal ebenfalls an; zumindest aber ist ein Austausch über das, was bildnerisch entstanden ist, und das, was die Klient*innen dabei erlebt haben, angebracht.

Vierter Schritt:

„Setze oder lege dich wieder so bequem hin, dass du dich einige Minuten mit dir selbst beschäftigen kannst. Richte die Aufmerksamkeit auf deine Atmung ... Welches Gefühl, welche Gefühle sind in diesem Moment bei dir im Vordergrund? ... Ich werde jetzt mit Pausen dazwischen einige Gefühle nennen. Du sollst oder musst auf keinen Fall diese Gefühle alle haben oder wahrnehmen; die Gefühlsbenennungen sollen dich lediglich anregen. Spüre, welche von ihnen im Moment Resonanzen in dir finden. Das Wichtigste ist, dass du dabei deinen Gefühlsspuren nachgehst: Mut ..., Glück ..., Zufriedenheit ..., Trotz

..., Scham ..., Schuld ..., Trauer ..., Freude ..., Liebe ..., Sehnsucht ..., Interesse ..., Hass..., Ärger ..., Hoffnung ..., Verzweiflung ..., Hilflosigkeit ..., das Gefühl der Gefühllosigkeit ..., Lächerlichkeit ..., Lust ..., Neid ..., Verachtung ..."

Die Reihenfolge variiert, wichtig sind lange Pausen zwischen den Nennungen der Gefühle. Ich entscheide spontan, welche Gefühle ich nenne, je nach Stimmung, Atmosphäre, Kenntnis der Klientin oder des Klienten bzw. der Gruppe. Es dürfen erfahrungsgemäß sehr viele Nennungen sein. Dadurch wird, wie Klient*innen häufig danach bestätigen, einerseits der Reichtum an Gefühlsmöglichkeiten deutlich, andererseits wird es immer unmöglicher, wirklich alles zu fühlen. Und damit wird die individuelle Auswahl immer nötiger, was für den therapeutischen Prozess hilfreichist.

„Und spüre die Resonanz auf das Gefühl bzw. auf die Gefühle, die hier noch nicht genannt worden sind, die aber eine Rolle spielen könnten oder die dir jetzt einfallen ... Gleich wirst du das, was dir jetzt wichtig ist, was im Vordergrund deines Fühlens steht, in das zweite Feld des Ringes eintragen und es dadurch gestalten. Male jetzt das Feld: meine Gefühle jetzt." Die Klientin oder der Klient malt, gestaltet in Feld B 1 ein Bild zu diesem Thema.

Fünfter Schritt:

Entsprechend dem dritten Schritt wird das Bild „Meine Gefühle jetzt“ aus verschiedenen Perspektiven betrachtet. Dann wird nach der Lebenswelt der Gefühlegefragt, nach Personen in der Gegenwart und der Geschichte, die für die Gefühlewichtig sind oder waren, nach Interaktionen, nach Atmosphären, nach Verbindungen, nach Umgebungen usw. und dieses im Feld B2 gestaltet.

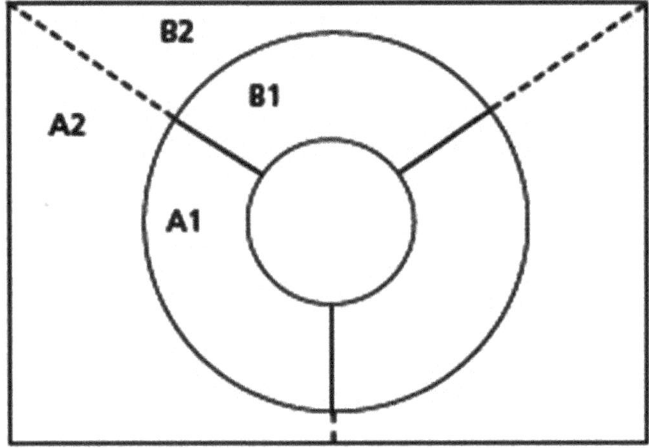

Danach kann wieder ausgetauscht oder anderweitig im Dialog zwischen Klient*innen und Therapeut*innen gearbeitet werden.

Sechster Schritt:

„Suche dir einen Platz, auf dem du gut stehen kannst und atme ... Als Atemübung, um leer und präsent zu werden, schlage ich dir vor: Schöpfe die Luft mit deiner rechten Hand, deinem rechten Arm, während du einatmest; forme dabei deine Hand zu einerSchale und führe die geschöpfte Luft deinem Gesicht zu. Lass dann mit dem Ausatmen deine senkrecht gestreckte Hand vor deiner Körpermitte nach unten gleiten, lass sie deine Körpermitte bezeichnen und dein Ausatmen begleiten ... Führe diese Bewegung ein paar Mal in deinem Atemrhythmus durch ... Wiederhole das Gleiche dann auch mit der linken Hand ... und dann mit beiden Händen gleichzeitig ... Pausiere, wenn du möchtest, dazwischen und lass die Übung *dann ausklingen, wenn du genug hast ... Spüre dann noch eine*

Weile deinem Atem nach, spüre nach, welche Bewegungsimpulse in deinem Körper sind, und folge ihnen ... Gehe in Bewegung, lasse dabei Gedanken zu deinem Selbstbild kommen und gehen: Was denke ich über mich? ... Wer bin ich als Mensch? ... Welche Eigenschaften habe ich, angenehme und unangenehme? ... Was zeichnet mich aus? ... Was unterscheidet mich von anderen? ... Welche Normen und Werte habe ich? ... Welche Ideale? ... Wogegen grenze ich mich ab? ... Welche Zielvorstellungen habe ich? ... Woran glaube ich? ... Das, was dir jetzt wichtig ist, wirst du gleich in das noch freie dritte Feld eintragen. Gestalte jetzt in dem dritten Feld dein Selbstbild: Was denke ich über *mich?*“

Die Klientin oder der Klient malt, gestaltet im Feld C1.

Siebter Schritt:

Entsprechend dem dritten und dem fünften Schritt wird das soziale Umfeld des Selbstbildes in Feld C2 gestaltet.

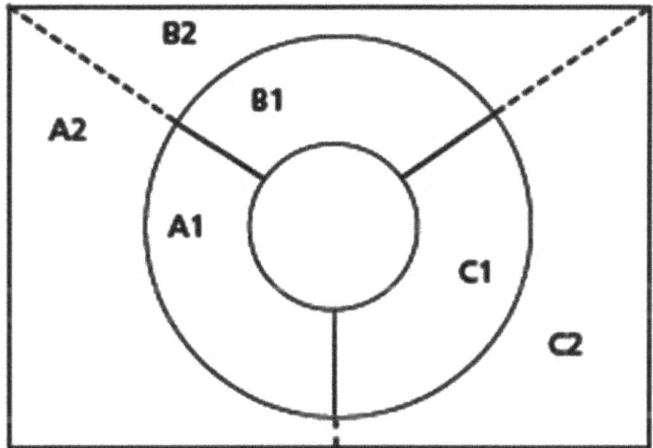

Ich möchte hier betonen, dass es auch dieses Mal (fast) genauso wichtig wie zu den Zeitpunkten des dritten und fünften Schrittes ist, den Klient*innen Mut zu den Einfällen und ihrer Gestaltung zu machen. Trotz mittlerweile gestiegenem Vertrauen in die eigene Kreativität sind hier immer noch innere Widerstände zu überwinden.

Achter Schritt:

Die Klientin oder der Klient schaut sich das ganze Bild aus unterschiedlichen Perspektiven an. Sie oder er legt es dann auf den Boden und stellt sich in die Mitte, in Feld D, schaut sich drehend aus dieser Perspektive auf ihr bzw. sein Bild und spürt dabei sich, den Körper, die Gefühle, die Gedanken, die gemalte, gestaltete Umge-bung. (s. Abbildungen 18 und 19, Seite X)

Neunter Schritt:

„*Gestalte die Mitte!*" (Feld D)

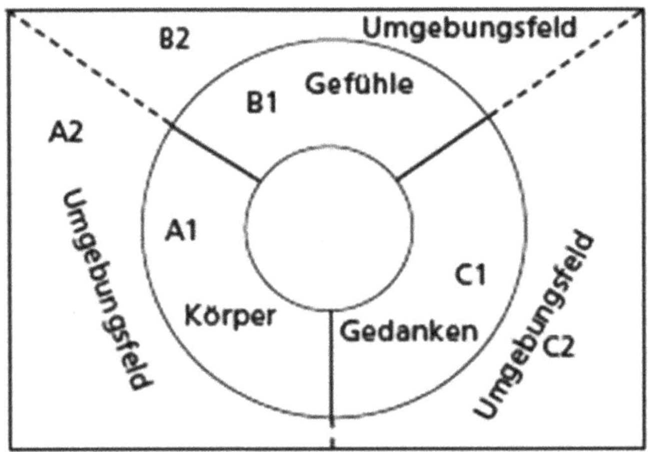

Die Arbeit am Leibmandala ist intensiv. Im Rahmen einer Gruppenarbeit füllt sie mindestens ein oder zwei Wochenenden. Im Rahmen einer einzeltherapeutischenArbeit kann sie nur in der Folge mehrerer Einzelstunden durchgeführt werden. Meist regt die Arbeit mit dem Leibmandala viele Themen an, die dann immer wieder als

„Zwischenspiele" kunst- und gestaltungstherapeutisch angegangen werden und dann in das Leibmandala zurückgeführt werden. Die Gestaltung des Leibmandalas ist sehr fruchtbar, weil dabei eine Art Reise durch den Leib gemacht wird, eine Reise entlang den verschiedenen Aspekten des Leibes. In jeder Station werden die Imaginationen ernst genommen und festgehalten, so dass mehrere Einzelbilder und gleichzeitig einGesamtbild entstehen. Unserem Leibverständnis entsprechend ist das Besondere am Leibmandala, dass der Mensch nicht nur isoliert betrachtet wird, sondern mit seinenverschiedenen Aspekten immer wieder in den Interaktionen, in der Wechselwirkung, den Resonanzen mit seiner Lebenswelt.

Der intensive und komplexe Prozess der Anleitung des Leibmandalas ist schwer in dem hier gegebenen knappen Rahmen beispielhaft zu beschreiben. Ich habe deshalbeinige Teilnehmerinnen aus einer Gruppe, in der sie ihr Leibmandala erstellt haben, gebeten, über ihre Erfahrungen zu berichten.

Teilnehmerin A:

„In dir

Über dir
Sonne Mond und Sterne

Hinter ihnen
unendliche Welten

Hinter dem
Himmel
unendliche
Himmel

Über dir
Was Deine Augen sehen

In dir
alles Sichtbare
und
das unendlich Unsichtbare

Rose Ausländer

Die Arbeit mit dem Leibmandala ist für mich ein Weg, das Sichtbare neu zusehen und etwas von dem ‚unendlichen Unsichtbaren' zu entdecken. Das Erleichternde daran: Ich muss mein Leben nicht neu erfinden, sondern es zeigt sich hier in seiner ganzen Vielfalt mit Stärken und Schwächen, Licht und Schatten, Fülle und Nichts ... Und: Es ist eine Momentaufnahme, d. h., es bleibt genug Unsichtbares für neue Entdeckungsreisen zu anderer Zeit.“

Teilnehmerin B:

„Am Anfang, als wir die Felder „Körper-Spüren“ innen und außen gestalten sollten, wusste ich zwar sofort, welchen Bereich des Bildes ich dafür wählen würde, aber es fiel mir ganz schwer, das Blatt zu füllen.

Das Spüren brachte so viel Unangenehmes und Schmerzhaftes mit sich, dass ich so viel davon nicht auf's Papier bringen wollte.

Dann habe ich zaghaft angefangen: Rückenschmerzen, mich gebeugt fühlen und mir gleichzeitig den Bauch halten, mich krümmen, weil der Magen schmerzt, eine dicke schmerzhafte, verkrampfte Kugel im Bauch.

Zum Körperfeld habe ich noch zärtliche Berührung eingefügt, die ich mit X erlebt habe. Als ich das erste Mal das Körperfeld gestaltete, habe ich auch mein liebendes Herz körperlich gefühlt und gemalt und Geborgenheit im Bauch, in mir.

Das Gefühlsfeld ging leichter. Gefühle von Sehnsucht, Glück, Liebe, Hass, Ärger, Stolz im Innenkreis, außen Personen von damals und heute, mit denen diese Gefühle in Verbindung stehen.

Das Herz mit Vater, Y und mir im Außenbereich gibt mir heute Fragen auf. Ich weiß nicht mehr genau, was ich damit gemeint habe. Ich glaube, das meint, wem ich meine Liebe geschenkt habe, oder auch, von wem ich Liebe bekommen habe. Ich erinnere mich, dass ich es schon beim Malen ekelig fand, dass mein Vater dort stand, dann auch noch quasi neben meiner Liebesbeziehung. Das hat was mit sexualisiertem Missbrauch zu tun. Es ist auch ein Missbrauch von Liebe.

Den größten Raum bekam dann das Gedankenfeld, zufällig, stimmt auch. Die Gedanken sind der Boden, absurd?

Nein, mit meinen Gedanken habe ich es geschafft zu überleben. Ein klarer Kopf war mir in meinem Leben oft Boden (zum Überleben). Innen meine eigenen Gedanken, Werte, außen die Konzepte über mich und meine Gedanken zur Umwelt.

Es gibt einen hellen Kern in mir. Das ist das Leben pur. Ich glaube, dieser Kern ist älter als ich selbst und unvergänglich. Er ist Licht, Kraft, Lebensenergie, Lebenswille und -freude.

Diesem Kern ist alles drum herum dazugegeben, zugefügt.

Körper, Gedanken, Gefühle, Außenwelt und -erlebnisse. Dieser Kern macht mein Leben erst „ganz"; genauso, wie mein Leibmandalabild erst durch diesen Kern zusammengefügt wird und im richtigen Licht erscheint. Mit diesem Kern bekommt alles andere erst die richtige Relation: Schlimmes, Gutes, Wichtiges außen, am wichtigsten ist dieser Kern. Es ist die Essenz, das wirklich Wichtigste.

Das ist das helle Licht, das ich auch beim Tod meiner Mutter gefühlt habe. Nicht, dasses nichts Schlimmes gäbe, aber es gibt etwas darunter und ein Licht, das trotz Erschütterungen scheint und wärmt. So, wie an den Todes- und Beerdigungstagen meiner Eltern bei strahlend blauem Himmel die Sonne schien – trotzdem. Das Leben lässt sich nicht bitten. Es fragt nicht, es ist einfach da. Ich bin unendlich froh, dass ich lebe. Und dass es dieses Licht gibt."

Teilnehmerin C:

„Ich freue mich, das Leibmandala gestaltet zu haben. Es ist wie eine Landkarte meiner Identität und gleichzeitig ein Zeitzeugnis dieser Wochenenden. Es ist wie ein intensiv geschriebenes Tagebuch, nur schöner, deutlicher, ganzer, dichter, farbiger.

Ich freue mich, wenn ich es anschaue. Es weckt meine Lebensfreude und Liebe in mir.

Liebe zu diesem Bild, für mich, für das Leben.

Es macht mich offen. Ich empfinde es als ein Stück Heilung, auch für die schlimmen Anteile meines Lebens, die ich auch in dem Bild dargestellt habe."

Teilnehmerin D:

„Die linke Seite, die Körperseite gab mir Antwort auf die Frage: ‚Was spürst du?' *Nämlich in dem Moment, da sich der Rücken wieder einmal meldete und mich darauf hinwies, wie viel ich wohl wieder trug.*

Der mittlere obere Bereich deckt die Frage ‚Was fühlst du?' *ab: die leere Spielwiese, die zunächst so prägte und die erst in den letzten Jahren* über *die Spielräume der Musik(-therapie) mit Spielarten und Spielgefährten neu erobert wurde und die Seele nachnährte.*

Die rechte untere Seite gibt mir Aufschluss über meine derzeitigen Gedanken (‚Was denkst du?') *und ich wurde wieder einmal mit den offenen Augen meines Geistes konfrontiert, von denen ich weiß, wie sehr sie über meinen Gefühlshaushalt, mein Aussehen, meine Normen und Werte wachen. (Wenn ich Glück habe, drückt das Denken gelegentlich ein Auge zu.)*

Die soeben beschriebene Dreigliedrigkeit wird umrahmt von dem sozioökologischen Umfeld (Menschen, Atmosphären, Farben usw.).

Die Mitte füllte schließlich:

„Ein Herz auf Beinen".

6.4 Blume des Frauseins, Blume des Mannseins, Blume der geschlechtlichen Identität

Viele Menschen beschäftigen sich mit ihrer geschlechtlichen Identität. Sie ringen um diese Identität, suchen nach ihr, kämpfen um sie. Für sie bedeutet Beschäftigung mit dem Selbstbild auch und manchmal vor allem

Beschäftigung mit ihrer geschlechtlichen Identität. Für diesen Kontext habe ich eine gestalterische Form entwickelt, die Blume des Frauseins bzw. Mannseins oder die Blume der geschlechtlichen Identität. Schon diese Begrifflichkeit löst oft „heiße" Diskussionen zwischen Klient*innen und Therapeut*innen aus. Wieso „Frausein/Mannsein" und nicht „weiblich/männlich" oder „Ying und Yang" oder „Animus und Anima"? Wieso „geschlechtliche Identität"? Und wieso eine Blume als gestalterische Form? Ist diese Vorstellung nicht von vornherein viel zu schön, um all die Widersprüchlichkeiten, all das Hadern mit der geschlechtlichen Identität erfassen zu können?

Ich vertrete dann die Auffassung, dass mir der Begriff „Frausein/Mannsein" mehr die sozialen, kulturellen, lebensgeschichtlichen, eben die Lebensumwelt umfassenden Aspekte einzuschließen scheint als andere Begriffe. Die Formulierung „geschlechtliche Identität" lässt die Vielfalt der Formen dieser Identität offen und vermeidet Ein- und Zuordnungen. Nichtsdestotrotz können sich Therapeut*innen bereits vorher allein oder nach der Diskussion mit den Klient*innen selbstverständlich auf eine andere Begrifflichkeit festlegen oder verständigen. Die Diskussion als solche ist erfahrungsgemäß bereits schon im Vorfeld anregend und fruchtbar für den weiteren gestaltungstherapeutischen Prozess.

In Bezug auf das Bild der Blume bitte ich die Klient*innen, mehr an die mögliche Vielfalt als an die Schönheit von Blumen zu denken und darauf zu vertrauen, dass diese Form viele Spielräume und auch Anregungen für alle individuellen Aspekte der sexuellen Identität haben wird.

Ich bitte also die Klient*innen, eine Blume zu malen, die eine Mitte hat und drei Blütenblätter, die in Form, Größe und Umriss sehr unterschiedlich sein können. Grob skizziert sieht das etwa folgendermaßen aus:

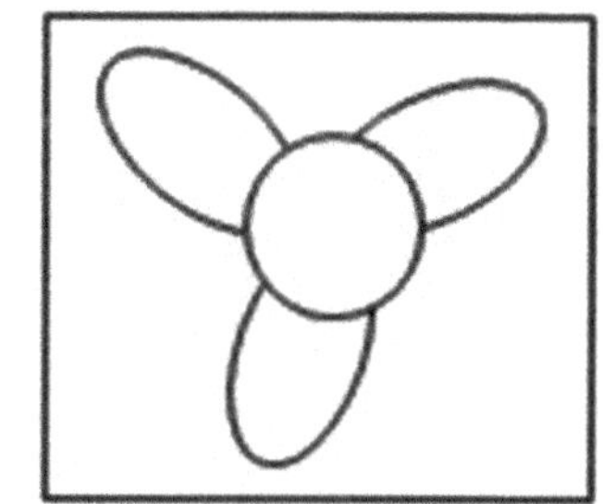

Die Arbeit entfaltet sich, ähnlich wie beim Leibmandala, in einem längeren Prozess. Verschiedene Aspekte des Frauseins bzw. des Mannseins bzw. der geschlechtlichen Identität werden beleuchtet, hinterfragt und gestaltet, so dass sich aus den verschiedenen Teilbildern wiederum ein Gesamtbild ergibt, das in sich interessante Querverweise und Ganzheitseindrücke aufweist.

Die einzelnen weiteren Arbeitsschritte für die Blume des Frauseins sind dann folgende (die Blume des Mannseins bzw. der geschlechtlichen Identität wird analog erarbeitet):

„Wähle ein Blütenblatt für die Gestaltung der Quelle des Frauseins. Was ist die Quelle deines Frauseins? ... Welche Vorbilder, welche Modelle für Frausein fallen dir ein?

... Gibt es Frauen in deiner familiären Tradition, die eine Quelle für dein Frausein sind?... Wer hat dich Frausein gelehrt? ... Woraus schöpfst du als Frau? ... Worin wurzelst du? ... Was ist dein Boden? ...“

„Gestalte in einem zweiten Blütenblatt die Schatten deines Frauseins: Was liegt in und hinter deinem Rücken? ... Was sind die dunklen Seiten deines Frauseins?... Was belastet dich? ... Was liegt hinter dir, in deiner Vergangenheit? ...“

„Das dritte Blütenblatt soll als Titel: ‚Gegenüber deines Frauseins‘ haben. Welche Gegenüber hattest du als Mädchen, als Frau? ... Welche männlichen, welche weiblichen Menschen, welche Menschen mit anderen geschlechtlichen Identitäten fallen dir ein? ... Welches Gegenüber brauchst du oder welche Gegenüber? ... Welche Menschen, mit denen du dich reiben kannst, die anders sind und dich respektieren? ... Woran fehlt es dir? ...“

„Die Mitte der Blume ist frei für die Gestaltung ‚Ich als Frau‘. Sie kann die Verbindung, der Zusammenhalt, der Zusammenfluss all dessen sein, was in den Blütenblättern für dich jetzt Wichtigkeit hat ... Vielleicht hat sie aber auch ihre ganz eigenständige, abgegrenzte Bedeutung ... Gestalte sie dir und deinem Thema ‚Ich als Frau’gemäß.“

Diese Reihenfolge ist für die Anleitung von Gruppen günstig, in der therapeutischen Einzelarbeit kann sie selbstverständlich eine andere Reihenfolge haben, je nachdem, welcher Themenkreis der Klientin oder dem Klienten gerade näher liegt, welcher im Vordergrund ist. (Dies wird ein später angeführtes Beispiel illustrieren.) Jede Phase ist anregend für Assoziationen,

Geschichten, für viele Dialoge zwischen Klien*innen und Therapeut*innen, für Erleben, für Denken und Fühlen. Das Gesamtbild ist mehr als die Summe der Teile. Die Gestaltung dieser Blume ist ein Prozess der Beschäftigung mit der Identität, oft auch ein Prozess der Identitätsfindung. (s. Abbildung 20, Seite XI)

Eine Gestaltungstherapeutin arbeitete mit einer Klientin in vier Einheiten hintereinander an der „Blume des Frauseins". Die Kollegin erzählt hier, was die Klientin berichtete:

Zum Blütenblatt Gegenüber:

„Marlene! Marlene war sofort da. Ich habe sie kennen gelernt, als ich an einem Selbsterfahrungskurs an der VHS teilnahm. Ich war siebzehn Jahre alt. Wir machten häufig Paarübungen zusammen und ich fühlte mich zu ihr hingezogen.

Sie war neunundfünfzig. Irgendwann gegen Ende des Kurses fragte sie mich, ob ich sie mal besuchen wolle. Ich war sehr unsicher und fuhr am nächsten Tag heimlich zweimal mit dem Fahrrad an ihrem Haus vorbei, traute mich aber nicht zu schellen. Einen Tag später traute ich mich dann doch. Sie war eindeutig sehr erfreut und bat mich herein. Sie kochte Tee und wir setzten uns auf ihr Sofa. Wir haben uns den ganzen Nachmittag unterhalten. Abends schämte ich mich auf einmal sehr, als ich mich dabei ertappte, wie ich mir vorstellte, dass meine Mutter so sei wie Marlene, die mir zuhört und mit der ich mich unterhalten kann. Ich besuchte sie über ein Jahr lang fast regelmäßig. Wir malten, töpferten und redeten über Gott und die Welt. Sie war meine große Freundin. Ich konnte ihr alles erzählen, was mir auf dem Herzen lag. Mir war nichts peinlich und ich kam mir nicht lästig vor. Sie hat mich wirklich ernst genommen und hatte Zeit für mich. Eine Situation werde ich nie vergessen: Ich hatte sie wieder besucht und mir ging es an dem Tag schlecht. Ich fühlte mich traurig und einsam, wusste aber nicht genau warum und wollte schon gar nicht darüber reden. Als sie mich so sah, schob sie mich auf ihr Sofa, gab mir eine Tasse Tee, legte ihren Arm vorsichtig auf meine Schultern und sagte nur:

‚Ach kleines Mädchen, komm, ich tröste dich ein bisschen!' So saßen wir eine ganze Weile. Damals hätte meine Mutter so etwas nie gemacht. Sie hätte nur

gesagt, dass ich mit meiner schlechten Laune in mein Zimmer gehen soll, sie hätte keine Zeit und keine Lust gehabt, durch mich auch noch schlechte Laune zu bekommen. (Heute macht sie so etwas nicht mehr, heute hat sie verstanden, worum es mir geht.)

Marlene hatte nur Söhne und hätte so gerne eine Tochter gehabt. Ich wäre so gerne ihre Tochter gewesen, damals! Sie war für mich ein Gegenüber, das ich damals ganz nötighatte.

Als die Gedanken dann weiterliefen, kamen mir Bilder von Freundinnen und Freunden in den Sinn, die diesem Gegenüber entsprechen, bei denen ich heulen kann, mit denen ich streiten und lachen kann, auf die ich mich verlassen kann und die mich nicht wegschicken, wenn ich traurig bin."

Zum Blütenblatt Schatten:

„*Für mich war schon als junges Mädchen klar, so wie meine Mutter und meine Großmutter wollte ich nicht werden, niemals! Nur Haushalt und Kinder versorgen und so frustriert mit einem ganz eingeschränkten Blickwinkel für andere wichtige Dinge im Leben, nein, das wollte ich nicht! Es waren über lange Zeit keine Frauen in meinem Umfeld, die ich als Orientierung hätte nehmen können. Meine Idole waren Filmstars, Sängerinnen, Malerinnen, etc., aber die kannte ich ja nicht persönlich. So wusste ich zwar schon ganz früh, was ich nicht wollte, wie ich nicht werden wollte, aber nicht, was und wie ich es wollte. Meine Gedanken und Bilder vorhin waren sehr dunkel und unschön und ich hatte auch irgendwie überhaupt keine Lust, darüber nachzudenken. Ich bin mir aber ziemlich sicher, dass meine große Freundin Marlene mir gezeigt hat, wie Leben auchsein kann und mich dazu gebracht hat zu sagen: ‚Das gefällt mir, das will ich, und zwar jetzt und nicht erst, wenn ich erwachsen bin!*'"

Zum Blütenblatt Quellen:

„*Ich sah nichts, überhaupt gar nichts. Ich spürte nur mein Herzklopfen. Ich dachte, o. k., wenn das Klopfen vorbei ist, werden die Bilder und Gedanken schon noch kommen. Es kamen aber weder Bilder noch Gedanken noch Worte. Das Klopfen blieb. Dann spürte ich mein Herz genauer und nach einer Zeit überlegte ich, ob mein Herz wohl die Quelle meines Frauseins sein könnte. Ich fand den Gedanken ziemlich arrogant und entschied mich, noch etwas auf andere Gedanken und Bilder zu warten. Aber es kam gar nichts!*

So kann ich dem wohl Glauben schenken, dass die Quellen und Wurzeln meines Frauseins aus meinem Herzen kommen."

Zur Mitte:

„Was ich in meiner Fantasie gesehen habe, war so facettenreich wie meine Gestaltung. Ich sah positive Situationen mit meiner Mutter und meiner Großmutter und dem, was ich für mich von ihrem Leben gelernt habe. Ich hatte eine große Chance dadurch, dass ich zwei solche Extreme wie die Frauen meiner Familie und Marlene kennen gelernt habe. Ich hatte die Chance für mich, die Details dazwischen herauszufinden.

Genau das spüre ich heute noch oft genug, wenn ich für viele wichtige Entscheidungen viel Abwägungszeit brauche und manche Menschen das als Entscheidungsunfähigkeit bezeichnen. Oft habe ich meine Intuition (mein Herz und meinen Bauch) benötigt, um ‚MEINS' zwischen Extremen zu finden. Mittlerweile kann ich meine Zeit selbstbewusst einfordern und lasse mich nicht mehr so sehr durch äußere Ketzerei unter Druck setzen."

6.5 Mandala des Reichtums

Eine Gruppe von Mitarbeiter*innen der Altenpflege beschäftigt sich auf einem Seminar mit den Fragen: *„Was kann ich tun, um nicht auszubrennen? Was kann ich tun, um nicht vor die Hunde zu gehen?"* Wir reden viel über die Arbeitsbedingungen, wir beschäftigen uns – auch mit Hilfe kunsttherapeutischer Methoden – mit den Beziehungen zwischen den Altenpfleger*innen und den alten Menschen, die sie betreuen, sowie mit den Beziehungen der Mitarbeiter*innen untereinander. Dabei wird allen deutlich, dass sie das Problem haben, Grenzen zu ziehen. Vielen ist es unmöglich oder zumindest sehr schwierig, differenziert zu entscheiden: Bis dorthin begebe ich mich in die Reichweite der anderen, aber hier ist mein Raum mit meinen Grenzen.

An dieser Stelle enden oft Fortbildungen oder Mitarbeitergespräche mit Aufforderungen wie: *„Du musst dich mehr abgrenzen!"* oder ritualisiertem Gestöhne: *„Ja ja, ich muss mich mehr abgrenzen."* Solche Sätze fielen auch, aber wir gingen weiter und schauten uns anhand konkreter Situationen an, was es denn für die meisten so schwierig macht, mit ihren Grenzen umzugehen. Es stellte sich heraus, dass es viele Situationen gibt, in denen die Mitarbeiter*innen sich gar nicht abgrenzen wollen, sondern Kontakt suchen oder nach der geeigneten Form des Kontaktes suchen. Es wurde ebenfalls deutlich, dass es andere Situationen gibt, in denen sie sich durchaus abgrenzen können und wissen, was und wie sie es wollen und was sie nicht wollen. Doch letztere Situationen waren die Ausnahmen. Im Alltag holte sie immer wieder ein grundlegendes Gefühl der Unsicherheit ein. Den meisten fehlte der Boden dafür, ihren Raum von dem anderer abzugrenzen, fehlte der Boden der Sicherheit und des Verständnisses dafür, was denn ihr eigener Raum und damit ihr eigenes beschützenswertes Reich war, das ihnen gehörte und das ihnen zugehörig war.

Aus der Tanztherapie kennen wir die Bezeichnung „Persönlicher Raum" (Baer/Frick-Baer 2008). Der Persönliche Raum umschließt äußerlich bei vielen ungefähr die Kinesphäre, also den Raum, den ein Mensch durch Bewegungen seines Rumpfes und seiner Arme und Beine um sich herum erschließen kann. Dieser Raum ist auch der Raum der Reichweite, er geht so weit, wie Arme und Beine reichen, er umfasst sein persönliches Reich.

Dieser Raum hat auch eine soziale und eine emotionale Bedeutung. In der Kreativen Leibtherapie nennen wir diesen und andere Räume deshalb „Bedeutungsräume". Wir Menschen entscheiden in der Regel sehr sorgfältig, wen wir in unser Reich, in unseren persönlichen Raum hineinlassen. Können wir diese Wahl nicht treffen, zum Beispiel im überfüllten Fahrstuhl oder dichtgedrängt in der Straßenbahn, fühlen wir uns oft unbehaglich. Das gilt auch, wenn wir uns nicht trauen, unseren persönlichen Raum zu schützen, vielleicht weil es uns aberzogen wurde oder weil wir auf Grund von dauerhaften Verletzungen der Grenzen dieses Raumes das Bewusstsein für diese Grenzen verloren haben. Wenn Menschen unseren persönlichen Raum verletzen, kommen sie uns zu nahe, wir fühlen uns gekränkt, verletzt oder bedroht. Wen wir in diesen Raum hineinlassen, möchten wir selbst entscheiden. Dies sollen nur Menschen sein, die uns besonders wichtig oder nahe sind. Um diese emotionale und soziale Bedeutung des persönlichen Raums auszudrücken, bezeichne ich ihn oft als Raum des Reichtums (Baer 1995b). Dieser Raum umfasst das, was uns wichtig ist, was zu unserem Reich gehört und gehören soll, das, was wir in unserer Reichweite haben und haben möchten: unseren Reichtum.

Was zum eigenen Reich gehört, was der eigene Raum des Reichtums umfasst, ist vielen Menschen nicht deutlich bewusst. Manchmal gibt es Ahnungen, selten Gewissheiten – aber zumeist haben sich die Menschen damit nicht auseinandergesetzt. Eine kunst- und gestaltungstherapeutische Methode, sich den eigenen Raum des Reichtums zu erschließen, ist das Mandala des Reichtums.

„Wirfst du einen Stein in ein stilles Wasser, so bilden sich um einen Mittelpunkt herum konzentrische Kreise, die sich immer mehr ausbreiten, bis sie sich in der Unendlichkeit der Wassertropfen verlieren. Dieses Bild zeigt die klassische Form des Mandala." (Gemeinhardt 1994)

Mandala bedeutet in der alt-indischen Sprache Sanskrit: Scheibe, Kreis. Mandalas sind kreisförmige Darstellungen, die vor allem in der buddhistischen Kunst sehr verbreitet sind. Ein besonderes Merkmal des Mandala ist die Kreisform, das zweite besondere Merkmal ist, dass dieser Kreis eine Mitte hat. Diese Mitte ist etwas Besonderes, das, was sich in der Mitte befindet, wird umgeben und dadurch in besonderer Weise hervorgehoben. Auch bei Kreistänzen, oft in Kinderspielen, gibt es Personen oder Dinge, die sich ständig oder abwechselnd in der Mitte des Kreises befinden und umtanzt werden. In früheren Dörfern und Städten bildeten die Kirche oder die Wehrtürme oft die Mitte der Ansiedlung, die dann kreisförmig umgeben wurden von Häusern und Schutzwällen. So ist auch im Mandala von einem Mittelpunkt ausgehend auf ihn hin alles geordnet.

Die Erstellung eines „Mandala des Reichtums" erfolgt in verschiedenen Arbeitsschritten.

„Nehmt ein großes Blatt Papier und zeichnet in dieses Blatt mit einem dünnen Stift einen großen Kreis."

Ich biete meist DIN-A1-Blätter an. Es sollte hinreichend Platz sein, um den eigenen Reichtum in dem Mandala auch unterzubringen. Deswegen empfehlen sich Papiere in DIN-A1-Format oder noch größeren Formaten.

„In der Mitte dieses großen Kreises gestaltet ihr euch selbst als Mittelpunkt, als kleinen Kreis, der die Mitte des großen Kreises bildet. Ihr könnt euch selbst darin als Form oder Farbe darstellen, als Person oder als Symbol, ganz wie ihr wollt. Benutzt dabei Farben eurer Wahl."

Ich beginne mit der Mitte, mit der Darstellung der eigenen Person, weil diese das Zentrum und den Ausgangspunkt des Mandala bildet. Hier beginnen die Klient*innen damit, sich mit sich selbst zu beschäftigen, Formen und Farben, Ausdrucksmöglichkeiten zu wählen für sich selbst. Oft geschieht dies mit großer Sorgfalt und hoher Intensität. Manchmal auch wird Ratlosigkeit sichtbar oder es wird das Bild der eigenen Person beiläufig und achtlos hingekritzelt, was vermutlich ein Ausdruck des eher geringen Maßes an eigener Selbstachtung und Selbstwertschätzung ist.

„Wählt dann fünf Personen oder Dinge oder Eigenschaften aus, die ihr in diesen Raum eures Reichtums hineinnehmen wollt, die euch eigen und sicher sind, die zu euch gehören, die euch wichtig und wesentlich sind. Malt diese fünf Personen oder Dinge in das Feld, in den Raum des großen Kreises um euch herum. Lasst dabei an der äußeren Umgrenzung einige Zentimeter Rand frei. Ihr könnt die Personen oder Dinge konkret malen oder auch abstrakt, lasst eurer Fantasie freien Lauf…"

Hier beginnt für die meisten Klient*innen der aufregendste Teil. Für manche ist es sehr schwierig, sich auf fünf Personen oder Dinge zu beschränken. Da muss differenziert werden, da müssen sie eine Wahl treffen und Position beziehen! Manchmal werde ich gefragt, warum ich ausgerechnet die Zahl fünf nehme, ob dies eine besondere Bedeutung hat. Für mich hat das keine besondere Bedeutung, ich gehe damit sehr pragmatisch um. Ich habe auch schon sechs oder sieben genannt. Die Anzahl fünf scheint sich am ehesten bewährt zu haben; sie ist überschaubar und auch in dem meist beschränkten Zeitrahmen, der zur Verfügung steht, zu gestalten.

Man kann das Mandala auch nur auf Personen beziehen, wenn im therapeutischen Zusammenhang das Interesse an einer Differenzierung und

Gewichtung der sozialen Beziehungen im Vordergrund steht. Oder man redet nur von Eigenschaften und Erfahrungen, dann geht es um die Erfassung des individuellen persönlichen Reichtums. Ich formuliere meine Anleitung meistens möglichst offen, um den Klient*innen die Möglichkeit zu geben, sowohl nahe stehende Personen als auch Dinge, wie zum Beispiel den eigenen Garten, oder auch andere Elemente, wie zum Beispiel den Beruf oder die Fähigkeit zu musizieren, zu nennen und in den eigenen Raum des Reichtums hineinzugestalten.

Oft füge ich auch noch hinzu:

„Achtet auch darauf, wo ihr die einzelnen Personen, Dinge oder sonstigen Elemente in euren Raum des Reichtums hinein malt, wo ihr sie platziert. Vielleicht gehört manches sehr nah an euch heran, vielleicht manches weiter weg. Vielleicht stehen manche Elemente eng nebeneinander, andere wiederum auf verschiedenen Seiten gegenüber. Es ist euer Raum des Reichtums. Ihr entscheidet darüber, wo was hinkommt.“

Es handelt sich bei dieser Gestaltungsphase also um einen komplexen Prozess, in dem drei verschiedene Anforderungen an die Klient*innen gestellt werden. Sie müssen entscheiden, wen oder was sie in ihren Raum des Reichtums hineinnehmen. Sie müssen entscheiden, wie und wo sie diese Elemente platzieren, und sie müssen entscheiden, wie in welchen Formen und Farben sie diese Elemente gestalten. In jedem Fall ist der Prozess sehr aufregend. Bewusstes und Nicht-Bewusstes vermischt sich, Bewährtes und Vertrautes wird sichtbar, aber auch viel Neues und Überraschendes.

„Gestaltet dann als nächsten Schritt die Zwischenräume und Verbindungen zwischen euch selbst, eurem Mittelpunkt und diesen fünf Elementen, die ihr in euren Raum des Reichtums hineingemalt habt. Beachtet dabei, dass am äußeren Rand des großen Kreises ein schmaler Rand frei bleibt ...“

In diesem Abschnitt geschieht viel Integration. Vieles, das in den vorherigen Abschnitten aufgetaucht ist, wird zusammengefügt, verbunden. Dabei wird manches deutlicher, anderes neu beleuchtet. Das Element der eigenen Person und die fünf (oder sieben oder sechs) hinzugenommenen Elemente im Raum des Reichtums verbinden sich zu einem Ganzen, zu einem gemeinsam gefüllten und auch gemeinsam wirkenden Raum. Nicht mehr nur die Einzelteile erscheinen den gestaltenden KlientInnen, sondern es entsteht ein Gesamtbild, ein Mandala.

Doch etwas fehlt noch, die Grenze nach außen. Auch sie ist ein notwendiger Bestandteil des Mandala:

„Gestaltet nun den Rand, den Rahmen, die Umhüllung. Gestaltet ihn in solchen Formen oder Farben, wie es euch angemessen erscheint, macht ihn so dick oder so dünn,so fest oder so offen, so einheitlich oder so unterschiedlich, wie es eurem Mandala des Reichtums gebührt.“

Hier beschäftigen sich die Klient*innen mit den Grenzen. Manche Grenzen sind durchlässig, manche sind fest, manche sind stachelig bewehrt, manche beweglich wie Wasser. Oft sind die Grenzen an den verschiedenen Stellen des Kreises auch unterschiedlich, je nachdem, was sich hinter ihnen innerhalb des Kreises befindet. Manchmal geht es darum, an einer bestimmten Stelle den Rahmen so zu gestalten, dass etwas hineinkommen kann, und an einer anderen Stelle, dass etwas hinausgehen kann. Die Variationen sind sehr vielfältig, auch diese Phase braucht Zeit inniger Beschäftigung. Wesentlich ist in jedem Fall, dass hier die Frage nach der Abgrenzung gegenüber anderen Menschen ganz neu gestellt werden kann. Sie geistert nicht prinzipiell irgendwie durch den Raum, wie anfangs an dem Beispiel des Seminars mit Mitarbeiterinnen der Altenhilfe geschildert, sondern sie ist konkret, personenbezogen und individuell. Sie kann jetzt differenziert werden: *„Wogegen möchte ich mich abgrenzen? Was möchte ich bewahren? Wo möchte ich meinen Raum des Reichtums beschützen und verschließen? Wo möchte ich ihn öffnen?“* Die Frage des Abgrenzens und des Sich-Öffnens geht nunmehr von den Personen selbst und ihrem Raum des Reichtums aus und nicht mehr nur von den Außenstehenden. (s. Abbildungen 22 und 23, Seite XII)

In der Regel beende ich hiermit die Arbeitsschritte. Das Mandala des Reichtumsist geschlossen, ist gestaltet. Meist ist so viel Neues und Aufregendes sichtbar geworden und erlebt worden, dass es dringend der Pause oder des Austausches bedarf.

In manchen Fällen, wenn besonders viel Zeit zur Verfügung steht, biete ich nocheinen letzten Arbeitsschritt an:

„Malt als Allerletztes die Umgebung eures Mandala."

Dies kann zum einen der Überprüfung des Raumes des Reichtums und seiner Grenzen an der (vorgestellten) Realität der Außenwelt dienen, zum anderen auch Hinweise geben zur Frage z. B., welche Umgebung dieser Raum, das Mandala, braucht oder eben auch gerade nicht brauchen kann, um so zu existieren.

Das so entstandene Mandala des Reichtums bietet vielfältige Möglichkeiten, sichweiter damit zu beschäftigen. Oft sind die Menschen, die ein Mandala des Reichtums gestaltet haben, voll von dem Erlebten und haben das Bedürfnis, dies zu erzählen und mit anderen Menschen zu teilen. Dies kann bei einer Gruppenarbeit zwischen Gruppenteilnehmer*innen geschehen, dies kann aber auch in dem Gespräch mit dem Therapeuten oder der Therapeutin erfolgen. Wenn die Erstellung eines Mandala des Reichtums in einen längeren psychotherapeutischen Prozess eingebunden ist, hat sie oft den Stellenwert einer Zwischenbilanz. Manchmal steht das Mandala des Reichtums auch für sich, ist das Erleben für die Klient*innen so kostbar, dass sie es für sich bewahren wollen und nicht in die Gefahr geraten wollen, es zu zerreden. Manche Klient*innen nehmen sich ihr Mandala des Reichtums mit nach Hause und hängen es dort an eine Wand, um sich immer wieder mit einem Blick ihres Reichtums vergewissern zu können.

7 Das Therapeutische Triptychon

Eine Situation aus der Unterrichtspraxis: Ich leite in einer Ausbildungsgruppe die „Gestaltungstherapeutische Werkstatt" an. Am Tag zuvor sind in Deutschland Ausländer*innen gewalttätig angegriffen, verletzt und ermordet worden (Ende der 90er Jahre). Alle Teilnehmer*nnen der Ausbildungsgruppe sind von dem Thema Ausländerfeindlichkeit berührt. Manche sind sehr direkt persönlich betroffen, haben ausländische Freunde, haben konkrete Erfahrungen mit Gewaltaktionen.

Die Gruppe äußert, *„zu diesem Thema etwas machen"* zu wollen, wobei unklar ist, worin das Thema für die Einzelnen besteht und was für die Gruppenteilnehmer*innen *„etwas machen"* bedeutet. In der Gruppe herrscht eine Stimmung diffuser Spannung, ein Konglomerat von anscheinend unartikulierbaren Gefühlen und Absichten, Gedanken und Erfahrungen. Mir fällt eine Methode ein, die ich in einem anderen Zusammenhang entwickelt und erprobt habe und die mir jetzt als sehr günstig erscheint, da sie sowohl jeder/jedem die Möglichkeit gibt, sich intensiv mit sich selbst und dem Thema auseinanderzusetzen, als auch Kontakt und Austausch in der Gruppe ermöglicht. Mir war und ist wichtig, dass dabei weder die Gefühle noch die Gedanken zu kurz kommen, dass das Fühlen, Empfinden und Denken hier und jetzt ebenso Platz bekommt wie die eigenen Erfahrungen mit diesem Thema und die Überlegungen für zukünftiges Handeln. Ich nenne die Methode TherapeutischesTriptychon.

„Nehmt ein großes Blatt Papier (DIN-Al) und legt es quer vor euch hin. Unterteilt es durch Falten oder mit Bleistiftlinien in drei Teile, wobei der mittlere Teil am größten ist und die beiden äußeren Teile ungefähr gleich groß sind. Falls ihr es faltet, könntet ihr die äußeren Teile in der Mitte des großen Teils

zusammentreffen lassen. Malt in den mittle- *ren Teil das, was euch jetzt zu dem Thema Ausländerfeindlichkeit in den Sinn kommt, was euch bewegt.*"

Nachdem die Gruppenteilnehmer*innen gemalt haben, legen sie ihre Bilder in die Mitte des Raumes. Wir setzen uns um diesen See von Bildern herum. Jede*r sagt in wenigen Sätzen anhand der Bilder, was sie oder ihn aktuell zu diesem Thema bewegt. Es wird deutlich, dass es ein Bündel unterschiedlicher Gefühle gibt, die von Wut über Hilflosigkeit bis zu Trauer reichen. Es wird deutlich, dass manche so voller Gefühlesind, dass sie – wie sie sagen – gar nicht klar denken können, während andere mit derPlanung von Aktionen beschäftigt sind, die sie tun wollen und die *„man tun müsste"*. Es entsteht dichter Kontakt in der Gruppe. Bei aller Unterschiedlichkeit wird das, was die Einzelnen bewegt, im wahrsten Sinne des Wortes sichtbar und über die Kombination von Bildern und Worten mitteilbar.

Ich bitte die Teilnehmer*innen, sich wieder auf sich und ihr eigenes Bild zu konzentrieren. *„Nehmt eure Bilder und malt in das linke freie Feld ein Bild zum Thema: Eigene Erfahrungen, fremd zu sein und abgelehnt zu werden.*"

Anhand der vorangegangenen Gesprächsrunde und den Bildern des Mittelteils der Triptychen war mir deutlich geworden, dass Erfahrungen mit zwei Themen mitschwangen: Erfahrungen mit Gewalt und Erfahrungen damit, fremd zu sein und abgelehnt zu werden. Ich entscheide mich für die Weiterarbeit an dem Thema „fremd sein und abgelehnt werden" aus mehreren Gründen: Das Thema „Persönliche Erfahrungen mit Gewalt" erscheint mir zu „ausufernd", zu „gewaltig", um es in diesem Zusammenhang angehen zu können. Außerdem erscheint es mir (auch politisch) wichtig zu sein, die spezifischen ausländerfeindlichen und rassistischen Aspekte der Gewalt im Vordergrund zu belassen und sie in den persönlichen Erfahrungs- und Erlebnishorizont zu heben.

Nachdem der linke Flügel des Triptychons gestaltet ist, tauschen sich die Teilnehmer*innen in Paaren oder in Kleingruppen anhand des Bildes über ihre Erfahrungen „fremd zu sein und abgelehnt zu werden" aus. Allen wird deutlich, dass das Thema Ausländerfeindlichkeit nicht nur eine Frage des Mitleidens oder Mitgefühls für andere, sondern ebenso für sich selbst ist. Dieses Thema hat für alle Verbindungslinien zu eigenen Erfahrungen. Auch diese Erfahrungen werden anhand der Bilder sichtbar und mitteilbar. Die am Anfang beschriebene „diffuse Spannung“ löst sich und wird konkreter. Das Thema wird differenzierbarer, es wird möglich, zu unterscheiden zwischen den persönlichen Erfahrungen und denen der anderen. Es gibt die Möglichkeit, eigene Gefühle zuzulassen und gleichzeitig die anderer wahrzunehmen und mitzufühlen.

„Nehmt nun wieder euer Bild und gestaltet den rechten Flügel des Triptychons. Malt dort hinein, was ihr seht oder was an Bildern entsteht, wenn ihr daran denkt, was ihr allein oder mit anderen zu diesem Thema tun könnt oder gerne tun würdet.“

Auch hier wieder entstehen Bilder mit sehr unterschiedlichen Aussagen und emotionalen Qualitäten. Anhand der Bilder und des Austausches darüber wird deutlich, dass manche sehr klare Vorstellungen über ihre Aktionsmöglichkeiten und -wünschehaben und andere unsicher und gelähmt sind, dass einige ihren Blick auf gesellschaftliche Veränderungen lenken, während andere wieder vor allem auf ihreeigene Haltung im privaten oder engen sozialen Bereich schauen.

„Nehmt euch nun noch einmal für euch selbst Zeit und Muße. Blickt auf euer gesamtes Triptychon. Was fällt euch auf, was seht ihr, wenn ihr dies jetzt nicht mehr als drei getrennte Bilder, sondern als ein zusammenhängendes Bild betrachtet? Welche Verbindungen, Unterscheidungen, Wiederholungen werden deutlich?“

Das Triptychon sind drei Bilder und es ist auch ein Bild. Die Form des Triptychons ermöglicht, wie in diesem Beispiel, Verbindungen zu ziehen zwischen dem, was jetzt ist, und den eigenen Erfahrungen sowie zu dem, was man wie zukünftig bewegen möchte. Anhand der Bilder und anhand des Austausches über die Bilder wird Vorbewusstes bewusst, wird Vorgefühltes fühl- und mitteilbar, wird Vorgespürtes spürbar und erlebbar, werden Gedanken, die im Hintergrund – aber nicht fassbar – sind, deutlich und artikulierbar.

In diesem Beispiel schaffen diese Erfahrungen den Boden dafür, dass die Teilnehmer*innen eine kreative gemeinsame öffentliche Aktion gegen Ausländerfeindlichkeit vorbereiten und durchführen.

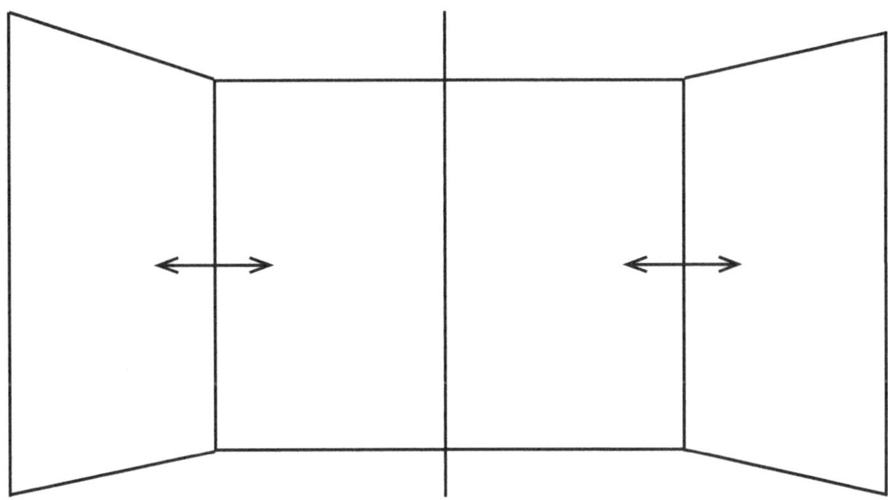

Triptychen sind in der Kunstgeschichte vor allem aus den Flügelaltären des 15. und 16. Jahrhunderts bekannt. Es handelte sich um dreigeteilte Bilder oder um drei nebeneinander stehende und aufeinander bezogene Bilder, die, an der Rückseite eines Altars angebracht, frei im Raum standen. Das mittlere Bild konnte von den beiden äußeren Bildteilen zugedeckt werden. Zu bestimmten kirchlichen Festtagen wurden die oft kostbaren Bilder (z. B. die Kreuzigung an Grünewalds Isenheimer Altar) aufgeklappt und somit der Öffentlichkeit gezeigt.

Das Triptychon ist als Kunstform später weniger gebräuchlich und tauchte in der Kunstgeschichte erst am Ende des 19. und zu Beginn des 20. Jahrhunderts wiederauf. Bekannt geworden sind vor allem Bilder von Erich Heckel und Max Beckmann.

Das Wort „Triptychon" kommt aus dem Griechischen und heißt „dreigeteilt". Es handelt sich um eine bildnerische Form mit einem eigenen Charakter, mit eigenen Herausforderungen und eigenen Möglichkeiten. „Sie stellt sich als ein Bildganzes dar, dessen Teile räumlich und gedanklich zusammen gehören, zugleich aber auch als selbständige Einzelne denkbar wären, also mehr als bloße Stückausschnitte sind" (Simmat). In der Kunst wird oft die Absicht verfolgt, „einen übergreifenden Bildgedanken, ein Bildganzes in relativ selbständige

Teile" zu gliedern und dabei „an ein und dasselbe Thema unter verschiedenen Aspekten (heranzugehen oder heranzuführen), sei es, um das Thema auch in seinen Verzweigungen behandeln zu können, sei es, um einen Höhepunkt stärker herauszuarbeiten" (a.a.O.).

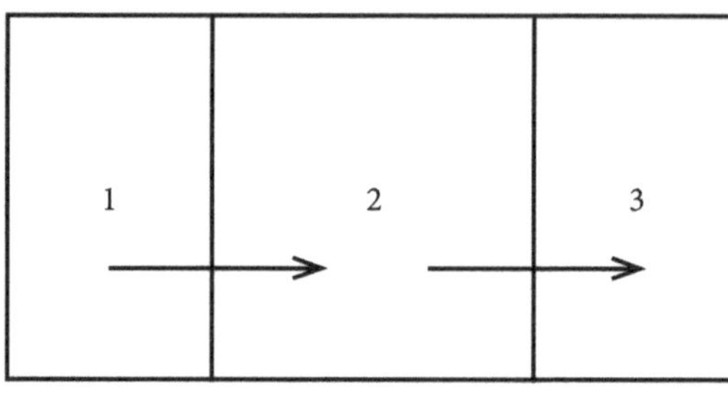

Manchmal werden auch von links nach rechts, also so, wie wir lesen, Geschichten erzählt (zum Beispiel: Jesu Geburt, Kreuzigung, Auferstehung). Manchmal steht das Hauptthema im Mittelpunkt, die Seitenteile kommen ergänzend und beleuchtend hinzu. Wie bereits im Eingangsbeispiel gezeigt, kann die künstlerische Form des Triptychons therapeutisch genutzt werden (s. Abbildung 21, Seite XI). Methodisch haben sich dabei folgende sechs Verfahrensweisen bewährt:

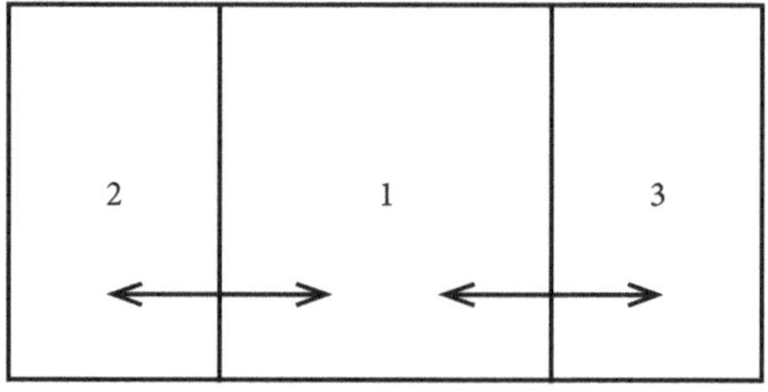

1. Ich fange oft mit dem mittleren Teil an und lasse dort den momentanen Eindruck, die momentanen Gedanken, Gefühle, Bilder zum Thema gestalten. Der Mittelteil ist Kernstück und Einstieg zugleich, Spiegel und Projektionsfläche. In ihm spiegeln sich die bewussten und unbewussten Auffassungen, Gefühle und Imaginationen der oder des Malenden. Auf ihn projiziert er oder sie das, was oft diffus da ist, das manchmal nur Geahnte, nicht Ausgesprochene, vielleicht nicht in Worten Fassbare. Die linken und rechten Flügel des Triptychons bieten Platz für Ergänzungen, für Aspekte, Seiteneinstiege, die dann im Gesamtbild ganz neue Akzente setzen und neue Beleuchtungen hervorrufen können.

Einer Klientin, die sich mit dem Thema Angst beschäftigt, sage ich zum Beispiel:

„*Male in die Mitte des Triptychon deine Angst.*" Ist dies geschehen, fordere ich sie auf:

„Male in die Seitenteile das, was dir ergänzend zu deiner Angst wichtig ist, das, was um deine Angst herum ist, das, was auf irgendeine Art und Weise noch dazu gehört.“ Eine solch „vage“ Einleitung macht dann Sinn, wenn man sich als Therapeut oder Therapeutin den kreativen Einfällen und vorbewussten inneren Strukturierungen und Ahnungen der Klientin oder des Klienten sicher sein kann.

2. Zumeist lasse ich die beiden Außenflügel des Triptychons nicht so offen gestalten wie in dem obigen Beispiel, sondern biete Polaritäten, polare Aspekte des Themas an. Im linken Flügel lasse ich die negativen oder kritischen Aspekte des Themas, die Befürchtungen oder schlechten Erfahrungen, und im rechten Flügel die Wünsche und Hoffnungen oder die positiven Aspekte eines Themas gestalten.

- Befürch-tungen 2	Jetzt 1	+ Wünsche 3

Für das Beispiel-Thema Angst könnte die Anleitung, nachdem der Mittelteil gemaltist, lauten: *„Male nun in den linken Flügel ein Bild mit dem Thema: Was ist schlecht an meiner Angst.“* Und dann: *„ Male in den rechten Flügel ein Bild mit dem Thema: Wofür meine Angst gut ist.“* Die genauen Formulierungen können bzw. sollten je nach Klientin oder Klient variieren. Der Titel des linken Triptychon-Flügels könnte zum Beispiel auch heißen *„Woran mich meine Angst hindert“* oder *„Wie mich meine Angst fesselt“*. Das Thema des rechten Flügels könnte auch heißen *„Wie ich mir mit meinerAngst umzugehen wünsche“* oder *„Was ist jenseits meiner Angst“* oder *„Wenn meine Angst nicht wäre“* oder *„Wenn ich nur ein bisschen Angst hätte ...“*

Ich kann die Qualitäten der beiden Flügel auch so definieren, dass der linkeFlügel den vergangenen Erfahrungen mit einem Thema vorbehalten ist, während im rechten Flügel zukunftsbezogene Aspekte des

Vergangen-heit 2	Gegenwart 1	Zukünftiges 3

Themas und damit häufig Erwartungen und Hoffnungen, die mit dem Thema verknüpft sind, gestaltet werden.

Um wieder bei dem Beispiel der Angst zu bleiben: Ich lasse hier wie bisher erst das Mittelteil malen und sage dann: *„Male bitte in den linken Flügel ein Bild zu dem Thema: Wie bin ich früher mit meiner Angst umgegangen?“* und dann: *„Male jetzt in den rechten Flügel ein Bild zum Thema: Wie will ich mit meiner Angst in Zukunft umgehen?“*

Diese Reihenfolge ist nicht beliebig, sondern macht Sinn. Ich ende in der Regel mit dem Zukunftsorientierten, Hoffnungsvollen, Positiven, weil diese Seite bei den meisten Klient*innen (aber nicht immer!) auch die stärkenden und kraftgebenden Aspekte des Themas betrifft, ohne dass die kritischen und negativen Seiten umgangen werden. Manchmal verwandeln sich auch die Bedeutungen der rechten und linken Seite des Therapeutischen Triptychons. Manchmal werden in dem als positiv Bezeichneten Fallen und Schwierigkeiten sichtbar, manchmal stellen sich Befürchtungen, die in der linken Seite dargestellt wurden, im Zusammenhang mit der Mitte und dem rechten Teil als erstaunlich wenig beängstigend heraus, wenn ihnen erst einmal „ins Auge“ geschaut wird. Oft fördert es Kraft und Mut, die nur geahnten Träume, Sehnsüchte und Erwartungen an die Zukunft einmal bildlich ausgedrückt vor sich zu sehen, oft werden in der Vergangenheit Wurzeln für Stärkendes, Kraftspendendes, Liebevolles, für Fähigkeiten und Kompetenzen wieder entdeckt. Beim Blick auf das gesamte Therapeutische Triptychon schweift der Blick wie beim Lesen von links nach rechts, von Vergangenem zu Zukünftigem, vom Kritischen zum Positiven – aber kann auch immer wieder zurückschweifen, kreuz und quer Verbindungen ziehen, an bestimmten Stellen verharren, die drei Bildteile des Triptychons isolieren oder sie genau so gut als Bestandteile eines Bild betrachten.

Pol A	Dazwischen/ Übergang	Pol B
2	1	3

Bei den bisherigen drei Beispielen habe ich die Klient*innen immer gebeten, damit zu beginnen, den Mittelteil des Bildes zu gestalten. In der vierten Form nehme ich die Polaritäten als

Ausgangspunkt der Gestaltung und lasse folglich die Klient*innen mit dem Gestalten der Seitenflügel beginnen. Dies ist immer dann angezeigt, wenn Widersprüche oder Polaritäten das Thema der jeweiligen Therapiephase bestimmen.

Wenn zum Beispiel eine Klientin zwischen Angst und Wut schwankt und das Hin und Her zwischen diesen beiden Gefühlen thematisiert, kann die Aufforderung lauten: *„Male in den linken Flügel des Triptychons deine Angst, male dann in den rechten Flügel deine Wut, male schließlich in den Mittelteil dein Schwanken zwischen beidem."* Der Mittelteil ist hier nicht der Teil des Hier und Jetzt, sondern das Feld des „Dazwischen", der Raum der „Übergänge". Wenn Klient*innen den Übergangsraum gestalten, wird sichtbar, was sie anhält, hin und her zu schwanken. Sind Klient*innen zwischen den Widersprüchlichkeiten über einen längeren Zeitraum gefesselt, verbirgt sich zumeist dahinter ein drittes Thema. So wurde zum Beispiel bei einer Klientin, die zwischen den Polaritäten Angst und Wut hin und her schwankte, beim Malen des Mittelteils das Gefühl der Einsamkeit sichtbar. Häufig verbergen sich Themen bzw. Gefühle, die ungern gelebt und wahrgenommen werden. Oder aber es wird deutlich, dass das scheinbare *„Entweder ... oder"* auch positive Seiten in sich birgt und dass zwei vorher als widersprüchlich, sich gegenseitig ausschließende Gefühlsempfindungen oder Verhaltensweisen nebeneinander stehen und als Vielfalt erlebt werden können.

Häufig können Klient*innen, insbesondere bei der Einzelarbeit, eine Polarität fühlen und spüren, können sie aber nicht oder noch nicht benennen. So hat sich ein Klient mit seiner Angst beschäftigt und hält Ausschau nach *„etwas anderem"*, nach dem Gegenteil seiner Angst. Er kann dieses *„etwas andere"* aber nicht benennen, weiß nicht, was zwischen ihm und dem „anderen" steht. Ich lasse hier ein offenes Triptychon gestalten und bitte ihn anfangs, in das linke Feld seine Angst zu malen. Dann fordere ich ihn auf: *„Male in das rechte Feld das Gegenteil deiner Angst. Wenn du kein inneres Bild dazu hast, beginne mit der Farbe, die dir gerade in den Sinn kommt, und vertraue auf deine Einfälle, die beim Malen entstehen."* Wir schauen uns dann beide Bilder an, reden darüber. Nun findet er die passenden Worte für das Gegenteil seiner Angst. Den Mittelteil gestaltet er dann zu der Anregung: *„Male das, was dazwischen ist, bzw. den Übergang von einem zum anderen ..."* Solche offenen Triptychen sind immer dann sinnvoll, wenn Polaritäten im Raum schweben, aber nicht greifbar sind, oder aber wenn bei einer Gruppenarbeit verschiedene Polaritäten von den einzelnen Gruppenteilnehmer*innen individuell gestaltet und genannt werden sollen. So kannes beispielsweise bei einer Gruppenarbeit, bei der auf dem linken Flügel das Thema Angst gestaltet wird, notwendig sein, für das rechte Feld die Aufgabe zu formulieren:

„Gestaltet jetzt euer persönliches Gegenteil von Angst.“ Für die eine wird das Gegenteil von Angst in Mut bestehen, für einen anderen in Liebe, für eine Dritte wiederum in Sehnsucht und für den Vierten in etwas ganz anderem ... Dadurch, dass das Triptychon so offen formuliert ist, kann jede Gruppenteilnehmerin und jeder Gruppenteilnehmer ihr oder sein eigenes Gegenteil malen.

Thema 1	Was dazwischen ist 3	Gegenteil 2

Die sechste Form des Therapeutischen Triptychons ist das soziale Therapeutische Triptychon. Hier werden soziale Dreierkonstellationen in Triptychonform gestaltet. Die beiden häufigsten Beispiele sind:

Vater	ich	Mutter

Oder aber, wenn jemand zwischen zwei Partnern oder Partnerinnen steht:

Partnerin A	ich	Partnerin B

Ich gebe vor dem Malen in der Regel nicht alle Titel der jeweiligen Triptychonteile an, sondern nenne die nächsten Titel erst, nachdem der vorangegangene Teil abgeschlossen ist. Dies hat zwei Vorteile. Erstens können sich die Klient*innen besser auf das jeweilige Thema oder den jeweiligen Aspekt konzentrieren, ohne schon gleich an die künftige Aufgabenstellung zu denken. Zum anderen entscheide ich mich meistens erst für eine genaue Formulierung der Aufgabenstellung zu den weiteren Teilen des Triptychons, wenn ich den ersten Teil gesehen und damit gespürt habe, was bei den Klient*innen in der Auseinandersetzung mit dem Thema konkret zu Tage tritt und welche Aspekte näher beleuchtet eine Weiterentwicklung des Erlebens ermöglichen.

Auch in einem Einzelbild ist es möglich, verschiedene Aspekte eines Themas zum Ausdruck zu bringen, im Therapeutischen Triptychon wird dies aber ausdrücklich zum Gestaltungselement. Das, was zu einem Thema bei einem Menschen oft verworren, durcheinander, ineinander gefaltet, sich gegenseitig überlagernd gedacht oder gefühlt wird, wird bereits beim Ausdruck unter verschiedenen Gesichtspunkten betrachtet, gestaltet und sortiert. Das Triptychon teilt auf und schafft andererseitsMöglichkeiten zur ganzheitlichen Verbindung, indem die verschiedenen Teile des Triptychons aufeinander bezogen werden.

Therapeutische Triptychen eignen sich für den Einsatz sowohl in der Sozialtherapie als auch in der Psychotherapie für verschiedene Themen, verschiedene KlientInnen, verschiedene Gruppen und verschiedene Settings. Die Methode ist einfach, schlicht und gut handhabbar. Das therapeutische Triptychon fördert den Perspektivwechsel. Es gibt Gelegenheit, ein Thema unter verschiedenen Perspektiven zu betrachten unddabei die innere wie die äußere Haltung zu differenzieren bzw. zu verändern. Dies geschieht nicht nur in der Auseinandersetzung mit dem fertigen Triptychon. Dies geschieht auch und vor allem in der Arbeit am Triptychon selbst. Die Erstellung eines Triptychons ist ein Prozess, während dessen eine differenzierte innere wie äußere Auseinandersetzung mit dem Thema stattfindet, wobei unterschiedliche Gefühle, körperliche Empfindungen, Bilder, Gedanken und Erinnerungen in den Vordergrund treten. Die Erstellung eines Triptychons ist selbst schon ein Prozess der Entwicklung und Veränderung.

Die Einsatzmöglichkeiten des Triptychons sind vielfältig. Manche Themen „schreien" geradezu nach einer Triptychonarbeit. Sie fordern dazu auf, nach Polaritäten hin differenziert und auseinander gezogen zu werden. Dabei hat, wie schon gesagt, das Therapeutische Triptychon den Vorteil, dass es nicht bei den Polaritäten bleibt, dass der Mittelteil, das Hier und Jetzt, die Möglichkeit gibt, das, was unmittelbar da ist, auszudrücken und gleichzeitig die Polaritäten zu verbinden.

Hier noch abschließend einige Beispiele dazu:

Thema: Bewegung

bewegungslos	Ich in Bewegung	Bewegung innen und außen, die ich erträume

Thema: Ich

Was mir an mir fremd ist (was ich nicht mag)	Ich selbst	Was mir an mir vertraut ist (ich an mir mag)

Thema: Ich trenne mich

Was lasse ich zurück?	Ich: jetzt	Wo will ich hin?

Thema: Schwangerschaft

Ängste	Ich: jetzt	Sehnsüchte

Thema: Sehnsucht

Was mich fesselt	Meine Sehnsucht	Meine Sehnsucht, die ihre Ketten sprengt

Einige Beispiele für Therapeutische Triptychen, in denen die Polarität der Ausgangspunkt ist:

Arbeit	Dazwischen	Familie

Festhalten	Übergänge	Loslassen/ Zulassen

Bleiben	Dazwischen	Weggehen

Einige Beispiele für offene Triptychen:

Thema: Lebensfreude

Was ist stattdessen	Mein Weg	Meine Lebensfreude

Thema: Ekel

Mein Ekel	Ich kotze mich aus	Und dann

Thema: Scham

Meine heimliche Lust	Mein Scham	Was wäre wenn …

Hinsichtlich Formen und Materialien sind bei der Arbeit mit dem Therapeutischen Triptychon keine Grenzen gesetzt. Man kann es auf einer großen Wandfläche wie aufeinem DIN-A3-Blatt malen. (Ich arbeite am liebsten mit dem DIN-A1-Format.)Man kann unterschiedliche Farbqualitäten nehmen, Collagen legen lassen, Naturmaterialien oder Gegenstände kleben lassen ...

Ich variiere auch mit dem Tempo, in dem ich mit Triptychen arbeiten lasse. Ein Triptychon kann sehr schnell skizziert werden, es kann aber auch sehr ausführlich und intensiv (malerisch) gestaltet werden. Zu manchen Themen können die einzelnen Teile des Triptychons unmittelbar nacheinander gemalt werden, zu anderen gilt es, längere, manchmal tagelange Pausen zwischen den einzelnen Bildern einzulegen, damit die innere Auseinandersetzung zu dem Thema genügend Raum und Zeit hat.

8 Aktives Symbolisieren

8.1 Grundlagen

Ein Symbol ist ein Zeichen oder ein Gegenstand, der seine Bedeutung über einen Moment und eine konkrete Situation hinaus hat.

Ein Kreuz oder ein Ehering können ein Symbol sein, ebenso ein Kostüm oder eine Automarke. Ein Ring kann einfach ein Stück Metall am Finger sein, etwas, das schmückt. Ein solcher Ring kann, wenn er wertvoll und auffällig ist, auch ein Symbol dafür sein, dass jemand zeigt: Ich kann es mir leisten, ich bin reich. Ein Ring kann auch, wenn er die entsprechende Form hat und an einer entsprechenden Stelle getragen wird, ein Zeichen für die Verbundenheit zweier Menschen bilden, zumindest für die Tatsache, dass sie einmal ein Eheversprechen abgelegt haben.

Manchmal haben Symbole nur für eine bestimmte Person eine Bedeutung, z. B. der Talisman der Freundin, den man in der Tasche trägt, oder das Schmuckstück, das man vom Geliebten erhalten hat. Die Bedeutung dieses Gegenstandes ist für andere nicht ohne weiteres erkennbar, nur für die Person, die dieses Symbol besitzt. Meist aber haben Symbole eine Bedeutung für mehrere, für viele Personen, ja für ganze Kulturen, wie z. B. der vorhin erwähnte Ehering, das Christuskreuz, das Rote Kreuz usw. In der Therapie treffen wir auf Symbole in den Bildern oder in den Gegenständen, welche die Klient*innen schaffen. Es ist eine wichtige Einstellungsfrage, welches Verständnis wir als Therapeut*innen von den Symbolen haben und wie wir uns mit ihnen beschäftigen. In der Kunst- und Gestaltungstherapie verbreitet ist die Auffassung von C.G. Jung, nach der Symbole Ausdruck eines „kollektiven Unterbewussten" sind. C.G. Jung hat festgestellt, und darin hat er offenkundig

Recht, dass es zahlreiche Symbole gibt, die zu verschiedenen Zeiten und in verschiedenen Kulturkreisen gleich oder ähnlich sind, dass solche Symbole in unseren Träumen ebenso auftauchen können wie in Kunstwerken, in alten Fabeln oder Märchen ebenso wie im Götterglauben verschiedener Völker. Um dies zu erklären, hat C.G. Jung das Modell eines kollektiven Unterbewussten entwickelt, das allen Menschen gemeinsam sei und das sie über Vererbung aus Urzeiten entwickelt hätten. Er konstatiert also bzw. konstruiert das Modell, dass jeder Mensch über ein Bewusstsein verfügt, ferner über ein individuelles Unterbewusstsein und schließlich über dieses kollektive Unterbewusstsein. Letzteres sei für die therapeutische Arbeit mit Symbolen wichtig. Geht es nach unserem Modell der Klient*innen-Kompetenz darum, die *individuelle persönliche* Bedeutung von Symbolen ebenso wie die von Farben, Formen, Zeichen für die jeweilige Klientin oder den jeweiligen Klienten zu erschließen, so fordert C.G. Jung, dieses Unterbewusste zu aktivieren, die vorgegebene Bedeutung des Symbols zu erfassen und sich individuell anzueignen.

Nach meiner Auffassung bedarf es keines Konstruktes „kollektives Unterbewusstsein", um zu erklären und zu verstehen, warum Menschen zu verschiedenen Zeiten und in verschiedenen Kulturen ähnliche Symbole schaffen. Alle Menschen dieser Erde leben, mögen die konkreten Lebensumstände noch so unterschiedlich sein, doch unter sich ähnelnden Lebensbedingungen. Alle Menschen sehen die Sonne, sehen den Mond, sehen die Gestirne. Alle Menschen leben im Rhythmus von Werden und Vergehen, von Tag und Nacht, von Sonnenaufgang und Sonnenuntergang. Alle Menschen neigen eher dazu, bei Dunkelheit Furcht zu empfinden und bei Helligkeit und Wärme Zufriedenheit. Alle Menschen lieben, alle Menschen ängstigen sich, hassen und hoffen usw. Die meisten Menschen haben gleiche oder ähnliche Sinne, haben zwei Hände mit je fünf Fingern, zwei Augen, die sie öffnen und schließen können. Alle Menschen leben von der Natur oder haben zumindest von ihr gelebt, waren abhängig von Wind und Wetter, von Saat und Ernte. Diese Liste ließe sich beliebig fortsetzen und sie macht verständlich, warum es in allen Kulturen Sonnensymbole gibt und dunkle Gestalten, warum immer wieder Handabdrücke auftauchen oder große Augen, warum Schatten eine Bedeutung haben und die Rhythmen von Auf und Ab, von Werden und Vergehen. Hinzu kommt, dass vor allem Kinder, aber oft auch wir erwachsenen Menschen dazu neigen, vieles um uns herum zu personalisieren. Das betrifft sowohl Jahreszeiten („der Sommer geht") als auch Gestirne („der Mond schaut uns an") wie auch Gefühle („die Angst hat mich wieder gepackt"). Wie liegt es nahe, aus diesen Personalisierungen lebendige Gestalten zu machen, Märchen- oder Mythenfiguren, Traumwesen oder Gespenster!

Ich erkläre die Existenz ähnlicher Symbole nicht durch das Konstrukt eines kollektiven Unterbewussten, sondern gehe davon aus, dass in den Menschen eine ähnliche kreative Kraft schlummert, die für sie bedeutungsvolle Dinge oder Ereignisse zu Symbolen gestaltet. Wir unterscheiden uns zweitens von C.G. Jung, indem wir bei Patient*innen oder Klient*innen auftauchende Symbole nicht für diese und über diese hinweg deuten, sondern im Sinne des Ansatzes der Klient*innen-Kompetenz diese darin begleiten, *eigene* Deutungen und Bedeutungen, ein eigenes Verständnis für Symbole zu finden.

Eine Klientin z. B. hatte sich in einem Selbstbild in einen schwarzen Umhang eingehüllt gemalt. „Jungianisch" gedacht, müsste dieser schwarze Umhang für den Schatten der Klientin stehen, für das Dunkle, das sie begleitet und ihr noch unbewusst ist. Für den einen oder anderen Klienten mag eine solche Bedeutung zutreffen, für die Klientin tat sie dies nicht. Für sie stand der schwarze Umhang für ein wärmendes, wollenes Tuch, das sie beschützte und umhüllte, das ihr Geborgenheit vermittelte und dadurch Kraft gab, sich der Welt zu stellen. Wochen später fiel ihr ein, dass es einen biografischen Hintergrund für die von ihr vorgenommene Deutung dieses Symbols „schwarzer Umhang" gab: ihre Großmutter, bei der sie sich als Kind geborgen und angenommen gefühlt hatte, trug oft dunkle Tücher als Umhang.

Und ich gehe noch einen Schritt weiter: Wir arbeiten daran, dass Klient*innen ihre eigenen Symbole schaffen. Wenn Symbole nichts Vorgegebenes, nichts Vererbtes sind, sondern von Menschen geschaffen wurden, um Bedeutsamkeiten ihres Lebens zu ordnen, dann können wir uns diesen Prozess nutzbar machen und in der Therapie einsetzen. Klient*innen anzuregen, ihre eigenen Symbole zu schaffen, nenne ich Aktives Symbolisieren.

8.2 Zauberstäbe

Ein Beispiel aus einer Gruppenarbeit:

Das Thema ist, wie so oft in der Therapie, die Veränderung: wie kann ich mich, wie kann ich mein Leben, wie kann ich bestimmte Aspekte meines Lebens verändern?Ich bitte die Gruppenmitglieder, sich jeweils einen Platz zu suchen, auf dem sie entspannt einige Minuten sitzen können. Dann sage ich: *„Konzentriert euch auf euren Atem. Nehmt wahr, wie er ist ... Wenn ihr mögt, könnt ihr die Augen schließen. Wenn euch dies unangenehm ist, lasst sie offen und lasst den Atem weiter fließen ... Stellt euch vor, ihr besäßet einen Zauberstab, mit dem ihr zaubern könnt. Lasst ihn vor eurem innerenAuge entstehen, nehmt ernst, welche Farben, Formen, Bilder entstehen ... Aus welchem Material besteht euer Zauberstab? ... Welche Farbe hat er oder welche Farben? ... Welche Form? ... Wie fühlt er sich an, wenn ihr ihn berührt? ... Wie klingt er, wenn er mit anderen Materialien zusammenstößt? ... Wie riecht euer Zauberstab? ... Welche Geschichte hat euer Zauberstab? ... Habt ihr ihn euch selbst geschaffen oder ist er uralt? ... Habt ihr ihn gefunden oder gestohlen oder ist er euch geschenkt worden? ... Wen oder was möchtest du verzaubern, andere Menschen oder dich? ... Was kann dein Zauberstab? ... Was tust du für ihn, wenn du ihn nicht benutzt? Wo kannst du ihn aufbewahren, so dass er sicher, aber für dich zugänglich ist? ... Gestalte dir deinen Zauberstab aus den zur Verfügung stehenden Materialien, aus dem Holz, dem Papier, dem Ton, dem Stoff, den Farben. Bau dir deinen Zauberstab!“*

Gezaubert wird in vielen alten und neuen Geschichten, besonders häufig in Märchen. Zaubern, das heißt etwas verändern. Zaubern ist Veränderung, Zaubern ermöglicht Veränderung. Und: Veränderung, Wandel, Metamorphosen sind zauberhaft, oft überraschend, manchmal ersehnt und erhofft, aber doch nicht erwartet, sind wie eine Geburt, haben oft etwas Wundersames oder Wunderbares. Ein Zauberstab kann begleiten und unterstützen, etwas zu bekommen oder etwas loszuwerden, eine Tür zu schließen oder zu öffnen, etwas zu bewahren oder etwas zu verwandeln.

Ein Zauber – darauf weise ich meine Klient*innen hin – kann inflationär verbraucht und damit verschleudert werden. Wird er beliebig eingesetzt, verliert er seine Wirkung und schwindet. Einen Zauber darf man nicht verschleudern oder vergeuden. Er ist kostbar und individuell. Er gehört zu den Veränderungen, die nur für die jeweilige Person wichtig und bedeutsam sind.

Wenn in der Gruppenarbeit die Teilnehmer*innen den Zauberstab erstellt haben – meist entstehen wundersame und wunderschöne einzigartige Gebilde – unterhalten wir uns darüber, welche Eigenschaften und Bedeutungen die einzelnen ihrem Zauberstab geben. (s. Abbildung 24, Seite XIII)

Einige Beispiele:

„Mein Zauberstab ist uralt und ich habe ihn auf einem Flohmarkt entdeckt. Wennich ihn berühre, habe ich die Kraft auszusprechen, was ich fühle. Ich bewache ihn sorgfältig."

- *„Mein Zauberstab ist klein und handlich und eiförmig. Es darf keiner wissen, dass eseiner ist. Ich hänge ihn an meinen Schlüsselbund, so dass ich ihn immer bei mir habe. Wenn ich ihn brauche, drücke ich auf ihn. Und ich brauche ihn vor allem, damit meine Angst nicht zu groß wird, damit ich ausatme und in der Lage bin, anderen in die Augen zu schauen."*
- *„In meinem Stab befindet sich die Weisheit mehrerer Generationen meiner Familie.*
- *Ich habe ihn bekommen und gebe ihn weiter an einen würdigen Nachfahren."*
- *„Mein Zauberstab schützt mich vor Verachtung."*
- *„Mein Zauberstab hat eine Glocke und ist ganz bunt. Er sieht sehr verspielt aus und soll mich daran erinnern, dass ich auch einmal Kind war und gerne gespielt habe. Er ist dazu da, um mir zu helfen, endlich Kontakt zu meinem Kind zu bekommen, mich mit ihm zu verstehen und mit ihm zusammen spielen zu lernen."*

8.3 Traum- und andere Fresserchen

Auf das Aktive Symbolisieren bin ich durch meine Tochter gekommen. Als sie drei Jahre alt war, hatte sie einmal Angst einzuschlafen, weil sie befürchtete, die schlechten Träume der vorigen Nacht würden wiederkommen. Da erinnerte ich mich an ein wunderschönes Kinderbuch, das Buch vom „Traumfresserchen" von Michael Ende. In diesem Kinderbuch gibt es einen König und eine Königstochter. Die Königstochter kann nicht schlafen, denn immer, wenn sie einschläft, hat sie furchtbare Albträume. Die Weisen des ganzen Reiches kommen und versuchen, ihr beizustehen. Aber niemand kann ihr helfen, so dass der König in die Welt hinauszieht, um in anderen Gegenden und Ländern nach Hilfe zu suchen. Seine Suche ist überall vergeblich, bis er schließlich enttäuscht in eine verlassene Gegend kommt. Dort trifft er ein Traumfresserchen, ein Wesen, das sich von bösen Träumen ernährt. Der König ist hocherfreut und verspricht ihm viel Nahrung, indem es die Albträume seiner Tochter wegfrisst. Beide kehren zum Heim des Königs zurück, die Tochter wird erlöst.

Ich schlug meiner Tochter vor, ein Traumfresserchen zu malen. Sie wollte, dass ich es nach ihren genauen Vorgaben malte. Dies tat ich und wir hängten es an der Wand über ihrem Bett auf, so dass es die bösen Träume fressen könnte, wenn diese kämen. Die Angst meiner Tochter war gelindert, sie konnte schlafen. Ein oder zwei Jahre später kam sie mit einem großen Blatt zu mir, auf dem eine riesige, wilde Fantasiefigur zu sehen war. Sie sagte mir, das kleine Traumfresserchen würde gegen die kleinen schlechten Träume helfen, aber sie hätte jetzt einen großen schlechten Traum gehabt und dafür müsse sie sich ein großes Traumfresserchen machen. Das hätte sie gemalt und wir sollten es doch auch über dem Bett aufhängen. Danach hingen dort nun zwei Traumfresser(chen), ein kleines und ein großes, eines für die kleinen und eines für die großen schlechten Träume.

Das Traumfresserchen ist nicht nur erfolgreich bei Kindern, sondern auch bei Erwachsenen, die Angstträume haben. Kinder wissen sehr genau, wie ihr Traumfresserchen auszusehen hat, damit es die schlechten Träume verspeist. Bei Erwachsenen ist dies manchmal schwieriger, da bedarf es einer Einführung oder genaueren Nachfragens, damit sie das Aussehen und damit auch die Beschaffenheiten und Eigen schaften ihres Traumfresserchens herausfinden können. Oft entdecken sie dabei verborgen schlummernde Kräfte und Fähigkeiten, die hinter den Angstträumen versteckt sind. Wenn diese Kräfte mit Hilfe des Symbols aktiviert werden, können sie die Ängste relativieren und einschränken oder manchmal gar in Gänze „auffressen". Ich habe von meiner Tochter gelernt – und von vielen Klient*innen außerdem bestätigt bekommen – dass es möglich und wichtig ist, sich eigene Symbole zu schaffen und dass diese eigenen Symbole Wirkungen zeigen. Sie können trösten oder Angst nehmen, Mut machen oder stärken. Wichtig ist immer, dass es keine Symbole „von der Stange sind", sondern dass sie im Rahmen einer vertrauensvollen Beziehung entstehen. Sich nicht nur Symbole zu suchen, sondern sie selbst aktiv zu schaffen, das mobilisiert die Kräfte, die heilend sein können.

Ich habe seitdem diese Methode des Aktiven Symbolisierens bei verschiedenen Menschen und in verschiedenen Varianten erprobt.

Häufig lasse ich Angstfresser oder Angstfresserchen gestalten. Manchmal werden sie gemalt, manchmal aus Stoff oder aus anderem Material hergestellt. Eine Klientin hat ein Angstfresserchen aus Holz geschnitzt, um es wie einen Talisman bei sich zu tragen. Die Gestaltung des Angstfressers ist eine aktive Auseinandersetzung mit der eigenen Angst. Er symbolisiert vor allem die Ressourcen gegen die Angst, die für viele Menschen, die unter großen Ängsten leiden, allenfalls noch erahnbar, aber kaum zugänglich oder mobilisierbar sind.

Das Schmerzfresserchen lasse ich ebenso wie das Angst- oder Traumfresserchen meistens malen. Einmal habe ich einer Klientin, die unter sehr großen, kaum aushaltbaren Schmerzen litt, ein Schmerzfresserchen gemalt und ihr geschenkt. Hier ist es vor allem die Geste, die hilft. So handle ich manchmal auch bei anderen Formen des Aktiven Symbolisierens, zumeist aber nur dann, wenn der Klient oder die Klientin selbst so schwach oder anderweitig eingeschränkt ist, dass er/sie selbst kaum dazu in der Lage ist, ein eigenes Symbol aktiv zu schaffen. Dann greife ich unterstützend ein und gestalte dies an seiner bzw. ihrer Stelle.

Beim Schmerzfresserchen erzähle ich oft, dass das Schmerzfresserchen sich nicht nur vom Schmerz ernährt, sondern dazu auch ganz bestimmte Enzyme oder Vitamine braucht. Diese braucht es, um den Schmerz verdauen zu können und um immer wieder neu aufkommenden Schmerz zu fressen. Enzyme und

Vitamine kurbeln die Abwehrzellen des Immunsystems an, steuern zudem den Abbau von Stoffwechselschlacken. Was diese Enzyme oder Vitamine sind, müssen die Klient*innen oder Patient*innen selbst herausfinden. Sie suchen fast immer sehr ernsthaft danach und kommen zu Ergebnissen wie zum Beispiel: „*Das beste Enzym für mein Schmerzfresserchen ist, dass ich mir Ruhe gönne, wenigstens eine halbe Stunde am Tag.*"

Oder: „*Mein Schmerzfresserehen braucht als Vitamin, dass ich endlich mal damit anfange, mich ein bisschen lieb zu haben und nicht nur mit mir herumnörgele, mich unter Druck setze ...*"

8.4 Schutzengel und Märchensymbole

Beim Märchen „Froschkönig" lässt die Königstochter eine goldene Kugel in denBrunnen fallen. Diese ist ihr liebstes Spielzeug und steht für viele Märchen-Leser*innen für das Helle, Naive, Jugendliche, Unbedarfte, das der Prinzessin, wie vielen anderen Menschen auch, irgendwann einmal in ein dunkles Loch fällt.

Ich erzähle von dieser goldenen Kugel als Symbol des Kindlichen in uns, des Spielerischen, Naiven und Unbedarften und lasse Klient*innen ihre eigene goldene Kugel malen. Es entstehen immer wieder wunderbare Bilder, die heiter sind und im besten Sinne naiv. Die Klient*innen sind oft überrascht über all das Spielerische, das in ihnen steckt.

Vielen Klient*innen erging es wie der Königstochter im Märchen: Sie haben ihre goldene Kugel als Kind verloren. Diese Königstochter im Märchen hat darüber bitterlich geweint. Und auch viele Klient*innen vermissen das Kindliche, das Spielerische, das Unbedarfte und Naive in sich. Sie spüren ihre Sehnsucht, dieses Verlorene wiederzufinden oder neu zu entdecken. Dabei kommen sie auch in Kontakt mit dem Schmerzlichen, mit all dem, was sie dazu gebracht hat, ihre spielerischen Seiten verkümmern zu lassen, zu verbergen oder zu verstecken, vereisen oder verdorren zu lassen. Wenn der Schmerz spürbar wird und spürbar werden kann und wenn er ein verständnisvolles Gegenüber findet, dann kann die selbst gemalte goldene Kugel zu einem Symbol werden, das Kraft und Mut gibt, die kindlichen Aspekte auch als erwachsene Person zu leben.

Ein weiteres häufiges Märchenmotiv sind Blumen, die vielfach für Wünsche stehen. Ich fordere Menschen, mit denen ich arbeite, auf, im Aktiven Symbolisieren Wunschblumen zu malen, eine Blume oder einen Blumenstrauß ihrer Wünsche.Zumeist wird beim Malen sichtbar, wie groß, wie farbenprächtig, wie intensiv die Wünsche sind. Manchmal werden Wünsche wahrgenommen, die vorher nicht bewusst waren.

Ich arbeite oft auf dem Weg der gestalterischen Identifikation mit diesem Symbol weiter (s. Teil II). Wenn Klient*innen gestalterisch ein Symbol schaffen, identifizieren sie sich dadurch mit einem Aspekt ihrer selbst. Im Gespräch gehe ich dann weiter und lasse sie sich ausdrücklich auch verbal mit der Blume oder dem Blumenstrauß identifizieren und bitte sie, die Wunschblume sprechen zu lassen. Fast immer kann der Blumenstrauß bzw. die Wunschblume vieles erzählen. Bitte ich, einen Blumenstrauß zu malen, steht jede Blume für einen Wunsch. Ich frage danach: „*Wenn du die lila Blume wärst, was wünschtest du dir?... Wenn du die gelbe Blume bist, was wünschst du dir?... Was wünschst du dir als rote Blume?...*“ Die „Blumen“ berichten von ihrer Lebensgeschichte, von der Nahrung, dem Wasser und den Nährstoffen, die sie brauchen, von den Wünschen, für die sie stehen, von dem, was der Wunscherfüllung entgegensteht, und der Kraft und der Wärme, die sie lebendig erhalten.

Die Wünsche bekommen Kraft und Ausdruck im Bild wie im Wort.

Eine der schönsten Formen des Aktiven Symbolisierens ist meiner Erfahrung nach:

„Stellt euch einen Schutzengel vor ... _Welches Gschlecht hat er? ... Wie sieht er aus? ... Welche Kleidung trägt er? ... Wie bewegt er sich? ... Wovor kann er euch beschützen? ... Wie kann er das tun? ... Malt euren Schutzengel.“

Oft gibt es am Anfang Skepsis beim Wort „Schutzengel“, während bei anderen schon bei der Nennung des Wortes ein ganzer Film innerer Bilder abläuft. Ich habe noch keine Klientin und noch keinen Klienten getroffen, der mit diesem Wort, mit diesem Symbol nichts anfangen konnte. Ich wundere mich immer wieder und bewundere immer wieder, wie genau die Bilder sind, die sich Menschen überihren Schutzengel machen können, wie präzise sie wissen, wofür dieser da ist, wie er sie beschützen kann, beschützen soll. Das gilt für Kinder wie für Erwachsene, für Junge wie für Alte, für Männer wie für Frauen, für Gläubige wie für Ungläubige. Oftergibt sich aus dem Malen des Schutzengels ein intensives Gespräch, oft aber auch steht das Aktive Symbolisieren des Schutzengels am Ende der therapeutischen Arbeit, fasst zusammen, bringt einen Prozess in eine gestaltete Form, die mitnehmbar und zu bewahren ist.

8.5 Ubat – Der Familiengeist

Wenn es bei Seminaren oder Einzelarbeiten um Familiengeheimnisse geht, erzähle ich oft meine Geschichte von Ubat:

„*Im Norden Finnlands*", behaupte ich, „*gibt es eine Märchenfigur mit Namen Ubat. Ubat ist ein Gespenst, ein Geist, aber kein Schlossgeist, sondern ein Familiengeist. Ubat ist ein Familiengeist, der über mehrere Generationen in einer Familie wohnt. Nur den Familienangehörigen ist Ubat bekannt. Außenstehende nehmen Ubat nicht wahr. Es magbei Nachbarn und Außenstehenden einzelne Gerüchte* über *Ubat geben, aber nie mehr als das. Ubat erscheint manchmal zum Mittagstisch am Sonntag ganz unverhofft, dann wieder abends in der Dämmerung. Manchmal erscheint Ubat zehn Jahre lang nicht und dann wieder häufig hintereinander. Wie Ubat wahrgenommen wird und von wem, ist unberechenbar, auch innerhalb der Familie. Ubat wird von dem einen Familienmitglied wahrgenommen und von dem anderen nicht. Ubat hat für den einen die eine Form und für den anderen die andere Form. Ubat hat für jede und jeden ein anderes Geschlecht.. Ubat ist für manche groß, für andere klein, für manche weiß, für andere bunt. Für manche in der Familie ist Ubat sehr deutlich und hat klare Konturen. Für andere ist er verschwommen und diffus, wie es sich eigentlich auch für Gespenster gehört.*

Auch Ubat braucht Nahrung und Energie. Manchmal ist Ubat sehr dünn und mager, manchmal aber ist er rund und dick. Wovon ernährt sich Ubat? Er – oder sie – ernährt sich von den Geheimnissen in der Familie, von all den Dingen, über *die nicht gesprochen wird ...*

Wenn ihr eine Vorstellung von Ubat habt, dann gestaltet euren Ubat, den Ubat eurer Familie nach diesen Vorstellungen. Wenn ihr keine Vorstellung habt, dann lasst sie bei derGestaltung entstehen."

Ich habe vorher viel Papier bereitgelegt, farbiges und weißes Papier, buntes Tonpapier, Zeitungspapier, braunes Packpapier, damit die Klient*innen den Ubat aus Papier gestalten können. Scheren liegen bereit, aber die Klient*innen entscheiden selbst, ob sie das Papier reißen oder schneiden, ob sie Klebstoff oder Kreppband verwenden. Wenn Ubat gestaltet ist, bitte ich die Klient*innen, dem Ubat einen Platz zu geben, auf dem Boden, auf dem Stuhl, an der Wand, an der Decke oder wo auch immer der Platz von Ubat ist.

Immer berichten Klient*innen, dass schon, während ich die Geschichte erzählt habe, Vorstellungen von Ubat entstanden sind. Die Figuren sind skurril, vielfältig, sehreigenwillig und eigenartig. Einige Beispiele:

- G.s Ubat ist aus weißem Papier, liegt flach auf dem Boden, eineinhalb Meter groß, hat keinen Mund und keine Augen, ein Herz ist auf seine linke Brustseite geklebt. Die Figur ist menschenförmig, halb Mensch, halb Gespenst. G. erzählt: „*Ubat ist der Familiengeist, der alles in sich hineingefressen hat, der alle Gefühle in der Familie in sich hineingefressen hat. Davon hat er sich ernährt. Nichts durfte ausgesprochen werden, nichts durfte gesehen werden, deshalb hat Ubat keine Augen und keinen Mund.*" G. weint viel, schluchzt heftig, ist erschüttert.

  „*Ich habe mir, als ich Ubat gemacht habe, einen gelben Fleck auf meinen Pullover ander Stelle meines Herzens geklebt, damit ich mein Herz spüre. Als ich Ubat gemacht habe, habe ich zuerst nur Rachegefühle gespürt. Ich wollte mich an ihm rächen. Ich drückte und drücke immer wieder auf meinen gelben Fleck am Herzen, so dass Ubat merkt, welche Gefühle da sind. Ich habe ihm dann auch ein Herz gemacht, einengelben Fleck, damit Ubat spürt, wie viele Gefühle da sind. Er soll eine Verbindung zu dem gelben Fleck auf meinem Herzen spüren und darüber voll werden von den Gefühlen und er soll keine Augen und keinen Mund haben, um damit irgendetwasloszuwerden, so wie es mir auch früher ging. Ich hasse ihn und ich habe schon ganz früh gegen ihn gekämpft, als erste in meiner Familie, obwohl ich die jüngste unter uns Geschwistern bin. Deswegen kommen immer noch alle zu mir. Und deswegen finde ich auch solche Seminare wie dieses so toll, weil ich da Gefühle haben darf, weil ich da einen Mund haben darf, weil ich da Augen haben darf. Dieses ganze System in der DDR, diese ganze Geschichte mit der Stasi und meiner Schule früher – all das war ein einziger Gefühlsstau.*" Sie erzählt viel aus ihrem Leben, viele Situationen, in denen sie keine Gefühle zeigen durfte, wo Mund und Augen verschlossen waren.

„*Aber jetzt merke ich, dass mein Herz gar nicht mehr an Ubat hängt, dass sich mein Herz gar nicht mehr mit Ubat beschäftigen will, soll er sich doch um seinen eigenen Dreck kümmern. Ich rolle ihn jetzt zusammen. Soll er doch gucken, was aus ihm wird, zusammengerollt in der Ecke. Und wenn es ihm mit den Gefühlen zu viel wird, dann soll er doch aufstehen, dann soll er sich doch selbst auseinander rollen. Ich bin nur für mich verantwortlich, ich habe mich auseinander gerollt.*" Sie tut dies, rollt Ubat in die Ecke und nimmt, unterstützt durch meine Begleitung, ihre eigenen Hände wahr, ihre Augen, ihren offenen Mund: Der Druck auf dem Brustbein, den sie bei der Beschäftigung mit Ubat gespürt hat, löst sich, sie beginnt aufzustoßen, sie erleichtert sich. Wir arbeiten dann weiter und sie schafft einen guten Geist, den sie durch eine Maske symbolisiert, die sie als Kind einmal gestaltet hat.

- O.s Ubat hängt an der Wand, ist anderthalb bis zwei Meter groß und rund. In ihm sind Löcher, auf ihm befinden sich Zähne, fratzenartig, ein großes Gesicht.

„*Das ist der böse Geist, der immer alles niedermacht. Das ist meine Mutter, die diesen bösen Geist in sich trägt. Da ist auch vieles, was ich an ihr mag, aber da ist ganz viel, was mich fertig macht, was die Familie fertig gemacht hat.*" Sie schluchzt viel, sehr lange, sehr erschüttert, kann nicht mehr stehen. Ich halte ihre Hand, lasse sie Rückendeckung und Unterstützung in der Gruppe suchen. „*Dieser böse Geist hat mir meinen Vater genommen, hat ihn schlecht gemacht, hat ihn aus der Familie rausgedrängt, das verzeihe ich ihr nie. Das tut sie immer noch. Daran kann ich gar nichts ändern, da habe ich schon so vieles probiert. Ich gehe ihr aus dem Weg, gehe dem Geist aus dem Weg.*" Während wir über diesen bösen Geist der Familie reden, springt sie auf, fetzt Ubat von der Wand, wirft ihn mehrmals weg, immer weiter weg, weg, weg, fetzt ihn durch den Raum. Sie ist entschlossen, stampft auf den

Boden,voller Energie, setzt sich wieder hin und sagt lautstark: „*So, jetzt reicht's.*" Später, als wir den guten Geist gestalten, berichtet sie, dass der gute Geist „*oben*"bei ihr ist, leicht und luftig, und dass er ihr Flügel wachsen lässt.

- F.s Ubat ist ein papiernes Kreuz, dass einen Schwanz hat und einen Kopf, von dem aus den Seitenarmen jeweils ein oberer und ein unterer Flügel wächst. Das Ganzesieht aus wie ein Malteserkreuz oder wie ein ägyptisches Zeichen. Sie selbst beschreibt ihren Ubat als Familiengeist, der für Strenge, Moral und Rigidität stand,für eine kirchliche Erziehung.

- A.s Ubat ist das kontrollierende Familienauge, vor dem die Klientin nicht davonlaufen kann. Sie versucht sich gegen den bösen Geisterblick zu schützen undes bedarf eines weiteren Schrittes des Aktiven Symbolisierens, um ein Schutzsymbol, ein Handzeichen mit einer kleinen Gestaltung zu finden, das sie diesem Ubat entgegensetzen kann.

- I.s Ubat ist der, der sich von der Freude ernährt hat und trotzdem ein langes, dünnes Hemd bleibt. Er hat die Freude gefressen, so dass I. und die Familie und mehrere Generationen der Familie gar nicht wussten oder wissen, was Freude ist. Ubat ist lang, schmal und geht vom Boden aus hoch die Wand entlang. Er besteht aus Zeitungspapier.

- I.s Ubat enthält, wie I. stockend berichtet, viel Trauer und viel Sprachlosigkeit, viel Unfähigkeit zu reden, viel Unfähigkeit zu trauern, viel Unfähigkeit, Gefühle zu äußern, da mit der Freude auch die Trauer, die Fähigkeit zu trauern, mit heruntergeschluckt wurde. Ubat ist hungrig und durstig, weil er soviel Freude geschluckt hat, dass es kaum noch Freude gibt in der Familie und er sie deshalb auch nicht mehr fressen kann.

I. ist fast erstarrt, während er seinen Ubat vorstellt. Er redet nur mühsam, seine Mimik ist beinahe reglos. Als ich ihn darauf anspreche, sagt er, er fühle sich leer und fast tot, Freude und Trauer sei ihm genommen und damit ein Großteil seines Gefühlslebens. Er wisse weder, wie er trauern könne, noch wie er sich freuen könne. Das sei seiner Familie und ihm so fern, dass er gar keine Ahnung habe, was Traurigkeit oder Freude bedeuten könne. Ich sage ihm, dass er seinen Ubat ja auch als Hilfe nutzen kann. Da Ubat so viel Freude gefressen und auch Trauer verschlungen hat, wisse er viel über Freude und Trauer, sei darin ja auch Experte. Wir fragen also gemeinsam Ubat nach Anhaltspunkten für Freude und Trauer und vielleicht auch für andere Gefühle.

Da Ubat aus Zeitungspapier besteht, gehen wir alle Zeitungsartikel, die sichtbar sind, durch, schauen uns die Fotos und Überschriften an. Wir finden ganz Erstaunliches. Wir sehen Überschriften wie „das kontrollierte Chaos", wir lesen über die Schwerkraft, sehen Bilder mit freudigen Menschen im Urlaub oder Berichte über Traumziele in der Südsee. Wir finden auch Todesanzeigen, Berichte über Verlust und Schmerz, ebenso wie Beiträge und Bilder Londoner Mädchen. I. wird während des Gespräches von Minute zu Minute lebendiger. Er „taut auf".

Der Familiengeist bekam von mir den Namen Ubat. Ubat von hinten nach vorne gelesen heißt: Tabu.

9 Gruppengestaltungen

9.1 Dimensionen und Wege

Kunst und Gestaltungstherapie wird in der Einzel- wie in der Gruppenarbeit eingesetzt. In der Gruppenarbeit wird in explizit kunst- und gestaltungstherapeutischen Gruppen durchgehend mit kunst- und gestaltungstherapeutischen Methoden gearbeitet. Zumeist arbeiten die Teilnehmer*innen solcher Gruppen einzeln für sich und beziehen sich nur im Austausch aufeinander. Oft werden auch Formen des dialogischen Arbeitens eingesetzt (s. Kapitel 1), seltener wird der Dialog zum Multilog, indem alle oder mehrere aus der Gruppe gemeinsam und aufeinander bezogen ge stalterisch tätig sind. Solche Formen des gestalterischen Multilogs können auch in Gruppen, die nicht kunst- und gestaltungstherapeutisch angelegt sind, sondern andere inhaltliche und methodische Schwerpunkte haben, eingestreut werden, um zum Beispiel gruppendynamische Prozesse zu verdeutlichen oder ihre Entwicklung zu unterstützen. Ich werde in diesem Kapitel einige Methoden des gestalterischen Multilogs und die Wirkungen ihres Einsatzes skizzieren. In den beiden folgenden Unterkapiteln beschreibe ich dann ausführlicher die Methode der Wand-Klang-Bilder und des Sand-Bildes und Tanz-Bildes.

Die einfachste und offenste Methode besteht darin, ein großes Blatt Papier in die Mitte eines Raumes zu legen, Farben zur Verfügung zu stellen und die Gruppe aufzufordern: *„Malt ein Bild.“* Hier gibt es keine Spielregeln, keine Vorgaben, keine Orientierungspunkte. Das wird zumindest bei einigen Gruppenmitgliedern erst einmal zu Unsicherheit und Verwirrung führen, teilweise wird es Nachfragen geben, doch dann wird die Gruppe sich irgendwie selbst organisieren, es wird ein Prozess beginnen, der mit hoher Wahrscheinlichkeit interessante Aufschlüsse über das Gefüge und die Beziehungen in der Gruppe gibt und gleichzeitig Anstöße der Veränderung gibt.

Diesen einfachen und offenen Weg kann man variieren, indem einzelne Vorgaben eingebracht werden. Falls eine Gruppe nicht allzu groß ist und zahlreiche unterschiedliche Farben zur Verfügung stehen, kann als Vorgabe gesagt werden: „*Sucht euch bitte jede und jeder eine andere Farbe aus. Malt dann als Gruppe gemeinsam ein Bild.*

Jede und jeder benutzt nur die eigene Farbe." Eine andere Variante, den Einstieg in einen Multilog zu gestalten, besteht darin, dass jede Teilnehmerin und jeder Teilnehmer aufgefordert wird, einen eigenen Platz zu finden, an dem und von dem aus sie bzw. er malt. Es liegt wieder ein riesiges Blatt Papier in der Mitte des Raumes, zum Beispiel 6 Meter einer 1,20 m bis 1,40 m breiten Papierrolle. „*Nehmt euch Farben und sucht euch einen Platz irgendwo am Rande dieses Papierbogens und malt an diesem Platz auf einen Teil des Blattes das, was euch gerade in den Sinn kommt.*" Oder: „*Malt das, was euch zum Thema dieses Seminars in den Sinn kommt.*" Ist dies geschehen, kann man die Teilnehmer*innen auffordern, beiseite zu treten und einen Rundgang um das Bild herum zu machen und zu schauen, welche Bilder von den anderen entstanden sind usw. Dann kann die nächste Aufforderung folgen: „*Greift nun wie der zu den Farben und malt an einer anderen Stelle des Blattes weiter. Ihr könnt die Farben wechseln, ihr könnt die Orte wechseln, an denen ihr malt ...*" Hier nun kommt ein Prozess in Gang, bei dem aus den einzelnen Bildern (auf dem gemeinsamen großen Blatt Papier) ein gemeinsames Bild werden kann. Dabei greifen die Klient*innen das auf, was andere gemalt haben, ergänzen es, verändern es, kommentieren es, übermalen es. Wenn die Gruppenleiterin oder der Gruppenleiter das Bedürfnis hat, die Beteiligten vor möglichen Kränkungen zu schützen, kann als Regel mitgeteilt werden:

„*Ihr dürft die Bilder der anderen ergänzen, verbinden, erweitern – aber nicht zerstören.*" Diese Vorgabe kann aber auch unterlassen werden und es muss dann mit dem, was passiert, therapeutisch weitergearbeitet werden.

Dieser beschriebene Weg des Multilogs bedient sich in all seinen Varianten der Medien Papier und Malen. Er kann genauso gut mit anderen Materialien und Ausdrucksweisen beschritten werden. Sehr spannend ist es, eine Gruppe aufzufordern, eine Gruppenskulptur zu erstellen. Als Material habe ich dafür zum Beispiel Holz und Holzwerkzeug bereitgelegt oder textile Stoffe und Füllmaterial, die sehr gut zum Erstellen von Objekten oder Skulpturen geeignet sind, die zusammengelegt, gefüllt, geklebt, genäht, gesteckt werden können. Auf Seminaren, die in einer Umgebung freier Natur stattfinden, habe ich Gruppen auch schon gebeten, von einem Spaziergang Materialien mitzubringen, die sie in der Natur finden, und habe dann daraus ein Gruppenobjekt bilden lassen. Auf einem anderen Seminar habe ich Abfälle, Reste, Weggeworfenes aus den Wohnungen mitbringen lassen, wieder mit der Aufgabe: „*Lasst daraus etwas Gemeinsames entstehen.*“

Ein anderer Weg des Multilogs besteht darin, die Klient*innen oder die Teilnehmer*innen zuerst jeweils einzeln ein Bild malen zu lassen, das dann zu etwas Gemeinsamen zusammengefügt wird. Zum Beispiel kann eine Gruppe aufgefordert werden, dass jeder Teilnehmer und jede Teilnehmerin auf einem mittelgroßen Blatt Papier ein Bild zum Thema „Ich“ oder zu einem anderen Thema malt. Ist dies geschehen, kann man die Gruppe auffordern: „*Legt diese eure Bilder zu einem Bilde teppich oder zu einer Bildercollage zusammen. Legt sie so nebeneinander oder aneinander, dass daraus etwas Gemeinsames, etwas aufeinander Bezogenes entsteht.*“ Wie diese Bilder einander zugeordnet werden, ist meist überraschend. Es können kugelförmige Anordnungen entstehen, aber auch schlichte Kreise, Rechtecke oder offene ungeometrische Haufen. Eine Gruppe habe ich aufgefordert, die Bilder, die sie einzeln zu einem bestimmten Thema erstellt hatten, auf einer großen Papierplane anzuordnen und dort anzuheften. Dann bat ich: „*Betrachtet nun das Gesamtbild, das jetzt aus euren Einzelbildern entstanden ist. Zwischen den meisten Bildern sind auf dem Papier Zwischenräume frei geblieben. Gestaltet nun, wo und wie ihr wollt, die Zwischenräume, die Verbindungen zwischen euch bzw. euren Bildern.*“

Spannender noch als das Ergebnis ist der Prozess, wie die Gruppe die Aufgabe löst, wie in der Gruppe etwas Gemeinsames oder aufeinander Bezogenes entsteht.

Nach Beendigung einer solchen Arbeitsphase stelle ich oft die klassischen Fragen:

„*Was seht ihr?*“ und „*Wie geht es euch jetzt?*“. Ich frage aber immer auch nach den Prozesserfahrungen, zum Beispiel: „*Wie ist es euch während der Arbeit ergangen?*“ oder „*Wie war der Kontakt mit den anderen*?“

Bei allen beschriebenen Methoden des gestalterischen Multiloges werden Beziehungen in der Gruppe deutlich bzw. können deutlich werden, wenn danach gefragt und daran gearbeitet wird. Oft entsteht ein Gruppendruck, der als unterstützend oder auch als bremsend oder unangenehm empfunden wird, wenn Vorgaben im Raum entstehen, wie man zu malen und sich dabei zu verhalten hat. Oft auch stiften sich die Teilnehmer*innen einer Gruppe gegenseitig zu Ausdrucksfülle und Gewagterem an. In anderen Gruppen steht das Vergleichen, die Furcht „nicht gut genug“ zu sein, im Vordergrund. Tempi und Rhythmen, Normen und Werte einer Gruppe, Aus- und Abgrenzungen, Grenzverletzungen und Spielräume, Führungspositionen und vieles andere mehr werden sichtbar und erlebbar.

9.2 Wand-Klang-Bilder

Gruppengestaltungsprozesse haben Wirkungen auf die Gruppe selbst, deren Zusammenhalt, deren Kompetenz, ihr Selbstverständnis und ihr Gruppengefühl. Sie beeinflussen aber auch die Selbst- und Fremdeinschätzung der einzelnen Gruppenmitglieder und den besonderen Platz, den diese in der Gruppe einnehmen. Das gemeinsame vielfingerige Gestalten eines Gruppenbildes ist eine Momentaufnahme und macht als solche den Stand einer Gruppe deutlich sichtbar. Es ist aber mehr als das. Es greift über die Momentaufnahme hinaus, verändert gleichzeitig den Zustand der Gruppe über den Tagesgruppenprozess hinaus. Jedes gemeinsame Gestalten zeigtauch verändernde Wirkung, indem es Teil eines lebendigen Kontaktes ist und damit Beziehungen verändert.

Eine, wie ich meine, besonders schöne Form des gestalterischen Multilogs ist das Wand-Klang-Bild. Ich setze es gerne zu Beginn eines Gruppenprozesses ein (nicht ganz am Anfang, aber relativ früh), damit es die Gruppenbildung unterstützen kann,oder auch am Ende eines Gruppenprozesses zum Abschied und Ausklang.

Als Material werden mehrere Rollen weißen Papiers, verschiedenfarbige Abtönfarben oder andere Farben, für jede Teilnehmerin oder jeden Teilnehmer ein mittelgroßer Pinsel sowie mehrere Gläser oder Joghurtbecher o. Ä. benötigt. Ich befestige zur Vorbereitung die Papierbahnen an einer möglichst langen Wand, so dass an der Wand eine bemalbare Papierfläche entsteht, die von ungefähr Kopfhöhe bis zur Höhe der Knie reicht. Die Breite der Fläche hängt von der Zahl der Teilnehmer*innen ab. Wünschenswert ist, wenn pro Teilnehmer*in 1 m Breite zur Verfügung steht, es reichen aber auch 50 cm, so dass die Breite der bemalbaren Wandfläche bei einer Gruppe von 10 TeilnehmerInnen zwischen 5 und 10 m liegen sollte. Die anderen Malutensilien stelle ich in die Nähe der Wand. Wenn eine nicht genügend breite Wandfläche zur Verfügung steht, kann man auch mehrere Tische zusammenstellen und das Projekt auf einer Tischfläche durchführen.

Nehmen wir zur Demonstration des Verfahrens das Beispiel einer Gruppe, die noch am Anfang ihrer gemeinsamen Arbeit steht. Ich vereinbare mit der Gruppe, dass sie ein gemeinsames Bild malt, und sage ihr, dass sie sich zur Vorbereitung auf ein Thema einigen müsse. Aus der Gruppe kommen mehrere Themenvorschläge, zum Beispiel „Tanz", „Sehnsucht", „Liebe", „Einsamkeit", „Freiheit", usw. Ich schreibe die Themen aufeinen Zettel und lasse jedes Gruppenmitglied Kreuzchen an dem The- ma machen, das sie oder er bevorzugt. Die Gruppe einigt sich auf das Thema „Lie- be". Ich bitte dann die Gruppe, sich in mehrere Kleingruppen zu unterteilen und in jeder Kleingruppe auf ein weißes Blatt Stichworte oder Anfänge von Liedern zum Thema „Liebe" aufzuschreiben. Es braucht sich dabei nicht um Lieder zu handeln, deren Texte sie vollständig kennen. Es reicht, wenn sie den Anfang kennen oder das Lied summen können. Die Lieder können Schlager oder Rockmusik, Volksmusik oder Opernarien umfassen und auf Deutsch oder Englisch oder in anderen Sprachen gesungen werden. Die Gruppe sammelt Lieder, bis jede Kleingruppe eine oder mehrere Seiten mit Liedanfängen zum Thema „Liebe" geschrieben hat. Zuerst hatte es ein Zögern gegeben, als ich sagte, sie sollten Lieder aufschreiben, aber dann, in den Kleingruppen, entsteht eine erregte Stimmung, die Gruppenteilnehmer*innen überbieten sich an Liedideen.

Ich bitte dann die gesamte Gruppe in die Nähe der vorbereiteten Papierwand und sage, jede*r solle einen Pinsel und eine Farbe ihrer bzw. seiner Wahl nehmen und sich vor die Wand stellen. Sobald das geschehen ist, erkläre ich die Spielregeln. Sie sind einfach:

- Alle malen gleichzeitig.

- Alle singen, während sie malen.

- Eine oder einer beginnt mit einem Lied. Alle anderen stimmen ein, singen mitoder summen.

- Wenn das Lied zu Ende ist oder keine oder keiner mehr in Melodie oder Textweiter weiß, beginnt eine andere Person mit einem neuen Lied und alle anderen singen oder summen wieder mit usw. Die Spickzettel mit den Liedanfängen oderLiedüberschriften, die in den Kleingruppen gesammelt wurden, liegen in der Nähe, so dass man nachschauen kann, wenn jemandem kein Lied mehr einfällt.

- Jede und jeder kann jederzeit die Farbe oder den Malort wechseln.

Die Gruppe beginnt zu singen: „Muss i denn zum Städtele hinaus", wechselt zu „Love, love, love"; dem Teil einer Opernarie folgt das unvermeidliche „Marmor, Stein und Eisen bricht". Mal wird lauthals geschmettert, mal leise gesummt, mal gerät einLied ins Stocken, mal reiht sich flüssig ein Lied an das andere.

Und gleichzeitig wird gemalt, sehr genau, sehr detailliert, aber auch sehr schwungvoll und wild drauflos (s. Abbildung 25, Seite XIII). Die Teilnehmer*innen wechseln ihre Plätze, malen ihre kleinen kostbaren Stellen, malen aber dann auch breit in die Malgebiete anderer hinein oder werden in ihren eigenen selbst übermalt. Das Bild ist ständig im Fluss, in Bewegung. Es entsteht ein Wand-Klang-Bild, das sich dauernd mit den Stimmen und den Stimmungen der Teilnehmer*innen verändert.

Das gemeinsame Singen regt an. Das Malen der Nachbar*innen regt an. Die an der Wand vorgefundenen Farben und Bilder regen an. Die Teilnehmer*innen bewegen sich selbst wie im Tanz, bewegen sich von einer Stelle zur anderen, sie bewegen ihre Arme mit den Pinseln, sie bewegen ihren Mund, ihren ganzen Körper. Sie drücken ständig das, was sie innerlich und äußerlich bewegt, aus und dies sowohl in ihrem Gesang als auch in ihrem Gestalten. Nach einiger Zeit ermatten die Beteiligten, auchdie Papierwand wird schwer und voller Farbe. Ich beende das Singen und Malen. DieBeteiligten legen ihre

Pinsel und Farben beiseite. Sie treten zurück und betrachten ihr Werk. Alle sind erregt und aufgedreht. Das gemeinsame Singen hat eine vibrierende Stimmung geschaffen. Die meisten staunen bewundernd über das, was sie gemeinsam erschaffen haben. Ich lasse sie das Bild von allen Seiten betrachten, von nah und von fern, von rechts und von links, von oben und unten, aus verschiedenen Perspektiven. Wir tauschen dann unsere Eindrücke aus. „*Wie ist es euch während des gemeinsamen Malens und Singens ergangen? Wie geht es euch jetzt?*“ Im Gespräch wird deutlich, wie unterschiedlich der Kontakt in der Gruppe während dieser gemeinsamen Aktion empfunden wurde und wird und welch unterschiedliche und vielfältige Gefühle dabei hervorgerufen wurden. Manche hatten das Thema ganz vergessen, einige waren voller Erinnerungen und Gefühle bezüglich ihrer Liebe und ihrer Lieben. Andere wiederum waren traurig oder zornig, ergriffen von den Gefühlen, die in ihnen im Schatten der Liebe stehen. Es gibt auch Rückmeldungen von Teilnehmer*innen, für die der Gruppenkontakt, das gemeinsame Erleben im Vordergrund stand. Sie fühlten sich entweder berauscht, getragen vom Gesang und vom gemeinsamen Schaffen, oder sie fühlten sich an den Rand gedrängt und unter Druck gesetzt, etwas leisten zu müssen.

Meine Absicht beim Wand-Klang-Bild ist nicht, dass die Teilnehmer*innen ein „gemeinsames tolles Erlebnis“ haben. Ziel ist es, dass sie Erfahrungen machen mit sich und mit den anderen, für sie typische und atypische, dass sie dafür ihre Wahrnehmung schärfen und dass sie neue Ausdrucksmöglichkeiten erproben und einen Weg finden, ihr Erleben mitzuteilen.

Ich schlage dann vor, dass jede/r aus dem gemeinsamen Gruppenbild einen eigenen, besonderen Ausschnitt auswählt, egal ob groß oder klein, ob viereckig oder rund, egal ob selbst gemalt oder von anderen – einen Ausschnitt, der sie persönlich in besonderer Weise betrifft und berührt. Die Teilnehmer*innen tun dies. Manche suchen lange, manche finden ihren Ausschnitt sehr schnell. Dann zeigen alle ihren besonderen Ausschnitt auf dem Wand-Klang-Bild und stellen ihn der Gruppe vor. Manche Ausschnitte überschneiden sich oder wiederholen sich. Im anschließenden Gespräch über das Thema „Liebe“ frage ich, was dieser gemeinsame Erfahrungsprozess bzw. was die individuellen Erfahrungen beim Erstellen dieses Wand-Klang-Bildes oder was die persönlichen Ausschnitte aus dem Bild, die ausgewählt wurden, für jede Einzelne und jeden Einzelnen mir ihrer Liebe zu tun haben. Es entsteht ein spannender, inniger Austausch. Die Gruppenteilnehmer*innen erfahren viel voneinander, sind neugierig und – auf dem Boden des gemeinsamen Erlebens – in der Lage, respektierend zuzuhören.

9.3 Sand-Bild, Tanz-Bild

Viele Völker haben eine reiche Tradition, Bilder aus Sand zu fertigen, zum Beispiel die Navarros und Hindi. Bei den Navarros ist das Fertigen von Sand-Bildern den heiligen Männern vorbehalten. Es ist Teil von Ritualen, mit denen der Einfluss der Götter beschworen wird, um Krankheiten zu heilen oder Ereignisse zu beeinflussen. Götter werden nicht im Sand abgebildet, sie sind im Sand-Bild existent, sie entstehen in verschiedenen Farben und Formen des Sandes.

Auch zu den alten hinduistischen Künsten gehört das Erstellen von Sand-Bildern. Viele Menschen, manchmal Hunderte oder Tausende, kommen dann an einem Ort zusammen und lassen – ohne vorherigen Plan – ein riesiges Sand-Bild entstehen. Das Sand-Bild kann nicht fixiert werden. Der Wind weht über es hinweg, verändert es dabei ununterbrochen. Das Bild ist vergänglich wie das Leben. Es entsteht und es vergeht.

Mit Sand-Bildern habe ich sowohl mit einzelnen Klient*innen gearbeitet als auch in der Gruppe. Manchmal lasse ich Sand-Bilder erstellen, manchmal arbeite ich dialogisch mit und Klient*innen und ich erstellen gemeinsam ein Sand-Bild. Manchmal ist ein Thema da, ein Anlass, aus dem sich der Vorschlag ergibt, mit Sand zu gestalten, manchmal fangen wir einfach an und aus dem Gestalten mit dem Sand, aus demErstellen des Sand-Bildes heraus entsteht das Thema.

An dieser Stelle möchte ich am Beispiel einer Gruppenarbeit eine Methode vorstellen, mit Sand-Bildern therapeutisch zu arbeiten, die ich für die Arbeit mit Gruppen entwickelt habe; sie beginnt als ein Sand-Bild und wird zum Tanz-Bild.

Eine Gruppe ist seit längerer Zeit zusammen, hat viel miteinander erlebt, viel voneinander erfahren. Es steht Abschied an, Trennung, Auseinandergehen.

Die Stimmung ist in sich widersprüchlich, auch die Situation: Viele wollen den Abschied und die damit verbundenen Gefühle vermeiden, wollen beieinander bleiben oder aneinander. Und doch spüren alle, dass es genug ist mit der Gruppe, dass Trennung ansteht, um sich neuen Herausforderungen und neuen Begegnungen zu stellen. Ich möchte eine erlebensöffnende Einheit anleiten, die das, was an diffusen und widersprüchlichen Stimmungen und Gefühlen da ist, in Bewegung bringt, die den Abschied thematisiert und erlebbar macht. In dieser Einheit sollen die Teilnehmer*innen sowohl die intensive Zusammenarbeit in der Gruppe noch einmal komprimiert erfahren als auch das Auseinandergehen, die Trennung, den Abschied.

Als Material bietet sich Sand an. Das Sand-Bild selbst ist eine Metapher des Vergänglichen. Zwei, drei Wochen vor der Einheit bitte ich die Teilnehmer*innen, nach ihrem Sand Ausschau zu halten. Jede und jeder soll an dem angegebenen Zeitpunkt einen halben Eimer oder Plastikbeutel voll Sand mitbringen. Es muss kein reiner Sand sein, sie können auch eine Mischung mit organischem Material, also Erde, auswählen. Das Material kann verschiedene Konsistenzen oder Farben haben. Wichtig ist, dass es ihr „persönlicher" Sand ist, mit der Konsistenz und Farbe, die jede Person individuell erwählt hat. Für diejenigen, die mit dem Sand, den sie mitgebracht haben, nicht zufrieden sind, da er ihnen nicht genau entspricht, habe ich einige Naturpigmente mitgebracht, mit denen der Sand leicht eingefärbt werden kann. Wesentlich ist, dass jede Person ihr individuelles Material hat, ihren eigenen Sand.

An dem angegebenen Zeitpunkt trifft sich dann die Gruppe. Alle haben ihren Sand mitgebracht, legen ihn aber erst einmal beiseite. Ich mache darauf aufmerksam, dass unser Treffen eines der letzten ist, dass ein gemeinsamer Erfahrungsprozess zu Ende geht und dass es ansteht, dass wir uns verabschieden.

„Tanzt und bewegt euch zu der folgendem Musik, allein oder mit anderen, so, wie es eurer jetzigen Stimmung, euren jetzigen Gefühlen und Empfindungen entspricht."

Ich habe eine griechische Musik ausgesucht, die in ca. 12 Minuten Länge sowohl Freude als auch Trauer in sich trägt, die Möglichkeiten gibt, allein oder auch mit anderen zu tanzen. Manche tanzen mehr in sich versunken, andere nähern sich anderen, der Abschiedsklang vibriert durch den Raum, wobei jede und jeder Beteiligte einen unterschiedlichen Ausdruck findet. Ich lasse dann den Tanz ausklingen und alle zu ihrem Sand greifen.

„Nehmt euren Sand und legt, werft, rieselt, streut ihn auf den Boden. Lasst dabei ein Bild entstehen. Gestaltet alle gleichzeitig ohne Plan und ohne verbale Absprache. Jede arbeitet mit ihrem, jeder arbeitet mit seinem Sand und gleichzeitig arbeitet die Gruppe. Redet dabei nicht.“

Alle beginnen nach einigem Zögern. Nach anfänglicher Verwunderung über diese ungewohnte Tätigkeit entsteht eine eigenartige Atmosphäre. Alle sind konzentriert und sehr lebendig zugleich. Alle arbeiten für sich, treffen ihre eigenen Entscheidungen, drücken ihre eigenen Gefühle aus – und doch sind alle Gruppenmitglieder in intensivem Austausch, in nonverbaler Zwiesprache, beziehen sich aufeinander. Der Prozess endet, wenn allen der Sand ausgegangen ist.

Alle treten zurück und betrachten das gemeinsam entstandene Sand-Bild aus verschiedenen Perspektiven.

(An dieser Stelle könnte der aktive Prozesses enden und in Integration, Verarbeitung und Reflektion übergehen. In diesem Beispiel geht der Prozess aber weiter.)

„Schaut auf das, was ihr als Einzelne und was ihr als Gruppe habt entstehen lassen. Schaut und lasst es auf euch wirken. Dies vermögt ihr als Gruppe, dies seid ihr als Gruppe.“ Die Gruppenteilnehmer*innen betrachten das Bild, dabei entsteht Bewegung, innere wie äußere. Die Teilnehmer*innen gehen umher, halten inne, betrachten dieses und jenes. Sie umschreiten ihr Sand-Bild, es entsteht eine Prozession, alle gehen – ohne Absprache – in die gleiche Richtung, die Prozession hält inne, jede und jeder Einzel ne versinkt in der Betrachtung, dann setzen sich wieder alle in Bewegung.

Manche Stellen erregen besondere Aufmerksamkeit, aber auch das Bild als Ganzes wirkt, die Blicke schweifen zwischen dem Allgemeinen und dem Besonderen hin und her.

„Sucht euch mit euren Blicken eine Stelle aus diesem gemeinsamen Bild, die eurer Stimmung jetzt am ehesten entspricht, die euch besonders anspricht oder gefällt, die euer besonderer Ort in diesem Gruppen-Sand-Bild ist. Dabei ist es unwesentlich, ob ihr an dieser Stelle mitgewirkt habt oder nicht. Es ist ein gemeinsames Bild, das das Wirken aller umfasst. Sucht euch euren Ort in diesem gemeinsamen Sand-Bild."

Nun kommt eine neue Art von Bewegung in die Gruppe, die Aufmerksamkeit wird differenzierter, die Bewegungen gehen nicht mehr nur in eine Richtung, sondern in verschiedene, jede und jeder sucht sich im Bewegen um das Sand-Bild herum mit den Blicken ihren bzw. seinen eigenen Ort innerhalb des gesamten Bildes. Manche haben ihn sehr schnell gefunden, andere wägen lange zwischen zwei oder drei Stellen ab und andere schließlich können sich kaum entscheiden und bedürfen des langen Wählens, um ihre Stelle zu finden.

„Wenn ihr nun diese Stelle auf diesem Sand-Bild gefunden habt, die euer Ort ist, dann macht sie auch real zu eurem Ort und zu eurem Platz in diesem gemeinsamen Bild. Stellt euch in dieses Sand-Bild auf eure Stelle, auf euren Boden." (s. Abbildung 26, Seite XIV) Wenn die Temperaturen es zulassen, ist es empfehlenswert, dies barfuß zu tun.

Die Teilnehmer*innen zögern erst, weil sie Scheu haben, das für sie kostbare Bild zu zerstören, aber dann, wenn die ersten in das Bild hineingehen, geben sich auch diejenigen mit den größten Hemmungen einen Ruck und begeben sich an ihren Platzin diesem Gruppen-Sand-Bild.

„Schaut von diesem euren Platz aus auf das Bild aus Sand und auf die anderen Gruppenmitglieder."

Manche stehen allein, manche eng aneinander geknubbelt. Es gibt Lieblingsstellen, die mehrere gern besetzen wollen. Manche sind in der Mitte, andere am Rand. Hier könnte man gruppendynamisch weiterarbeiten, aber darum geht es hier nicht.

„Ich werde jetzt die gleiche Musik wie am Anfang spielen. Ich bitte euch, sie erst einmal zwei oder drei Minuten auf euch wirken zu lassen, um festzustellen, was in euch mit dieser Musik entsteht, an diesem Tag, an diesem

Platz an eurem genauen Ort inmitten dieses Gruppen-Sand-Bildes. Lasst dann Bewegungen entstehen, die euch hintragen, wohin sie euch hintragen wollen, allein oder im Kontakt mit anderen, lasst einen Tanz entstehen."

Ich spiele die Musik und bemerke sehr unterschiedliche, von innen heraus entstehende Bewegungen. Allmählich, fast zögerlich, entwickelt sich ein Tanz erst auf der Stelle, dann von dem Ort, den jede und jeder eingenommen hat, heraus in das gesamte Sand-Bild hinein. Das Sand-Bild ist der Boden, auf dem Einzelne sich bewegen und sich begegnen, sich finden und auch wieder trennen. Im Tanz entsteht Kontakt. Auf dem Boden vermischt sich der Sand, auch die Tanzenden vermischen sich. Es entsteht ein Gruppentanz, der alle Teilnehmer*innen umfasst, ohne Absprache, ohne Worte, gestützt und begleitet von der Musik, gestützt von dem Boden des gemeinsamen Sandes. Nach einer kurzen Phase des heftigen, ja fast leidenschaftlichen gemeinsamen Tanzens löst sich die Gruppe auf, eine*r nach der oder dem anderen trennt sich von dem Gruppentanz, tanzt allein weiter, manche auch zu zweit. Der Tanz klingt aus. Als die Musik endet, sage ich:

„Lasst den Tanz ausklingen und in euch nachklingen." Manche haben schon innegehalten, andere bewegen sich noch und kommen allmählich zur Ruhe. Viele schließen die Augen und spüren dem Erlebten und ihrer inneren Bewegung nach.

„Ich fordere euch jetzt auf, zu einem euch eigenen Zeitpunkt und in der euch eigenen Art und Weise diesen Boden des Sandes, des Sand-Bildes zu verlassen und dabei zu spüren, wie es ist, beiseite zu treten, aus der Gruppe, aus dem gemeinsamen Boden heraus."

Die einen treten schnell aus dem Sand heraus, andere sehr schwer, zögernd, bedauernd. Manche wirken traurig, andere gelassen.

„Das Sand-Bild, das ihr als Gruppe produziert habt, ist vergänglich, so wie eure Gruppe vergänglich ist. Ihr habt es mit euren Händen geschaffen und in eurem gemeinsamen Tanz mit euren Füßen wieder zerstört, so dass wieder ein verändertes, neues Bild entstanden ist. Es ist so vergänglich wie der Tanz. Was bleibt, ist die Erinnerung, die Erfahrung, das Erleben."

Auch an dieser Stelle können Austausch und Prozessreflektion beginnen. Ich habe es in dem hier beschriebenen Fallbeispiel bei dem inneren Erleben belassen und die Einheit mit einem Abschiedsritual beendet:

„Euer individueller Sand hat sich vermischt zu einem Gruppensand. Sammelt nun einen Teil dieses Gruppensandes auf und nehmt ihn mit. Das ist etwas, was heute entstanden ist, was euer ist, zur Erinnerung an eure Gruppe, eure Erfahrungen und euer Erleben."

10 Therapie mit Märchen und Geschichten

10.1 Märchen als beliebte Imaginationen

Märchen sind Geschichten. Geschichten, die erzählt oder gelesen werden, Geschichten, die Echos hervorrufen. Die Echos können sehr unterschiedlich sein. Die einen fürchten sich vor der Hexe, andere sind wütend auf sie und wieder anderen tut die Hexe leid. Aber immer gilt: Märchen sind Geschichten, die Reaktionen hervorrufen, die Resonanz bewirken. Dadurch und nur dadurch erhalten Märchen Bedeutungen. Märchen wohnt von sich aus keine Bedeutung inne. Wir Menschen geben ihnen Bedeutungen. Märchen wohnt auch keine Kraft inne, es sei denn wir geben ihnen die Kraft über die Resonanzen, die sie in uns Menschen hervorrufen. Wir Menschen machen Geschichten zum Märchen.

Bis in die Mitte des 18. Jahrhunderts sind Märchen Geschichten gewesen, die ausschließlich weitererzählt wurden. Nur Geschichten, die Probleme und Problemlösungen zum Thema hatten, die viele Menschen betrafen und die so gestaltet waren und so erzählt wurden, dass andere Menschen von ihnen angesprochen waren, wurden in Erinnerung behalten und weitergegeben. Andere Geschichten, die keine Resonanz hervorriefen, wurden vergessen und verschwanden in der Versenkung. Märchen sind also Geschichten, die nicht nur gelegentlich Echos hervorgerufen haben, sondern die über einen langen Zeitraum und für viele Menschen Resonanzen bewirkt haben, Geschichten, die beliebt waren, Fantasien angeregt haben oder wegen der in ihnen vorhandenen moralisch-ethischen Vorstellungen oder des „pädagogischen Zeigefingers" wertgeschätzt wurden.

Solche märchenhaften Geschichten sind nicht nur in den Sammlungen der Gebrüder Grimm oder anderer Geschichtensammler enthalten. Märchenhafte Geschichten wurden und werden immer wieder von Schriftstellerinnen oder Schriftstellern erfunden (z. B. Andersen und Michael Ende). Manche moderne Märchen werden nicht erfunden, sondern es werden Teile realen Lebens prominenter Personen so umgebogen oder atmosphärisch „eingefärbt", dass sich daraus ein modernes Märchen ergibt. Die beiden prominentesten und wohl beliebtesten Märchenfiguren der jüngeren Zeit sind Sissi alias Romy Schneider und Lady Diana. Viele Märchen sind Inhalt und Grundlage von Filmen. Ich vermute sogar, dass die zurzeit häufigsteund deshalb auch wirkungsvollste und am weitesten verbreitete Form der Märchen die des Films ist. Bei Filmen gibt es Eintagsfliegen, die gedreht, gesehen und vergessen werden, und es gibt Filme, die zu Klassikern werden, so wie Märchen Klassiker unter den Geschichten sind, die in Erinnerung bleiben, weil sie, wie gesagt, vielfache Resonanz hervorrufen. Wenn es stimmt, was ich bisher gesagt habe, nämlich dass den Märchen kein obskurer Volksgeist, keine ominösen Archetypen innewohnen, sondern dass sie ihre Kraft aus ihrer Wirkung und ihre Bedeutung aus den Echos, die sie hervorrufen, gewinnen, dann kann es keine allgemeingültigen „Deutungen" von Märchen geben. Es kann Untersuchungen darüber geben, welche Bedeutungen Märchen für verschiedene Personen zu verschiedenen Zeiten gehabt haben, und es kann persönliche, subjektive Berichte darüber geben, welche Bedeutung ein Märchen für eine bestimmte Person hatte oder hat. Aber solche Bedeutungen sind immer Resonanzen, Resonanzen sind immer personenbezogen und sagen mehr über die Bedeuterin oder den Bedeuter als über das Märchen aus. Das ist wichtig und das unterscheidet die Art und Weise, wie viele andere und ich mit Märchen umgehen, von den in der Kunst- und Gestaltungstherapie verbreiteten jungianischen und anthroposophischen Ansätzen.

Das therapeutische Potenzial in der Arbeit mit Märchen liegt darin, dass Märchen anregen können, bei Klient*innen Echos in einer Art und Weise und in Qualitäten hervorzurufen, die auf anderen Wegen nur schwer hervorgerufen werden und die dem Bewusstsein ansonsten wenig zugängig sind. Um diese Echos geht es in der Therapie und dabei interessiert es mich überhaupt nicht, ob die Bedeutungen, die eine Klientin oder ein Klient einem Märchen gibt, mit den Bedeutungen professioneller Märchendeuter*innen übereinstimmen oder nicht. In der Therapie sind nur die Klient*innen wichtig. Das, was bei ihnen hervorgerufen wird, ist wichtig und nicht das Märchen „an sich". Ich habe Bücher gelesen, in denen Psychotherapeut*innen Märchendeutungen veröffentlichen. Manches davon finde ich anregend, manches erscheint mir unsinnig und konstruiert und berührt mich nicht. Meinem Interesse folgend wer de ich deshalb im Folgenden vor allem Methoden und Beispiele dafür vorstellen, wie die Resonanzen, die Märchen bei Klient*innen hervorrufen, therapeutisch erfasst und genutzt werden können.

Märchen sind immer auch Imaginationen. Sie sind bildhafte Geschichten, die bei denen, die von diesen Geschichten hören, neue Bilder hervorrufen: Imaginationen.

Insofern haben Märchen einen ähnlichen Charakter wie Träume und auch der therapeutische Umgang mit ihnen beruht auf gleichen Prinzipien und verwendet ähnliche Methoden (Baer 1996c).

Einige Erfahrungen sind mir besonders wichtig:

- Märchen können zu verschiedenen Zeiten und in verschiedenen Lebensabschnitten für denselben Menschen unterschiedliche Bedeutungen haben. Ein Märchen, von dem eine Person weiß, dass sie es als Kind immer wieder gelesen hat, das sie als Kind verschlungen hat, an dem sie sich festgehalten hat, kann, wenn sie es heute wieder liest, manchmal enttäuschend dröge oder belanglos wirken. Andererseits kommt es vor, dass einer erwachsenen Person ein Märchen wie beiläufig und zufällig begegnet, und plötzlich erinnert sie sich, dass dieses Märchen in Kindheit oder Jugend eine große Bedeutung für sie hatte, und sie spürt diese Bedeutung immer noch. Oft höre ich auch, dass Erwachsene, wenn sie ein Märchen wieder lesen, sich mit einer anderen Märchenfigur identifizieren oder an einer anderen Stelle des Märchens „anspringen" als beim Lesen oder Hören des Märchens in ihrer Kindheit.

- Wenn Teilnehmer*innen einer Gruppe gefragt werden, ob sie das Märchen vom Froschkönig kennen, werden alle nicken und die Frage bejahen. Wenn darum gebeten wird, dass alle einmal das Märchen aufschreiben, so wie sie es kennen, werden bei zwölf Teilnehmer*innen zwölf verschiedene Versionen herauskommen. Das ist üblich. Märchen werden adaptiert und dabei verändert. Ihnen haftet der Ruf an, weitergestaltet und verändert zu werden, und nicht der Ruf des Objektiven und Unveränderbaren. Märchen sind Projektionsflächen für viele und je nachdem, wie ein Märchen auf einen Menschen wirkt, so hebt dieser Menschauch manches in dem Märchen hervor, gestaltet es für sich um, verknüpft es mit eigenen Bildern und schiebt dafür anderes an den Rand oder lässt es ganz weg. Mir ist wichtig, dass man um diesen Prozess weiß und dabei eine Haltung einnimmt, in der „richtig“ und „falsch“ keine Kriterien sind. Reaktionen wie *„Oh, ich habe mich des Märchens falsch erinnert“* sind so verständlich wie unsinnig. Märchen im therapeutischen Prozess sollen helfen, die subjektive Wirklichkeit zu erschließen und Wahlmöglichkeiten des Denkens, Fühlens, Spürens und der Begegnung zu eröffnen. Wenn Menschen sich dabei der Imaginationswelt der Mär chen bedienen und sich diese bildhaften Geschichten für sich zurecht biegen,dann ist das gut und nützlich.

- Manchmal sind Klient*Innen erschrocken, womit sie sich bei der Beschäftigung mit Märchen identifizieren oder identifizieren dürfen oder sollen. Manchmal treffen unsere Echos auf die Seite in uns, die wir uns wünschen, manchmal rufen sieaber auch Resonanzen zu Aspekten in uns hervor, die die meiste Zeit im Verborgenen bleiben (*„einmal ungestraft richtig böse sein können ...“*). Manche Echos be treffen unser Lebensthema, andere wieder haben mit unserer aktuellen Lebenssi tuation zu tun. Man kann gemeinsam auf die Suche gehen, welcher Aspekt sich in den persönlichen Echos wieder findet.

- In jedem Fragment ist etwas Ganzes. Oft reagieren Klient*innen auf eine bestimmte Szene eines Märchens, auf ein Fragment. Dieses schiebt sich in den Vordergrund. Dieses ruft Reaktionen hervor usw. Oft haben sie dann später ein schlechtes Gewissen, dass sie den Rest des Märchens gar nicht beachtet haben, manchmal gar nicht zur Kenntnis genommen haben. Mir ist es im Prinzip gleichgültig, ob ein Märchen als Ganzes oder nur bestimmte Teile oder nur ein oder zwei Zeilen eines Märchens eine Resonanz hervorrufen. Da es mir nicht um das Märchen geht, sondern um die Wirkung auf die Klientin oder auf den Klienten, ist für mich entscheidend, worauf die Klientin oder der Klient wie reagieren. Ob dabei ein Teil des Märchens „zu kurz“ kommt, ist belanglos.

In diesem Kapitel befasse ich mich mit Märchen und stelle verschiedene Methoden der Kunst- und Gestaltungstherapie mit Märchen vor. All diese Hinweise gelten auch für andere Geschichten, selbst geschriebene oder literarische, moderne oder alte, klassische oder triviale. Wenn ein Text für einen Menschen eine Bedeutung hat oder eine Bedeutung entwickelt kann, kann mit ihm genauso oder ähnlich gearbeitet werden.

10.2 Therapeutische Zugänge und Perspektiven

10.2.1. *Echo und Identifikation*

Ich beginne die therapeutische Arbeit mit Märchen zumeist damit, dass ich ein Märchen vorlese. Die Erläuterungen und Beispiele der folgenden Abschnitte beziehen sich vor allem auf zwei Märchen, das Märchen „Der Froschkönig oder der eiserne Heinrich" und das Märchen „Der Liebste Roland". Beide finden sich in den Sammlungen der Märchen der Gebrüder Grimm (z. B. in Grimm 1981).

Ein bestechend einfacher und zugleich wirkungsvoller Weg, im therapeutischen Rahmen Zugang zu einem Märchen zu eröffnen, ist, das Märchen vorzulesen und zufragen:

„*Welche Stelle des Märchens berührt dich am meisten? Welches Bild entsteht in dir, wenn du dich mit dieser Stelle beschäftigst? Welches Bild entsteht als Resonanzecho in dir? Male oder gestalte es.*"

Wenn ich Gruppen so anleite, begegne ich jedes Mal frappierenden Unterschiedlichkeiten in der Auswahl der Stellen, die Reaktionen bei den Teilnehmer*innen hervorrufen. Ebenso frappierend kann die Unterschiedlichkeit der Qualität der Resonanzen sein, die ein und dieselbe Stelle eines Märchens hervorruft.

Hier einige Stimmen zu gemalten Resonanzechos aus einer Gruppe, der ich das Märchen „Der Liebste Roland" vorgelesen harte:

- *„Ich habe den Geigenspieler gemalt. In seiner wilden Musik und seinem wilden Tanzspüre ich innere Kraft und Vitalität."*
- *„Mich hat vor allem die arme, verstoßene Frau bei der Hochzeit angesprochen, die heiraten wollte und von Roland stehengelassen wurde."*
- *„Mein Bild zeigt die Ente im See. Wenn ich mich mit ihr identifiziere, bin ich geschützt und sicher und brauche nicht immer zu kämpfen."*
- *„Ich malte die erschrockene, entsetzte Mutter, die vor dem Bett steht und ihre eigene Tochter im Blut liegen sieht."*
- *„Als ich von der Szene am Fenster gehört habe, bekam ich Herzklopfen. Das kenne ich, dass ich hinausblicke und etwas davoneilen sehe, etwas, was unerreichbar ist. Und dass ich mir wünsche, mit Siebenmeilenstiefeln hinterher rennen zu können."*
- *„Ich habe den Stein gemalt, in den sich die Frau verwandelt hat, als sie wartete und wartete. Erst habe ich den Stein nur in Grau gesehen, aber beim Malen habe ich gemerkt, dass da auch Rot drin ist. Da ist rote Energie enthalten, die herauskommtoder heraus möchte. Ich weiß aber nicht, was das für Energie ist, wofür das Rot steht."*
- *„Ich bin sehr traurig geworden und habe die Blume gemalt, die erwartet, umgetretenzu werden. Sie wartet und wartet und wartet."*
- *„Ich fühle große Sehnsucht nach einer glückvollen Liebe und habe deshalb das Happyend gemalt."*

Wenn ich in dieser Weise nach den Resonanzechos frage, entstehen vor allem Bilder und Gefühle als Resonanz. Das Malen der inneren Bilder, der Imaginationen, bietet die Gelegenheit, diese festzuhalten und auszugestalten und gegebenenfalls mit ihnen weiterzuarbeiten. Die Reaktionen beinhalten in den meisten Fällen auch eine Identifikation mit Personen, die in dem Märchen handeln. Fast immer betrifft die Identifikation nicht das Handeln einer Märchenfigur in der gesamten Geschichte, sondern bezieht sich auf eine konkrete Szene. In der therapeutischen Märchenarbeit ist die Szene, verbunden mit der Momentaufnahme einer Rolle, meistens wichtiger als die Rolle im Ganzen, das Fragment bedeutsamer als das Ganze.

Ich frage manchmal auch direkt danach, mit welcher Person eines Märchens sich Klient*innen identifizieren. Häufig beziehe ich auch Gegenstände und andere Objekte ein.

„Ich lese euch jetzt ein Märchen vor und bitte euch, darauf zu achten, mit welcher Person oder auch mit welchem Gegenstand oder anderem Objekt Ihr euch am ehesten identifizieren könnt.“ Nach dem Vorlesen des Märchens vom Froschkönig identifizieren sich Klient*innen zum Beispiel mit der Prinzessin, die ihre goldene Kugel verloren hat: (*„Als mein Opa starb, war ich niemandes Prinzessin mehr; es gab keinen mehr, der stolz auf mich war. Ich habe mich so bitterlich verlassen und einsam gefühlt.“*) oder mit dem Heinrich, bei dem die eisernen Ringe, die sich um sein Herz gelegt hatten, zerspringen (*„Ich habe auch eiserne Ringe ums Herz, ich wünsche mir so sehnlich, dass sie zerspringen – und ich habe so viel Angst davor. Ich wage ja nicht mal, gegen sie anzuatmen; der Schmerz ist so groß.“*) Andere identifizieren sich mit dem Frosch, der beharrlich auf seinem Recht beharrt, oder mit der goldenen Kugel (*„Ich bin kostbar und verloren gegangen. Ich warte darauf, dass mich jemand wieder findet und mich dahin zurückbringt, wo ich herkomme oder wo ich hingehöre.“*) oder mit der Mauer, gegen die der Frosch geworfen wird (*„Ich weiß auch nicht, warum mich diese Mauer anspricht. Ich glaube, ich bin in meinen Beziehungen mal wieder nur dazu da, dass es anderen gut gebt, dass andere sich verändern, und ich bleibe zurück und an mir wird alles abgelassen.“*)

10.2.2 Innersubjektive Perspektive

Märchen sind wie Träume. Bei der therapeutischen Arbeit mit Träumen hat sich bewährt zu vermuten, dass die verschiedenen Personen und Gegenstände, die in einem Traum vorkommen, jeweils Aspekte der Persönlichkeit der Träumerin oder des Träumers sind (u. a. Perls 1992). Um diese Vermutung zu überprüfen und sich die verschiedenen Aspekte gegebenenfalls zu erschließen, identifizieren sich die Klient*innen im therapeutischen Prozess mit den verschiedenen Personen oder den verschiedenen Gegenständen ihres Traums, erzählen, betrachten, erleben ihn aus dieser Perspektive. Da Träume ebenso wie Märchen Imaginationen sind, lässt sich dieser Weg auch für die Arbeit mit

Märchen anwenden. Es gibt allerdings einen Unterschied: Träume wurden von den Träumenden vollständig selbst erschaffen, sind Eigenkreationen, während Märchen zuerst einmal Fremdkreationen sind. Diese Art, mit Märchen analog zu Träumen zu arbeiten – ich nenne diese Perspektive innersubjektiv – kann deshalb nicht für jede Arbeit mit jedem Märchen gelten, sondern nur für die Märchen bzw. die Märchenfragmente, die Klient*innen als zu ihnen gehörig annehmen.

Eine Möglichkeit, verschiedene Rollen oder Gegenstände eines Märchens als verkörperte Aspekte der eigenen Persönlichkeit zu erkennen und zu erleben, ist in der Gruppenarbeit das Theaterspiel. Ich nehme aus dem Froschkönig z. B. die Szene heraus, in der der König mit seiner Tochter am Tisch beim Abendessen sitzt, der Frosch hinzukommt und sich hinzugesellt, und bitte drei Teilnehmer*innen diese Szene zu spielen. Sie haben als Ausgangssituation die Anfangssituation der Märchenszene, können bzw. sollen dann aber improvisieren und die Rollen so entfalten, wie es ihren eigenen Impulsen entspricht. Dieses Spiel macht zumeist große Lust und Freude, kann aber manchmal auch in Qual und Schrecken umkippen. Im anschließenden Austausch frage ich die Teilnehmer*innen und auch die ZuschauerÜinnen nach dem, was sie gesehen und erlebt haben. Dann bitte ich die drei Schauspieler*innen, noch einmal die Szene zu spielen bzw. die gleiche Ausgangssituation zu nehmen, diesmal aber dabei die Rolle zu wechseln. Die gleiche Vorgabe wiederholt sich dann noch einmal, bis nach dem dritten Szenenspiel die Schauspieler*innen alle drei Rollen gespielt haben, also jede*r einmal Frosch und König und Prinzessin war.

Ich frage dann, welche Rolle ihnen am vertrautesten und welche am fremdesten warund was sie in den drei Rollen erlebt haben. Zwei Antworten als Beispiel:

- *„Am vertrautesten war mir die Rolle als König. Ich hörte mich, wie ich herumkommandierte und versuchte, alles im Griff zu behalten. Ich hörte mich schon die gleichen Sprüche sagen, wie meine Mutter sie mir gesagt hat: Was du versprochen hast, musst du auch halten usw. Das finde ich grässlich, aber gleichzeitig fühle ich mich in dieser Rolle sicher. In der Rolle als Frosch wurde ich eher traurig. Ich wollte etwas haben, das mir zustand, aber ich bekam's nicht. Ich blieb zwar beharrlich, war aber innerlich mehr abwartend. Ich habe mehr auf den König gebaut als auf mich, um zu meinem*

Recht zu kommen. Dabei habe ich das Interesse an der Königstochter schon fast verloren und hätte genauso gut wieder zu meinem Brunnen weggehen können und die Königstochter aufgeben. Das kenne ich auch von mir, dass ich leicht aufgebe und dann ganz verzagt und traurig werde. Am aufregendsten war für mich die Rolle als Königstochter. Ich konnte so herrlich knatschig und zickig sein und ganz laut. Ich habe ganzlaut gejammert, schrecklich herrlich. Das ist eine Seite an mir, die ich mich sonst gar nicht zu leben traue. Ich habe gemerkt, wie viel Lust sie machen kann."

- *„Meine Lieblingsrolle war die des Frosches. Ich konnte fordern und bin auf den Tisch gesprungen und bin wieder hinuntergehüpft und konnte die festliche Atmosphäre dieses Schlosssaales aufmischen. Ich habe den König aus der Fassung gebracht und die Prinzessin zum Kreischen. Ich merke, dass das eine Seite an mir ist, die viel zu kurz kommt, die ich mich viel zu wenig zu leben traue."*

Es ist in Film und Theater, Romanen und Erzählungen ein altes dramaturgisches Mittel, verschiedene Aspekte einer Person mit verschiedenen Rollen zu versehen. Schon Aischylos hat es angewandt. Die Tradition, die diesen literarischen Kunstgriff verwendet, ist lang und wird in der Gegenwart fortgesetzt, z. B. von Paul Auster und Woody Allen. In der therapeutischen Arbeit ist es wichtig, dass sich Klient*innen mit den einzelnen Aspekten ihrer selbst identifizieren. Ein erster Schritt besteht darin zu spüren, welche Aspekte vertraut sind oder anziehend, welche Aspekte fremd sind, welche Angst machen und welche neugierig. Oft sind Teilaspekte im Leben des Klienten oder der Klientin abgespalten oder so verfestigt, dass sie nicht flexibel in das Alltagsleben integriert werden können. Hier gilt es, über das Wahrnehmen hinaus Verbindungen herzustellen und Integrationsarbeit zu leisten. Doch um integrieren zu können, muss als erster Schritt erst einmal das, was integriert werden soll, in den Vordergrund treten, lebendig werden, eine Stimme bekommen.

In der Einzelarbeit hatte ich einer Klientin, die schon längere Zeit um ihre Rolle als Frau rang, den ersten Teil des Märchens vom Liebsten Roland vorgelesen, bis zu der Stelle, an der die Heldin das Haus verlässt. Ich hatte das Märchen ausgewählt, weil in ihm drei Frauen vorkommen (im späteren Teil sogar noch eine vierte), die jeweils verschiedene Aspekte des Frauseins verkörpern können. Ich bat die Klientin,sich mit den drei Frauengestalten zu identifizieren und nacheinander ihre Rolle einzunehmen und aus ihrer Rolle heraus zu sprechen. Sie begann mit der Heldin des Märchens:

„Ich bin schön und gut und Opfer. Ich kann machen, was ich will, aber bekomme nicht das, was mir zusteht. Ich habe keine Chance. Ich gehöre nicht wirklich dazu, sondern bin Außenseiter, bin daneben, habe auch keinen Namen. Das Einzige, was mir bleibt, ist die Liebe. Aber mein Liebster ist weit weg. Ich will zu ihm hin, ich will abhauen. Alles, was ich für meine Mühe und Güte bekomme, sind Neid und Aggression und Bedrohung."

Anschließend identifizierte sie sich mit der Schwester: *„Ich bin hässlich und böse. Ich darf mir jeden Gedanken erlauben. Das erschrickt mich. Ich merke sofort meine Zensur, aber als Schwester habe ich keine Zensur. Ich darf sogar neidisch auf andere sein. Und ich merke, ich bin auch neidisch auf die anderen, denen es gut geht, die in einem behüteten Elternhaus aufgewachsen sind, die glücklich sind. Als Schwester darf ich mir schlimme Sachen vorstellen und böse Gedanken denken. Ich habe zwar Angst, dass mich die Strafe Gottes trifft, aber diese Angst schiebe ich weg."* Hier wurde die Klientin sehr aufgeregt. Es waren Vorstellungen, die sie auch noch konkreter ausführen konnte, die sie bisher kaum zu denken und zu fühlen gewagt hatte. Sie fand konkrete Bezüge zu ihrem Alltag, in dem es sich für sie lohnen könnte, etwas „böser" zu sein und sich „unzensierter" zu verhalten.

Als Drittes identifizierte sie sich schließlich mit der Mutter, die sie nicht als Hexe sah: *„Ich bin eine Mutter und habe zwei Töchter sowie eine Stieftochter. Meine beiden* Töchter kommen nicht mit dem anderen Mädchen zurecht. Das will immer etwas besseres und etwas anderes sein und hat jetzt sogar schon einen Freund. Ich habe Angst, dass *meine Töchter zu kurz kommen und ergreife Partei für sie. Ich nehme sehr radikal Partei für sie, ich bin sehr parteiisch."* Hier begann die Klientin sehr zu weinen. Diese Parteilichkeit hatte sie von ihrer Mutter nie erfahren, auch wenn sie sie sich sehnlich gewünscht hatte. Gebraucht und ersehnt hatte sie Parteilichkeit gegenüber fremden Kindern und Erwachsenen, eine Parteilichkeit, die ihr glaubt, die das, was sie als Tochter fühlt und äußert, ernst und für bare Münze nimmt. Die Mutter der Klientin war Geschäftsfrau und darauf bedacht, der Kundschaft und der gesamten Umgebung alles recht zu machen. Dies ging auf Kosten der Klientin, die jegliche

Parteilichkeit für sich vermisste. Bei der Identifikation mit der Mutterfigur des Märchens begegnete ihr diese Sehnsucht wieder und sie spürte im weiteren Verlauf der Arbeit, dass sie selbst sehr unbeholfen mit Parteilichkeit umging. In vielen Situationen vermied sie Parteilichkeit, war auf Harmonie aus, auch da, wo es keine Harmonie gab, oder hielt sich opportunistisch aus Konflikten heraus. In anderen Situationen war sie so extrem parteilich, dass es sie selbst überraschte. Parteilichkeit wurde dann leicht zum Selbstzweck und sie verlor den Anlass aus dem Auge. Das Bedürfnis, parteilich zu sein, verselbständigte sich dann.

Am häufigsten arbeite ich mit der innersubjektiven Perspektive anhand von Bildern, die Klient*innen als Resonanz auf ein Märchen oder ein Märchenteil gemalt haben. Wenn eine Klientin z. B. als Echo auf das Märchen vom Froschkönig ein Bild gemalt hat, auf dem sich die Prinzessin befindet, die auf einer groß gemalten, ausgestreckten Hand eine Kugel hält, und auf dem im Hintergrund der Brunnen zu sehen ist, dann bitte ich die Klientin, sich nacheinander mit den verschiedenen, auf dem Bild dargestellten Personen und Objekten zu identifizieren. Ich beginne zumeist mit dem, was im Vordergrund zu sehen ist, und arbeite mich dann zu den scheinbar nebensächlichen oder am Rande befindlichen, oft aber wichtigeren Personen oder Objekten vor. *„Stelle dir vor, du bist die Prinzessin auf dem Bild. Identifiziere dich mit ihr. Stelle dir vor, du hast die Kugel in der Hand. Erzähle: Ich bin eine Prinzessin, ich stehe hier, ich halte eine Kugel in der Hand und ich spüre ..., ich fühle ..., ich denke ..., ich mache ... Entfalte die Geschichte, spinne sie aus.*" Und dann geht es weiter: *„Ich bin die Hand ...* „, *„Ich bin die Kugel ...*", *„Ich bin der Brunnen ...*" Wenn das Bild abstrakt ist, können die Fragen z. B. lauten: *„Stell dir vor, du bist die goldgelbe Fläche in der Mitte des Bildes. Erzähle: Ich bin die goldgelbe Fläche. Ich bin ...*" Auch hier geht es dann weiter: *„Ich bin der kleine rote Zacken ...*", *„Ich bin der blaue Streifen ...*" usw. Hier können die Klient*innen sich mit verschiedenen Aspekten eines Märchens identifizieren und dieses damit aus einer innersubjektiven Perspektive betrachten. Sie müssen dabei nicht das ganze Märchen durcharbeiten, sondern beschränken sich auf die Teile, Personen, Gegenstände, Aspekte des Märchens, die eine Resonanz hervorgerufen haben.

10.2.3 Coping

Märchenfiguren müssen Herausforderungen bestehen. Rotkäppchen wird vom bösen Wolf herausgefordert. Hänsel und Gretel müssen mit der Hexe fertig werden. Humphrey Bogart muss in Casablanca seine Liebe retten und Sylvester Stallone hat als Rocky die Alternative, zu verwahrlosen oder den Kampf mit zwei Gegnern aufzunehmen, einem gegnerischen Boxer sowie seiner Selbstverachtung. Oft durchlaufen die Heldinnen und Helden der Märchen ganze Geschichten voller Herausforderungen. Hier handelt es sich um Entwicklungsmärchen, die die Entwicklung einer Person vom Kind zur Frau oder zum Mann nachzeichnen. Das Märchen vom Eisenhans erzählt Herausforderungen, die ein Junge auf dem Weg zum Mannsein bewältigen muss (Bly 1991). Die Märchen vom Froschkönig und vom Liebsten Roland erzählen, trotz der unpassenden Titel, die ihnen die Brüder Grimm gegeben haben, meiner Meinung nach vor allem von Wegen eines Mädchens zur Frau.

Wie die Menschen Herausforderungen auf dem Weg ihrer Entwicklung bewältigen, ist auch Untersuchungsgegenstand der Sozialwissenschaften. Dort nennt manes allerdings nicht einfach „Bewältigungswege", sondern „Coping-Strategien" (Coping = Bewältigung). Es gibt in der Entwicklungspsychologie Untersuchungen darüber, wie z. B. Mädchen oder Jungen sich in ihrem ersten Liebeskummer emotional ausdrücken, wann und wie Heranwachsende einer deutschen Großstadt aus dem Elternhaus ausziehen usw. (u.a. Schenk-Danziger 1991, Oerter/Mon- tada 1987, Olbrich 1984). Solche Untersuchungen bzw. Untersuchungsergebnissekönnen als Hintergrundwissen für Therapeut*innen beeindruckend sein. Besonders hilfreich sind sie für die Behandlung der einzelnen Klientin bzw. des einzelnen Klienten nicht. Wenn sich eine Klientin mit dem Problem der Lösung von ihrer Mutter beschäftigt, dann kann weder sie als Klientin noch ich als Therapeut viel damit anfangen, wie sich die Mehrheit der zweihundert vor Jahren in Ludwigshafen befragten Mädchen von ihrer Mutter ablöst. Was Klientin und Therapeut finden müssen, sind konkrete Coping-Strategien, sind individuelle Bewältigungswege, um in diesem Fall die Ablösung von der Mutter zu leisten. Dabei können z. B. Beziehungsbilder und -objekte hilfreich sein, aber auch viele Märchen und andere Geschichten. Zahlreiche Echos auf Märchen sind Resonanzen auf Bewältigungsstrategien, mit denen die Märchenhelden oder -heldinnen ihre Herausforderungen meistern.

Sich damit zu beschäftigen, scheint besonders wichtig zu sein, da unsere menschlichen Bewältigungsstrategien eine besondere Eigenschaft haben: Sie sind beharrlich. Wer einmal durch die Strategie des Aussitzens aus einer Krise herausgekommen ist, wird diese Strategie auch bei der nächsten Krise als ersten Weg wieder versuchen. Wer durch Vorbilder und eigene Erfahrungen gelernt hat, dass man bedrohliche, angstmachende Situationen damit bewältigen kann, dass man vorsorglich beim ersten Auftreten der Angst zubeißt und um sich schlägt, wird auf diese Strategie wieder zurückgreifen. Oder wer sich einmal das psychische Überleben durch gefühlsmäßiges Totstellen gesichert hat, wird sich in einer bedrohlichen Krise wieder so zu retten versuchen. Wir Menschen scheinen unseren Bewältigungsstrategien treu zu sein. Und oft sind wir so treu und eingefahren in den Spurrillen unserer Bewältigungswege, dass wir bei konkreten neuen Herausforderungen auf die Strategie zurückgreifen, die uns schon einmal oder mehrmals geholfen hat, die aber nun für diese neue Herausforderung unpassend ist. Dann, wenn wir unflexibel sind, wenn die Strategie zu einem harten Muster geworden ist, uns festhält, stecken wir in der Sackgasse, sind hilflos, wissen nicht weiter. Manchmal führt dies zu psychischer oder körperlicher Erkrankung. Bei manchen älteren Menschen ist zu beobachten, dass sie z. B. nach dem Verlust ihres Partners versuchen, den Verlust mit ihrer alt bewährten Strategie zu bewältigen, z. B. nicht zu trauern, sich „nicht hängen zu lassen“: *„Da muss man durch.“* Dies gelingt aber oft nicht mehr, die Ressourcen sind nicht mehr dafür da. Und dann brechen sie zusammen.

Wie können Märchen Klient*innen nun dabei helfen, sich mit ihren Bewältigungsstrategien im Zuge ihrer persönlichen Entwicklung auseinanderzusetzen? Zuerst einmal bieten Märchen eine Fülle von Material, um eigene Strategien wiederzuerkennen. Bleiben wir beim Froschkönig und beim Liebsten Roland:

- *„Ich bin, nachdem mein Mann weggegangen ist, auch erstarrt, wie zu einem Stein, wie das Mädchen, nachdem der Roland sie verlässt, um zu seinem Vater zu gehen. Ichwusste nicht mehr ein noch aus. Ich hab gedacht, ich hätte getrauert, aber jetzt merke ich, dass ich gar nicht richtig getrauert habe, sondern versteinert bin.“*

- *„Auch meine Mutter rennt mir mit Siebenmeilenstiefeln hinterher, egal wohin ich gehe. Ich bin mit siebzehn abgehauen, raus aus dem Elternhaus,* *mit einem Freund. Alleine hätte ich das nicht geschafft. Ich hab zwar keine Blutstropfen wie im Märchen zurückgelassen, aber Terror war es schon. Meinen Vater hat das nicht interessiert, aber meine Mutter hat nie akzeptiert, dass ich weg bin. Ich bin danach in eine andere Stadt gezogen und jetzt noch weiter weg. Ich habe fünfhundert Kilometer zwischen meine Eltern und mich gelegt, aber trotzdem denke ich jedes Mal, wenn das Telefon klingelt, meine Mutter ruft an, und oft ist es auch so. Manchmal steht sie auch unverhofft vor der Tür, kommt in meine Wohnung und fängt an aufzuräumen, da hilft alle Entfernung nicht.“*

- *„Ich warte und warte, dass mich jemand liebt. Liebe kann man doch nicht einfordernoder einklagen. Ich denke immer, sie muss von selbst kommen oder gar nicht. Da fühle ich mich genau so wie das Mädchen in dem Märchen vom Liebsten Roland, das sich in eine Blume verwandelt hat und wartet und wartet, und dann, als sie merkt, dass ihr Liebster nicht kommt, muss sie noch darauf warten, dass sie jemand umtritt. Mir ist auch oft so. Manchmal denke ich, was soll das noch alles. Wozu lohnt es sich zu leben.“*

- *„Als ich zehn Jahre alt war, haben sich meine Eltern mit meinen Großeltern verkracht. Ich habe vorher oft bei denen im Garten gespielt. Das war der Ort, wo ich mich wohlfühlte, geborgen und irgendwie zuhause. Dann durfte ich dort nicht mehr hin. Mir ging es so wie dem Mädchen im Froschkönig-Märchen, das das Liebste, was es hatte, seine Kugel, verloren hat. Ich habe auch bitterlich geweint, aber nur leise, abends im Bett, dass es niemand hören konnte. Das habe ich dann später immer wieder so gemacht, wenn ich traurig war.“*

- *„Ich fühle mich wie der eiserne Heinrich, habe auch Eisenringe um mein Herz, damit ich mein Traurigsein nicht spüren muss. Ich trage diese Eisenringe schon lange, viele, viele Jahre, aber das funktioniert nicht mehr. Das Herz ist anscheinend gewachsen. Mir kommt es vor, als wäre ein Eisenring gesprungen und die anderen beiden halten noch fest.“*

Um sich eigener Bewältigungsstrategien bewusst werden zu können, bietet sich nochein anderer Zugang an. In einer Gruppe fragte ich z. B.: *„Stellt euch vor, ihr seid dasMädchen im Froschkönig-Märchen. Ihr habt gerade euer liebstes Etwas verloren, die goldene Kugel, die euch sehr wichtig und sehr kostbar ist:*

Wie geht ihr mit diesem Verlust um?" Es ist für alle Beteiligten sehr spannend zu sehen, welche unterschiedlichen Wege es gibt, mit dieser Herausforderung fertig zu werden. Einige Antworten:

- *„Ich hebe den Kopf hoch, ach, diese Kugel hatte doch schon einen Sprung, was soll's.*
- *Ich bin stärker allein, brauche kein Mitleid und keine Hilfe."*
- *„Ich bin traurig und jammere mir und allen anderen Leuten die Ohren voll."*
- *„Ich suche nach Erklärungen, statt zu trauern."*
- *„Ich rechtfertige mich lang und breit. Ich habe auf gar keinen Fall Schuld daran, dass die Kugel heruntergefallen ist. Das war der Wind oder irgendwelche widrigen Umstände, aber ich war das auf gar keinen Fall."*
- *„Ich rufe um Hilfe."*

Man kann solche Fragen: *„Stellt euch vor, ihr wärt ..., was würdet ihr dann tun ..."*, stellen und die Antworten sich in der Vorstellung ausmalen und verbal beantworten lassen. Man kann sie aber auch als Theaterszene spielen lassen, was häufig zu ganz überraschenden Entwicklungen führt. Sehr gerne arbeite ich mit der Methode, die ich Aktive Imagination nenne. Bei Jung ist mit Aktiver Imagination jeder Vorgang gemeint, ein inneres Bild zu entwickeln. Das ist für mich gleichbedeutend mit „Ima- gination". Unter Aktiver Imagination verstehe ich, Imaginationen aktiv, als wenn sie Teil eines Films wären, weiterzuentwickeln. Hier erzähle oder lese ich das Märchen oder eine Märchenszene bis zu einer bestimmten Stelle vor und bitte den Klienten oder die Klientin dann, sich den Fortgang der Geschichte auszumalen. Ich lese z. B. den Auszug aus dem Märchen vom Liebsten Roland vor, in dem dieser nach der geglückten Flucht vor der Mutter das Mädchen verlässt, um zu seinem Vater zu gehen.Das Mädchen bleibt zurück und verwandelt sich in einen Stein. Ich höre an dieser Stelle auf, die Geschichte zu erzählen bzw. zu lesen und bitte die Klient*innen, sich möglichst mit geschlossenen Augen den Fortgang auszumalen. Nach einigen Minuten fordere ich sie auf, das innere Bild oder einen Teil der inneren Bilder, die entstanden sind, zu malen. Manche von ihnen imaginieren lange Geschichten, ausführlich und konkret. Bei anderen sind es nur kleine Weiterveränderungen der Szene, die aber oft nicht weniger bedeutsam und kostbar sind.

Die Imagination ist deswegen aktiv, weil ich auffordere, Bilder nicht nur einfach kommen und entstehen zu lassen, sondern sie aktiv fortzuschreiben, fortzuentwickeln, mit der eigenen Imaginationskraft quasi einen Film zu drehen. Hier geschieht häufig etwas Neues. Bei vielen Klient*innen entstehen Vorstellungen von neuen Bewältigungsstrategien, von anderen als denen, denen sie bisher vertraut haben. So können zumindest in der Vorstellungskraft andere Wege der Bewältigung von Verlust oder Konflikt, Trennung oder Verantwortung eingeschlagen werden. Eine Klientin stellte sich z. B. vor, dass sie als Stein viel Gold enthielt, so dass sie ein Schmuckstück wurde. Eine andere verwandelte sich in einen Vogel, der dem Roland hinterher flog und aufpasste, dass dieser nichts gegen ihre Liebe tat. Eine dritte wiederum wurde als Stein zu einem Teil des Gemäuers im Schloss von Rolands Vater, und, als sie sah, dass Roland eine andere Frau heiraten wollte, rüttelte und wackelte und schüt telte sie so sehr, dass sie aus dem Gemäuer fiel und Roland den Kopf einschlug.

Es ist fast müßig zu sagen, dass die meisten Märchen nicht nur eine Bewältigungsstrategie anbieten, sondern mehrere. Bei der Loslösung von der Mutter schlägt das Mädchen mit ihrem Liebsten Roland erst den Weg ein, sich zu verstecken, dann flieht es gemeinsam mit ihrem Geliebten. Klug, wie es ist, mobilisiert sie Hilfsmittel, ihren Zauberstab. Als die Mutter/Hexe ihr folgt, schlägt es den Weg des Schutzes ein, indem es sich in eine Ente verwandelt und sich durch den Teich um sich herum schützen lässt. Sie benutzt den Roland als Wasser zwischen sich und der Hexe/Mutter. Und schließlich gibt es den Weg, die Hilfe ihres Liebsten anzunehmen, der zum wilden Tanz aufspielt, und schließlich der Leidenschaft zu folgen, ein Weg, der für das Mädchen des Märchens endlich erfolgreich ist.

Sehr häufig identifizieren sich Klient*innen mit Szenen und mit Personen, in und von denen wenig Erfolg versprechende, meist ausweglos erscheinende Bewältigungsstrategien verkörpert werden, z. B. die Strategien, sich tot zu stellen und zu erstarren oder wild um sich zu schlagen, sich zu verstecken oder wegzulaufen, und Ähnliches mehr. Dies ist nicht verwunderlich. Würden die meisten Klient*innen nicht in letztendlich erfolglosen Coping-Strategien festsitzen, müssten sie wahrscheinlich nicht in Therapie Hilfe suchen. Häufiges Identifikationsobjekt ist die in manchen Märchen so genannte „Zeit der Asche“, eine Zeit, in der innerhalb einer Entwicklungsgeschichte eine Heldin oder ein Held niedere Tätigkeiten erbringen müssen (Bly 1991). Meist sind es für den weiblichen Part Reinigungsarbeiten im Haushalt; Aschenputtels Tätigkeit ist ein Beispiel dafür. Männliche Entwicklungsgeschichten enthalten Gärt ner- oder Stallarbeiten. Im Liebsten Roland ist die Zeit der Asche diejenige, die die Heldin beim Schäfer verbringt, dem sie den Haushalt führt. Früher wurden diese Zeiten oft auch als Zeiten der inneren Reinigung verstanden.

In fast allen Entwicklungsgeschichten müssen die Heldinnen oder die Helden eine solche Zeit durchleben, um die innere Reife zu erlangen, und schließlich die Taten zu vollbringen, die irgendwann zum Happy End führen. Heute rufen solche Szenen wie die, in der die ehemals Liebste des Roland still und bescheiden den Haushalt des Schäfers führt, bei den meisten weiblichen Zuhörerinnen helle Empörung hervor, eine Empörung, die wiederum Teil ihrer Reinigung sein kann und Kraft frei setzt zur Bewältigung der nächsten Entwicklungsschritte.

Eine Klientin identifizierte sich sehr intensiv mir der Frau, die den Haushalt des Schäfers führte, mit ihrer Zeit der Asche. Sie hatte einen Mann geliebt, aber nie gewagt, diese Liebe zu äußern; ihr fehlte der Mut. Sie war in einer streng religiösen Familie aufgezogen worden, in der es eine Sünde war, Gefühle zu äußern. Sie dachte schließlich, ihre Liebe wäre erstorben, und heiratete einen anderen Mann, der ihr Sicherheit bot und sie gut und liebevoll behandelte. Sie war zufrieden, aber liebte (ihn) nicht. Dieser Konflikt führte zu psychosomatischen Symptomen und sie begann eine Therapie. Sie hatte gedacht, ihre Liebe, ihre Liebesfähigkeit, wäre ganz erloschen, aber dann entdeckte sie, dass unter der Asche immer noch glimmende Glut vorhanden war. Sie spürte diesen Rest Glut, was sie sehr bewegte und auch ihre Symptomatik verbesserte. Sie versuchte verzweifelt, dieses Restgefühl von Liebe wieder lebendiger und größer werden zu lassen, sie zu entflammen. Dies hört sich vielleicht etwas pathetisch an, aber ich finde keine treffenderen Worte. Sie war verzweifelt bemüht, ihre Liebe wieder zu spüren, um entscheiden zu können, ob sie beginnen könnte, ihren Mann zu lieben oder aber einen Versuch unternehmen wollte, sich ihrem früher heimlich Geliebten zu nähern. Ich schlug ihr vor, das Märchen zu Hilfe zu nehmen. Zu Rolands Hochzeit sollten sich nach altem Brauch alle Mädchen dort einfinden und singen. Als das Mädchen in dem Märchen sang, obwohl sie so traurig war, „dass es meinte, das Herz im Leibe würde zerspringen", da erreichte es Roland. Ich schlug ihr vor, es wie das Mädchen im Märchen zu machen und ihre Liebe zu singen.

Sie erschrak zuerst und lehnte meinen Vorschlag ab. Ich sagte ihr, dass das Mädchen im Märchen dies auch erst getan hätte, dass sie auch zuerst versucht hätte,sich vor dem Singen zu drücken, aber im Märchen hätte sich ihr Singen schließlich gelohnt. Ob es sich bei ihr auch lohnen würde, könnte ich nicht garantieren, aber es wäre doch, hier im geschützten Rahmen der Therapiestunde, vielleicht einen Versuch wert. Sie überwand ihre Angst und ihre Scham, stellte sich hin und sang ihre Liebe, zuerst mit zaghafter, fast brechender Stimme, dann, je länger sie sang, immer klarer, immer voller. Immer mehr erfüllte ihre Stimme, erfüllten ihre Gefühle, erfüllte ihre Liebe den Raum. Sie hatte mit Hilfe des Märchens einen Weg gefunden, ihre Liebe zu spüren und kundzutun und fand dann auch in ihrem Alltagsleben nach vielem Hin und Her, Auf und Ab, Vor und Zurück einen Weg, ihre Liebe zu leben.

Das Märchen hatte ihr nicht nur die eine Bewältigungsstrategie gezeigt, die ihr bekannt war: die Liebe ersterben lassen und sich damit begnügen, im Alltag eine „gute Frau" zu sein. Das Märchen bot, wie so oft, auch alternative Bewältigungsstrategienan, von denen eine den Weg der Veränderung eröffnete.

Aus dem letzten Beispiel aber auch aus den vorherigen ist deutlich geworden, dass nahezu alle Fragen der persönlichen Entwicklung, nahezu alle Bewältigungsstrategien immer auch Fragen der Beziehungen zwischen verschiedenen Menschen sind, ganzgleich, ob es um die Beziehungen zwischen Mann und Frau, Mann und Mann, Frau und Frau, zwischen Freunden und Freundinnen, Beziehungen zum Vater oder zur Mutter, zu den Kindern, zu Autoritäten oder anderen Personen geht. Jede Bewältigung einer Krise, jede Bewältigung einer Herausforderung in der persönlichen Entwicklung betrifft immer auch Beziehungen zu bestimmten Menschen. Bei der gestalterischen Auseinandersetzung mit dem Märchen, beim Nachspüren der Resonanzen, bei der therapeutischen Weiterarbeit füllen solche Beziehungen den Raum, manchmal bewusst, manchmal eher unbewusst, manchmal deutlich, manchmal eher heimlich und sich einschleichend. Oft bedarf es der Rückmeldung durch mich oder bei der Gruppenarbeit durch andere Gruppenmitglieder, um dies zu merken: *„Du hast dich eben wie eine Mama aufgeführt, die das Küchenkommando hat; so hat es auf mich gewirkt"* oder: *„Du wirkst jetzt auf mich ganz klein, wie ein Kind. Deine Stimme wird hoch, dein Blick geht von unten nach oben."* Viele Märchen laden auch dazu ein, dass „unsichtbare Dritte" den Raum betreten, z. B. als eine Klientin die Froschkönig-Szene, das Abendessen im Schloss, spielte: *„Der König eben war mein Vater und ich habe mich dem König gegenüber wie früher meinem Vater gegenüber verhalten. Da bin ich sofort reingerutscht. Ich hab's gemerkt und konnte trotzdem gar nicht anders."*

10.2.4 Metaphern: Der Ring ums Herz und die Blutstropfen

Nicht nur in vollständigen Märchen liegt die metaphorische Kraft, Resonanzen hervorzurufen, sondern oft bereits in einzelnen Worten, Begriffen oder Satzfetzen, die sich als Gleichnis für das anbieten, was die Klientin oder der Klient in ihnen sieht oder sehen und verstehen will. Das Bild des eisernen Heinrich mit den drei eisernen Ringen, die sein Herz fesseln, spricht viele Menschen an. Es ist ein Bild dessen, was mit dem Herzen vieler Klient*innen geschehen ist. Dabei muss es nicht die Trauer sein, welche die Ringe um ihr Herz gelegt hat, auch die Verzweiflung oder die Hilflosigkeit können ein Herz einschnüren. Vielen Menschen hat auch die Trauer, vor allem die ungelebte Trauer oder die laut- und tränenlose Trauer, das Herz mit Eisenringen eingeschnürt. Worum sie trauern und wie sie trauern, woraus und wie ihre Eisenringe geschmiedet sind, all das ist individuell sehr unterschiedlich. Das Bild der Eisenringe um das Herz des eisernen Heinrich birgt aber so viel Kraft, dass es für viele Menschen trotz ihrer individuellen Unterschiede ein Gleichnis ist.

Oft tritt dieses Bild in therapeutischen Begegnungen zu Tage, ohne dass Märchen Thema sind. Wenn Klient*innen Druck haben und ich frage sie, wo sie denn diesen Druck oder dieses Beengtsein im Körper spüren, weisen sie oft auf den Brustraum hin und sagen: *„Das ist, als wäre ein Ring um meine Brust oder um mein Herz."* Manchmal fällt ihnen dann selbst das Märchen ein, häufiger bringe ich es ins Spiel und wir erforschen gemeinsam, was dieses Bild in ihnen hervorruft. Manchmal schlage ich vor: *„Male oder gestalte dein Herz mit den Ringen um es herum."* Eine Klientin brachte einmal ein schlichtes Stück Holz mit, das rindenlose Stück eines Astes, ca. 10 Zentimeter lang und 3

Zentimeter im Durchmesser. Um diesen Ast hatte sie ein Stück Stacheldraht gewickelt. Sie zeigte es mir und sagte: „*Das ist mein Herz.*“

Eine eindrucksvolle Metapher sind auch die Blutstropfen aus dem Märchen „Der Liebste Roland“. Eine therapeutische Gruppe bat ich, als wir uns mit diesem Märchen beschäftigten, einmal:

„Ihr alle habt Wunden, ob so drastische wie im Märchen, sei dahin gestellt, aber ihr kennt Verletzungen, da bin ich mir sicher. Eure mögen Vergangenheit sein. Doch hinterlassen sie Blutstropfen, die zu euch oder zu anderen sprechen ... Was ist euer Blutstropfen?... Wie sieht euer Blutstropfen aus? ... Welche Farbe hat er, welche Form hat er? ... Vielleicht sind es auch mehrere? ... Vielleicht sieht er oder sehen sie nicht aus wie Blut, vielleicht hat er oder haben sie eine ganz andere Gestalt? ... Malt euren Blutstropfen oder eure Blutstropfen auf ein DIN-A1-Blatt. Malt mit Wasser und Aquarellfarben ...“

Die Gestaltungsphase fand in intensiver atmosphärischer Dichte statt.

Eine Teilnehmerin sagte in der Austauschrunde: „*Mein Blutstropfen zerreißt mich. Meine Mutter hat mich als Kind weggegeben. Ich verstehe das vom Kopf her, aber eszerreißt mich ...*“

Eine andere: „*Ich habe mehrere Blutstropfen gemalt. Ich habe einfach so vor mich hingemalt, habe mich dabei viel mit meinen Blutstropfen beschäftigt. Wenn ich mir das Bild jetzt anschaue, dann sieht es aus wie ein Warnschild. Jetzt haben die Blutstropfen aufmeinem Bild die Bedeutung für mich, dass sie mich warnen vor neuen Verletzungen und vor neuem Unglück.*“

Eine dritte erzählt: „*Mein Blutstropfen ist dunkel und hat einen goldenen Kranz, als hätte ich ihn in Goldfolie gewickelt. Ich weiß nicht, aus welcher Wunde ich blute oder ge-blutet habe. Das bleibt im Dunkeln, ich spüre nur die Goldfolie und, dass da etwas ist.*“ Als Therapeut habe ich dann in der Weiterarbeit vielfältige Möglichkeiten. Ich kann, wenn die Klientin wie im letzten Beispiel Interesse daran hat, etwas über ihren „imDunkel bleibenden“ Blutstropfen zu erfahren, fragen: „*Was erzählt der Blutstropfen?*“, „*Was erzählt die Goldfolie?*“, „*Wie ist die Beziehung der beiden zueinander?*“ Ich kann anregen, den Blutstropfen aus einem anderen Material zu gestalten und ihn in Goldfolie einzuwickeln, damit sie so vielleicht erahnen kann, woraus der Blutstropfen besteht. Vielleicht mag ihn die Klientin auch wieder auswickeln, um ihn zu „erhellen“, sich seiner und damit ihrer Verletzungen bewusst zu werden. Ich kann nach Wegen fragen, mit denen die Verletzungen bewältigt und geheilt wurden. Ich kann die Perspektive verändern und z. B. noch ein zweites Bild malen lassen, ein Bild der Antwort auf den Blutstropfen usw.

Therapie beschäftigt sich oft mit Wunden oder Verletzungen und lässt in diesem Sinne oft Blutstropfen sprechen. In der Therapie begegnen KlientInnen wie dem jungen Mann, der auszog das Fürchten zu lernen, ihren Gespenstern und Monstern, aber so soll es nicht bleiben, sie sollen die Möglichkeit haben, den Monstern zu begegnen und die Geister zu besiegen und die eisernen Reifen um das Herz zerspringen zu lassen. Sie lernen, Schutz und Hilfe zu suchen, und sie lernen, sich zu verändern. Sie lernen zu fliehen und sich zu stellen, sich zu verstecken und zu kämpfen. Dabei können weder Klient*innen noch Therapeut*innen zaubern und doch scheint es manchmal so, dass Veränderungen zauberhaft sind, wenn Klient*nnen ihre inneren und äußeren Ressourcen mobilisieren. Auch das Mädchen aus dem Märchen des Liebsten Roland bediente sich eines Zauberstabes, eine Metapher, auf die ich im Kapitel 8 (Aktives Symbolisieren) schon eingegangen bin.

Zum Abschluss noch ein Beispiel dafür, wie manchmal schon ein halber Satz therapeutische Prozesse in Gang bringen oder unterstützen kann. Eine Klientin fühlte sich leer und hoffnungslos; sie hatte das Wünschen verlernt. Ich sagte ihr, sie möge die Augen schließen, sich entspannen und dann dem Anfang eines Märchens lauschen, das ich ihr vorläse. Ich bat sie, dazu ihre eigenen Bilder entstehen zu lassen. Es folgte eine sehr bewegende Therapiestunde voller Gefühle und innerer Bilder, voller schmerzhafter Erinnerungen. Eine Stunde, in der viele Verkrustungen aufbrachen und sich neue Perspektiven eröffneten. Ich hatte ihr lediglich den ersten halben Satz aus dem Märchen vom Froschkönig vorgelesen: „*In alten Zeiten, wo das Wünschen noch geholfen hat …*“

11 Sinneskompass

Therapie hat immer mit den Wechselbezie hungen und Verbindungen zwischen Innen und Außen, zwischen dem Menschen und seiner Lebenswelt zu tun. Die Sinne sind die Passagen zwischen dem inneren und äußeren Erleben. Mit den Sinnen erschließen die Menschen ihre Lebenswelt. Mit den Sinnen nehmen Menschen nicht nur auf, was außen ist und was sie von außen betrifft, sie geben auch anderen Menschen Signale, zeigen sich und beeinflussen ihre Lebenswelt. Augen z. B. sehen nicht nur, sie offenbaren auch und beeinflussen durch böse oder liebende Blicke. Wer nicht zuhört, kann Druck ausüben auf andere. Berührungen geben und nehmen gleichzeitig usw.

Die Schlüsselfunktion der Sinne macht sie für therapeutische Prozesse wichtig. Deswegen macht es Sinn, dass TherapeutIn und KlientIn ihnen Zeit und Aufmerksamkeit widmen.

Eine meiner Methoden, mit den Sinnen zu arbeiten und sich die Besonderheiten seiner Sinneswelt zu erschließen, ist seit vielen Jahren der Sinneskompass.

Für den Sinneskompass gebe ich eine Form vor: Ich bitte die Klientin oder den Klienten, auf einen großen Bogen Papier einen Kreis zu zeichnen und diesen Kreis in sechs Felder zu unterteilen. Diese Felder sehen aus wie Tortenstücke. Wir beschäftigen uns dann nacheinander mit jeweils einem Sinn. Dies kann z. B. währendeines Seminars an ein oder zwei Tagen hintereinander oder in einer Gruppe odereinem Kurs, der sich z. B. wöchentlich trifft, an mehreren Tagen geschehen.

Die Sinne, mit denen sich zu beschäftigen ich anbiete, sind: der Sehsinn, der Hörsinn, der Tastsinn, der Geschmackssinn, der Geruchssinn und der sogenannte „sechste Sinn“. Auch wenn es noch andere Sinne gibt, so entscheide ich mich für diese, da sie für mich und die meisten Menschen, mit denen ich arbeite, die wichtigsten Sinne sind.

Mit dem „sechsten Sinn“ meine ich all das, was an mehr oder weniger intuitiven Sinneswahrnehmungen den Menschen bekannt ist, was sie nicht einem bestimmten Sinn zuordnen können, was aber für viele Menschen eine große Bedeutung hat.

Zu jedem Sinn biete ich eine Einheit von 30 – 90 Minuten an, in der die Klient*innen Zeit und Raum haben, dem jeweiligen Sinnesorgan gezielte Aufmerksamkeit zu schenken, es näher kennen zu lernen und die Art und Weise, wie sie mit diesen Sinnen umgehen, wie sie mit diesen Sinnen die Welt wahrnehmen oder auch beeinflussen, zu entdecken und zu erforschen. Für diesen Zweck gibt es eine Fülle von Übungen, die in etlichen anderen Veröffentlichungen zu finden sind. Dabei ist es mir immer wichtig, dass die Klient*nnen aktiv ihre Sinne gebrauchen und darüber ihre Sinne und ihre Sinnlichkeit mobilisieren können. Nicht akzeptabel finde ich die passive „Stimulation“, bei der z. B. Reiskörner auf eine Hautfläche gerieselt werden, um den Tastsinn der Hautoberfläche der Hand zu „stimulieren“, Menschen also sensorischen Reizen ausgeliefert werden. Da bevorzuge ich Angebote, in der Menschen z. B. in einen Sack voll Reis greifen oder in Behälter mit anderen Materialien und selbst ihre Hände bewegen, tasten können oder auch nicht, herangehen können an das Material, aber auch wieder weggehenkönnen und so lernen ihre Sinne aktiv zu gebrauchen. Sie müssen die Wahl haben und Entscheidungen treffen können, um Bewertungen vornehmen zu können, was ihnen gefällt und was nicht.

Nach jeder Beschäftigung mit einem Sinn fordere ich die Klient*innen auf, für diesen Sinn ein Feld ihres Sinneskompass zu gestalten. Ob mit Stiften, Wasser- oder anderen Farben gemalt wird, überlasse ich ihnen. Oft beobachte ich, dass neben der natürlich unterschiedlichen Farbgebung jedes Sinnes auch die Materialauswahl bei den Sinnen unterschiedlich ist, weil der jeweilige Sinn eine andere „Konsistenz“ zu haben scheint, sich anders anzufühlen, aus einer anderen Materie zu sein scheint bzw. ist. So entsteht nach und nach ein Kreis mit sechs verschiedenen farblich gestalteten Feldern, die jeweils für einen Sinn stehen, im Ganzen gesehen: ein persönlicherSinneskompass.

Bei der Erarbeitung des Sinneskompasses bzw. bei der weiteren Beschäftigung mit ihm sind mir verschiedene Aspekte besonders wichtig:

- Jede Sinneswahrnehmung ist wertvoll, deswegen gibt es kein Richtig und Falsch, auch wenn manche Klient*innen Richtig-Falsch-Maßstäbe mit in die Arbeit hineinbringen. Wenn z. B. das Geräusch von Regentropfen für das eine Gruppenmitglied beruhigend und angenehm ist, so kann es ein anderes Gruppenmitglied ängstigen. Geräusche treffen wie alle Sinneswahrnehmungen und -reize auf einen bestimmten Erfahrungsboden, auf Lebensgeschichte, Erinnerungen und erinnerte Atmosphären, kurz auf die Leiblichkeit jedes Menschen. Ein Streit, was denn nun „richtig" sei, ist müßig. Insbesondere in Gruppen lernen und erfahren die Klient*innen, wie unterschiedlich Sinneswahrnehmungen bzw. die Wirkung von sinnlichen Eindrücken sein kann. Dies fördert den Respekt vor dem Anderssein der anderen, aber auch den Respekt vor der persönlichen Einzigartigkeit.

Menschen differenzieren in ihren Sinneswahrnehmungen. Wenn wir z. B. alles hören würden oder alles sehen, was für uns hör- oder sichtbar ist, würden wir buchstäblich verrückt werden. Unser Gehirn wäre überfordert, deswegen werden Sinneswahrnehmungen über unsere Sinnesorgane gefiltert und differenziert. Ein wesentlicher Differenzierungsweg ist die Unterscheidung zwischen Vordergrund und Hintergrund. Manches bleibt im Hintergrund, am Rande unserer Wahrnehmung, und anderes tritt in dem Vordergrund. Dabei wechseln sich Vorder grund und Hintergrund ab. Die Gestaltbildung, also die Entstehung der Formen von Vordergrund und Hintergrund, ist ein fließender kontinuierlicher Prozess. Bei manchen Menschen ist dieser Prozess gestört, z. B. wenn sich im Kontakt mitanderen Menschen immer die Stimmen in den Vordergrund schieben oder der Blick anderer, der vielleicht immer als prüfend und untersuchend oder abwertend erlebt wird. Die Beschäftigung mit den Sinnen und die Erstellung des Sinneskompasses erhöht in der Regel die Flexibilität des Wechsels von Vordergrundund Hintergrund und erweitert das Feld der Sinneswahrnehmungen. Wird z. B. eine Gruppe von Menschen aufgefordert, fünf Minuten lang bewusst alle Geräusche wahrzunehmen, so ist fast immer erstaunlich, welche Vielfalt an Geräuschen wahrnehmbar wird, die zuvor überhört wurden. Dazu können Geräusche gehören, die die Menschen gerne auch weiter überhören möchten, weil sie unerträglich oder zumindest negativ besetzt sind. Dazu gehören oft Geräusche, die als wertvoll, belebend, kostbar und als Entdeckung und Bereicherung erlebt werden.

Der Gebrauch der Sinne verfestigt sich bei allen Menschen zu bestimmten Mustern: Manche Sinne werden bevorzugt, andere vernachlässigt, manche Sinne sind besonders ausgeprägt, andere werden nur im Notfall gebraucht usw. Solche Muster sind oft biografisch entstanden, je nach den unterschiedlichen Lebenserfahrungen. In manche Muster spielen auch kulturelle Elemente hinein. Die Art und Weise der Berührung, also der Nutzung des Tastsinns, wird in einem gutbürgerlichen Hamburger Café üblicherweise anders sein als in einer römischen Studentenkneipe. Die Sinnesmuster werden häufig in der Beschäftigung mit dem Sinneskompass deutlich. Manchmal ist das einfach gut so und trägt zur Selbstbewusstheit bei; manchmal werden diese Muster, wenn sie hart sind und Menschen darunter leiden, über die Sinneskompassarbeit etwas aufgeweicht und flexibler.

Wenn Menschen etwas unerträglich ist, verfügen sie über die Fähigkeit, sich gegenüber diesem Unerträglichen taub zu machen. Dies hat zur Folge, dass bei manchen Menschen der Gebrauch von Sinnesorganen ganz oder teilweise eingeschränkt ist. Dies muss folglich nicht nur organische Ursachen haben, sondern kann auch durch sozial-emotionale Faktoren bedingt sein. Häufig ist dies der Fall, wenn Sinnesorgane mit Gefühlen so verknüpft sind, dass bestimmte Sinneswahrnehmungen nicht aushaltbar erscheinen. Eine traumatische Erfahrung z. B. sexueller Gewalt oder eines Autounfalls kann dazu führen, dass von einer Seite der Gesichtskreis – dort, wo etwas nicht mehr zu ertragen war – eingeschränkt ist. Eine Erweiterung der Sinneswahrnehmungen, wie sie sich bei der Sinnesarbeit mit dem Sinneskompass häufig entwickelt, muss also nicht nur Sinneslust zur Folge haben, sie kann auch Sinneslast bedeuten, nämlich die Konfrontation mit Sinneswahrnehmungen, die belastende Gefühle hervorrufen. Dann bedarf es oft einer weitergehenden therapeutischen Bearbeitung.

Sinneswahrnehmungen haben fast immer zwei Dimensionen: eine nach innen und eine nach außen gerichtete. Ich sehe z. B. – nach außen gerichtet – ein Auto; und ich sehe – nach innen gerichtet – mich gemeinsam mit einer Freundin mit einem Auto zu einem wunderschönen Erlebnis fahrend. In der Sinnesarbeit ist diese doppelte Dimension zu akzeptieren und ihr Rechnung zu tragen. Der Ton einer Sirene kann Kriegserinnerungen wecken, der Klang von Glocken kann für manche Menschen innere Bilder und Gefühle des Glaubens und der Sicherheit entstehen lassen, während bei anderen Menschen Angst und Schrecken hervorgerufen werden, die mit der Erinnerung z. B. an eine Brandkatastrophe oder an die sonntägliche häusliche familiäre Gewaltatmosphäre, zu der die Kirchenglocken läuteten, verbunden sind.

Sinne fördern Bewertungen. Alle Menschen brauchen Wertmaßstäbe, benötigen Bewertungen, um gut zu leben. Der Psychologe und Psychotherapeut Carl Rogers sprach von dem „inneren Ort der Bewertung", der uns Menschen eigen ist. Dieser innere Ort der Bewertung ist bei manchen Menschen verkümmert, sei es durch Druck von außen oder durch Wertmaßstäbe anderer Menschen, die ihnen aufgepfropft wurden. Manche Menschen achten ihn nicht, pflegen und hegen ihn nicht, schenken ihm nicht genug Aufmerksamkeit, so dass er unterentwickelt ist und unterernährt. Sie wissen dann oft nicht, was für sie wichtig ist, was sie wert schätzen und was sie ablehnen, und werden so zum Spielball der Bewertungen anderer Menschen, fühlen sich abhängig, minderwertig, unglücklich, erniedrigt, missachtet. Bei jeder Arbeit mit den Sinnen frage ich deshalb immer nach denBewertungen, frage danach, was den Klient*innen gefällt, was ihnen nicht gefällt, was ihnen schmeckt, was ihnen nicht schmeckt, wo sie gerne hinhören, und wo sie am liebsten weghören möchten. Auch die deutsche Sprache ist voller Bewertungen insbesondere sozialer Kontakte, die mit Sinnesausdrücken beschrieben werden. Das reicht von: *„Ich kann dich nicht riechen!"* bis zu: *„Das berührt mich!"* Ich versuche deshalb in den Einheiten zur Vorbereitung der jeweiligen Felder des Sinneskompasses eine Art Buffet der Sinneswahrnehmungen auszubreiten, damit die Klient*innen auf Entdeckungsreise gehen können. So kann eine Gruppe z. B. verschiedene Düfte mitbringen, die probiert und bewertet werden, oder es gibt verschiedene Objekte, die betastet und begriffen werden ... Als ich einmal im Altenheim eine Gruppe von Bewohner*innen bat, mit geschlossenen Augen und hoher Aufmerksamkeit ihre Kleidung zu ertasten und genau hinzuspüren, wie siese Kleidung, wie die Berührung, wie die Tastqualität auf sie wirkt, rief plötzlich eine alte Dame aus: *„Igitt, der Stoff meiner Bluse fühlt sich ja scheußlich an! Unddiese Bluse trage ich schon so lange, da habe ich nie bewusst hingespürt! Und so wastu ich mir an!"*

Ist der Sinneskompass fertiggestellt, bitte ich die Klient*nnen, die besonderen Qualitäten, die die einzelnen Sinne für sie haben, noch besonders zu kennzeichnen. Ich stelle z. B. die Frage „*Welcher Sinn ist Ihnen oder Euch am vertrautesten?*" und bitte sie dann an den Rand des Sinneskompasses zu diesem Sinn ein Symbol für das Gefühl des Vertrauens und Vertrautseins zu malen. Ähnlich frage ich nach anderen Qualitäten und schlage folgende Symbole zur Kennzeichnung der Antworten vor:

Welcher Sinn ist mir am vertrautesten (oder am verlässlichsten)?	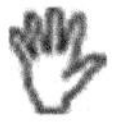
Welcher Sinn warnt mich am ehesten vor Gefahren und Bedrohungen?	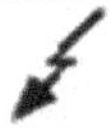
Welchen Sinn benutze ich vor allen Dingen, um Kontakt herzustellen bzw. aufrecht zu erhalten?	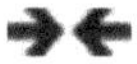
Welchen Sinn möchte ich in der nächsten Zeit hätscheln, pflegen, fördern?	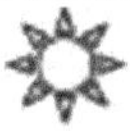

Die Symbole müssen nicht auf verschiedene Sinne aufgeteilt werden. Häufig sind an einem Sinn zwei oder mehr Symbole vertreten. Der so entstandene Sinneskompass gibt einen guten Überblick über die konkrete individuelle Bedeutung und Gewichtung der verschiedenen Sinne für eine Person. An ihm lässt sich im Gespräch mit Therapeutin bzw. Therapeut oder im Austausch in der Gruppe oder mit FreundInnen, Verwandten und Bekannten vieles über die eigenen Sinne mitteilen und erkunden. Und oft zeigt er in der weiteren therapeutischen Arbeit in Zeiten der Gefühlsverwirrtheiten und -unklarheiten eine Spur aus dem Problem, der Sackgasse, heraus, hilft bei der persönlichen Beurteilung und Entscheidungsfindung nach eigenen Maßstäben, dient der Orientierung: ein Kompass eben. Und irgendwann später wiederholt kann er durchaus andersartig werden und ein Kompass für verändertes sinnliches Wahrnehmen und sich verändernde Sinngebungen sein. Spannende Zusammenhänge ergeben sich, wenn Klient*innen ihren Sinneskompass mit anderen gestalterischen Produkten vergleichen, z. B. mit dem Gefühlsstern.

12 Leibbewegungen in der Kunst- und Gestaltungstherapie

12.1 Bewegungen des Erlebens

Die deutsche Sprache ist wunderbar mehrdeutig. Wenn ich das Wort „eng“ benutze, kann ich damit etwas Räumliches bezeichnen, z. B. einen engen Durchlass oder ein enges Beieinanderstehen, einen engen Raum, einen engen Flur ... Ich kann mit dem gleichen Wort ein Erleben beschreiben. Ich kann zum Beispiel sagen: „Mir ist es eng ums Herz“, „Ich fühle mich eingeengt“. In dieser Mehrdeutigkeit sehen wir kein Problem, sondern eine ausgezeichnete Möglichkeit, therapeutisch zu arbeiten: mit den Leibbewegungen. Leibbewegungen sind Bewegungen des Erlebens, die zwei Aspekte beinhalten: Es sind motorische Bewegungen, man kann z. B. enge Bewegungen ausführen, und es sind gleichzeitig Bewegungen des Erlebens (also Leibbewegungen), man kann sich einengen oder eingeengt fühlen. Wenn wir Klient*innen in der Einzeltherapie oder in therapeutischen Gruppen die Arbeit mit Leibbewegungen anbieten, nutzen wir diese Mehrdeutigkeit. Im Erleben einer Leibbewegung kann sich innere Bewegung entwickeln, können Bilder entstehen, Gefühle, Stimmungen etc. auftauchen und verändert werden. Unser Konzept der Leibbewegungen und die Arbeit mit ihnen haben Gabriele Frick- Baer und ich ausführlich in dem Buch „Leibbewegungen...“ (2001, S. 151ff) beschrieben. Dort haben wir das Schwergewicht der praktischen Beispiele und methodischen Hinweise auf die Arbeit mit dem Körper und den Körperbewegungen bzw. dem Tanz gelegt. Doch wenn ein Mensch sich z. B. mit dem Engen und Weiten beschäftigt, entstehen auch innere Bilder und Vorstellungen, die zu gestalten sind. Auch von den Bildern und Vorstellungen und nicht nur von der Körperempfindung der Enge kann zum Erleben des Engens und Weitens ein Weg angeboten und gefunden werden.

Ich werde deshalb hier die Nutzungsmöglichkeiten der Arbeit mit den Leibbewegungen in der Kunst- und Gestaltungstherapie vorstellen. Dabei beziehe ich mich auf die Raum- und Richtungs-Leibbewegungen sowie die Konstitutiven Leibbewegungen, während ich auf die Primären Leibbewegungen in Teil II eingehen werde. Ich werde jede Leibbewegung bzw. jedes Polaritätspaar der Leibbewegungen kurz skizzieren und dazu jeweils mindestens eine praktische Einheit aus der Kunst- und Gestaltungstherapie beschreiben. Im Anschluss daran werde ich zehn Hinweise geben, die mir für die Arbeit mit den Leibbewegungen insbesondere in der kunst- und gestaltungstherapeutischen Arbeit wichtig sind.

Vorab sei noch darauf hingewiesen, dass die Begriffe, mit denen wir die Leibbewegungen „ordnen" keine Wertungen beinhalten. Eng kann als Einengen, aber auch als kuschelig und geborgen erlebt werden. Mit Weite kann der Geschmack von Freiheit und Abenteuer und die Sehnsucht nach Entfaltung und Freiraum assoziiert werden. In der Weite können sich Menschen aber auch verlieren und Angst haben, sich ohne Randbegrenzung aufzulösen.

12.2. Raum- und Richtungsleibbewegungen

12.2.1 Vor (vorne) – zurück (hinten)

Die Leibbewegungen „vor – zurück" bzw. „vorne – hinten" sind Raum- und Richtungs-Leibbewegungen. Vor – zurück beschreibt eine Richtung, in der wir uns bewegen, in der wir uns erleben. Vor mir liegt ein Raum und ich kann gleichzeitig erleben, was mir bevorsteht. Und hinter mir befindet sich ebenfalls im buchstäblichen Sinn ein Raum, eine Fläche, aber auch ein Erleben dessen, wo ich herkomme, was hinter mir liegt, was ich im Rücken habe ... Raum- und Richtungs-Leibbewegungen beschreiben die Verknüpfung von Richtung und Raum, Bewegen und Erleben. Deutlich mag dies an der ersten beispielhaften Einheit aus der Gruppenarbeit werden:

Ein Schritt zurück, zwei Schritte nach vorn:

„Nehmt ein großes Blatt (DIN-A1) und reißt es in drei Teile. Die Teile können gleichgroß oder unterschiedlich sein, reißt einfach darauf los ...

Sucht euch nun einen Platz im Raum, auf dem ihr gut stehen könnt, legt die Blätterund einige Stifte in Reichweite ...

Spürt nun euren Boden, spürt den Kontakt der Füße zum Boden, so dass ihr gut stehenkönnt ...

Spürt nun der Rückseite eures Körpers nach: Spürt den Hinterkopf, den Nacken, den Rücken, das Gesäß, die Rückseite eurer Oberschenkel, Unterschenkel, die Fersen ...

Nehmt nun den Raum hinter euch wahr ...

Der Raum hinter euch und eure Rückseite können verschiedene Bedeutungen haben. Gemeint ist buchstäblich ein Raum, eine Fläche, und gemeint ist etwas, das ihr erlebt. Ich sage euch nun einige Worte und Begriffe. Nehmt dazu eure Gedanken, Vorstellungen, Gefühle, Erinnerungen, Bilder wahr ...

Manchmal sagt man, dass etwas hinter einem liegt ... Ich habe etwas zurückgelassen ...

Mir ist jemand in den Rücken gefallen ... Ich bekomme Rückendeckung ...

Jemand stärkt mein Rückgrad ... Dort komme ich her ...

Atmet weiter, lasst den Atem kommen und gehen und ebenso eure Bilder, Vorstellungen, Gedanken und Gefühle. Nehmt wahr, was hinter euch ist, im Raum hinter euch,nehmt ernst, was ihr erlebt ...

Wenn ihr mögt, tretet nun einen Schritt zurück in diesen Raum hinter euch. Ihr könnt auch stehen bleiben und nur in der Vorstellung das, was hinter euch ist, wahrnehmen ...

Findet euren Weg, euch dem, was hinter euch ist, anzunähern ...

Nehmt nun eines der drei Teilblätter, egal welches, und skizziert in den nächsten Minuten einiges von dem, was ihr erlebt habt ...

Wenn ihr noch in dem hinteren Raum steht, tretet wieder einen Schritt nach vorn zu eurem ursprünglichen Standort, stellt euch wieder in den Raum des Hier und Jetzt ... Nehmt wahr, was sich nun, nachdem ihr gemalt habt, verändert hat und was nicht ... Wenn ihr es braucht, schüttelt ab, was hinter euch ist, macht einen Ton dazu, tut das, was ihr braucht, um wieder möglichst klar und fest im Hier und Jetzt zu stehen ...

Spürt wieder den Kontakt zum Boden ...

Und richtet euch auf, so wie ihr euch innerlich aufrecht erlebt, die Fußgelenke über den Füßen, die Knie, die Hüfte, die Wirbelsäule, Nacken, Kopf, bis ihr aufrecht steht ... Ihr könnt euch einen Faden vorstellen, einen dünnen unsichtbaren Faden. Er reicht von eurem Scheitelpunkt bis zum Mann oder zur Frau im Mond. Dieser oder diese hilft euch mit diesem Faden, aufrecht zu stehen, wenn ihr diese Hilfe benötigt ...

Lasst euren Atem fließen, nehmt euch wahr:

Ich stehe hier so aufrecht, wie ich kann ... Ich stehe hier so aufrichtig, wie ich bin ... Hier ist mein Standort ...

Hier stehe ich in meinem Leben ...

Mein Standort hilft mir, Standpunkte zu beziehen ...

Nehmt euren Standort, euren Standpunkt wahr, lasst Bilder entstehen, sinniert ... Nehmt nun das zweite Blatt Papier und skizziert das, was ihr zu eurem Standpunkt, zu eurem Standort erlebt habt ...

Geht nun wieder, falls ihr zum Malen euren Standort verlassen habt, zu ihm zurück, nehmt euch wieder wahr, atmet ...

Nehmt dann die Vorderseite eures Körpers wahr: Stirn, Gesicht, Hals, Brust, Bauch, die Vorderseite der Oberschenkel, der Unterschenkel, der Füße ...

Spürt den Raum vor euch ...

Auch dieser kann mehrere Bedeutungen haben, z. B. für das stehen, was ihr vorhabt

..., vielleicht lächelnd oder auch mit dem Bedenken: Mir steht etwas bevor ...

Man sagt auch: Es geht voran, ich will vorwärts gehen, ich muss vorwärts gehen ...

Das, was wir vor uns erleben, ist oft der Raum der Sehnsucht, der Raum dessen, wohines uns zieht ... oder der Raum der Wünsche ...

oder der Raum dessen, was wir erreichen wollen ...

Und vielleicht mögt ihr diesen Raum jetzt einmal betreten, vielleicht nähert ihr euch vorsichtig an, mit der Fußspitze, mit der Nasenspitze, mit dem kleinen Finger, vielleicht greift und schreitet ihr aber auch energisch in diesen Raum hinein ...

Vielleicht braucht es erst einen Schritt zur Seite, um nach vorne gehen zu können odereinen schrägen Schritt. Probiert aus, nähert euch dem Raum vor euch an ...

Lasst auch hier Bilder, Gedanken, Gefühle, Vorstellungen kommen und gehen, so, wieeuer Atem kommt und geht ... Nehmt ernst, was ihr erlebt ...

Und nun malt, skizziert einige Minuten das, was ihr in dem Erlebnisraum vorne, in der Leibbewegung nach vorne erlebt habt ...

Falls ihr nach dem Malen noch in dem vorderen Raum seid, tretet nun wieder zurückzu dem Hier und Jetzt-Raum, zu euerm Standpunkt ...

Spürt nach, wie euer Standort jetzt ist, nehmt euch ernst, würdigt euch ...

Ihr könnt nach vorne gehen, ihr könnt zurückschauen, zurückerleben und ihr könnt im Hier und Jetzt einen Standort innehaben und einen Standpunkt beziehen...

Würdigt euch ...

Wenn ihr wollt, sagt eurem Körper, dass er, wenn nötig, falls ihr den Standpunkt einmal verliert, falls euer Standort brüchig wird, sich an diese Haltung, an diesen Ort erinnern soll ...

Nehmt nun eure drei Gestaltungen und fügt sie zusammen, legt das Papier so hin, wiees einmal ursprünglich war, bevor ihr es zerrissen habt, und probiert aus, wie es passt. Und puzzelt etwas, legt es so hin, wie es euch jetzt stimmig erscheint ...

Probiert auch einmal die Rückseiten aus, vielleicht ist die Rückseite spannender odererträglicher als die Vorderseite ...

Vielleicht muss etwas hinzugefügt werden oder abgerissen ... Manchmal kann auch alles so bleiben, wie es ist ...

Vielleicht wollt ihr noch etwas hinzumalen, ergänzen, verändern ...

Nehmt euch nun Zeit, euch mit einer Partnerin oder einem Partner über das, was ihr erlebt habt, anhand eures Bildes auszutauschen."

Rechts – links

Vielen Menschen ist ihr unterschiedliches Erleben von rechts und links nicht oder kaum bewusst. Man sieht es manchmal bei anderen, dass z. B. die rechte oder die linke Gesichtshälfte unterschiedlich gespannt ist. Gelegentlich fühlt man auch mal rechts, mal links im Nacken Spannungen, Schmerzen etc. Beschäftigt man sich genauer mit dieser Leibbewegung, wird vor allem die soziale Dimension deutlich. Der rechten und der linke Seite werden oft unterschiedliche Personen zugeordnet. Links- oder Rechtshänder*in zu sein, hat auch biographische Geschichte. Oder es tritt für viele der körperliche

Aspekt in den Vordergrund (vielleicht ist die rechte Seite eher mit Schmerzen verbunden oder es gibt auf der linken Seite Wunden oder Taubheit). Auch hier wieder einige gestalterische Zugänge zu dieser Richtungs-Leibbewegung.

Rechts – links (1):

„Stellt euch vor eine Wand und streckt beide Arme schräg nach vorne aus, so dass ihr mitden Spitzen der Finger die Wand berührt …

Befestigt nun an diesen beiden Stellen jeweils ein großes Blatt Papier …

Stellt euch davor und bemalt dieses Papier. Das rechte Blatt mit der rechten Hand, das linke Blatt mit der linken Hand …

Legt anschließend beide Blätter nebeneinander und lasst Bilder, Gefühle, Erinnerungen, Impulse entstehen …

Oder, wenn euch danach ist, legt ein weißes Blatt zwischen diese Blätter und malt undgestaltet das dritte Blatt dazwischen, so dass ihr ein Triptychon aus Rechts, Links und derMitte entstehen lasst … Vielleicht ist das mittlere Blatt auch keine Mitte, sondern ein Raum des Übergangs, ein Raum der Verbindung. Füllt das mittlere Blatt mit dem, was euch wichtig ist, was ihr erlebt, was ihr braucht …

Und nun sucht euch eine Kollegin oder einen Kollegen, eine Partnerin oder einen Part-ner zum Austausch."

Rechts – links (2):

„Nehmt ein Blatt Papier und reißt es in zwei Hälften …

Legt je eine Hälfte rechts von euch hin und die andere links von euch, sowie einigeStifte in Reichweite …

Nehmt euren Atem wahr, nehmt euch wahr ...

Nehmt die rechte Seite eures Körpers wahr, die rechte Kopfhälfte, den rechten Arm, die rechte Körperseite bis zum rechten Fuß hinunter ...

Spürt auch innerlich die rechte Hälfte eures Körpers ... Spürt den Raum rechts von euch ...

Horcht in diesen Raum ...

Lasst in diesem Raum innere Bilder entstehen, Stimmungen, Atmosphären ... Welche Personen fallen euch ein, füllen diesen Raum? ...

Wer saß oder wer sitzt rechts von euch, wie fällt euch das jetzt in diesem Moment ein?

Welche Personen gehören dorthin, welche fehlen, welche sind zu viel? ...

Greift in diesen rechten Raum hinein, mit euren Füßen, mit euren Händen, mit euren Armen ...

Greift dann mit der rechten Hand zu Farben oder Stiften und malt auf dem Blatt, das rechts von euch liegt, im rechten Raum ein Bild ... Legt das Bild nun weg, die Stifte und die Farben und konzentriert euch wieder auf euren Atem ..."

Dann wird der linke Raum in gleicher Weise wie der rechte Raum erschlossen und schließlich mit der linken Hand ein Bild im linken Raum gemalt.

„Nehmt nun die beiden Blätter und legt sie aneinander, nebeneinander, aufeinander, untereinander; betrachtet sie, sinniert über sie ...

Vielleicht braucht ihr ein Blatt dazwischen, einen Zwischenraum zwischen dem Blatt der rechten und der linken Seite, dann legt ein Blatt dazwischen, schafft euch ein Triptychon ...

Und tauscht euch aus ..."

Sehr gute Erfahrungen habe ich auch damit gemacht, dass ich für das Mittelstück ein Objekt aus Zeitungspapier vorgeschlagen habe. Dadurch, dass die räumliche Dimension in der Gestaltung hinzukommt, verändern sich die Erfahrungen mit rechts und links, werden neue Türen des Erlebens aufgestoßen und öffnen sich Möglichkeiten der Integration.

Rechts – links (3):

„Ich möchte eine Möglichkeit bieten, euch mit dem zu beschäftigen, was ihr rechts und links erlebt. Nehmt dazu zwei Stücke Ton in einer solchen Größe, dass ihr sie gut in jeweils einer Hand halten könnt …

Nehmt ein Stück in die rechte Hand und ein Stück in die linke Hand …

Da die meisten Menschen ja Rechtshänder sind, fangen wir mit der rechten Seite an, aber auch die linke Hand knetet weiter mit dem Ton, fühlt, bewegt ihn …

Konzentriert euch auf die rechte Seite. Nehmt wahr, was in der rechten Seite eures Körpers liegt, wie es sich anfühlt …

Was fühlt ihr, was seht ihr, was hört ihr rechts von euch, wenn ihr euch auf diesen Raum konzentriert …

Welche Menschen fallen euch ein, rechts von euch, wer gehört dorthin, wer ist dort zu wenig, wer ist dort zu viel, wer ist dort? …

Welche Atmosphären, welche Stimmungen sind rechts von euch? … Geht dann mit der Aufmerksamkeit nach links …

Konzentriert euch auf die linke Seite. Nehmt wahr, was in der linken Seite eures Körpers liegt, wie es sich anfühlt …

Was fühlt ihr, was seht ihr, was hört ihr links von euch, wenn ihr euch auf diesen Raum konzentriert …

Welche Menschen fallen euch ein, links von euch, wer gehört dorthin, wer ist dort zuwenig, wer ist dort zu viel, wer ist dort? ...

Welche Atmosphären, welche Stimmungen sind links von euch? ..." Währenddessen haben sich beide Hände und Arme mit dem Ton beschäftigt.

„Nehmt nun das, was entstanden ist, nach vorne. Schaut drauf, schaut euch an, was rechts entstanden ist, was eure rechte Hand gemacht hat, und schaut, was eure linke Handgemacht hat, vergleicht es, betrachtet es, ertastet es ...

Wie geht es euch, wenn ihr das jeweils rechts und links von euch Gestaltete in der Handhaltet? ...

Wie geht es euch, wenn ihr diese Tonstücke vor euch seht? ...

Wie geht es euch, wenn ihr das rechts entstandenen Gebilde in die linke Hand nehmt und umgekehrt? ...

Was fällt euch ein, woran erinnert euch das Entstandene? ...

Vielleicht ist eines der beiden Gebilde oder sind beide noch nicht fertig, müssen weitergestaltet werden, wollen weitergestaltet werden. Dann setzt fort, was in ihnen angelegt ist, was ansteht ...

Vielleicht gebt ihr jedem der Objekte einen Namen oder einen Titel ... Vielleicht sind die Objekte Ausdruck einer Frage, vielleicht einer Antwort ...

Und nun sucht euch eine Kollegin oder einen Kollegen, eine Partnerin oder einen Partner zum Austausch ...“

12.2.3 Hinein (innen) – hinaus (außen)

Das Thema innen – außen bzw. hinein – hinaus ist ein häufiges Thema in derTherapie. Viele Menschen sind voll, manchmal in ihrem Erleben zu voll von Gefühlen, Kränkungen, Erfahrungen, Gedanken, inneren Sätzen – und suchen nach Wegen, damit hinaus zu kommen. Andere haben Schwierigkeiten, von außen etwas in sich hinein zu lassen; wieder andere empfinden sich als zu durchlässig oder dünnhäutig und lassen äußere Impulse grenzenlos nach innen. Die folgende Einheit führt vom Gestalterischen in die Bewegung, während andere Einheiten wie die bisher erwähnten (vor-zurück und rechts-links) von der Bewegung ins Gestalten führten.

Hinein – hinaus:

„Nehmt euch drei Blätter Papier: ein kleines Blatt in Postkartengröße, ein Blatt in DIN-A-4-Format und ein großes Blatt in DIN-A2 oder DIN-A1. Nehmt euch Stifte eurer Wahl, legt sie neben euch und lasst euch an einem Platz nieder, wo ihr für einige Minutenentspannt sitzen oder liegen könnt …

Nehmt euren Atem wahr, nehmt wahr, wie er in euch hineinfließt, wie er aus euch herausfließt …

Er fließt ganz von alleine, ohne dass ihr euch mühen oder anstrengen müsst … Die Leibbewegung hinein und hinaus vollzieht euer Atem in jeder Minute, jeder Sekunde eures Lebens. Er bringt etwas hinein und etwas hinaus, ganz von allein …

Der Atem bleibt euch als verlässlicher Begleiter, auch wenn euch alle anderen Selbstwahrnehmungen verloren gehen. Nehmt ihn wahr, achtet ihn, schützt ihn …

Der Atem ist fürsorglich, er sorgt für euch. Er bringt hinein, was ihr braucht, und er schafft hinaus, was ihr nicht mehr braucht …

Der Atem ist innen und außen und er schafft die Verbindung von innen und außen, Übergänge, Verknüpfungen usw. …

Wenn ihr das Gefühl habt, es sollte etwas in euch hinein und es geht nicht, dann kann euch der Atem vielleicht helfen, der immer wieder etwas in euch hineinbringt, in kleinen Schritten, nicht alles auf einmal. Er kann euch Wege zeigen …

Wenn ihr das Gefühl habt, dass etwas in euch ist, was nicht hinauskann, dann kann euch der Atem vielleicht einen Weg zeigen, einen Weg von innen nach außen ...

Wenn ihr nun etwas gestaltet, in den nächsten Minuten, kann euch der Atem mit seiner Fürsorge unterstützen, könnt ihr immer wieder auf den Atem lauschen, auf ihn achten und ihn beachten ...

Nehmt nun eine Postkarte und gestaltet etwas, das in euch ist. In euch ist viel mehr, als auf einer Postkarte Platz hat, also wählt etwas aus, etwas, das euch interessiert, das euch kostbar ist, etwas, das hinaus möchte, etwas, das vielleicht ein Geheimnis ist, etwas, das ihr loswerden möchtet, etwas, das ihr schätzt ... Sucht aus, entscheidet euch ...

Und wem nichts einfällt, der fängt einfach an, auf der Postkarte zu malen, und wird dann sehen, was es mit dem Eigenen zu tun hat ...

Legt nun die Postkarte auf das DIN-A-4-Blatt, das DIN-A-4- Blatt wiederum auf das große Arbeitsblatt ...

Ihr könnt nun auf dem großen DIN-A-1 oder -A-2-Blatt das Außen gestalten, das, was um euch herum ist, das, was ihr außen spürt und wahrnehmt ...

Das A-4-Blatt kann Zwischenraum sein, Übergangsraum, Verbindung zwischen innen und außen. Die Formate sollen euch anregen, aber nicht einschränken: Wenn euer Übergangsraum über die Fläche des A-4-Blattes hinausreicht, dann malt auch darüber hinaus, geht frei damit um ...“

Nach 15 bis 20 Minuten: „Nun stellt euch vor euer Gemaltes, nehmt wieder euren Atem wahr, spürt das Hinein und Hinaus ... und lenkt den Blick noch einmal auf eure Postkarte, auf das, was ihr als Innen gemalt habt, und prüft es und schaut danach, wo dieses Innere einen Platz in eurem Körper hat. Vielleicht am Herzen oder im Bauch, im Kopf, Knie, Rücken, ganz gleich, wo auch immer, findet den Platz, den dieses Innere in eurem Körper einnimmt ...

Und nun geht euren Bewegungsimpulsen nach. Vielleicht sucht ihr einen Weg von innen nach außen, vielleicht einen Weg von außen zu diesem Inneren. Geht dem nach, welche Bewegungen in eurem Körper entstehen ...

Schaut auf euer Bild und nehmt dieses Bild als Bewegungsimpulsgeber, als Choreografie, als Anregung für eure Bewegungen ...

Probiert aus, dieses und jenes, bis ihr einen oder mehrere Wege der Verbindung, des Übergangs von innen nach außen gefunden habt ...

Und nun sucht euch eine Partnerin oder einen Partner und tauscht euch aus."

Hinauf (oben) – hinunter (unten)

Oft begegnen wir Menschen, die den „Boden unter den Füßen verloren haben", die ihren Standort suchen, ihre Aufrichtigkeit und ihre aufrechte Haltung. Das erste Praxisbeispiel konzentriert sich auf das Thema „Mein Boden" und geht nur kurz in die Polarität des Aufrichtens und des Nach-oben-Hin. Das zweite Praxisbeispiel zeigt zwei gestalterische Möglichkeiten, sich mit dem Erleben des Unten und dem Erleben des Oben bzw. des Hinunter und des Hinauf zu beschäftigen.

Mein Boden:

„Nehmt euch ein großes Blatt Papier und legt es irgendwo auf den Boden. Ich spiele jetzt eine Musik und bitte euch, dazu zu tanzen. Erkundet im Tanz den Boden, erkundet die Bodenhaftung, bewegt euch zum Boden hin. Tanzt auf dem Papier, neben dem Papier, ganz wie ihr wollt."

Geeignet ist erdgerichtete afrikanische Musik oder „The stamping ground" von Runrig. Anschließend erkläre ich:

„Das Wort Boden hat eine doppelte Bedeutung. Gemeint ist einerseits der Fußboden, das, worauf wir stehen. Und wir meinen gleichzeitig damit etwas, das wir erleben: unseren erlebten Boden oder auch all das um uns herum, was zu unserem Boden zählt, z. B. andere Menschen, Erfahrungen, Tätigkeiten, Kunst, Natur usw. Nutzt auch hier den Begriff Boden in diesem doppelten Sinn und

beschäftigt euch damit, was euer Boden ist. Bleibt dabei in Bewegung. Ich werde etwas Musik spielen, steht, sitzt, kriecht, ganz egal, was ihr macht, aber bewegt euch. Bewegt euren Körper und bewegt eure Lebendigkeit und beschäftigt euch mit dem Thema Boden: Was ist mein Boden?"

Als Musik eignet sich ruhige Klaviermusik, z. B. „The River" oder Stücke von Winston oder klassische Stücke, die eine gewisse Schwere haben, die sich eher nach untenorientieren als in die Luft.

Irgendwann sage ich dazwischen:

„Vielleicht erinnert ihr euch an Situationen, in denen ihr euren Boden als brüchig erlebt habt oder wenn ihr gar den Boden verloren habt. Nehmt wahr, was dabei geschieht, nehmt wahr, was euren festen Boden bedroht, gefährdet, verletzt (hat). Und bewegt euch dann wieder in Richtung des sicheren Bodens, geht auf die Suche, was zu eurem sicheren Boden gehört, auf dem ihr stehen könnt, der euch trägt, der stabil ist."

Für diese Einheit ist es wichtig, ausreichend Zeit zu lassen. Je nach Gruppenstimmung dauert diese Phase 10 bis 15 Minuten.

Danach bitte ich:

„Nehmt euch nun Farben oder Stifte gleich welcher Art und malt euren Boden. Malt den Boden, wie ihr ihn erlebt habt, auf das Blatt."

Anschließend ist es sinnvoll, den mehr oder weniger gefundenen Boden noch einmal auf seine Tragfähigkeit zu überprüfen. Ich fordere auf:

„Nun erhebt euch bitte und stellt euch auf die Stelle in eurem Bild, auf der euer Boden am tragfähigsten, sichersten, stabilsten ist. Falls ihr mit weichen Stiften oder feuchten Farben gemalt habt, stellt euch neben diese Stelle, neben das Bild. Spürt dort den Boden, spürt den Kontakt der Füße zum Untergrund und stellt euch sicher und stabil hin.

Spürt nun euren Atem ... und euren ganzen Körper, wie ihr nun dort steht, aufgerichtet, aufrecht. Auch dieses Wort hat eine doppelte Bedeutung im

Sinne von *körperlich aufgerichtet, aber auch von aufrechter Haltung ... Falls ihr die Augen geschlossen habt,* öffnet *sie nun, schaut euch um, schaut in die Welt hinein, aufgerichtet und aufrecht ... und sucht euch nun eine Partnerin oder einen Partner, um euch* über *das, was ihr erlebt habt, auszutauschen."*

Hinauf (oben) – hinunter (unten):

Eine einfache und wirkungsvolle Möglichkeit, die Richtung nach unten bzw. den Raum unten gestalterisch auszudrücken, besteht in der einfachen Aufforderung:

„Nehmt ein großes Blatt Papier und malt mit euren Füßen ein Bild." Es können Stifte zwischen die Zehen genommen werden, es kann mit der Ferse und flüssiger Farbe gemalt werden, ganz wie die Bedingungen es zulassen und wozu die Lust und Launeder Beteiligten neigt. Man kann diese Einheit vorbereiten durch Fußübungen, Bodenübungen, Wahrnehmungen, Tänze etc. nach unten hin, man kann auch einfach unmittelbar mit der Gestaltung einsteigen.

Ein ähnlich einfacher und wirkungsvoller Zugang nach oben bietet die Aufforderung, oberhalb der Augenhöhe ein Bild zu malen. Dazu wird eine Wand benötigt, an der ein Blatt Papier mit der Unterkante auf der Höhe der Augen oder sogar oberhalb der Stirn aufgehängt wird. Die Aufgabenstellung lautet:

„Malt das Bild und stellt euch dabei immer bzw. immer wieder auf eure Zehenspitzen."

Beim Malen sollen, müssen, dürfen sich die Teilnehmer*innen bzw. Klient*innen nach oben strecken, ihre Bewegung und damit auch ihr Erleben nach oben richten. Es bedarf der Aufforderung und der Erinnerung:

„Nehmt immer wieder wahr, wie es euch geht, wenn ihr euch nach oben reckt undstreckt, wenn ihr eure Arme und eure Aufmerksamkeit nach oben richtet, und setzt diesin euer Bild, in euer Malen um."

12.3 Konstitutive Leibbewegungen

12.3.1 Ruhig - unruhig

Ruhig und unruhig gehören zu der zweiten Gruppe der Leibbewegungen, die wir als Konstitutive Leibbewegungen („konstitutiv" kommt von Konstitution = Verfassung, Befindlichkeit, Zustand) bezeichnen. Auch das Wort „ruhig" hat die schon erwähnte, den Leibbewegungen innewohnende Mehrdeutigkeit: Es kann eine Bewegungsart oder einen Zustand der motorischen Bewegung bezeichnen (man kann einen Arm ruhig bewegen) oder auch Ruhe erleben. Gleiches gilt für unruhig. Ob das Wort „ruhig" jetzt das treffende Wort ist für die jeweilige Person oder ob man sagt „gelassen", „ganz bei mir", „still", „friedlich" oder ob man das Wort „unruhig" durch das Wort „nervös", „ungehalten", „ungeduldig", „zappelig" ersetzt, ist individuell verschieden und in Bezug auf unsere Kategorisierung hier von zweitrangiger Bedeutung. Manche Klientinnen oder Klienten leiden darunter, dass sie zu unruhig sind, und suchen den Weg zur Ruhe, andere verbinden Ruhe mit Langeweile, mit Stillstand oder sogar Friedhof und suchen einen Weg in die Unruhe. Wieder andere sind äußerlich ruhig, aber innerlich unruhig. Mit ihnen kann die Arbeit zum Thema „ruhig und unruhig" mit den Leibbewegungen „innen und außen" bzw. „hinein und hinaus" verknüpft werden. Zur Arbeit mit dem Thema „ruhig - unruhig" möchte ich einen Zugang vorstellen, der auch mit allen anderen im Folgenden erwähnten konstitutiven Leibbewegungen fruchtbar eingesetzt werden kann.

Ruhig - unruhig (1):

„Verwandelt den Seminarraum, in dem ihr euch befindet, in einen Bedeutungsraum bzw. eine Ansammlung unterschiedlicher Bedeutungsräume. Wir teilen eine Seite, einen schmalen Streifen ab: Das ist der Pausenraum oder der Beobachtungsraum. In diesen Raum könnt ihr euch in der Folgezeit jederzeit zurückziehen, euch selbst von außen beobachten oder eine Pause machen. Den restlichen Teil dieses Raumes teilen wir in drei nebeneinander liegende Räume ein. Der eine größere Raum ist der Raum eurer Unruhe, der andere gegenüber liegende äußere Raum ist der Raum eurer Ruhe und der dazwischen liegende Raum ist der Raum des Übergangs. Wenn ihr einen anderen Begriff braucht, der für euch passender diese Zustände ausdrückt, gebt den Räumen diese Bedeutung. Haltet euch nun in den nächsten Minuten in diesen drei Räumen auf. Nehmt

wahr, wie es euch hier geht und dort geht, nehmt wahr, welche Bewegungsimpulse ihr habt, nehmt wahr, was ihr erlebt …

Und probiert Übergänge, *probiert Wege von einem Raum zum anderen, vom anderen zumeinen, haltet euch an den Grenzen auf, seid achtsam …"*

Nach einer Weile: *„Nehmt euch nun ein großes Blatt und unterteilt dies in drei Felder, so dass ein Triptychon entsteht: ein linkes Feld, ein mittleres und ein rechtes Feld. Malt in eines der äußeren Felder, was ihr im Raum der Unruhe erlebt, malt in das gegenüber liegende äußere Feld das, was ihr im Raum der Ruhe erlebt, malt in die Mitte das, was ihr im Raum des Übergangs erlebt. Es ist ganz egal, womit ihr anfangt, es ist auch egal, wie groß die jeweiligen Felder sind. Wenn euch das Blatt Papier zu klein ist, könnt ihr auch drei Blätter nehmen, die jeweils die Bedeutung eines Teils des Triptychons haben. Nur eine Bitte habe ich: Malt das Bild der Unruhe, während ihr euch im Raum der Unruhe aufhaltet, malt das Bild der Ruhe, während ihr euch im Raum der Ruhe aufhaltet, undmalt das Bild des* Übergangs, *während ihr euch im Raum des* Übergangs *aufhaltet …"* Dann nach einiger Zeit, nach 20 oder 30 Minuten: *„Kommt nun zum Ende undtauscht euch mit einer oder mehreren Personen aus."*

Ruhig – unruhig (2):

Wieder wird ein Teil eines Raumes zu einem Pausen- und Beobachtungsraum abgeteilt. Der andere Teil des Raumes wird diesmal nicht in Teilräume unterteilt, sondern den äußeren seitlichen Begrenzungen dieses Raumes werden die zwei Pole zugeordnet. Die eine Seite wird zum Pol der Unruhe, die andere ebenfalls möglichst schmale Seite zum Pol der Ruhe. Die Teilnehmer*innen bzw. die Klient*innen werden aufgefordert, sich im Raum zwischen diesen beiden Polen zu bewegen und dabei auf ihr Erleben zu achten.

Gestalterisch gibt es unterschiedliche Möglichkeiten. Eine Variante, eher für die Einzel- als für die Gruppenarbeit geeignet, besteht darin, an die Seite eines jeden Polsein Blatt Papier zu hängen und die Klientin oder den Klienten aufzufordern, jeweils an dieser Polseite zu malen. Diese Gestaltungsform setzt den Akzent auf das Erleben der Pole, der Extreme. Sie mag für Menschen angemessen sein, die irgendwo „in der Mitte feststecken", und sie ermuntern, Extreme auszuprobieren.

Eine zweite Variante ähnelt der des Triptychons. Die Klient*innen werden aufgefordert, drei Felder eines Blattes zu malen, ein Feld der Unruhe, ein Feld der Ruhe und dazwischen ein Feld des Überganges. Sie sollen darauf achten, an welcher Stelle sie jeweils malen, und sich so inmitten des Spannungsfeldes zwischen Ruhe und Unruhe ganz gezielt einen Ort oder mehrere Orte des Malens auszusuchen.

Eine dritte Variante bietet drei Blätter an, auf denen drei Bilder an drei verschiedenen Orten entstehen. Nachdem sich z. B. die Teilnehmer*nnen einer Gruppe zwischen den Polen bewegt haben und eine Zeit lang Erfahrungen gesammelt haben, fordere ich auf:

„Suchen Sie nun die Stelle im Raum, die Ihrem Befinden jetzt am ehesten entspricht.

Nehmen Sie ein Blatt Papier und malen Sie an dieser Stelle ihr jetziges Befinden ... Suchen Sie dann die Stelle, die Ihnen eben am unangenehmsten war. Nehmen Sie ein Blatt Papier und malen Sie dort das, was Ihnen unangenehm ist, das, was sie dort erlebt haben bzw. jetzt erleben ...

Suchen Sie nun die Stelle, die Ihnen am angenehmsten war bzw. jetzt ist. Seien siesorgfältig und wählerisch und malen Sie dort auf das dritte Blatt Ihr Erleben, Ihre inneren Bilder, Ihre Vorstellungen, das, was Ihnen in den Sinn kommt ...

Nun löse ich den Raum auf, der Magnet ist abgeschaltet, die beiden Pole haben keine Wirkung mehr, überall ist jetzt Pausenraum oder Aktivitätsraum, ganz wie Sie wollen. Legen Sie nun an einer Stelle, die Ihnen behagt, diese drei Bilder nebeneinander, übereinander, *aneinander und fügen Sie sie so zusammen, dass es für Sie stimmig ist. Sinnieren Sie ein wenig darüber. Welche Fragen gibt es, welche Antworten ...*

Suchen Sie sich eine Kollegin, einen Kollegen, eine Partnerin oder einen Partner zum Austausch ...“

12.3.2 Diffus – prägnant

Statt „diffus" kann man auch sagen „verwirrt", „chaotisch" oder „vernebelt" und statt „prägnant" „klar", „licht", „deutlich" usw. Jeder Mensch kennt solche Zustände und manche Menschen leiden darunter, dass sie in einem dieser Zustände feststecken. Auch dazu eine gestalterische Arbeitsmöglichkeit, diesmal aus der Einzelarbeit.

Diffus – prägnant:

„Nehmen Sie ein großes Blatt Papier und malen Sie mit weichen Kreiden hinein, was Ihnen zum Thema ‚diffus' einfällt. Sie können auch andere Worte benutzen: durcheinander sein, verwirrt sein, im Nebel stehen, nicht durchblicken, orientierungslos, chaotisch sein usw. ...

Während Sie malen, sinnieren Sie über Ihr Erleben, nehmen Sie ernst, was Ihnen an Vorstellungen, Bildern, Erfahrungen, Erinnerungen in den Sinn kommt."

Nach einer Weile: *„Nun schauen Sie sich Ihr Bild an. Hängen Sie es an die Wand, gehen Sie nah heran und auch weiter weg oder legen Sie es auf den Boden und schauen essich im Stehen an, von Nahem und von Weitem ...*

Wo in Ihrem Leben, wo in Ihrem Bild brauchen Sie Klarheit, brauchen Sie Prägnanz?

... Wie kann Klarheit bzw. Prägnanz aussehen? ...

Und nun nehmen Sie Stifte, feste Ölkreiden, Filzschreiber oder Ähnliches und malen Sie Klares und Prägnantes in Ihr diffuses Bild. Vielleicht sind es Konturen, vielleicht Linien, vielleicht Fixpunkte oder Flächen. Nehmen Sie Ihre Impulse ernst und schaffen Sie die Prägnanz, die Klarheit, die Sie jetzt brauchen."

Auch am Ende dieser Einheit steht wieder der Austausch. Diese Einheit empfiehltsich, wenn Menschen mit diffusem Erleben in die Therapie kommen. In dieser Einheit holen wir sie in ihrem diffusen Erleben ab und führen sie zu mehr Klarheit bzw. geben Ihnen die Möglichkeit dazu. Wenn Klient*innen nicht in der Lage sind, auf diesem gestalterischen Weg Konturen zu finden, dann bedarf es des Gesprächs und der Anregung oder anderer Unterstützung.

Wenn wir Menschen in übergroßer Klarheit abholen wollen, wenn sie darunter leiden, dass sie sehr prägnant sind, überdeutlich, und sich nach etwas mehr Durcheinander, etwas mehr Loslassen, etwas mehr Gelassenheit sehnen, dann bitte ich sie, das, was Ihnen an Prägnanz zu viel ist oder zu prägnant ist, mit mittelharten Pastellkreiden auf ein Blatt Papier zu malen. Mit diesen Kreiden kann man, vor allem wenn man sie anspitzt oder schräg anschneidet, sehr klare Konturen zeichnen. Im nächsten Schritt fordere ich dann auf:

„Und nun probieren Sie, diese Klarheit, diese Prägnanz etwas zu verwischen, soviel, dass es Ihnen keine Angst macht, soviel, wie Sie es möchten, wie Sie es zumindest gestalterisch einmal ausprobieren möchten …

Sie können mit Ihren Fingern über das Gezeichnete wischen und es dadurch etwas verwischen. Sie können mit anderen Pastellkreiden oder Pastellkreiden der gleichen Farbe flächig weiterzeichnen, weitermalen, Sie können dem Klaren, das Sie gemalt haben, eine Umgebung malen, die es braucht, um etwas weicher zu werden, probieren Sie, experimentieren Sie …“

Auch danach wieder: Austausch mit anderen bzw. mit der Therapeutin oder dem Therapeuten.

12.3.3 Eng (engen) – weit (weiten)

Schon in den Eingangssätzen dieses Kapitels habe ich darauf verwiesen, wie unterschiedlich eng bzw. engen und weit bzw. weiten erlebt werden kann. Auch hier, wie bei allen konstitutiven Leibbewegungen, ist der zum Thema „ruhig – unruhig“ beschriebene Weg des Verraumens ein effektiver Erlebens-öffnender Zugang. Noch ein paar weitere, die ich entwickelt und ausprobiert habe und die sich bewährt haben, seien hier beschrieben.

Eng malen – ein Bild tanzen:

Zum Thema eng und weit bieten sich unterschiedliche Formate an, um gestalterisch enges und weites Erleben auszudrücken bzw. über das Gestalten der Enge und der Weite einen Zugang zum Erleben zu finden. Das Beispiel einer Einzelarbeit:

„Nehmen Sie eine Schere und ein Blatt Papier und schneiden Sie einen schmalen, engen Streifen von dem Papier ab. Bestimmen Sie selbst, wie lang und wie breit dieser Streifen sein soll – wichtig ist, dass er für Sie mit Enge zu tun hat. Legen Sie diesen Streifen vor sich hin, möglichst hochkant, und sinnieren Sie darüber, was in Ihnen eng ist, in Ihrem Körper, in Ihrem Erleben, in Ihrem Leben, was Sie einengt, aber auch was angenehm eng ist, kuschelig, nah, geborgen, und malen Sie währenddessen das, was Sie an Enge, engem Erleben fühlen, auf dieses Blatt Papier."

Nach einem Austausch und einem vertiefenden Gespräch kann man weitere Zwischenschritte gehen, z. B. diesen Papierstreifen auf ein etwas breiteres Blatt Papier legen, vielleicht nicht im normalen DIN Format, sondern auf ein ebenfalls eingeengtes, aber nicht mehr ganz so enges Format, und das, was eng ist, oder dort, wo die Enge stört, erweitern, ein wenig mehr nach rechts und links in die Seiten hinein malen, so dass das Bild wächst.

Die meisten Klient*innen, die an zu großer Enge leiden, haben Angst vor der Weite, sehnen sich zwar nach ihr, doch befürchten sie, sich in der Weite aufzulösen oder zu verlieren. Wenn es angesagt ist, kann auch gleich ein Schritt in das Gegenteil versucht werden, indem ein großes Blatt, zwei, drei Meter lang und 1,20 bis 1,50 Meter hoch, an eine Wand geklebt wird. Ich bitte dann die Klientin oder den Klienten, Zeitungspapier als Schutz auf den Boden zu legen und Farben unterschiedlicher Art bereitzustellen. Dann sage ich:

„Dieses Format, dieses Papier an der Wand ist so groß und so breit, dass Sie sich dort ausbreiten können. Sie können sich den Raum nehmen, den Sie brauchen. Meine Bitte ist: Entwickeln Sie Bewegungen vom Engen zum Weiten, tanzen Sie Ihre Weite, nehmen Sie sich in Ihren Bewegungen den Raum, der Ihnen zusteht, der Ihnen angemessen ist … Und wagen Sie ruhig etwas …

Greifen Sie nun zu Stiften oder Pinsel und Farbe und tanzen Sie ein Bild, nehmen Sie aus der Bewegung heraus etwas von Ihrem Erleben auf das Bild, gestalten Sie, malen Sie, zeichnen Sie etwas auf das Bild ...

Lösen Sie sich immer wieder von dem Bild, tanzen Sie, bewegen Sie sich in die Weite, in die Breite und malen Sie dann wieder Ihr Erleben aus der Bewegung heraus auf das Bild an die Wand ..."

Man kann diesen Prozess mit Musik unterstützen, doch meistens sehe ich davon ab, da Musik das Erleben prägen und lenken kann, und verlasse mich auf das, was in den Menschen erklingt, wenn sie sich Raum nehmen und ihr Erleben des Weitens auf einem weiten Bild zu Papier bringen.

12.3.4 Gespannt (spannen) – gelöst (lösen)

Auch beim Thema Spannen und Lösen befinden sich die meisten Klient*innen auf der Seite der Spannung. Sie leiden darunter, zu hohe Spannung zu haben und von dieser Spannung nicht oder zu wenig „herunter zu kommen". Es gibt auch Klient*innen, die sich eher in einem Zustand der Auflösung befinden und sich von allem, was ihnen wichtig ist und ihnen Halt gibt, gerade loslösen; sie haben Angst sich aufzulösen, sich zu verlieren. Für die letzteren arbeiten wir mit dem Rahmenbild (s. oben), um ihnen mit dem Rahmen Sicherheit und Halt zu geben. Für die Klient*innen, die an einer hohen Spannung bzw. Überspannung leiden, hat sich folgende Gestaltungs- und Erlebensweise bewährt:

„Nehmen Sie Papier und Farben oder Stifte und legen Sie beides vor sich hin. Setzen oder stellen Sie sich und nehmen wahr, wo Sie in sich gerade Spannung spüren ...

Schicken Sie Ihre Aufmerksamkeit auf eine Reise durch Ihren Körper, registrieren Sie Ihre Spannung. Sie brauchen sie gar nicht zu verändern, meist verändert sie sich schon alleine dadurch, dass Sie sie beachten ... Nehmen Sie sie wahr, nehmen Sie sie ernst ...

Vielleicht kommen Ihnen dazu Gedanken, Bilder, Vorstellungen. Dann lassen Sie sie kommen und auch wieder gehen, aber nehmen Sie sie auch ernst, registrieren Sie sie ...

Und nun nehmen Sie Ihr Blatt und Ihre Farben oder Ihre Stifte und malen Sie Ihre Spannung …

Wenn Sie fertig sind, betrachten Sie das Bild und erzählen Sie mir (dem Therapeuten) etwas über Ihre Spannung (oder tauschen Sie sich mit einer Kollegin, einer Partnerin, einem Kollegen oder einem Partner in der Gruppe aus) …

Schauen Sie nun noch einmal auf das Bild und suchen Sie einen Ansatzpunkt, diese Spannung zu lösen oder zumindest leicht zu verringern. Vielleicht ist dies ein Teil des Bildes, der Ihnen sofort ins Auge springt, vielleicht müssen Sie suchen, vielleicht müssen Sie dafür an einem Teil des Bildes etwas verändern, vielleicht liegt dieser Ansatzpunkt nicht mitten im Bild, sondern eher am Rande …

Nehmen Sie nun eine Postkarte und malen Sie diesen Ansatzpunkt zur Spannungsveränderung, den ersten Schritt auf dem Weg zum Lösen der Spannung, auf diese Postkarte. Vielleicht übertragen Sie einen Ausschnitt aus dem Spannungsbild auf die Postkarte, vielleicht vergrößern Sie eine winzige Kleinigkeit des Spannungsbildes, vielleicht ergänzen Sie etwas, vielleicht erweitern Sie das Spannungsbild, so dass auf der Postkarte der Ansatzpunkt zum Spannungslösen sichtbar wird …

Und nehmen Sie nun eine zweite Postkarte und malen Sie auf diese Postkarte, wie das Spannungslösen weitergehen könnte. Atmen Sie dabei achtsam, schenken Sie immer wieder zwischendurch ihrem Atem einige Atemzüge lang Aufmerksamkeit und malen Sie dann diese Postkarte …

Und legen Sie diese zweite Postkarte neben die erste Postkarte und greifen Sie dann zu einer dritten und später einer vierten, einer fünften, sechsten usw. Malen Sie eine Postkartenserie, eine Postkarte nach der nächsten, so dass aus jeder Postkarte ein weiterer Schritt aus der Spannung hin zum Verringern der Spannung, zum Lösen der Spannung geschieht. Achten Sie zwischendurch und währenddessen immer wieder auf Ihren Atem …

Irgendwann hat diese Postkartenserie ein Ende, vielleicht schon nach zwei Karten, vielleicht auch nach sieben oder acht. Es ist ganz egal. Nehmen Sie sich ernst. Malen Sie so viele Postkarten, wie Sie sich Bilder vom Lösen der Spannung machen können …

Und nun erzählen Sie über *das, was Sie erlebt haben ...*

Wie kann das, was Sie jetzt auf Ihre Postkarten gemalt haben, was Sie dort gestaltet haben, als erster Schritte aus der Spannung heraus in Ihrem Alltag umgesetzt werden? Welche Postkarte können Sie mitnehmen in Ihren Alltag? Was können Sie dort tun? ..."

12.3.5 Lebendig – unlebendig

Dass „lebendig" ein Erlebenszustand ist, wird niemand bestreiten wollen. Das Wort „unlebendig" ist nicht sehr treffend, wir haben es trotzdem gewählt, weil es ein Sammelbegriff für sehr unterschiedliche Bezeichnungen ist, z. B. „starr", „tot" bzw. „wie tot", „leer", „taub" usw. Auch hier können die bisher beschriebenen kunst- und gestaltungstherapeutischen Wege genutzt werden. Als besonderen Weg will ich ein Beispiel aus der Arbeit mit Kindern vorstellen:

In der Arbeit mit Kindern ist es notwendig, bildhafte Vorstellungen vorzugeben, mit denen sich Kinder identifizieren können. Diese bildhaften Vorstellungen sollten sie einladen, die Qualität einer Leibbewegung zu erfahren. Ich beginne mit der Leibbewegung „unlebendig" und sage in einer Kindergruppe:

„Stellt euch vor, ihr seid RR, der rostige Roboter. Ihr habt keine Gefühle. Ihr bekommteuch gar nicht mit. Ihr dürft nur das tun, wozu ihr programmiert seid. Bewegt euch wie ein Roboter, wie ein rostiger Roboter, starr ..."

In der Regel greifen Kinder dieses Bild auf und erstarren. Gerade, stocksteif, fest, meist langsam bewegen sie sich wie vorbestimmt und programmiert. Dann:

„Und nun kommt eine Zauberin vorbei und berührt euch mit einem Zaubertuch. Wenn ihr von dem Zaubertuch berührt worden seid, werdet ihr zu einem ganz tollen, ganz lebendigen Wesen. Vielleicht ist es ein wild galoppierendes Zebra oder ein Raubvogel oderein Fantasiewesen, irgendetwas aus einer Fernsehserie oder einem Buch, irgendetwas, was ihr euch vorstellt, was das Gegenteil eines Roboters ist ..."

Manche Kinder brauchen Hilfe, brauchen konkretere Vorschläge. Den meisten Kindern fällt selbständig etwas ein, ein Wesen, ein Tier, eine Figur, die sie mit dem Gegenteil des Roboters, mit ihrer persönlichen Vorstellung von Lebendigkeit verbinden. Manche sind wilde Löwen oder Tiger, andere eine kleine Springmaus oder Superman ...

Auch hier ist wichtig, dass sie ihre Rolle so spielen, wie es ihnen eigen ist, dass sie sich in ihrer Rolle bewegen, dass sie die Identifikation ernst nehmen. Anschließend bitte ich:

„Und nun nehmt euch zwei Blätter Papier und malt den Roboter und dann malt euer Tier oder sonstiges Wesen, euer lebendiges Wesen, malt zwei Bilder, so wie es eben war, wie ihr eben gespielt habt."

Anschließend wird darüber geredet. Häufig gibt es sehr kluge, manchmal auch erschütternde Antworten auf mein Nachfragen: *„Fühlst du dich auch schon mal wie ein Roboter? Darfst du denn zu Hause wie das wild galoppierende Zebra sein oder in derSchule oder im Kindergarten?"*

12.3.6 In sich wohnen – sich fremd sein

Ich fühle mich in mir zu Hause – das kennen viele. Ich bin mir fremd, ich stehe neben mir – auch dies wird vielen bekannt sein. In-sich-Wohnen und Sich-fremd-Sein sind ein Befinden, also konstitutive Leibbewegungen. Und sie sind Thema jedes therapeutischen Prozesses. Wer sich in eine Therapie begibt, hat fast immer das Bestreben, mehr in sich zu wohnen, sich wohnlich in sich einzurichten. Insofern ist in sich wohnen – sich fremd sein auch ein übergeordnetes Thema, eine Leibbewegung, die Boden und Überschrift vieler Therapien ist.

Ein Beispiel aus der Gruppenarbeit:

„Nehmen Sie ein Blatt DIN-A-4-Papier, Farben oder Stifte. Sie kennen es alle, dass sie sich einmal fremd sind. Vielleicht sagen Sie auch dazu, dass Sie neben sich stehen, dass Sie etwas nicht mitbekommen oder sich nicht spüren oder dass in Ihnen etwas Fremdes ist, das nicht zu Ihnen passt und nicht zu Ihnen gehört ...

Lassen Sie Gedanken kommen und gehen, Ihre Vorstellungen, inneren Bilder, Erinnerungen, Fantasien usw. ...

Und nun malen Sie das, was Ihnen dazu einfällt, und das, was Ihnen dazu wichtig ist, auf das Blatt Papier, das vor Ihnen liegt ...

Nun, da Sie fertig sind, legen Sie dieses Blatt beiseite; nehmen Sie ein zweites DIN- A-4-Blatt und sinnieren Sie nun über die Vorstellung, in sich zu wohnen. Sie kennen alle, dass Sie eine neue Wohnung beziehen, die kahl und leer ist, und dann, wenn die Möbel drinnen sind, etwas wohnlicher wird; und, wenn die Bilder angebracht sind und die Lampen und hier etwas herum liegt und dort das Tuch und da der Aschenbecher, immer wohnlicher wird, bis es schließlich Ihre Wohnung ist, in der Sie wohnen, in der Sie sich eingerichtet haben. Wenn Sie die Vorstellung dieser Wohnung auf sich beziehen, wenn Sie anstreben, in sich zu wohnen, wird vielleicht deutlich, dass dies nie ein abgeschlossener Prozess ist, sondern ein Weg ...

Lassen Sie auch dazu Gedanken, Erinnerungen, Bilder, Vorstellungen kommen und gehen ...

Und irgendwann greifen Sie zu den Farben oder Stiften und zu Ihrem Blatt, malen Sie ein Bild des In-sich-Wohnens auf das DIN-A-4-Papier ...

Und nun nehmen Sie beide Bilder, legen Sie sie nebeneinander oder in die Nähe, vergleichen Sie, schauen Sie darauf und nehmen Sie wahr, was Ihnen auffällt und wie es Ihnen beim Betrachten geht ...

Nehmen Sie nun ein großes Blatt DIN-A-1-Papier oder DIN-A 0 und legen Sie Ihre beiden Bilder so auf das große Blatt, dass es passt, dass es stimmig ist. Sie können in derMitte liegen, am Rand, schräg, nebeneinander, übereinander, ganz egal, nehmen Sie sichernst, probieren Sie, schieben Sie solange hin und her, bis es für Sie stimmt ...

Nun fixieren Sie mit Kreppband oder Klebstoff die beiden DIN-A-4-Bilder auf dem großen Blatt und überlegen Sie, welche Umgebung diese beiden Bilder haben oder brauchen, in welcher Landschaft sie sich befinden, welche Atmosphäre um sie herum ist bzw. um sie herum sein sollte, ganz gleich, worauf Sie den Akzent oder Ihr Augenmerk legen wollen …

Und nun malen Sie diese Umgebung, diese Atmosphäre, diese Landschaft um diese Bilder herum, in die Ihr Sich-fremd-Sein und Ihr In-sich-Wohnen eingebettet sind …

Betrachten Sie nun Ihr fertiges Bild, stehen Sie auf und schauen Sie es aus ein, zwei Schritten Entfernung an, wenn Sie auf dem Fußboden oder dem Tisch gemalt haben. Oder gehen Sie einige Schritte zurück, wenn Sie an der Wand gemalt haben …

Suchen Sie sich einen Partner oder eine Partnerin, eine Kollegin oder einen Kollegenzum Austausch."

Eine Variante besteht darin, dass an der Stelle, wenn die beiden Bilder des In-sich-Wohnens und des Sich-fremd-Seins auf das große leere Blatt gelegt werden, gesagt wird:

„Malen Sie nun Ihre Lebenslandschaft auf das große Blatt. Diese Lebenslandschaft ist die Umgebung Ihres In-sich-Wohnens bzw. Ihres Sich-fremd-Seins. Vielleicht malen Sie die Landschaft der Gegenwart, vielleicht entsteht dort die Lebenslandschaft, die Sie sich wünschen. Ganz gleich, wie Sie sich entscheiden, setzen Sie Ihre eigenen Akzente …

Und nun suchen Sie irgendwo eine Stelle, einen Ausschnitt aus dem Lebenslandschaftsbild einschließlich der beiden Einlagen, von der aus der nächste Schritt in Ihrem Leben weitergehen kann …

Diese Stelle kopieren bzw. vergrößern Sie nun auf einer Postkarte oder einem DIN- A-4-Blatt …

Stellen Sie sich an die Stelle dieses Blattes und gehen Sie von dort aus den nächsten Schritt. Machen Sie einen Schritt nach vorn und überlegen *Sie dabei, wie dieser Schrittin Ihrem Alltag aussehen könnte …"*

12.4 Hinweise („Die 10 Gebote“)

Die kunst- und gestaltungstherapeutische Arbeit mit Leibbewegungen ist fruchtbar und wirksam. Ihre Besonderheit besteht darin, dass sie die Klient*innen aus den Alltagserfahrungen „abholt“ und gute Möglichkeiten zeigt, das in der Therapie Erlebte nachhaltig in den Alltag zu integrieren. Mit Begriffen wie „Boden“, „Ruhe“, „Enge“, „Spannung“, „Verwirrung“ usw. sowie dem dazugehörigen Erleben können Klient*innen in der Therapie genauso wie im Alltag viel anfangen.

Bei der Arbeit mit Leibbewegungen gilt es, einige Hinweise zu beachten. Die zehn wichtigsten Hinweise habe ich wie folgt zusammengefasst:

1. In Leibbewegungen geht es um das Erleben. Dies ist immer wieder zu betonen. Alle Regungen, alle Impulse des Erlebens sind ernst zu nehmen. Es gilt, die Klient*innen wiederholt dazu anzuhalten, auch Kleinigkeiten zu beachten. Die Erfahrungen der Leibbewegungen ermöglichen den Klient*innen manchmal spektakuläre neue Erlebensschritte; häufig aber stecken kostbare Veränderungs- und Entwicklungsansätze auch im Nebensächlichen, scheinbar Kleinen, das es zuwürdigen gilt.

2. Die Arbeit mit den Leibbewegungen ist, wie der Name sagt, Erlebnis-öffnend. Es gibt also kein Richtig und kein Falsch, keine vorgegebenen Bewertungen. Jede Leibbewegung kann positiv wie negativ bewertetes Erleben enthalten. Therapeut*iInnen sollten sich folglich in der Arbeit mit den Leibbewegungen ihrer eigenen Bewertungen und Bevorzugungen einerseits bewusst sein, andererseits dringend enthalten. Dies heißt keinesfalls, dass eine Aura der Wertfreiheit über dieser Arbeit liegen darf. Es gilt im Gegenteil, jede einzelne Klientin, jeden einzelnen Klienten dazu zu ermutigen, eigene Wertungen vorzunehmen, für sich herauszufinden, ob z. B. die Ruhe bzw. eine bestimmte Qualität von Ruhe geschätzt wird oder ob es ansteht, mehr Unruhe zu wagen.

3. Die Arbeit mit den Leibbewegungen holt die Menschen dort ab, wo sie gerade stehen. Die Sprache ist voll dieser Begriffe und meine Frau Gabriele und ich haben für die Bezeichnungen der Leibbewegungen insbesondere Begriffe gewählt, die in der Alltagssprache gängig sind. Das gilt für

die Arbeit mit einzelnen Klienten und Klientinnen ebenso wie für die Arbeit mit Gruppen. Eine Gruppe kann „flatterig oben schweben" oder „schwer danieder liegen", so dass entsprechende Leibbewegungsangebote angesagt sind. Eine Klientin kann in die Einzeltherapie kommen und davon erzählen, dass sie sich eingeengt und eingeklemmt fühlt, während ein Klient davon berichtet, dass es bei ihm immer weiter vorwärts gehen muss und er sich getrieben fühlt. Solche Bemerkungen sind Hinweise auf das Erleben der Betroffenen. Leibbewegungen sind nichts, was wir Therapeut*innen an die Klient*innen herantragen. Die Klient*innen kommen mit Leibbewegungen in die Therapie, aber mit Leibbewegungen, die häufig erstarrt sind und die ihnen zuwenig Wahlmöglichkeiten für ihr Erleben und Leben bieten.

4. Die Starre in den Leibbewegungen ist der häufigste Ausgangspunkt unserer therapeutischen Arbeit. Wenn sich jemand eingeengt fühlt, ist dies keine Bewegung des Erlebens, sondern ein Zustand. Unsere Angebote in der Arbeit mit den Leibbewegungen zielen darauf ab, von der Starre in die Bewegung zu kommen, vom Sein zum Tun. Wie dann die Bewegung aussieht, wie sie erlebt wird, welches Tun daraus folgt, das ist der Sache der Klient*innen, diesbezüglich sind wir absichtslos. Unsere Absicht ist aber eindeutig, Bewegungen des Erlebens zu fördern. Deswegen hat sich die Arbeit mit den gegenüber liegenden Polen und dem Verraumen besonders bewährt, da die Gegenüberstellung zu innerer und äußerer Beweglichkeit animiert.

5. Das Erleben von Aspekten der Leibbewegungen, das wir in der Sprache und im körperlichen Ausdruck der Klient*innen erfahren und das wir in der konkreten Arbeit mit Leibbewegungen in der Einzel- und Gruppentherapie weiter beobachten, gibt diagnostische Auskünfte. Gelegentlich spiegelt es das Erleben augenblicklicher Lebenssituationen wider, zumeist aber gibt es Hinweise auf Lebens- und Erlebensmuster der Klient*innen. Das Getriebensein kann eine Momentaufnahme sein oder zum Muster eines Klienten oder einer Klientin gehören. Insofern ist die Arbeit mit den Leibbewegungen immer auch diagnostisch, d.h. sie verhilft den Klient*innen und den Therapeut*innen zur Einsicht.

6. Häufig erfahren wir in der Arbeit mit Leibbewegungen, dass Klient*innen irgendwo feststecken oder nicht weiter kommen. Dann empfiehlt es sich,

dieRichtung zu wechseln oder von einer Leibbewegung zu einer anderen zu schreiten. Wenn ein Klient z. B. Schwierigkeiten hat, die Richtung nach oben zu erleben, mag es sinnvoll sein, sich zuerst einmal mit der Richtung nach unten und seinem Boden zu beschäftigen. Eine Klientin, die beim Gestalten ihres Bodens nicht weiterkam, fragte ich: „Was brauchst du jetzt?" Sie antwortete: „Ruhe." Wir arbeiteten mit der Leibbewegung ruhig – unruhig weiter. Solche Beispiele sind zahlreich, die Leibbewegungen sind in jeder einzelnen Person unterschiedlich miteinander verknüpft. Die Aufteilungen, die Gabriele Frick-Baer und ich vorgenommen haben, entsprechen unserer therapeutischen Erfahrung und sind nützlich, um einen Überblick zu erwerben. In der einzelnen Klientin, im einzelnen Klienten kann es andere Verknüpfungen geben, mag das Gegensatzpaar nicht hinein und hinaus heißen, sondern hinein und gespannt, und der Weg von außen nicht nach innen führen, sondern über das Diffuse in das Enge und dann in die Prägnanz.

7. Die vorangegangenen Praxisbeispiele und Erlebniseinheiten sollten zeigen, wie unterschiedlich die Herangehensweise an dieses Thema ist. Manche Abläufe führen von der Bewegung (z. B. in der Einheit „Mein Boden") in das Gestalten, andere vom Gestalten in die Bewegung (z. B. in der Einheit „innen und außen"). Manche bedienen sich der Identifikation (lebendig – unlebendig), andere des Verraumens (ruhig – unruhig). Welcher Weg auch immer genutzt wird, entscheidend ist die Betonung des individuellen Erlebens.

8. Das Erleben jeder Leibbewegung hat eine soziale Dimension. Häufig treten im Erleben der Klient*innen soziale Bezüge in den Vordergrund, werden Personen erwähnt, Atmosphären, Wünsche und Befürchtungen gegenüber anderen Menschen usw. Oft ist es auch sinnvoll, dass wir als Therapeut*innen gezielt die sozialen Dimensionen thematisieren, indem wir nach Personen und Atmosphären fragen: „Welche Menschen gehören in deinen Raum der Unruhe, welche in deinen Raum der Ruhe? Wen verbindest du mit negativer Enge, wie z. B. Einengung, wen mit positiver Enge, wie z. B. Geborgenheit? Wenn etwas von dir von innen nach außen strebt, zu welchen Menschen kann es und soll es hin? Welche Atmosphären brauchst du für deine Lebendigkeit? ..."

9. Wenn Menschen etwas in der Therapie erleben, suchen sie häufig Veränderung, Veränderung im Alltag. In vielen Situationen ergeben sich diese Hinweise auf Veränderungen im Alltagsleben unmittelbar in der konkreten Arbeit mit denLeibbewegungen, da diese sehr alltagsnah sind. Oft ist es darüber hinaus angesagt, den Transfer in den Alltag besonders zu betonen. Dazu reicht oft die einfache Frage: „Wie kannst du, wie können Sie diese Erfahrung in ihrem Alltag nutzen?" Sehr wirkungsvoll ist die Arbeit mit dem nächsten Schritt. Da wird ein Teil in einem Bild (siehe: in sich wohnen – sich fremd sein) zum Ausgangspunkt genommen, um im übertragenen Sinne und buchstäblich den nächsten Schritt im Leben zu probieren. Manchmal wird gezielt mit mehreren Schritten gearbeitet (siehe z. B. die Einheit spannen - lösen)

10. Gelegentlich berichten Klient*innen, dass sie während einer Arbeit mit den Leibbewegungen „gar nicht so viel erlebt haben", dass aber veränderungseröffnende Erfahrungen in der Integrationsphase möglich wurden. Gerade die kunst- und gestaltungstherapeutische Arbeit bietet dazu besondere Möglichkeiten. Werden Bilder, die während der Arbeit auf verschiedenen Blättern entstanden sind, am Ende zusammengefügt, gibt es häufig überraschende Aha-Erlebnisse. Es ist wichtig, diesem Teil des Prozesses Zeit zu lassen und die Teilnehmer*innen zu ermutigen, in dieser Phase zu experimentieren, Bilder weiter zu malen, Verbindungen zu gestalten usw.

13 Körperbildtherapie

13.1 Körperbildarbeit in der Praxis: Grundlagen

Immer wenn in der Therapie nach Bildern gefragt wird, die Klient*innen sich von ihrem Körper machen, geschieht Körperbildarbeit. Eine Klientin zum Beispiel spürt einen Druck in der Brust, der plötzlich während der Therapiestunde entstanden ist. Sie kann ihn sich nicht erklären. Der Druck beunruhigt sie. Ich bitte sie, sich auf die Stelle, in der sie den Druck spürt, zu konzentrieren: „*Nimm den Druck wahr ... auch seine Umgebung ...*" Ich bitte sie, sich den Druck vorzustellen: „*Welche Farbe hat der Druck ?... Aus welchem Material besteht er? ... Wie unterscheidet er sich von seiner Umgebung? ...*" Dies ist schon eine einfache Form der Körperbildarbeit, damit lasse ich die Bilder, die die Klient*innen von ihrem Körpererleben haben, in den Vordergrund treten. Ich nehme sie ernst. Darauf fußend haben die Klient*innen die Mög lichkeit, diese Bilder auch gestalterisch auszudrücken, indem sie zum Beispiel den „Druck" zu einer Tonskulptur drücken.

Wie essentiell das Körperbild eines jeden Menschen für seine Haltung und sein Bewusstsein in der Welt ist und welche Folgen Störungen des Körperbilds haben können, werde ich in Teil II, Kapitel 3 beschreiben. Hier geht es vor allem darum, die praktische Körperbildarbeit in unserer Kunst- und Gestaltungstherapie vorzustellen. In gewisser Weise gehört es für mich zum alltäglichen kleinen Einmaleins kreativer Therapie, die Bilder des Körpers Gestalt annehmen zu lassen, um mit ihren und über sie zum leiblichen Erleben, also zum Körpererleben und mit den damit verbundenen Gefühlen, Gedanken und sozialen Kontakten, Zugänge zu schaffen. Darüber hinaus war und bin ich daran interessiert, unter dem Stichwort „Körperbildarbeit" zusammen mit Kolleg*innen ein breites Ensemble von Methoden immer weiterzuentwickeln, die in längeren und komplexen Prozessen Zugänge zum Körperbild eröffnen. In einer meiner therapeutischen Ausbildungen bekam ich einmal die einfache und dennoch viel in Bewegung bringende Anweisung: *„Male bis zum nächsten Seminar ein Bild deines Körpers.“* Ich tat dies und es wurde ein sehr fruchtbares Seminar, in dem mit diesem Bild dann gestalttherapeutisch gearbeitet wurde. Obwohl hier jegliche Zugangshilfen zum Körperbild fehlten, faszinierten mich die dieser Arbeit innewohnenden Möglichkeiten. Etwa gleichzeitig lernte meine Frau eine Arbeit mit dem Körperbild in einem einwöchigen Seminar bei Elke Willke und Heidrun Weidelich (beide DGT) kennen und schätzen. Vor allem meine Frau entwickelte dann daraus und aus unseren gemeinsamen Überlegungen und Erfahrungen in den 80er Jahren ein differenziertes Instrumentarium von erlebnisbezogenen Zugängen zum eigenen Körperbild, das sie in der Einzel- und Gruppenarbeit mit vielfältigen Personengruppen – u. a. mit chronisch Rücken-kranken Menschen, Herzpatient*innen, in der Arbeit mit Jugendlichen, in der Einzelarbeit mit Menschen mit psychosomatischen Leiden und in Ausbildungsgruppen von Tanztherapeut*innen und Kreativen Leibtherapeut*innen – einsetzte und erprobte. Andere Kolleginnen und Kollegen, die die Körperbildarbeit in tanz-, kunst- und musiktherapeutischen Ausbildungen lehrten und lehren, und viele Ausbildungskandidat*innen entwickelten und entwickeln seither mit hohem kreativen und therapeutischem Potenzial und zugeschnitten auf ihre jeweiligen Klient*innengruppen die Körperbildarbeit weiter.

Unser Verständnis der Körperbildarbeit ist intermedial. Wie der Name sagt, wird ein Bild oder werden Bilder des Körpererlebens erstellt. Dabei geht es darum, dem Körperleben nachzuspüren und es ernst zu nehmen. Das, was bildhaft wahrgenommen und ausgedrückt wird, kann sich auch in Klängen äußern und wird zum Körperklang. Die Imaginationen des Körpererlebens werden durch Einheiten derKörperachtsamkeit, des Atmens, des Bewegens, des Tanzens gefördert und deshalb häufig damit eingeleitet und vorbereitet. Wenn durch Klänge und Tanz oder Bewegung die Körperbilder wieder in spürbare Bewegungen umgewandelt werden, verwandelt sich oft auch das Körperleben und den Klient*innen eröffnen sich Veränderungs- und Integrationsmöglichkeiten. Die Körperbildarbeit ist deshalb immer intermedial angelegt.

Die vielfältigen Arbeitsformen und Arbeitsmöglichkeiten mit dem Körperbild darzustellen, würde ein eigenes Buch erfordern. Ich muss mich deshalb hier auf Grundlagen und Grundzüge beschränken. In diesem Unterkapitel gebe ich einige Seiten aus einem Beitrag meiner Frau wieder, um einen grundlegenden Eindruck davon zu vermitteln, wie über diesen Ansatz von Körperbildarbeit das Bild des Körperssystematisch zugänglich und erlebbar gemacht werden kann:

„Am Körperbild zu arbeiten, das heißt, sich ein Bild zu machen von sich und von anderen im Kontakt zueinander und sich dieses Bildes bewusst zu werden, mit allen Sinnen, mir Augen, Ohren, Geschmack, Gespür, Fantasie, von innen und außen, dynamisch, beweglich, veränderlich. Am Körperbild zu arbeiten, das heißt, sich zu konfrontieren mit Selbst- und Fremdbild, eventuell Korrekturen an festgefügten, oft blockierenden Selbstbildern vorzunehmen, das heißt, sich selbst zu überraschen undüberraschen zu lassen.

Damit Sie sich – wenn Sie möchten – selbst ein Bild machen können, wovon nun eigentlich die Rede ist, möchte ich Sie hier direkt ansprechen und so tun, als ob ich Sie dazu anregen könnte, an Ihrem Körperbild nach meinen Anleitungen zu ‚arbeiten'.

Vielleicht lassen Sie diese Anregungen einfach an sich oder in sich vorbeiziehen, vielleicht haben Sie aber auch Lust, sich nun einem lebensgroßen Papier und Lieblingsstiften Ihrer Wahl (Wachsmalkreide, Filzstifte, Fingerfarben, Wasserfarben, Aquarellfarben ...) auszustatten und auszuprobieren, wie Ihr Körperbild aussehen könnte. Vielleicht finden Sie sogar noch ein oder zwei Partner*innen, die mitmachen und mit ihnen in Austausch gehen – noch besser.

Thema: Körperkontur und Körpergrenze(n)

- Suchen Sie sich einen Platz im Raum, wo Sie gut stehen und sich auf sich selbst besinnen können. Wenn Sie mögen, schließen Sie die Augen und konzentrieren sich auf Ihren Atem, so wie er jetzt ist. Atmen Sie durch die Nase ein und denMund aus, in Ihrem Rhythmus. Falls Sie eine Atemübung mit einfachen Bewegungen kennen, die Ihnen die Konzentration auf sich selbst erleichtert, machen Sie sie.

- Wenn Sie merken, dass Sie zu sich und Ihrem Inneren einen guten Kontakt haben,beginnen Sie damit, sich auf Ihre Aura zu konzentrieren. Mit Aura ist das gemeint, was Sie als Ihre persönliche Körpergrenze, als die Schutzmauer um Ihren Körperherum empfinden. Diese Aura spüren Sie wahrscheinlich nicht im gleichmäßigem Abstand um alle Körperzonen herum, sondern mal dicker und mal dünner, mal ganz nah an den Körperkonturen, mal weiter weg. Erspüren Sie diese Aura und ertasten Sie sie auch mit Ihren Händen, von Kopf bis Fuß. Nehmen Sie sich Zeit, seien Sie möglichst genau und aufmerksam für jeden Zentimeter Ihrer Aurarund um Ihren Körper.

- Gehen Sie mit dem Bewusstsein Ihrer Aura durch den Raum. Achten Sie darauf, wie nah oder weit Sie sich den Wände oder Gegenständen im Raum nähern mögen; wenn Sie mit anderen Personen zusammen sind, versuchen Sie auch da, sich mit dem Bewusstsein für die eigene Aura dem oder den anderen Menschen zu nähern; loten Sie haargenau die möglichen Abstände der einzelnen Körperteile aus.

- Gehen Sie auch einmal rückwärts und stellen Sie sich vor, dass Ihre Aura ein großes Kissen oder etwas Ähnliches an Ihrer Rückseite ist; bleiben Sie irgendwann einmal stehen und stellen Sie sich vor, dass Sie sich ganz entspannt an dieses Kissen anlehnen.

- Lösen Sie sich langsam aus der Konzentration auf Ihre Aura (vielleicht, indem Sie sich ein bisschen ausschütteln oder sich mit Musik austanzen) und gehen Sie dann daran, Ihre Körperkonturen zu begreifen:

- Werden Sie ganz handfest; nehmen Sie Ihren gesamten Körper fest in Ihre Hände.

- Nehmen Sie einen Stift und malen Ihre Körperkonturen und Ihre Körpergrenzen (Aura) auf Ihr großes Papier.

- Schauen Sie sich Ihr Bild aus allen Perspektiven an. Sie können es dabei liegenlassen, wo es liegt, oder aber es auch an die Wand hängen. Lassen Sie dieses Bild auf sich wirken.

- Drücken Sie die Wirkung, die das Bild auf Sie hat, in Bewegung aus. Lassen Siediese Bewegung zum Tanz werden, tanzen Sie durch den ganzen Raum und summen oder singen, schnalzen oder kreischen Sie dazu.

- Welchen Namen würden Sie Ihrem Tanz geben? Dies kann ein real existierender Tanzstil sein, genauso gut aber ein Fantasiename für einen Fantasietanz. Vertrauen Sie Ihrem ersten Einfall! Schreiben Sie diesen Namen auf Ihr Bild.

- Und nun stellen Sie sich zum Abschluss dieser Einheit vor, ihr Bild wäre einanderer Mensch: Lassen Sie sie oder ihn in Ihrer Vorstellung körperlich werden,fordern Sie sie oder ihn zum Tanz auf und tun Sie in Ihrer Haltung und in Ihren Bewegungen so, als ob Sie diese Person in den Arm nehmen würden. Tanzen Siemit ihr einen Walzer.

Thema: Füße

- Tanzen Sie, möglichst barfuß und, wenn Sie sie haben, zu afrikanischer Musik. Konzentrieren Sie sich dabei auf Ihre Füße, indem Sie sich alles einfallen lassen,was Ihre Füße beweglich macht und ‚durchknetet'. Rollen Sie sie ab von der Ferse zur Zehenspitze und zurück, von der Innenkante zur Außenkante und zurück ... laufen Sie auf der Außenkante ... laufen Sie auf der Innenkante ... laufen Sie auf der Ferse ... laufen Sie auf der Zehenspitze ... (Achten Sie darauf, dass Sie sich dabei nicht zu sehr anstrengen, so dass Sie Ihre anderen Körperteile nicht verkrampfen – nehmen Sie's leicht.)

- Machen Sie einen Spaziergang: Stellen Sie sich vor, dass Sie am Strand gehen ... oder durch Matsch und Schlamm ..., dass der Boden heiß ist ..., dass der Boden kalt ist ..., dass Sie durch eine Wiese laufen oder über Waldboden ... Massieren SieIhre Füße, wenn Sie mögen.

- Wenn Sie allein an Ihrem Körperbild arbeiten, setzen Sie sich vor einen Spiegel und betrachten Sie Ihre Fußsohlen und lassen Sie sie auf sich wirken. Finden Sie beschreibende Worte für Ihre Fußsohlen. Wenn Sie zu mehreren sind, brauchen Sie keinen Spiegel: Ihre Partner*innen sollen sich Ihre Fußsohlen anschauen und Ihnen beschreiben, was Sie sehen. Die anderen sind dann Ihr Spiegel.

- Nun stellen Sie sich wieder an einen guten Platz, schließen die Augen, wenn Sie möchten, atmen gut ein und aus und gehen mit Ihrer inneren Wahrnehmung zu Ihren beiden Füßen, wie Sie sie jetzt spüren.

- Versuchen Sie, sich von Ihren Füßen an aufwärts Stück für Stück bis zum Scheitel aufzurichten (ohne Krampf und Anstrengung, einfach so!), und gehen Sie dann Ihren inneren Wahrnehmungsweg wieder zurück zu den Füßen. Machen Sie sich ein inneres Bild zuerst von Ihrem einen, dann von Ihrem anderen Fuß. Lassen Sie Vorstellungen von Farben, die zu dem einen und dann zu dem anderen Fuß gehören, entstehen. Geben Sie dem einen und dann dem anderen Fuß einen Namen.

- Malen Sie die inneren Bilder Ihres Fußerlebens in Ihr Körperbild ein und schreiben Sie auch die jeweiligen Namen daneben.

Thema: Kopf

- Nehmen Sie sich einen großen Zettel und schreiben Sie darauf Begriffe oder Sprichworte, in denen der Kopf vorkommt und die Ihnen einfallen: z. B. den Kopfverlieren, mit dem Kopf durch die Wand gehen, den Kopf zerbrechen, Dickkopf...

- Machen Sie sich den Spaß und versuchen Sie, mit Ihrem ganzen Körper jeweils einen Begriff oder ein Sprichwort nach dem nächsten in Bewegung und/oder Hal- tung auszudrücken. Wenn Sie mit mehreren Personen zusammen sind, können Sie sich vielleicht gegenseitig Ihren Lieblings-Kopf-Spruch in Bewegung vorführen.

- Setzen Sie sich ruhig und bequem auf den Boden oder auf einen Stuhl, nehmen Sie sich wieder einen Moment Zeit, sich auf Ihr Ein- und Ausatmen zu konzentrieren und beginnen Sie mit einer Gesichts- und Kopfmassage, zum Beispiel, indem Sie einzelne Gesichtspartien wie die Stirn bis zu den Schläfen, die Augenhöhlen von der Nasenwurzel bis zu den Schläfen, die Oberlippe, die Unterlippe mit Kinn, die Wangenknochen von den Ohren übers Kinn bis zum anderen Wangenknochen, den Hals, den Nacken, den gesamten Kopf massieren. Tun Sie dies mit deutlichem, jeweils angemessenem Druck und machen Sie nach jeder einzelnen Körperpartie eine kurze Pause, indem Sie die Hände in den Schoß legen und sich Zeit für's Nachspüren lassen.

- Legen Sie sich auf den Rücken und nehmen Sie Ihren Hinterkopf in Ihre gefalteten Hände. Seien Sie aufmerksam für Ihr Erleben. Nun drehen

Sie sich auf den Bauch und legen Ihr Gesicht in die Hände und spüren nach. Drehen Sie sich auf die Seite und legen jeweils Ihre rechte bzw. linke Gesichtshälfte in Ihre Hände.

- Legen Sie sich, wie immer Sie möchten, in eine Position, in der Sie sich gut auf sich konzentrieren können, und gehen mit Ihrem Atem und Ihrer Wahrnehmung zu Ihrem Kopf, zum Innenraum Ihres Kopfes. Lassen Sie Ihr inneres Auge schauen, welche Farben und Formen es dort gibt; gehen Sie in alle Winkel und Nischen.
- Stellen Sie sich vor: Wenn Ihr Kopf eine Märchenfigur, eine Romanfigur, ein Idolwäre, wer wäre sie oder er?
- Malen Sie Ihren Kopf in Ihr Körperbild.
- Schauen Sie sich Ihr Körperbild an, vor allem Ihren Kopf, und stellen Sie sich vor: Wenn Sie mit Ihrem ganzen Körper Ihr Kopf wären, wie würde sich das in einer Haltung ausdrücken? Wie wäre Ihr Kopf-Körper auf einem Foto zu sehen?
- Probieren Sie die Haltung oder die Haltungen aus, bis sie für Sie stimmt bzw. stimmen; verbleiben Sie eine kleine Weile in dieser Haltung und spüren Sie Ihrem Erleben nach. Wenn Sie Partner*innen haben, zeigen Sie sich Ihre Haltungen gegenseitig, lassen Sie sie auf sich wirken und geben Sie sich jeweils Feedbacks.

Thema: Becken

- Legen Sie sich ausgestreckt auf den Rücken und achten darauf, dass Sie nach Ihrem Körperempfinden entspannt und gerade liegen. Machen Sie dabei einen langen Nacken und konzentrieren sich wieder auf Ihr Ein- und Ausatmen.
- Stellen Sie die Füße auf und ziehen die Beine in Richtung Körper heran, so dass die Knie zur Decke zeigen; achten Sie darauf, dass die Füße parallel in etwa Hüftbreite voneinander stehen und dass der Abstand im Dreieck Becken-Knie-Füße jeweils so ist, dass Sie mit möglichst wenig

Muskelkraft möglichst leicht die Beine in dieser Position halten können. Heben Sie Ihr Becken ein wenig vom Boden ab, indem Sie die Kraft dazu aus den Füßen, die gegen den Boden drücken, holen. Stellen Sie sich nun vor, Ihr Becken sei eine Hängematte, und lassen Sie es ganz leicht von vorne nach hinten und danach von rechts nach links schaukeln. Wenn Sie genug haben, legen Sie Ihr Becken wieder auf den Boden und strecken Sie Ihre Beine aus. Ziehen Sie die Beine wieder Richtung Körper, diesmal aber, indem Sie die Fußsohlen aneinander legen. Atmen Sie gut und lassen Sie bei jedem Ausatmen vor allem in Ihrer Vorstellung Ihre Knie in Richtung Boden sinken. Wenn Sie auch davon genug haben, ziehen Sie ihre Knie Richtung Brust, so wie kleine Kinder dies häufig tun, und schaukeln Sie sich in allen Richtungen.

- Stellen Sie sich bitte aufrecht hin, auch hier wieder mit den Füßen parallel und hüftweit auseinander, und beginnen, mit Ihrem Becken in eine Richtung zu kreisen, gewissermaßen Ihre Mitte zu umkreisen. Lassen Sie den Kreis größer und größer werden und dann wieder kleiner und kleiner, solange, bis Sie die Bewegung nur noch innerlich spüren. Nehmen Sie sich einen Moment Zeit zum Nachspüren und beginnen dann mit dem gleichen Bewegungsablauf in umgekehrter Richtung.

- Schließen Sie die Augen, wenn Sie es nicht schon getan haben, und konzentrieren sich auf Ihr Becken: Wenn Ihr Becken eine Landschaft wäre, wie sähe diese aus? Lassen Sie sich Zeit dafür, dass Ihr inneres Auge die Gegend genau auskundschaften kann.

- Malen Sie Ihre Beckenlandschaft in Ihr Körperbild ein.

Thema: Hände

- Setzen Sie sich bequem hin und lassen Ihre Hände tanzen. Erst die eine Hand und dann die andere Hand, jeweils mindestens sechs bis sieben Minuten, jeweils zur gleichen Musik. (Ich schlage Ihnen dazu eine klassische Musik vor, vielleicht einen Satz aus einem Violin- oder Cello-Konzert, Tempo: Adagio oder Adagio ma non troppo o. Ä.) Hören Sie dabei ganz auf Ihre jeweilige Hand, auf die Bewegungen, den Tanz, den sie macht; überlassen Sie ihr die Regie und lassen Sie sich überraschen von den Botschaften.

Vielleicht mögen Sie, wenn beide Hände ihren Tanz beendet haben, im Nachklang noch der einen und der anderen Hand einen Namen mit ihrer jeweiligen hervorstechenden Qualität oder ihren Qualitäten geben. (Analog zu Katharina der Großen, Iwan dem Schrecklichen, Klaus dem Süßen ...)

- Malen Sie jetzt Ihr Handerleben in Ihr Körperbild.

- Schauen Sie sich nun Ihre Hände, so wie Sie sie jetzt auf Ihrem Körperbild sehen, an und lassen Sie sie auf sich wirken. Konzentrieren Sie sich dann zuerst auf eine Hand und experimentieren Sie damit, die Qualität Ihrer einen Hand mit Ihrem ganzen Körper in einer Bewegung auszudrücken. Wenn Sie die für Ihr Empfinden angemessene Bewegung gefunden haben, sie Ihnen sicher und wiederholbar ist, machen Sie das Gleiche für die andere Hand. Probieren Sie Übergänge, verbindende Bewegungselemente aus: Beginnen Sie mit dem Bewegungsablauf für die eine Hand und von da aus wiederum einen Bewegungsablauf zu der ersten Hand hin; suchen Sie so lange, bis Ihnen der ganze Ablauf passt, bis Ihnen die Zusammenhänge von Ihrem Empfinden her stimmig erscheinen. Wenn Sie Spaß daran haben, können Sie Ihren Hand-Tanz auch noch variieren, indem Sie mit unterschiedlicher Dynamik, Kraft, Tempo, Rhythmus, Art des Raumergreifens, mit unterschiedlichen Ebenen usw. experimentieren. Oder Sie tanzen Ihren Hand-Tanz zu einer Ihrer Lieblingsmusiken.

So, wie bisher beschrieben, in etwa analog zu den oben gemachten Anregungen, können Sie nun an anderen Körperthemen weiterarbeiten. Mein Vorschlag für die Struktur bei dieser Arbeit ist:

1. Beginnen Sie mit der Konzentration auf Ihren Atem, mit einer Atemübung, damit Sie mit Zeit und Ruhe zu sich selbst Kontakt finden können.

2. Versuchen Sie dann, Zugang zu dem jeweiligen Körperteil, für das Sie sich entschieden haben, zu finden, indem Sie es, wenn es geht, mit den Händen begreifen oder aber von einer Partnerin/einem Partner begreifen lassen. Wenn Körperteile wie zum Beispiel die Schulterblätter schwer selbst zu greifen sind, drücken, rollen, rubbeln, massieren Sie diese gegen die Wand oder den Boden.

3. Der nächste Zugang sind Körperübungen, Bewegungen des Körperteils im Zusammenhang mit dem ganzen Körper.

4. Konzentrieren Sie sich dann „von innen her" auf das jeweilige Körperteil, indem Sie Ihren Atem dorthin schicken und Ihr inneres Auge dorthin richten. Machen Sie sich Vorstellungen von den Farben und Formen und beantworten Sie sich eine Frage, die beginnt mit: Was wäre das Körperteil, wenn es ein/e ... wäre? Also, zum Beispiel:
   - Was wäre das eine und das andere Schulterblatt, wenn es eine Blume, einStrauch, ein Baum oder etwas Ähnliches wäre?
   - Was wäre die Wirbelsäule vom untersten bis zum obersten Punkt, wenn sie ein (schlangenähnliches) Fabelwesen oder eine Pflanze wäre?
   - Was wären die Knie, wenn sie ein Duft wären?
   - Was wären die Ellenbogen, wenn sie eine Musik wären? usw.

5. Malen Sie danach das Erlebte in Ihr Körperbild.

6. Nehmen Sie dann Abstand von Ihrem Bild, wechseln Sie die Perspektive undlassen das, was Sie sehen, auf sich wirken.

7. Übersetzen Sie das in Bewegung, geben Sie Ihrem Eindruck einen Ausdruck."(Frick-Baer 1996a).

13.2 Körperbildarbeit in der Einzeltherapie

Häufiger noch als in der Gruppenarbeit setzen meine Kolleg*innen und ich die Körperbildarbeit in der Einzeltherapie ein. Hier ist sie weniger planbar als in der Gruppe, hier bestimmt der therapeutische Prozess der Klientin oder des Klienten, wie und in welcher Reihenfolge Körperbildarbeit geschehen kann. Um dies zu illustrieren, werde ich aus einigen Stunden der Körperbildarbeit mit einer Klientin berichten. Der Klientin M. schlage ich Körperbildarbeit vor, weil

- sich in unserer therapeutischen Zusammenarbeit gezeigt hat, dass sie immer wieder Gefahr läuft, in ihrer Fixierung auf die Beziehungsmuster zwischen ihrem Mann und ihr sich selbst zu verlieren, ihre Gefühle zu verlieren, den Zugang zu dem, was ihr „Ich" ausmacht, ihr „Ich will", „Ich wünsche mir";

- sie immer wieder Sorge hat, sich aufzulösen, ihre Erlebensgrenzen und ihre Körpergrenzen zu verlieren;

- ich sie als eine Frau mit großem inneren Reichtum und differenzierten Reaktionsmöglichkeiten und Erlebensmöglichkeiten sehe, von denen ich hoffe, dass sie sie über die Körperbildarbeit erleben kann und wertschätzen lernt;

- ich außerdem immer wieder die Erfahrung gemacht habe, dass sie auch in Situationen, in denen ihr die Gefühle abhanden kommen, sie bei hartnäckiger Nachfrage meinerseits sehr genau über differenziertes Körperempfinden Bescheid weiß.

Mein Vorschlag, Körperbildarbeit zu machen, löste Scheu und Aufregung, aber auchein Einverständnis aus. (Ich habe ihr die oben genannten Gründe so oder so ähnlich genannt.)

In der ersten Stunde schlage ich ihr vor, dass wir uns heute mit ihrer Körpergrenze, ihrer Kontur befassen sollten. Als ich anfange, ihr zu zeigen, wie ich mir die Aufwärm bzw. Aktionsphase vorstelle, merke ich, dass sie mit etwas anderem innerlich beschäftigt ist. Ich frage nach, sie antwortet, dass sie mir dem Ärger beschäftigt ist, den sie zu Hause gerade hatte. Ich bitte sie zu erzählen, was passiert ist, was in ihr vorgeht. Sie berichtet den Anlass ihres Ärgers (bzw. ihrer Verzweiflung, wie ich es erlebe; eine Variation ihr und mir wohlbekannter Beziehungsmuster mit ihrem Mann). Nach ihrem Bericht bitte ich sie herauszufinden, wo dieser Ärger bzw. die Gefühle, die die Situation bei ihr auslösen, ihren körperlichen Platz haben. Sie sagt: „*Im Kopf*". Der Kopf dampfe, wie kurz vor einer Explosion, Kopfschmerzen säßen im Hinterkopf, schon seit letzter Woche tränten ihre Augen, vor allem auf der linken Seite, ebenso wie ihre Nase (sie wisse, dass das noch nicht genug geweinte Tränen seien), sie habe Druck auf den Ohren, der besonders auf dem linken Ohr sich in Ohrenschmerzen äußere.

Wir rollen das 2,50 m lange Papier aus und ich bitte sie, das, was sie eben an Empfindungen in ihrem Kopf geäußert hat, zu malen. Ich bitte sie, sich zu entscheiden, wo bzw. auf welche Seite der Kopf gemalt werden soll, welche Farben sie benutzen möchte. Erstere Frage weiß sie sofort, letztere Frage weiß sie nicht zu beantworten und sie äußert Bedenken, überhaupt etwas malen zu können. Das Einzige, was sie wisse, sei, dass der Kopf in zwei Hälften geteilt sei. Ich schlage ihr vor, den Kopf mit Gouache-Farben zu malen, da mir ihre Körperempfindungen und ihre Aussagen darüber sehr kräftig vorkommen.

Sie malt den Kopf sehr konzentriert, ohne dass wir dabei sprechen. (Nur ziemlich zu Beginn, als die beiden Gesichtshälften und der Dampf, der wie Haare wirkte, auf dem Papier waren, lachten wir laut über die Assoziation: Pumuckel.)

Als sie nach dem Malen ihren Kopf von allen Seiten und aus größerer Distanz betrachtet, ist ihr erster Eindruck, den sie mehrmals wiederholt: „*Komisch ist das, komisch.*" Er wirkt auf sie ein wenig teuflisch, in jedem Fall männlich, was sie beides ein wenig erschrickt. Als ich sie bitte, sich vorzustellen, dass ihr gegenüber ein Mensch mit diesem Kopf bzw. Gesicht steht, entstehen folgende Eindrücke: ein Magier, der sie wohlwollend und interessiert anschaut, der sehr selbstverständlich weise ist, nicht alt und nicht jung, vielleicht so dreißig, vierzig Jahre, männlich (was an Schrecken verlor bei dem Gedanken daran, dass es ja auch der Kopf heißt und dass damit, dass der Kopf männlich ist, ja noch nicht vorgegeben ist, dass sich nicht noch Weiblichkeit im weiteren Körperbild entfalten kann), verletzlich und pfiffig, sehr vielseitig und anders, je nachdem, von welcher Perspektive aus man ihn anschaut und ihm gegenüber steht, wild und kraftvoll, beobachtend und auffordernd, näher zu kommen, ohne zu grapschen, in abwartendem Abstand.

Meine zusammenfassende Bemerkung: „*Das alles ist dein Kopf. Das alles bist du.*“,löst einen Moment lang Verwirrung aus. Darüber, dass die Klientin assoziierte und Eindrücke sammelte und so tat, als ob dieser Kopf einem Gegenüber gehören würde, war ihr für einige Momente lang die Identifikation verloren gegangen. Jetzt löst das Zurückführen aller genannten Eigenschaften und Eindrücke auf die Klientin bei ihr eine Riesenaufregung aus: Sich kennen zu lernen mit so vielen wertschätzenden und von ihr selbst wertgeschätzten Attributen, ist fremd und dennoch irgendwie vertraut. Nächste Stunde: In dieser Stunde geht sozusagen gar nichts; zu spüren ist ein großer Widerstand von M. gegen Resonanz und Gefühl. Als ich die Vermutung aus spreche, ob es sein könne, dass sie sozusagen vor einer Entscheidung steht, ob sie sich auf weitere Prozesse einlässt oder nicht, löst sich die Blockade. Die Klientin spürt tatsächlich eine prinzipielle Entscheidungsfrage in sich. Die Stunde endet mit ihrer Entscheidung, mir dem Körperbild weiterzuarbeiten und zu akzeptieren, dass diese Arbeit Ängste und Scheu auslöst und dass es des Öfteren der Umwege bedürfen wird, des Innehaltens und des Widerstandes, und dass sie trotzdem daran weiterarbeiten möchte.

Nächste Stunde: In diese Stunde kam die Klientin mit einem schlechten Gewissen, ausgelöst dadurch, dass sie, um in die Therapie zu kommen, ein wenig früher von der Arbeit weggegangen war („Arzttermin“). Da schlechtes Gewissen und Schuldgefühle ganz häufig ihre Themen waren und sind, frage ich sie, wo das schlechte Gewissen in ihrem Körper seinen Platz hat. Sie weiß sofort, dass das in ihrem Magen ist. Wir entscheiden uns dazu, am Magen weiterzuarbeiten, auch wenn dem Körperbild immer noch die Konturen fehlen. Sie weiß, wohin der Magen auf dem Bild gehört. Dennoch bereitet ihr die Vorstellung, den Magen isoliert auf das Papierzu bringen, großes Unbehagen. Sie überprüft daraufhin mit ihrem Atem den Zusammenhang zum Kopf. Der Atem stoppt am Hals und sie hat die Vorstellung, dass es in ihrem Magen brodelt und dass dieses Brodeln nach oben hin am Hals gestoppt wird. Gestalterisch beginnt sie mit einer relativ dünnen Verbindung vom Hals zum Magen, malt dann den Magen als „*prächtiges, rotes, feuriges Gebilde*“ und widmet sich dann dem Hals, den Schultern und den Oberarmen. Darauf schauend spürt sie deutlich den Zusammenhang von brodelndem Magen und dampfendem Kopf und erlebt den Halsbereich als den *„Deckel-drauf"*-Bereich. Auf die Frage, was der Magen sagen würde, wenn er sprechen könnte, weiß sie, dass er laut schreien würde. Aber der Halsbereich wird seiner Funktion so gerecht, dass kein Laut über ihre Lippen kommt. Einig sind wir uns aber darüber, dass er viel zu schreien und sich zu beschweren hat, dass er ein feuriges Temperament hat.

In der nächsten Stunde äußert die Klientin deutlich, dass sie an dem Thema Magen bleiben wolle. Im Magen sei viel Spannung und Schmerz, der Zwergfellbereich drücke schwer auf den Magen und vor allem auf der rechten Seite hinge so etwaswie ein schwerer Sack, der vor allem beim Betasten extrem weh tun würde (magenorganisch sei nichts zu finden; die Muskulatur allerdings sei arg verspannt laut Aussagen des Masseurs). Sie malt mit Schwarz den Sack und die schweren, drückenden Stellen ein; blubberndes Schwarz steigt den Oberkörper hinauf (s. Abbildung 27, Seite XIV). Als sie ihr Bild betrachtet, spricht sie davon, dass dieses Schwarz ein hoch explosives Gemisch sei. Würde es sich auflösen, würde es sie zerstören. Ihre Vorstellung ist eindeutig, dass die Explosion in ihr und gegen sie stattfinden würde. Meine Assoziation, dass mich der schwarze Sack an eine Granate erinnert, belustigt sie. Sie nimmt sie als passend an. Ich mache ihr daraufhin den Vorschlag, sich einmal vorzustellen, dass diese Granate nach außen geworfen werden könne bzw. wegfliegen könne und dass sie die Richtung nach unten raus (als Kot) nehmen könne und nicht unbedingt nach oben durch den Hals nach draußen müsse (als Schrei oder Kotze). Auch diese Vorstellung löst belustigtes Kopfnicken aus. Ich schlage ihr vor, sich eineGranate aus Ton zu gestalten, in der Größe, in der Schwere und mit der Explosionskraft, die sie brauche. Sie formt sich also eine Granate. Wir sind uns einig darüber, dass sie diese Granate weder zünden noch schmeißen muss, dass es aber gut ist, sie schon mal zu besitzen.

Viele Therapiestunden waren im Folgenden dieser Granate gewidmet bzw. all dem, was sich da an Explosivem und Schwarzem im Magen angesammelt hatte. VielAktuelles: Beziehung zum Ehemann, Beziehungen am Arbeitsplatz, vor allem in Bezug auf einen Kollegen, Neudefinitionen der Beziehungen zu Freundinnen und Freunden ... Biografisches: Beziehungen zu Mutter und Vater und den Brüdern als Kind und junges Mädchen: viel emotionaler Missbrauch der Mutter, z. B. durch Aufhetzen gegen die Brüder; Enttäuschungen durch „Gummiwand"-Vater, gepaart mit liebevollen Erfahrungen und negativen

Erfahrungen mit seinen Alkoholproblemen ... Sie war in diesen Stunden ihren Kränkungen, ihrer Scham, ihrer Verzweiflung im Hin- und Hergerissensein, ihrer Sprachlosigkeit, ihrer Anstrengung, möglichst unauffällig alles richtig zu machen, ihrem Gefühl der Gefühllosigkeit, ihrer Bewegungslosigkeit sehr nahe.

In irgendeiner Stunde ist es dann so weit: Sie erlebt ihren gesamten Brustraum einschließlich Hals und Magen bzw. Bauchraum weiter, befreiter und leichter. Sie entscheidet sich dazu, diesen Körperbereich auf ein Extrablatt Papier neu zu malen. Die Möglichkeit, mit diesem Neuen einerseits das Alte verdecken zu können, um es nicht immer sehen zu müssen, andererseits das Alte immer wieder zugänglich haben zu können, sich daran erinnern zu können, es als eigene Geschichte begreifen zu können,ist genau passend für sie (s. Abbildung 28, Seite XV).

Danach will sie wieder einige Stunden lang weder an dem Körperbild weiterarbeiten, noch die in den jeweiligen Stunden erarbeiteten Themen in das Körperbild eintragen – trotz meiner Anregungen. Sie zeigt Berührungsängstlichkeit mit dem Bild. Sie braucht „kleinere Etappen", andere „kleinformatigere" gestaltungstherapeutische Methoden, um ihre Themen mit aushaltbarer Aufregung angehen zu können.

Viele Stunden später: Die Klientin kommt offensichtlich erregt, mit deutlich selbstbewusster Ausstrahlung und nicht „zu übersehen" in die Stunde. Sie berichtet von zwei Situationen, die sie gut und anders als sonst gelöst hat. In einer Arbeitsbeziehungssituation hat sie klar ihren Standpunkt vertreten. Sie hat sich nicht verunsihern lassen und hat es durchgehalten, ihre Autorität in die Waagschale zu werfen. Sie ist nicht klein und bewegungs- und sprachlos geworden. In einer privaten Beziehungssituation ist sie deutlich „schwach" geworden, das heißt, sie hat den sich ankündigenden Machtkampf nicht ausgefochten, sondern hat ihre traurigen und verzweifelten Gefühle zum Ausdruck gebracht und Resonanz und Trost bekommen. Ich schlage ihr vor, dass sie jetzt, wo sie nach meinem Eindruck in ihren Lebenssituationen so viel Kontur gezeigt habe, sich an die Kontur ihres Körperbildes machen möge.Trotz großer Erregung und geäußerter Besorgnis, dass ihr Körperbild zu „mächtig" sei, fasst sie Zutrauen und rollt ihr Körperbild aus. Der Kopf erscheint ihr viel zu groß und die Schultern viel zu breit und das 2,50 m lange Papier viel zu kurz, um dazu passend ihre Kontur auf Papier zu bringen. Wir finden die Lösung, dass sie ab Schulterhöhe – zwischen die erste und die darauf liegende zweite Version des Brustraumes geschoben – die große Körperpapierrolle neu ausrollt, um so einerseits die zu breiten Schultern verdecken zu können und andererseits ihr Körperbild auf die Länge zu verlängern, wie sie es braucht, um die Konturen proportional zum Kopf auf Papier bringen zu können. Sie verlängert die ursprüngliche Länge des Körperbildes nun auf ca. 3 m. (Sie selbst ist eine relativ kleine Frau; das Körperbild also nun fast doppelt so groß wie sie.)

Sie beginnt, sich mit der Zeichnung der Konturen zu beschäftigen, erst zart, dannaber, im Laufe der Arbeit und des dabei stattfindenden Gesprächs, immer deutlicher.Sie ist immer noch ein wenig irritiert und auch beschämt angesichts der Größe ihresKörperbilds, aber auch ein wenig belustigt und meinem Eindruck nach fast ein wenig stolz. Was uns beide allerdings sehr irritiert, ist, dass sie die Konturen ihrer Hände nicht aufs Papier bringen kann. Sie weiß nicht, wie und wo sie sie „hinstecken" soll. Wir sprechen noch darüber, wie sehr uns beide das erstaunt, wo sie doch offensichtlich auch in ihrer Selbstwahrnehmung eine Frau mit sehr „sprechenden" Händen ist, mit auffallend gestikulierenden Händen, die sie sowohl Rechts- wieauch Linkshänderin sein lassen. Plötzlich richtet sie sich vom Malen ihres Körperbildes auf und spürt ihren Rücken schmerzhaft, fast wie bei einem Hexenschuss (eine ihr bekannte und relativ häufige Körperreaktion). Sie erwähnt, dass in ihrem Rücken wohl ein Teufel oder eine Hexe stecke. Außer besorgt anzuknüpfen an das, was ihr an hilfreichen Reaktions- und Verhaltensweisen darauf bekannt ist, bleibt mir in dieser Stunde nichts mehr zu tun.

In der nächsten Stunde begrüße ich die Klientin mit einer knallroten kleinen Teufelchen-Handpuppe und sage: „*Guten Tag, ich bin dein Teufelchen, ich bin dein Hexenschuss.*" Die Klientin lacht und sagt: „*Das ist gut, das ist gut, mach noch ein bisschen weiter, rede noch ein bisschen weiter mit mir.*" Wir unterhalten uns miteinander; dabei erscheint die Klientin trotz wachen, mir neugierig erscheinenden Augen merkwürdig zurückhaltend; ihre Hände sind auffallend reglos. Sie erzählt dem Teufelchen Hexenschuss, dass er sie in der letzten Woche ziemlich lahm gelegt habe, dass sie irgendwie nichts richtig tun konnte. Ich sage ihr, dass ich vermute, dass es eine Verbindung gibt zwischen den „fehlenden" Händen auf dem Körperbild, dem Hexenschuss und dem Umstand, dass sie im Alltag der letzten Woche nicht zupackenkonnte. Ich schlage ihr deshalb vor, ihre Hände tanzen zu lassen, jeweils einzeln, hintereinander nach der gleichen klassischen Musik, jeweils ca. 8 Minuten lang. Ich versichere ihr, dass ich dabei nicht zugucken werde, sondern meine Hände ebenfalls tanzen lassen werde. Sie steht auf und lässt zuerst die eine und dann die andere Hand tanzen. Ich bitte sie dann, ihre Hände zu malen, schlage ihr aber vor, das nicht direkt in ihr Körperbild zu tun, sondern besondere kleine Papiere zu nehmen. Sie ist offensichtlich dankbar für diese Anregung und setzt sich sofort hin, um auf DIN-A4-Bögen und mit Kreiden mit der linken Hand ihre linke Hand, mit der rechten Hand ihre rechts Hand zu malen (s. Abbildung 29, Seite XV). Bei dem anschließenden Betrachten ihrer Bilder ist sie glücklich darüber, ihre Hände gespürt zu haben und zuspüren, beim Prozess des Malens jeweils ihrer Beweglichkeit vertrauen zukönnen, dass genau und ganz sicher das aufs Papier kommt, was sie zu „*sagen*" haben, ohne dass sie sich darum „*einen Kopf machen*" muss. Ihr gefallen ihre Hände, ihr gefallen ihre Bilder. Sie nimmt die beiden Bilder mit nach Hause.

Beim nächsten Mal bringt sie diese Bilder mit; ein anderes Thema steht (scheinbar) im Vordergrund. Sie lässt sie am Ende dieser Stunde da, nimmt sie nicht mit, möchte daran und damit zu einem anderen Zeitpunkt weiterarbeiten.

Es vergehen noch einige weitere Stunden, bis sie sich wieder an die Körperbildarbeit mit den Händen traut. Als sie sich schließlich einen Ruck gibt, legt sie die beiden DIN-A4-Blätter mit ihren Händen neben ihr großes Körperbild und weiß nicht so recht, wie sie diese Gestaltungen zusammenführen kann. Dann nimmt sie entschlossen eine Schere und schneidet aus beiden Hand-Bildern mit sicheren Bewegungen jeweils eine handförmige Fläche aus. Sie fürchtet, dass dabei „*etwas verloren geht*", stellt dann aber nach der Fertigstellung fest, dass das Charakteristische der Hände erhalten geblieben ist. Die ausgeschnittenen Reste bekommen ihren Platz in und um die Füße herum.

Die Hände sollen nun auf das Körperbild geklebt werden, aber die Klientin befürchtet, dass diese zu starr wirken könnten. Sie löst ihr Problem, indem sie dieHände an den Handgelenken mit zusammengerolltem Klebeband befestigt, so dass sie lose hängen und beweglich wirken (s. Abbildung 30, Seite XVI).

In die nächste Stunde kommt die Klientin mit stark verspanntem Nacken-, Schultern- und Kopfbereich. Sie möchte, dass *„etwas für die Beine"* erarbeitet wird, und wünscht sich Entspannung. Ich bitte sie, den Therapieraum in drei Teilräume zu unterteilen: einen Nacken/Schultern/Kopf-Raum, einen Beine-Raum und einen Entspannungsraum. Ich wähle unterschiedliche Musikstücke mit fließenden und stark rhythmischen Elementen. Sie tanzt in allen drei Räumen und durch alle drei Räume hindurch, ausgiebig. Als ich sie auffordere, das, was sie erlebt hat, in ihr Körperbild einzutragen, sagt sie, sie habe direkt nach der letzten Therapiestunde, auf dem Nachhauseweg, eine Vorstellung von einem Baby gehabt, was große Trauer bei ihr ausgelösthabe. Auch jetzt sei dieses Bild sehr stark, aber sie könne das Baby nicht einmalen. Ich schlage ihr als Material Stoff vor, um ihre Vorstellung zu gestalten. Aus Stoff und Füllwatte entsteht mit der Abbindetechnik in kürzester Zeit ein Baby. Dieses Baby braucht einen Platz und die Klientin gibt ihm den Platz in den Körperbildarmen (s. Abbildung 31, Seite XVI). Sie schneidet die Arm- und Handkonturen so aus dem Bild aus bzw. bringt sie in solch eine Haltung (die Hände waren ja schon lose befestigt!), dass ihre Papierarme ihr Stoff-Baby halten können. Nun „zahlt sich aus", dassdie Klientin vor vielen Stunden ihr Papier doppelt gelegt hat. M. ist sehr bewegt und strahlt Sicherheit und Fürsorglichkeit aus. Sie stellt hoch erregt fest, dass sie soeben ihr Kind in sich, ihre schutzbedürftige und kleine Seite in sich angenommen hat. Auch wenn sie sich ein wenig schämt, dass ich das jetzt sehen und hören kann (und darf), so drückt sie doch ihre innere Bewegung so aus: *„Ich habe es geboren. Und ich darf sein. Ich darf leben. Ihr schließt mich nicht mehr weg. Ich will in den Raum hinaus, mir Raum nehmen. Ich will nicht mehr ausweichen, den untersten Weg gehen. Ich bin da. Was daraus werden wird, wird sich zeigen. Das ist ein spannendes Drama. Und ich bin glücklich"*.

In späteren Stunden beschäftigen wir uns hauptsächlich mit Füßen und Beinen, vor allem unter den Gesichtspunkten der Kraft und der Stabilität, der Blockaden und der Durchlässigkeit. Einige Belastungen sacken *„vom Kopf in die Füße"*.

13.3 Der zu kurz gekommene Körperteil

Die Körperbildarbeit kann, wie gezeigt, ihren Ausgangspunkt darin haben, dass einzelne Teile oder Organe des Körpers benannt und zum Gegenstand leiblicher Erfah rungen gemacht werden. Ebenso kann der Weg auch anders herum beschritten werden, indem bestimmte Fragestellungen oder Themen genannt werden, die dann von den Klient*innen einem Teil oder Organ des Körpers zugeordnet und erlebnisbezogen gestaltet werden. Zum Beispiel: *„In welchem Teil deines Körpers sitzt das Wenn- ich-mich-trennen-Würde?"* oder *„Deine Entscheidungsunfähigkeit, wie du es nennst – in welchem Teil deines Körpers sitzt sie?... Und deine Entscheidungsfähigkeit – in welchem Körperteil sitzt sie oder wo würdest du sie vermuten?"* Ich habe auch gute Erfahrungen damit gemacht, von Emotionen auszugehen: *„Der Teil des Körpers, in dem die Angst sitzt"* oder *„Der Teil des Körpers, in dem die Sehnsucht ihre Quelle hat."* Sehr häufig arbeiten meine Kolleg*innen und ich mit dem *„Teil des Körpers, der immer zu kurz kommt"*: Dies ist in der Regel ein Teil des Körpers, der von den Klient*innen nicht oder kaum wahrgenommen wird. Manchmal macht sich dieser Körperteil in akuten oder chronischen Schmerzen bemerkbar. Häufig erleben wir auch, dass Klient*innen diesem Körperteil zum ersten Mal während dieser Form der Körperbildarbeit Beachtung schenken, es berühren oder davon berührt sind. Der Begriff *„zu kurz gekommener Körperteil"* lädt gerade wegen seiner Allgemeinheit Klient*innen dazu ein, sich ein individuelles Bild zu machen.

Als Vorbereitung zu einer Einheit mit dem zu kurz gekommenen Körperteil bietet sich alles an, was Klient*innen hilft, sich auf ihren Körper zu besinnen, ihm Aufmerksamkeit zu schenken, in sich hineinzuspüren. Dann folgen die Schritte:

- *„Welcher Körperteil fällt dir ein, wenn ich dich danach frage, welcher Körperteil bei dir zu kurz kommt? Welcher Körperteil kommt bei dir einfach immer zu kurz?"*

- *„Schicke deine ganze Aufmerksamkeit zu diesem Körperteil Wie ist das Bild dieses Körperteils von außen? Wie sieht es aus? Welches innere Bild von diesem Körperteil entsteht in dir? Spüre ihm nach."*

- *„Welche Gefühle und Körperempfindungen, Vorstellungen und Fantasien fallen dir ein?"*

- *„Es gibt hier viel Zeitungspapier; Scheren, Klebematerialien ... Gib damit deinem Eindruck von deinem Körperteil, deinem inneren Bild, deinen Empfindungen undGefühlen einen Ausdruck. Das kann eine Collage werden oder eine Skulptur oder wasauch immer. Nimm die Zeitungen und sieh, was entsteht."*

Wenn dann der Zeitungspapier-Gestaltungsprozess abgeschlossen ist, geht die Anleitung weiter:

- *„Gib deinem Gebilde einen Namen, einen Titel. Schreibe ihn auf einen Klebestreifen,so dass du ihn deiner Gestaltung zuordnen kannst."*

- *„Suche für dein Gebilde einen angemessenen Platz im Raum. Sei sorgfältig und sogenau, wie Künstler und Künstlerinnen sein müssen, um den richtigen Platz für ihre Gestaltungen zu finden."*

Bei der Arbeit mit einer Gruppe entsteht so etwas wie eine Ausstellung in einer Galerie. Dann kann die Anleitung weitergehen:

- *„Lasst uns nun von Werk zu Werk gehen. Die jeweilige Künstlerin und der jeweilige Künstler führt bitte die Gesamtgruppe zu ihrem oder seinem Werk und stellt es vor."*

Die anderen Teilnehmer*innen – bzw. in der Einzelarbeit die Therapeutin oder der Therapeut – können und sollen nach der jeweiligen Vorstellung ihre Assoziationen, Eindrücke und Fantasien über das Zeitungspapierobjekt mitteilen. Dabei gilt die Regel, dass die Person, die gerade ihren zu kurz gekommenen Körperteil vorstellt, die Rückmeldungen der anderen „sortieren" kann und soll, eventuell mit Hilfe des Therapeuten oder der Therapeutin.

In dieser Arbeit beschäftigen sich die Klient*innen mit einem Teil ihres Körpers, der oft zu kurz kommt. Dabei widmen sie diesem Körperteil besondere Aufmerksamkeit, heben ihn in den Vordergrund. Dies ist schon ein Aspekt, vom Üblichen abzuweichen, dies ist der Beginn, das Körperbild zu verändern.

Im therapeutischen Prozess gilt es, der Spur nachzugehen, dass der Teil des Körpers, der zu kurz kommt, oft auch etwas damit zu tun hat, was im Leben der betreffenden Person zu kurz kommt. Diesem zu kurz gekommenen Körperteil zu begegnen, bedeutet auch, den damit verbundenen Selbstbildern, Gefühlen, Empfindungen und Lebenssituationen zu begegnen. Dies kann sich unterschiedlich äußern. Einige Stimmen von Teilnehmer*innen einer Gruppe dazu:

- *„Der Teil meines Körpers der immer zu kurz kommt, ist mein Bauch. Eigentlich überrascht mich das – aber mir fiel mein Bauch ein, obwohl ich den immer gut füttere.Aber vielleicht braucht mein Bauch etwas anderes. Ich habe meinen Bauch als große Höhle gestaltet. Die Höhle ist tief und dunkel. Ich kann mir vorstellen, dass es darin sehr anheimelnd ist, richtig kuschelig. Vielleicht komme ich auch mit meinem Bedürfnis zu kuscheln zu kurz."*

- *„Mir fiel sofort mein Herz ein. Ich habe es gestaltet mit einem Deckel drauf. Eigentlich kann ich es ganz gut hören, immer wieder, und auch ganz deutlich. Doch dann tue ich sofort den Deckel drauf und lasse es still werden, stelle es ruhig. Dann höre ich es auch nicht mehr und es kommt zu kurz."*

„Ich habe meinen Mund gestaltet und dazu ein Gedicht gemacht:
Mein Mund
unterdrückte Worte
ungesagte Worte
ungehörte Worte
Worte
Worte finden
Worte aussprechen
Worte verstehen."

Eine Variante der Arbeit mit zu kurz gekommenen Körperteilen ist, diesen Körperteil zu einem Tier werden zu lassen. Nachdem die Klien*innen ihrem zu kurz gekommenen Körperteil nachgespürt haben, könnte sich dann die Frage anschließen:

- *„Was wäre dieser Körperteil, das dir eingefallen ist, für ein Tier? Es kann ein real existierendes Tier oder auch ein Fabeltier sein oder eine Mischung von mehreren.*

- *„Bitte gestalte dieses Tier in Zeitungspapier.“*

Danach, wenn die Gestaltung abgeschlossen ist:

- *„Bitte sei für einige Zeit dieses Tier, identifiziere dich damit, gehe in seine Bewegungen. Sei mit deinem ganzen Körper, deinen Bewegungen, deiner Stimme so genau wie möglich dieses Tier.“*

In der Einzelarbeit bietet sich an dieser Stelle dialogische Arbeit mit dem Therapeuten bzw. der Therapeutin an. In der Gruppenarbeit bietet sich folgende Anleitung an:

- *„Beginnt damit, auch die anderen Tiere im Raum wahrzunehmen. Nehmt, wenn ihr möchtet, zu anderen Tieren Kontakt auf. Seid dabei genau und sorgfältig mit dem, was ihr wollt, und dem, was ihr nicht wollt.“*

Die Identifikation mit einem Tier macht die Erlebnis- und Kontaktqualitäten des zu kurz gekommenen Körperteils besonders deutlich. Wieder einige Stimmen:

- *„Mein Nacken ist wie eine Schildkröte und er ist fest und schwer: Ich ducke mich. Ich wünsche mir und stelle mir vor, dass die Schildkröte sich im Wasser bewegt, im Meer schwimmt und gleitet.“*

- *„Meine rechte Hand ist oft taub. Sie ist oft kühl, selbst wenn es draußen nicht kühl ist. Ich habe sie wie ein Raubtier gestaltet, wie die Zähne und das Maul eines Raubtieres, das gerne zugreift und gerne zubeißen möchte. Vielleicht tue ich das zu wenig. Ich weiß jedenfalls, mit tut es immer gut, wenn ich mit Ton arbeite oder sonst etwas in die Hand nehme und in Kontakt gehe. Mir fällt ein: Kontakt heißt ja auch zugreifen.“*

- *„Meine Wirbelsäule tut mir oft weh. Ich habe sie als Schlange dargestellt, obwohl ich eigentlich Schlangen nicht mag.“*

Wenn sich Klient*innen mit ihren Tieren identifizieren, passiert häufig etwas Wünschenswertes und Heilendes. Die letztgenannte Teilnehmerin, die ihre Wirbelsäule als Schlange darstellte, fand großes Gefallen daran, sich zu schlängeln, mal auf dem Boden, mal im Stehen, mal in schneller, mal in langsamer Bewegung. Dazu angeregt, begann sie zu zischen: Sie zischte andere Menschen an, ermutigt dadurch, dass diese anderen Menschen sich auch gerade in ihrer Rolle als Tiere ausprobierten, und erzählte anschließend: *„So etwas habe ich noch nie getan, das habe ich mich nie getraut. Das ist toll und aufregend.“*

Ein Tier zu sein, bedeutet zu spielen und etwas Neues auszuprobieren. Die beteiligte Person ist das, was in dem zu kurz gekommenen Körperteil steckt, kann damit in Kontakt gehen und spielerisch probieren, was mit diesem Aspekt ihrer selbst möglich ist. Die unterschiedlichen, den jeweilig gewählten Tieren innewohnenden Eigenschaften werden deutlich: Zum Beispiel wird die „schlafende Katze“ über die Bewegung und die Kontaktaufnahme mit anderen langsam wach, sie wird von der Katze zum Tiger und spürt ihre Wut, ihre Kraft, ihre Angriffslust und mag ihre Krallen zeigen. (Frick-Baer 1996)

14 Bild und Wort

In den bisherigen Kapiteln dieses Buches sind in den Fallbeispielen schon zahlreiche Hinweise und Beispiele dafür enthalten, wie Gestaltungsprozesse und Gesprächsführung integriert werden können. Ich möchte in diesem Kapitel darüber hinaus einige Hinweise geben, wie über ein fertiges gestalterisches Produkt, meist ein Bild, ein Gespräch geführt werden kann.

Wort und Bild sind gleichgewichtig. Alle einseitigen Betonungen nur eines dieser beiden Elemente im therapeutischen Prozess verringern die Chancen der Heilung und Wachstumsförderung. Therapie nur verbal zu betreiben, verschenkt die Kraft der Imagination und die dem Gestaltungsprozess innewohnenden Potenziale kreativer Veränderung; sich in der Therapie ausschließlich auf den gestalterischen Prozess zu verlassen, leugnet, dass Klient*innen in der Regel verstehen wollen und müssen, was mit ihnen geschehen ist und was mit ihnen geschieht, dass viele Klient*innen nach einem Sinn ihrer Geschichte und ihres Lebens suchen und dass Menschen auch mittels der Sprache anderen Menschen mitteilen wollen und können, was sie bewegt.

14.1 Prozess und Produkt

In der Kunst- und Gestaltungstherapie ist mir die Aufmerksamkeit auf den kreativen Prozess und auf das gestalterische Produkt gleichermaßen wichtig. Hat eine Klientin oder ein Klient ein Bild gemalt, stelle ich nicht sofort Fragen nach dem Bild, sondern frage häufig: „*Was hast du während des Malens erlebt?*" Oder: „*Wie ist es dir während des Malens ergangen?*". Wenn ich beobachtet habe, dass der Malprozess die Klientin oder den Klienten erregt oder anderweitig körperlich und/oder emotional beeinflussthat, frage ich auch: „*Wie geht es dir jetzt?*“

Wichtiger als das Bild sind die Klientin oder der Klient. Bedeutsam ist, was sie oder er erlebt haben oder erleben. Wenn sich dies durch meine Beobachtung in den Vordergrund drängt, frage ich folglich zuerst danach. Es gibt auch Situationen, indenen quasi das ganze Erleben in das Bild hinein geflossen ist und Klient*innen voll von dem sind, was sie gemalt haben. Dann greife ich dies natürlich auf und sage: „*Erzähle doch bitte etwas über das Bild.*“ Manchmal formuliere ich meine Frage auch zweigleisig und frage sowohl nach dem Produkt als auch nach dem Prozess: „*Du hast ein Bild gemalt. Nun lass uns darüber etwas sprechen. Erzähle doch einfach, was dich beschäftigt hat oder was dich jetzt beschäftigt, je nachdem, was dir wichtiger ist. Entscheide du, ob du etwas über das Erleben während des Malens erzählen möchtest oder über das, was dir jetzt wichtig ist, wenn du auf das Bild schaust.*“

Gelegentlich ist Klient*innen ein Bild wichtig, aber sie wissen nicht, was ihnen daran wichtig ist und warum. Sie können „*erst einmal nichts damit anfangen*“. Oft sind sie, gerade zu Beginn einer Therapie, scheu und ungeübt, über ein Bild zu sprechen. Ich frage dann nicht sofort nach dem Erleben, nach Echos und Resonanz, sondern beginne mit der Frage: „*Was siehst du auf dem Bild?*“ Diese schlichte und einfache Frage bringt die MalerInnen erst einmal dazu, hinzuschauen, wahrzunehmen und somit auf Entdeckungsreise zu gehen, was denn eigentlich bei dem Malprozess herausgekommen ist. Dabei stellen sich in der Regel auch Assoziationen und Fantasien ein, entstehen gedankliche, emotionale oder körperliche Echos, werden Fragen aufgeworfen und Bedeutungen und Zusammenhänge klar.

14.2 Leibfragen

Grundlage meines Menschenbildes ist die Leiborientierung, also die Würdigung dessich und seine Welt erlebenden Menschen. Das Verständnis des Leibes wird in Teil II unter den Essentials genauer beschrieben. In diesem Zusammenhang ist ein einfaches Leibmodell, das zwar ein wenig vereinfachend wirkt, aber vielleicht gerade dadurch in der praktisch-therapeutischen Arbeit besonders hilfreich ist. Ein Mensch ist dem nach ein leiblicher Organismus, der sich aus den Aspekten Körper (einschließlich unserer sensorischen und motorischen Fähigkeiten), Seele (unsere Emotionalität) und Geist (unsere kognitiven, also verstehenden, sowie sinnhaften und sinnsuchenden Aspekte, auch der Imaginationen) zusammensetzt, der sich immer in Interaktion, also in wechselseitigem Austausch in seiner Lebenswelt befindet. Dieses Menschenbild ist kein abstraktes Modell, das im Hintergrund der therapeutischen Arbeit schwebt. Es kann unmittelbar praktische Handlungsanleitung sein, auch für Fragestellungen zu einem Bild oder einem anderem gestalterischen Produkt. Aus jedem Leibaspekt ergibt sich eine Frage.

- Ich kann nach dem körperlichen Aspekt fragen: „*Was spürst du jetzt? Was passiert jetzt in deinem Körper? Wie ist jetzt dein Atem?*" usw.

- Ich kann nach dem seelisch-emotionalen Aspekt fragen: „*Was fühlst du jetzt? Was sagt dein Herz zu dem Bild? Was hast du während des Malens gefühlt?*" usw.

- Ich kann nach dem geistigen Aspekt fragen: „*Was denkst du jetzt? Woran erinnert dich das Bild? Welche Assoziationen hast du?*" usw.

- Und ich kann nach dem Kontaktaspekt, dem sozialen Aspekt fragen, insbesondere beim gestalterischen Dialog, aber nicht nur dort: „*Wie war während des Malens der Kontakt zu mir?*", „*Wie ist jetzt der Kontakt zu mir?*", „*Wie hast du deine Umwelt wahrgenommen?*", „ *Welche Zusammenhänge mit deinem Leben fallen dir ein?*" usw.

Mit diesen vier Fragestellungen, die sich aus den vier Leibaspekten ergeben, können die meisten therapeutischen Gespräche geführt werden. Sie sind für Therapeut*innen, insbesondere für Ausbildungskandidat*innen, so etwas ähnliches wie ein Spickzettel, auf den sie auch dann immer zurückgreifen können, wenn sie in Gesprächs-Sackgassen geraten.

14.3 Identifikation

Nach Identifikationen zu fragen bzw. Identifikationen vorzuschlagen, ist ein klassischer, aus der Gestalttherapie stammender Weg in der Arbeit mit Bildern. Ein Beispiel: Ein Klient hat ein Bild gemalt. Ihn beschäftigt eine rote Fläche auf diesem Bild. Er kann aber mit dieser nichts weiter anfangen und weiß auch nicht, warum sie ihn beschäftigt. Ich schlage vor: *„Stelle dir vor, du bist die rote Fläche. Identifiziere dich mit ihr und sage einige Sätze als rote Fläche."* Der Klient: *„Ich bin die rote Fläche. Ich bin* überwiegend rund oder rundlich, habe auch einige Kanten. Auf der einen Seite bin ich *umhüllt von Grün. Das gefällt mir, das Grün zieht mich an und beruhigt mich vor allem. Auf der anderen Seite sind viele unterschiedliche Farben. Die machen mir Angst, die wirken irgendwie bedrohlich."* Ich kann dann fortfahren und dem Klienten vorschlagen, sich mit der grünen Fläche zu identifizieren und schließlich mit der bunten, ausverschiedenen Farben zusammengesetzten Fläche. Auf letzteren Vorschlag hin sagt der Klient: *„Ich bestehe aus vielen bunten Farben. Ich werde nervös und unruhig. Ich bin geladen. Mir geht dieses Glatte und Einfarbige auf den Keks. Dieses Rot, das so unschuldig tut, und dieses blöde harmonische Grün. Ich möchte das alles mal ein bisschen aufmischen ..."*

Sich mit verschiedenen Teilen eines Bildes zu identifizieren, ist ein schöner Weg, sich das Bild und damit Teile von sich anzueignen. Durch die Identifikation mit verschiedenen Farben, Punkten, Flächen eines Bildes werden auch verschiedene Gefühle, Gedanken, Körperreaktionen einer Klientin oder eines Klienten deutlich und treten so in den Vordergrund, dass sie erlebbar werden. Aus der Identifikation heraus kann sich auch zwischen verschiedenen Teilen eines Bildes ein Dialog entwickeln. In dem obigen Beispiel könnte ich den Klienten zum Beispiel auffordern, folgenden Dialog zu führen: *„Was hast du denn als bunte Fläche der roten Fläche zu sagen oder sie zu fragen."* Und dann: *„Sei wieder die rote Fläche und antworte der bunten Fläche."* Dass dieser Weg, mit Bildern zu arbeiten, der Traumarbeit sehr ähnelt, ist nicht weiter verwunderlich. Bilder sind ebenso wie Träume meiner Meinung nach Teil unserer Imaginationen. Es ist deshalb möglich, in der Arbeit mit Bildern alle Wege und Methoden anzuwenden, die sich in der Arbeit mit Träumen bewährt haben.

14.4 Linien und Wege

Ein Beispiel: Eine Klientin äußert, sie sei ganz durcheinander. Sie weiß nicht, was mitihr los sei. Sie hat vor einigen Wochen geheiratet und ist darüber gar nicht so glücklich, wie sie es sich zuvor vorgestellt hatte. Sie hatte geglaubt, nach der Hochzeit würdesich ihr Leben verändern – aber das tut es nicht. Verändert haben sich nur ihr Namen und ihr Haushalt. Sie ist verwirrt, weiß nicht, was sie möchte, spürt über die Verwirrung hinaus ihre Gefühle nicht und droht in die Depression abzutauchen, dies würde ihrem Muster entsprechen. Ich schlage ihr vor, sich ein Blatt Papier zu nehmen und Farben oder Stifte und einfach drauflos zu malen und damit das auszu drücken, was sie empfindet und wie es ihr geht. Sie tut dies. Es entsteht ein Bild mit schattig angedeuteten Farbflächen im Hintergrund sowie einem wilden Gekritzel von kreuz und quer durcheinander gehenden Linien im Vordergrund. Sie hat mit demMalen erst zaghaft begonnen, die Farbflächen auf das Blatt getupft, griff dann zu Stiften und beginnt, Linien zu krickeln. Dabei wurde sie immer energischer, kraftvoller. Der Atem wurde heftiger, ein Stift brach. Sie griff zu einem neuen und krickelte weiter.

Als sie fertig ist, frage ich sie: „*Wie fühlst du dich jetzt?*" Sie antwortet: „*Ich bin wütend, ich bin wütend auf mich. Aber damit geht's mir schon besser als vorher: Jetzt fühle ich wenigstens etwas. Ich bin wütend, dass ich immer wieder in die Sackgasse gerate, immer wieder, immer wieder. Ich freue mich auf etwas und stelle mir etwas vor. Und, wenn es nicht so ist oder nicht ganz so ist, wie ich es mir vorstelle, dann komme ich durcheinander und alles geht mir verloren und ich gerate in die Sackgasse, immer wieder. Und finde meinen Weg nicht.*" Wir unterhalten uns erst über ihren Ärger und über ihre Wut.Dann lade ich sie dazu ein, ihr Bild zu Hilfe zu nehmen, nach ihrem „Weg" zu suchen.Ihre Sprache ist voller bildhafter Ausdrücke. Sie redet von Sackgassen und Wegen und ihr Bild ist gleichzeitig voller Linien. Ich sage: „*Schau auf dein Bild. Du siehst dort viele Linien. Wenn unter all diesen vielen Linien auch dein Lebensweg ist, dann kannst du vielleicht das Bild zur Hilfe nehmen, nach den Sackgassen und den Wegen aus diesen Sackgassen zu schauen. Wo unter all diesen Linien könnte denn der Punkt sein, die Stelle, an der du dich jetzt in deinem Leben befindest.*" Sie zögert kurz und zeigt dann spontan auf eine Stelle inmitten des Linienknäuels. Ich bitte sie, diese Stelle zu beschreiben. Sie geht danach ihren Lebensweg von dieser Stelle an zurück und begegnet dabei mehreren Sackgassen, Kreuzungen, Wegen, in denen sie *„immer wieder stecken geblieben ist"*. Sie begegnet dabei auch Lösungen, die sie gefunden hat, Alternativen, Umwegen und Auswegen. Ihr innerer Druck löst sich dabei allmählich. Sie sieht bildhaft Zusammenhänge, Verbindungen zwischen verschiedenen Phasen ihres Lebens. Das Gespräch wird lebendig und aufgeregt. Sie kann dann auf meine Frage hin von der Stelle aus, in der sie sich jetzt in dem Linienknäuel befindet, einen Weg in ihre Zukunft suchen. Dabei vergleicht sie verschiedene Linien und Wege, begutachtet sie und probiert sie gleichsam aus.

Unsere Sprache ist voll von bildhaften und auch räumlichen Elementen. Diese finden sich auch in den Bildern der Klient*innen. Linien als Wege zu nehmen, ist sehr fruchtbar. Dabei braucht es sich nicht immer gleich um den Lebensweg zu handeln, es können auch konkrete Wege aus konkreten Situationen Themen sein. Eine Klientin zum Beispiel wollte ihre Arbeitsstelle verlassen, befand sich aber in einem gar nicht so selten anzutreffenden Dilemma: Sie war von der Arbeit und den widrigen Arbeitsbedingungen so in Anspruch genommen, dass sie gar keine Kraft mehr hatte, nach einer neuen Arbeit Ausschau zu halten. Sie hatte gleichzeitig Angst vor der Zukunft und Sehnsucht danach, etwas anderes zu machen. Sie konnte sich schwer von dem trennen, was sie in ihrer jetzigen Arbeitsstätte aufgebaut hatte, und spürte doch, dass sie dringend dort weg musste, weil die Arbeitssituation nicht mehr aushaltbar war. Sie suchte einen Weg aus dieser Situation heraus. Sie war verzweifelt. Wir beschäftigten uns erst einmal mit ihrer Verzweiflung. Ich ließ sie dabei ein Kleckerbild malen, ihre Verzweiflung kleckern. In dem Bild, das dabei entstand, sagt sie zu einem Punkt: *„Das bin ich."* Die Beschäftigung mit dem Bild brachte mehrere Gefühle zu Tage, die mit der Verzweiflung einhergingen. Sie entdeckte dabei auch ihre Kraft, die lange verschüttet war. Plötzlich rief sie: *„Und das hier ist der Weg, der aus meiner Arbeitsstätte herausführt. Er beginnt an der Stelle, wo ich mich auf dem Bild befinde und geht aus dem ganzen Wirrwarr von Gefühlen und Einschränkungen heraus. Dort am Rand endet er. Ich weiß noch nicht, wo er hingeht und wo das alles hinführt."* Ich schlug ihr dann vor, in dem Raum, in dem wir uns befanden, eine Stelle zu suchen, die ihrem Ich-Punkt auf dem Kleckerbild entsprach, um dann den Aus-Weg, so wie er sich auf dem Bild darstellte, Schritt für Schritt im Raum zu begehen. Ich bat sie, dabei wahrzunehmen, welche Gefühle auftauchten und was sie körperlich spürte, ob es vielleicht irgendwo stockte und wo es

Hindernisse gab. Sie tat dies,konnte ihren Weg bis zu einer Stelle erkunden, an der er ins Stocken geriet, wo sie nicht mehr weiter konnte. Hier entstand ein neues Thema, an dem wir weiterarbeiteten.

14.5 Assoziationen zur Formen und Farben

Manche Kunst- und Gestaltungstherapeut*innen, die sich von den Theoriemodellen der Psychoanalyse abgegrenzt haben, werfen mit diesen Modellen oft auch die klassische psychoanalytische Methode des freien Assoziierens über Bord. Das finde ich schade. Ich finde die Assoziationsmethode einfach und effektiv, auch in der Besprechung von Bildern und anderen gestalterischen Objekten.

Oft bemerke ich, dass ein Klient/eine Klientin beim Betrachten eines Bildes offensichtlich von einer bestimmten Stelle des Bildes gebannt ist. Ich frage dann direkt: *„Wo bleibt dein Blick hängen?"* Der Blick einer Klientin bleibt zum Beispiel an einer Stelle am linken Rand des Bildes hängen. Ich frage weiter: „Was siehst du dort?" – *„Da ist eine Fläche, da gehen Gelb und Rotbraun ineinander* über *und* über diesen Farben ist ein Umriss, eine schwarze Umrandung, die in die Farben hineingemalt ist. Ich weiß nicht, was das soll, was das ist. Aber mein Blick geht immer wieder *dahin.*" Trotz genauerem Nachfragen kann die Klientin mit dieser Stelle nichts anfangen. Sie merkt nur, dass sie sie interessiert und dass sie, je länger sie auf diese Stelle schaut, aufgeregt wird. Es ist eine leichte und scheue Aufregung, die sie beunruhigt und derer sie sich „fast schämt". Ich schlage ihr vor: *„Lass uns einmal die einzelnen Bestandteile dieses Bildes betrachten. Nehmen wir zum Beispiel das Gelb. Was assoziierst du mit Gelb, was fällt dir dazu ein? Wenn du magst, kannst du dabei auch die Augen schließen oder auf das Gelb des Bildes schauen. Sag einfach laut vor dich hin, was du zu dieser Farbe assoziierst.*" Sie beginnt mit: *„Sonne, Sonnenblume, Strand, Provence, Blumenfelder ...*" Ich frage dann nach dem Rotbraun, auch hier hat sie viele Assoziationen, meist aus der Natur, vom tönernen Blumentopf bis hin zum Mahagoniholz. Aber an keiner Stelle dieser Assoziationen „klingelt" es.

Erst als ich die Klientin um Assoziationen zu der Stelle bitte, an der sich die gelbe und die rotbraune Farbe vermischen, ineinander übergehen, äußert sie wie aus der Pistole geschossen: *„Herbstlaub.“* Sie sieht sofort einen Baum voller gelbrotbraunem Laub vor sich. Sie wird aufgeregt, kann diese Erregung zwar nicht erklären und verstehen, aber gut akzeptieren. Mit dem Herbstlaub und dem Baum verbindet sie keine Erinnerungen, aber weitere Bilder. Ich frage deshalb weiter: „Weiche Assoziationen hast du zu diesem schwarzen Umriss auf der gelbrotbraunen Fläche, auf dem Herbstlaub?“ Sie überlegt erst und sagt: *„Das sieht aus wie ein Gartenzwerg ... Nein, ein Gartenzwerg ist zu unbeweglich. Das ist eine Figur, die tanzt. Vielleicht ein Afrikaner, der tanzt.“* Ihr Interesse hakt sich gewissermaßen bei dem Wort „Tanz“ ein. Hier sinniert sie vor sich hin, wiederholt das Wort immer wieder, so wie sich auf einer Schallplatte die Nadel immer wieder auf der gleichen Rille dreht. Ich frage sie: *„Was assoziierst du mit dem Wort Tanz?“* Sie antwortet: *„Afro-Tanz, Disco, bewegen, Dorftanz schule, mit anderen tanzen, Paartanz, Partnertanz, alleine tanzen, sich schämen, in den Boden versinken, heimlich tanzen, heimliche Freude haben ...“* und plötzlich ruft sie aus:

„Rumpelstilzchen! Das ist es!“ Vor ihr entsteht das Bild von Rumpelstilzchen, das um einen Baum voller Herbstlaub tanzt. Mit diesem Bild kann sie ihre Scham verbinden, aber auch ihre Erregung. Hier können wir weiterarbeiten.

14.6 Leerflächen

Leerflächen sind nicht (nur) leere oder weiße Flächen in einem Bild. Der Begriff der „Leerflächen“ stammt aus der Kunstkritik, also der Analyse und der Interpretation von Kunstwerken, und bezeichnet all das, was in einem Kunstwerk offen gelassen wurde, was in der Gestaltung „leer“ blieb und von der Betrachterin oder vom Betrachter ausgefüllt und hinzugedacht, hinzu imaginiert werden muss. Wenn auf einem Bild eine Person von hinten dargestellt wird, wissen wir oft nicht, ob diese Person jung oder alt ist, wie sie aussieht, wie ihr Gesicht aussieht usw., aber wir können uns dies vorstellen, wir füllen als Betrachter*innen diese Leerfläche. Manchmal schaut eine auf einem Bild dargestellte Person aus dem Bild heraus. Auch hier können wir nicht sehen, wohin bzw. auf wen diese Person blickt. Aber wir können uns dies vorstellen. Auch hier handelt es sich um eine Leerfläche, um etwas außerhalb der Bildformates, das zum Bild gehört, das von der Künstlerin oder vom Künstler „leer" gelassen wurde, damit es von den Betrachter*innen mit Leben gefüllt werden kann. Leere Flächen erzeugen Spannung und schaffen Aufmerksamkeit, sie werden deshalb in der Malerei oft gezielt eingesetzt (nicht nur dort, diese Technik wird auch in Filmenhäufig verwandt).

In der kunst- und gestaltungstherapeutischen Arbeit frage ich häufig nach Leerflächen in den Bildern der Klient*innen. Eine Klientin malte zum Beispiel eine mädchenhafte Figur, die aus dem Bildrand hinausschaute. Als ich fragte: *„Wohin schaut das Mädchen?"*, wusste die Klientin sofort: *„Auf den Vater"*, und begann zu weinen. Eine andere Klientin hatte auf einer Fantasiereise ein Haus gemalt, das an der Frontseite offen war, so dass man in ein großes Zimmer mit verschiedenen Möbelstücken hineinschauen konnte. Dieses Zimmer entpuppte sich als Selbstbild der Klientin. Auf dem Wege der Identifikation hatte sie die verschiedenen im Raum befindlichen Gegenstände als Bilder für Aspekte ihrer Persönlichkeit identifiziert. Diese Form der Arbeit war für sie spannend und zeigte überraschende Ergebnisse. Und doch blieb ein Rest, blieb etwas Unbestimmbares, etwas, das noch fehlte. In dem Zimmer befand sich ein Fenster. Ich hatte die Klientin gebeten, sich mit dem Fensterzu identifizieren, und sie hatte vor allem betont, wie wichtig ihr als Fenster ihr Rahmen sei und damit ihre Stabilität. Auf dem Bild waren die Fensterscheiben leer. Es war nichts zu erkennen, was sich jenseits des Fensters befand. So fragte ich sie nach dieser Leerstelle: *„Stell dir vor, du schaust durch das Fenster dieses Zimmers, was siehst du draußen?"* Sie tat dies und erschrak: *„Dahinter ist ein Abgrund, in den ich fallen kann ... ein ganz tiefes Loch. Das macht mir Angst!"* Das war es, was an ihrem Selbstbild noch gefehlt hatte: ihre Angst. Sie war draußen geblieben, vor der Tür, vor dem Fenster, als Leerfläche.

Ich gehe beim Betrachten eines Bildes auch danach, was mir „fehlt", was für mich offen geblieben ist, und frage dann die Klient*innen, ob dies für sie auch so ist. Die Möglichkeiten, Leerflächen zu entdecken und nach Leerflächen zu fragen, sind vielfältig. Wenn auf einem Bild ein Eimer abgebildet ist, kann die Frage lauten: *„Was befindet sich deiner Meinung nach in dem Eimer?"* Streckt eine Person auf einem Bild den Arm so aus, dass die Hand sich nicht mehr auf dem Bild befindet, kann die Fra-ge lauten: *„Wie sieht die Hand dieser Person aus, hält sie etwas in der Hand und, wenn ja, was?"* Sind zwei Personen auf einem Bild dargestellt, kann die Frage lauten: *„Was sagen beide gerade, worüber sprechen sie?"* Oder wenn die Personen schweigen: *„Wie klingt das Schweigen?"*

Manchmal befinden sich auf Bildern, vor allem auf abstrakt gemalten Bildern, leere Flächen. Diese sind oft genauso wichtig wie die bemalten. Oftmals macht dieseleere Fläche Angst, wirkt wie ein „Nichts" und fühlt sich an wie Nebel oder Watte und hat existenzielle Bedeutung im Lebenszusammenhang der Klientin/des Klienten. Gelegentlich sagen Klient*innen: „*Ich habe diese Stelle bewusst frei gelassen, weil dort der Platz für das, was ich noch entdecken möchte, ist.*" Oft ist es wichtig zu fragen:

„*Was empfindest du, wenn du auf diese weiße Stelle deines Bildes schaust?*" oder: „*Soll diese weiße Stelle offen bleiben oder gehört da noch etwas hin?*" Manchmal ist in diesen weißen Flecken ein Geheimnis untergebracht, manchmal ist dort einfach Platz für die Zukunft, manche lassen als Raum für das Neue, Unbekannte. Bei anderen wieder wirkt die Leerfläche wie ein Spiegel, in dem bei jedem Hineinschauen ein neues Bild entsteht. Es lohnt sich meiner Erfahrung nach immer, nach solchen Leerflächenzu fragen.

14.7 Innerer Film

Am DVD-Player gibt es eine „Pause"-Taste. Wenn man auf dieseTaste drückt, bleibt der Film stehen, erstarrt zu einem Standbild. Wenn ich in ein Kino gehe, kann ich im Foyer solche einem Standbild ähnlichen Bilder des Films in einem Schaufenster sehen. Wenn ich mir ein solches Standbild anschaue, entsteht vor meinem inneren Auge ein Ausschnitt aus einer Szene und ich habe Ideen, Vermutungen, innere Bilder, was dieser Szene vorherging und wie sie sich fortsetzen wird. Wenn auf einem Filmfoto zwei Westernhelden auf der Straße einer Kleinstadt sich gegenüber stehen, dann weiß man, dass wahrscheinlich bald die Revolver gezogen werden, dass es knallen wird und einer von ihnen mehr oder weniger theatralisch in den Staub der Straße sinken wird. Man hat auch Ideen darüber, was vorhergegangen ist. Vielleicht ist der Böse aus dem Saloon getreten, der Gute hat ihn gerufen, vielleicht ist aber auch ein Cowboy-Held von außen gekommen und hat den Sheriff des Ortes herausgefordert.

Es gäbe sicherlich Beispiele, die weniger mit Klischees behaftetet sind, aber ich glaube, es ist deutlich, worauf ich hinauswill: Bilder können Geschichten erzählen. Dies gilt nicht erst seit dem Zeitalter von Fernseher, Film, Video, DVD und Internet, aber seit diese Medien unsere Kultur erobert haben, erzählen sie Geschichten in noch größerem Maße und auf eine sehr selbstverständliche Weise. Wenn wir ein Bild sehen, betrachten wir dies meistens nicht nur als Momentaufnahme, sondern als Teil eines Filmes, der eine Geschichte und eine Zukunft hat. So kann ich auch im Bildgespräch an die meisten Bilder der Klient*innen herangehen: *„Wenn dieses Bild das Standbild eines Videofilms wäre – welche Vorgeschichte hätte es? Was würde passieren oder was wäre passiert, wenn Sie den Film zurückspulten?"* Oder ich frage: *„Wenn das Bild die Momentaufnahme einer Geschichte wäre: Wie geht die Geschichte weiter? Was tun die Personen, die auf dem Bild sind?"* Fast immer eignet sich die Frage, wenn eine oder mehrere Personen auf dem Bild sind und wenn Handlungen nur angedeutet sind oder das Bild neugierig auf Handlungen macht. Eine Klientin hatte eine Frau gemalt, die aus dem Fenster schaut. Die Frage: *„Was hat diese Frau getan, bevor sie zum Fenster gegangen ist und begonnen hat, hinauszuschauen?"* Die Klientin antwortet (und muss dabei lachen, weil sie sich selbst wiedererkennt): *„Oh, sie hat viel getan. Sie hat Wäsche gewaschen und ist einkaufen gewesen. Dann ist sie mit dem Staubsauger kurz durch die Wohnung gegangen und hat sich hingesetzt und versucht, ein Buch zu lesen, war aber zu unruhig, ist nach dem Lesen zweier Seiten wieder aufgestanden und hat entdeckt, dass sie die Gardine wieder einmal waschen muss, und hat die Gardine abgenommen und gewaschen, obwohl das noch nicht nötig war. Und dann fiel ihr nichts mehr ein, was sie noch tun könnte, und sie ist zum Fenster gegangen und hat es geöffnet und hinausgeschaut. Und da steht sie nun und schaut und schaut und sieht ganz viel und nimmt gar nicht wahr, was sie sieht."* Wir unterhalten uns darüber, was sie mit dieser Frau gemeinsam hat. Als ich sie dann frage, wie denn diese Szene mit der Frau am Fenster weitergehen könnte, fällt ihr als erstes ihre Standardlösung ein: *„Die Frau schaut auf die Uhr underschrickt. Ihr Mann kommt ja bald nach Hause, also beginnt sie zu kochen. Sie hat das Essen vorzubereiten, den Tisch zu decken usw. Ihr Mann kommt nach Hause und begrüßt sie. Sie essen. Ihr Mann liest die Zeitung oder macht ein Nickerchen, während sie den Abwasch bereitet."* Ich sage: *„Stellen Sie sich vor, Sie seien Regisseurin* und können *eine andere Version dieses Films drehen." Sofort kommen ihr Traumbilder zu mehreren Versionen eines solchen Films. Ich schlage ihr dann vor, die Haltung der Frau am Fenster einzunehmen, zu verkörpern. Sie tut dies und ich sage: „Sie sind jetzt die Frau am Fenster. Stellen Sie sich vor, wie Ihre Geschichte weitergehen soll, so wie Sie* möchten*, wie Sie, nur Sie allein mögent, dass diese Geschichte weitergeht. Nimm dabei deinen Körper wahr, deine Gefühle, all deine Impulse ..."*

Ein anderes Beispiel: Ein Junge hat ein Tier in die Mitte eines Blattes gemalt und um dieses Tier herum mehrere bunte Punkte. Er erzählt: „*Das Tier in der Mitte ist ein Löwe, die bunten Punkte, das sind Leute, die immer auf den Löwen schauen und gucken, was er macht.*" Ich frage ihn: „*Wenn das ein Bild aus einem Videofilm wäre, wie geht der Film weiter, was macht denn der Löwe, was machen die Leute?*" Er antwortet sofort:

„Der Löwe fängt an zu brüllen und richtet sich auf und zeigt seine Zähne und fährt seine Krallen aus. Alle Leute bekommen Angst und rennen weg, nur einer nicht. Hier dieser kleine hellrote Punkt, der bleibt da, der hat keine Angst. Da wird der Löwe ganz lieb und geht zu dem hellroten Punkt und kuschelt sich an ihn."

14.8. Bilder als Soziogramme

Wie bei dem letzten Beispiel stehen Punkte oder Flächen eines Bildes gelegentlich für Menschen. Die Anordnung und Verbindung dieser Punkte oder Flächen spiegelt eine Verbindung dieser Menschen untereinander wider. Das Bild kann so zu einem Soziogramm werden.

Wieder ein Beispiel: Bei einem Kleckerbild lässt ein Mann verschieden farbige und verschieden große kreisförmige Felder entstehen, mit denen er zunächst nicht viel anfangen kann. Ich frage: „*Wenn Sie eines dieser Felder wären, welches wären Sie?*" Er überlegt kurz und entscheidet sich dann für eines der Felder. Ich frage weiter: „*Das nächstgelegene Feld, grün mit schwarzer Begrenzung, wer könnte das aus dem Kreis der Personen sein, mit denen Sie häufig zu tun haben?*" Ich frage deshalb, weil ich weiß, dass dieser Klient sich in Therapie begeben hat, weil er mit seinen sozialen Beziehungen, insbesondere seiner Ehe, nicht zurecht kommt. Er antwortet: „*Das ist meine Frau*", und ist erstaunt: „*Ja, genauso erlebe ich sie, sie ist mir nahe, aber abgegrenzt und umrandet durch einen schwarzen Ring, durch den ich nicht durchkomme.*" Wir gehen dann weiter die verschiedenen Felder und Flächen durch und der Klient ordnet sie jeweils einer bestimmten Person aus seiner Lebenswelt zu. Aus dieser interaktiven Diagnostik heraus erhalten wir beide einen Überblick und Zugang zu den Beziehungen des Klienten, zu den Menschen, die ihm wichtig sind, zu seinem sozialen Umfeld.

Zu einem solchen Soziogramm können nicht nur Personen gehören, die zum aktuellen Lebensumfeld der Klientin oder des Klienten zählen. In ihm können auch verstorbene Personen auftauchen oder Menschen, die die Klientin oder der Klient sich herbeiwünschen oder ersehnen.

14.9 Sinne

Manchmal kann man als Therapeutin oder als Therapeut noch so treffliche Fragen stellen: Es geschieht bei den Klient*innen einfach nichts, es gibt keine Resonanz, sie bleiben sprachlos. Das kann dann der Moment sein, in dem ich ein Feedback oder – vor allem – ein Sharing gebe, also der Klientin oder dem Klienten mitteile, wie dieses Bild auf mich wirkt und was es bei mir für körperliche oder emotionale Reaktionen hervorruft und welche Gedanken und Bilder beim Betrachten des Bildes bei mir entstehen. Ich biete dieses Sharing zu einem Bild und damit auch zur Klientin oder zum Klienten nicht als vorgegebene Deutung an, sondern als ein Echo, das die Klientin und der Klient mit ihrem Bild ganz persönlich in mir hervorrufen. Ich sage dann häufig: *„Vielleicht kannst du mit dem, was das Bild bei mir hervorruft, etwas anfangen, vielleicht auch nicht. Vielleicht hat es etwas mit dir zu tun, vielleicht aber auch nurmit mir.“* Klient*innen sind meist sehr sicher, ob mein Sharing ihnen neue Gesichtspunkte anbietet und den Prozess der Beschäftigung mit dem Bild wieder in Bewegung bringt oder ob sie mein Sharing nur als Äußerung meinerseits zur Kenntnis nehmen, das aber in ihnen keine weitere Resonanz hervorruft.

Der Moment, in dem einer Klientin oder einem Klienten zu einem Bild *„nichts einfällt“, aber „doch irgendetwas da ist“*, kann Anlass sein, die Sinnesebene zu wechseln, mit der das Bild wahrgenommen wird. Wie oben gesagt, beginne ich meistens mit der Frage: *„Was siehst du?“* bzw. *„Was sehen Sie?“*, benutze also den visuellen Sinn, was bei Bildern nahe liegt. Aber ich kann auch den Sinn wechseln und andere sensorische Möglichkeiten anbieten, dem Bild zu begegnen. Einige Beispiele:

Eine Klientin hat beim Malen eines Bildes gelegentlich mit der Nase gezuckt, soals würde sie unhörbar, aber angestrengt Luft durch die Nase einatmen und schnuppern. Ich hatte dies vorher noch nie bei ihr beobachtet. Als sie bei der weiteren Bildbesprechung ins Stocken kam, bat ich sie: *„Bleibe so sitzen, wie du jetzt bist, und schließe für einen Moment die Augen. Stelle dir dein Bild vor und rieche das Bild.*" Die Klientin ist erst etwas verwundert, schließt dann die Augen, beginnt, die Luft einzuziehen, so wie sie es vorhin beim Malen gemacht hat. Sie beginnt zu schnuppern und in ihr steigen Düfte auf und entstehen Gerüche, die sie an eine halb vergessene für sie sehr schlimme Szene erinnern. Manchmal haben Klient*innen bei einer solchen Aufforderung den Impuls, sich zu dem Bild hinzubeugen und ganz nah an die Farbe und das Papier heranzugehen und dort zu riechen. Dies ist aber nicht meine Absicht, weil dann die Klient*innen erfahrungsgemäß eher den Geruch der Farbe oder des Papiers wahrnehmen, nicht aber die Gerüche, die ihrer Erinnerung, ihrem Unbewussten entspringen. Deswegen bitte ich die Klient*innen meist, so sitzen zu bleiben, wie sie gerade sitzen, und den Abstand zu dem Bild zu belassen. Dann können die Gerüche entstehen, die entstehen wollen. Bei Tonobjekten ist das anders; der Geruch von Ton scheint neutraler, natürlicher zu sein. Wenn Klient*innen an ihnen riechen, riechen sie meist genau das, was ihrer Erinnerung entspricht.

In diesem Beispiel hatte ich aus der Beobachtung einen Anhaltspunkt, nach dem Riechen zu fragen. In anderen Situationen kommt mir einfach die Idee, nach einem neuen sinnlichen Zugang zu dem Bild zu fragen, ohne dass ich diese Idee begründenkann. Sie entspringt meinem Sharing, dem Echo, das in der konkreten Situationdurch die Klientin oder den Klienten und das Bild in mir entstanden ist. Häufig vertraue ich dieser Eingebung und liege vielfach richtig. So hat einmal ein Klient eine schwarzbraune Fläche gemalt, die sein Bild sehr bestimmt. Auch er sitzt ratlos vor derFläche, vor dem Schwarzbraun, und weiß damit nichts anzufangen. Einer Eingebung nach frage ich: *„Wie schmeckt das Schwarzbraun?*" Er antwortet: *„Bitter*", und schaut mich dabei verwirrt an. Er spürt einen leicht pelzigen, bitteren Geschmack auf der Zunge und am Gaumen und als ich ihn frage, was es denn Bitteres in seinem Leben gäbe, bricht dieses aus ihm heraus.

Oft weiß ich von Klient*innen, dass sie musikalisch sind, z. B. ein Musikinstrument gespielt haben oder spielen, vielleicht im Chor singen, in Konzerte gehen usw. Wenn ich weiß, dass Musik für Klient*innen ein Ausdrucksmedium ist, nutze ich dies auch im therapeutischen Prozess, indem ich verschiedene musikalische bzw. musiktherapeutische Ausdrucksweisen anbiete, soweit sie mir vertraut sind. Ich kann dies auch nutzen, um ein Bild zu verstehen bzw. sich an ein Bild anzunähern: „*Wie klingt das Bild?*“ oder „*Wenn das Bild ein Musikstück wäre, was wäre das für ein Musikstück?*“, „*Welches Instrument spielt dieses Orange?*“ oder „*Höre in dieses Blau.*“ Das Bild oder Teile des Bildes werden gleichsam als Partitur genommen oder als Klangerzeuger – und die Klient*innen lauschen, sie hören Stimmen und Melodien, Töne und Naturgeräusche, Orchesterstücke und Kinderlieder.

Dass man Bilder auch ertasten kann, ist in dem einen oder anderen Beispiel der vorherigen Kapitel schon erwähnt worden. Dies bietet sich aber nicht immer an, weil manchmal die Bilder noch feucht sind und diese Feuchtigkeit die sinnliche Wahrnehmung des Tastens bestimmt. Bilder, die mit Ölkreiden gemalt werden, wirken oft, wenn Klient*innen sie berühren, glitschig und rufen Widerwillen hervor. Ich mache deshalb häufig den Vorschlag: „*Halte eine oder beide Hände im Abstand von einem oder mehreren Zentimetern über das Bild, setze dich dazu so hin, dass du entspannt sitzen kannst und spüre deinen Atem und lass das Bild durch deine Hände auf dich wirken. Nimm wahr, was geschieht.*“ Hier entsteht, eine tragfähige und geborgene therapeutische Atmosphäre vorausgesetzt, fast immer Erhellendes. Die Klient*innen spüren körperliche Reaktionen, sie spüren Temperaturen und Atmosphären, die Erinnerungen in ihnen wachrufen, sie hören manchmal Sätze, zumeist entstehen in ihnen Bilder, Assoziationen, Fantasien, neue, das Bild ergänzende, über das Bild hinausführende Imaginationen.

14.10 „Nebensächliches“

Manchmal, wenn wir uns mit einem Bild beschäftigt haben und bevor wir dieses Thema beenden, bitte ich die Klientin oder den Klienten: „*Bitte schau zum Abschluss noch einmal auf das Bild und schau auf das, was bisher am Rande deiner Aufmerksamkeit lag, auf das Nebensächliche, auf all das, womit wir uns bisher nicht beschäftigt haben.*“ Dieser Blick „daneben“, dieser Blick zur Seite lohnt fast immer. Selten sagen Klient*innen: „*Da ist noch dies und jenes, aber das interessiert mich zur Zeit nicht.*“ Häufiger fördert dieser Seitenblick auf das Nebensächliche noch Aufregendes und Kostbares zuage. So entdeckte eine

Klientin am äußeren Rand ihres Bildes zwei beiläufig skizzierte Bögen, die sie beim genauen Hinschauen als einen Vogel identifizierte, der ihre Sehnsucht nach Freiheit und Ungebundenheit verkörperte.

Oft hilft der Blick auf das Nebensächliche auch weiter, wenn man mit dem Hauptsächlichen nicht weiterkommt. Eine Klientin hatte in einem Bild eine Spirale dargestellt, die für sie wie ein Strudel aussah, ein Strudel von Verstrickungen, in die sie immer wieder mit ihrer Mutter geriet und aus denen sie keinen Ausweg sah. Sie wusste – und sah dies auch in dem Bild dargestellt – in welche Fallen sie tappte und was sie selbst dazu beitrug, immer wieder in diesen Strudel zu geraten. Aber sie fand keine Alternativen und haderte mir sich, dass sie keine Alternativen fand. Ich schlug vor: *„Lass uns doch den Strudel und die Verstrickung mit deiner Mutter einige Minuten beiseite stellen und schauen, was sonst noch auf dem Bild ist.*" Sie konnte sich nur widerwillig von dem Strudel lösen, wurde dann aber schnell fündig, fand in dem Bild eine Vielzahl anderer Aspekte ihres derzeitigen Lebens. Ihr wurde so bewusst, dass es nicht nur die Verstrickungen mit ihrer Mutter gab, sondern auch viele positive Begegnungen mit anderen Menschen. Und ihr wurde auch bewusst, dass sie dort durchaus in der Lage war, Wege zu finden, Nähe und Abstand zu regulieren, und flexibel zu handhaben und diesen Menschen selbstbewusst zu begegnen. Sie war erleichtert, sie musste nicht nur und immer wieder auf das Verstrickungsthema schauen. Es nahm ihr den Druck, Sofortlösungen für die Beziehung zu ihrer Mutter zu finden. Die Fixierung auf die Strudel-Spirale in der Bildmitte war ein Teil der Verstrickung mit ihrer Mutter, der Blick auf das scheinbar Nebensächliche war ein erster Aspekt der Lösung aus dieser Verstrickung.

Oft finden Klient*innen in ihren Bildern ihre Probleme oder zumindest ein Problem, mit dem sie sich gerade auseinandersetzen, dargestellt, genauso oft sind in den Bildern auch Lösungen enthalten. Manchmal frage ich direkt danach: *„Wir haben uns bis jetzt viel mit deinem Problem beschäftigt. Gibt es auf dem Bild auch etwas, das ein Hinweis auf eine Lösung sein kann?*" Häufig fällt den Klient*innen dann eine Farbe oder eine Figur ein, vielleicht auch eine leere Stelle, die eine Pause symbolisiert. Einmal erblickte ein Klient, der seine Angst gemalt hatte und sich anhand des Bildes sehr intensiv mit seiner Angst auseinandergesetzt hatte, auf diese Frage hin einen kleinen braunen Strich am unteren Bildrand. Diesen braunen Strich identifizierte er als ein Stück

Holz, das am Rande einer Wiese verrottete und vermoderte. Er wurde dabei traurig und sagte: „*Vielleicht ist das die Lösung meiner Probleme, dass ich meine Traurigkeit mehr zulasse und dass ich meine Angst auch verrotten lasse, denn ich habe auch Angst davor, was ist, wenn ich mich nicht mehr mit dieser Angst beschäftige, was dann mit mir los ist, was dann stattdessen kommt. Vielleicht halte ich mich auch an der Angst fest; vielleicht ist es an der Zeit, sie vermodern und verrotten zu lassen. In einem Holzstück, das auf dieser Wiese verrottet, regt sich neues Leben, da sind viele, kleine Käfer und andere Lebewesen. Aus dem Alten entsteht etwas Neues.*“

15 Materialien, Formate, Fokussierungen

15.1 Wann welches Material?

Wann schlage ich als Therapeut oder Therapeutin welches Material vor? Wann soll ich mit Wasserfarben malen lassen und wann mit Stiften? Bei welchem Thema ist Ton angesagt? ..." Diese Fragen tauchen in der therapeutischen Praxis immer wiederauf und werden in Ausbildungsgruppen häufig gestellt.

Um es vorweg zu sagen: Ich kann und will keinen „Wenn-dann-Katalog" aufstellen und halte jede Art von Regeln für manchmal erschreckenden und im Grundsatz der therapeutischen Heilung entgegenstehenden Unsinn.

Um zu illustrieren, was ich meine, möchte ich zwei Beispiele von kunsttherapeutischen Prozessen anführen, deren Zeuge ich war: Eine Kunsttherapeutin arbeitete inder Gerontopsychiatrie mit einer altersverwirrten Frau. Die Therapeutin war fest entschlossen, nach ihren anthroposophischen Arbeitsregeln, wie sie mir erklärte, der Klientin sowohl Motiv und Farbwahl des zu malenden Bildes als auch die zu verwendenden Materialien, nämlich Wasserfarben und Pinsel, vorzugeben. Die Therapeutin hatte zu wissen, was gut für die Klientin zu sein hatte. Die Frau war alt, ihre Hände zitterten, sie konnte den Pinsel nicht halten, ratschte mit dem Pinselkiel über das Papier. Sie war offenkundig überfordert. Die Aufgabenstellung entsprach zwar den gelernten Regeln der Therapeutin, aber nicht der Klientin und rief bei ihr nur ein Gefühl der Unfähigkeit hervor, das sich in zunehmendem Zittern äußerte. Cie Therapeutin versuchte, die Klientin ihren Regeln anzupassen, statt umgekehrt die Regeln über Bord zu werfen und der Klientin ein Material zur Verfügung zu stellen, mit dem sie auch umgehen konnte. Die Kunsttherapeutin nahm die Hand derKlientin, umschloss mit der Hand den Pinsel, führte den

Pinsel in die Farbe und versuchte, mit der Klientin gemeinsam zu malen. Die alte Frau wurde durch diesen Beweis ihrer Unfähigkeit, das Bild zu malen, so mit Scham und Unsicherheit erfüllt, dass sich ihr Zittern noch mehr verstärkte und selbst diese Art des Malens nicht mehr möglich war. Statt hier endlich aufzugeben, unternahm die Therapeutin den nächsten Versuch, ihr Dogma zu retten: Sie malte an Stelle der alten Frau das Bild. Diese war nun endgültig zur Zuschauerin verdammt und in ihrer Hilflosigkeit bestätigt. Ich konnte und kann daran keinerlei heilende Aspekte erkennen, eher gegenteilige.

Ein anderes Beispiel: Eine Gestalttherapeutin arbeitete mit einer Klientin, die sich mit ihrer Aggression beschäftigte und beschäftigen wollte. Die Therapeutin hatte nach ihren eigenen Aussagen gelernt, dass bei Aggression Ton „angesagt" sei. Sie sagt deshalb zu der Klientin: *„Nimm dir ein Stück Ton und drücke deine Aggressionen aus."* Die Klientin ist mit dem Material nicht vertraut, der Ton ist etwas weich und feucht und glitschig. Die vorher bei der Klientin auch körperlich schon offenkundige Aggression verfliegt, die Klientin ist irritiert, wird unsicher, die aggressive Stimmung weicht offensichtlich einer Mischung aus Vorsicht und Ekel. Die Therapeutin interveniert wieder: *„Drücke fest in den Ton und spüre deine Aggression und spüre, was dich aggressiv macht."* Die Klientin versucht dies, brav wie sie ist, doch die Aggression ist längst vorbei, es steht längst etwas ganz anderes an. Die Verwirrung steigert sich, die Therapeutin beobachtet dies und ist nun auch verwirrt. Sie verliert die emotionale Verbindung zur Klientin. Gott sei Dank ist die Therapeutin in diesem Beispiel nicht so dogmatisch wie die des obigen Beispiels. Bei ihr steht nicht an erster Stelle, die Regel zu retten und den Schwarzen Peter der Klientin zuzuschieben, indem sie deren Reaktion als z. B. *„im Widerstand"*, im *„Vermeidungsverhalten"* definiert. Sie gibt sich selber die Schuld, dass sie *„den Kontakt"* zur Klientin verloren hat. Sie ist unsicher, was sie nun eigentlich *„falsch"* gemacht hat, wo sie doch scheinbar alles richtiggemacht hat.

In der Supervision spielt sie mit mir diese Szene in umgekehrten Rollen nach. Wir kommen zu folgenden Ergebnissen: Vielleicht wäre es am Anfang günstiger gewesen, der Klientin zu sagen: *„Suchen Sie sich ein Material aus, mit dem Sie Ihre Aggression ausdrücken möchten."* Vielleicht hätte sie zu Ton gegriffen, vielleicht hätte sie auch ein großes Blatt Papier genommen und mit wilden Bewegungen mit ihren Armen auf diesem Papier gezeichnet. Vielleicht hätte sie Zeitungspapier genommen und geknüllt oder zerrissen. Im Sinne der Klient*innenkompetenz ist eine solche offene Frage, ein solches offenes Angebot ein guter Weg, die Klient*innen entscheiden zu lassen, welches Material ihnen in der konkreten Situation am meisten entspricht. Nun gut, die Therapeutin hatte Ton vorgeschlagen, und vielleicht hätte es sogar gereicht, die Fragestellung nur um eine Nuance zu ändern, etwa: *„Deine Aggression auszudrücken – könnte das vielleicht mit Ton geschehen? Darf ich dir einen Klumpen Ton in die Hände geben? Oder erscheint dir ein anderes Material passender für deine Aggressionen?"* Denn das Angebot Ton hat durchaus seine Berechtigung. Ton ist ein wunderbares Mittel, um Gefühle, unter anderem aggressive, auszudrücken, in ihn und aus ihn zu

„drücken". Ton bietet den Händen Widerstand, ist sowohl Gefühlsbegleiter als auch ein Gegenüber. Man kann seine eigene Kraft spüren, man kann Ton kraftvoll verändern. Es können viele Erfahrungen dafür sprechen, Ton anzubieten, um aggressiven Impulsen einen Ausdruck zu geben – aber es gibt nie eine Sicherheit, dass, wenn Kli ent*innen mit Ton arbeiten, wirklich auch Aggressionen zu Tage treten. Deswegen können Therapeut*innen durchaus der Hypothese folgen, dass Ton in der folgenden Situation ein geeignetes Mittel sein könnte, um Aggressivität auszudrücken, aber sie müssen immer dafür offen sein, dass die Klient*innen ihrer inneren Verknüpfung von Aggressivität und Ton nicht folgen. Deswegen ist die Aufforderung, um noch mal an dem Beispiel von eben anzuknüpfen: *„Nimm ein Stück Ton und drücke deine Aggressivität aus"*, eher durch den Satz zu ersetzen: *„Nimm dir ein Stück Ton und schaue, was passiert."* Dann „darf" im weiteren Prozess das passieren, was sich in der Kunst- und Gestaltungstherapie häufig ereignet und ausgesprochen gut und durchaus gewollt ist: In der Beschäftigung mit einem Material verändern sich Gefühle und Themen. Statt Aggressionen werden z. B. Unsicherheit und Ekel ausgedrückt. Vielleicht ist das ein Muster der Klientin, vielleicht erlebt sie es häufig so, dass, wenn sie ihre aggressiven Impulse ausdrücken möchte, sie diese stoppt und stattdessen Unsicherheit und Ekel in den Vordergrund treten. Vielleicht wiederholt sich in dem konkreten gestalterischen Prozess, in der therapeutischen Situation, etwas, das sie aus und in ihren Lebenserfahrungen kennt und das eng mit der Persönlichkeit der Klientin verbunden ist. Das ist in den meisten Fällen weder Widerstand noch Unfähigkeit oder gar Zickigkeit, sondern eine kostbare Erfahrung. Falsch ist es, finde ich, von Seiten der Therapeutin oder des Therapeuten auf die ursprüngliche Verbindung zwischen Material und Gefühl zu insistieren, wichtig ist, wie gesagt, offen zu fragen: *„Was ist jetzt?"*

Das Bedürfnis nach Regeln für den Umgang mit Materialien entspringt dem Bedürfnis nach Sicherheit. Therapeut*innen wollen Sicherheiten, um entscheiden zu können, wann sie mit welchen Materialien arbeiten bzw. arbeiten lassen. Therapie istein lebendiger und kreativer Prozess, der für alle Beteiligten, also für Klient*innen und Therapeut*innen, immer wieder Unsicherheiten beinhaltet und beinhalten muss, so dass Therapeut*nnen Sicherheiten nur in ihrer Erfahrung mit möglichst vielen gestalterischen Medien und Materialien sowie in ihrer Achtsamkeit für die konkrete Situation und die konkreten Bedürfnisse und Impulse ihrer Klient*innen finden.

Natürlich laden unterschiedliche Materialien Klient*innen in unterschiedlicher Weise zu Reaktionen ein. Ein großer Klumpen Ton lädt eher ein, ihn zu drücken, zu stoßen, zu reiben, als Aquarellfarben. Ebenso habe ich aber auch gesehen, wie große Tonklumpen Klient*innen zum zärtlichen Streicheln eingeladen haben, zu inniger Beschäftigung mit sich selbst, begleitet von traurigen und sehnsuchtvollen Gefühlen. Mit Kleister zu matschen und zu malen, bewirkt eher ein inneres und ein äußeres Loslassen als das Zeichnen mir Buntstiften. Aber ich habe auch erlebt, wie Klient*innen Buntstifte in die Hand nahmen und in Tränen ausbrachen, weil sie dies mit Erfahrungen in ihrer Kindheit und mit damit verbundenen Gefühlen in Verbindung brachten.

Früher versuchten einige Kunst- und Gestaltungstherapeut*innen, bestimmte Materialien bestimmten Entwicklungsstufen kindlicher biografischer Entwicklung zuzuordnen. Richtig haben sie dabei festgestellt, dass Kinder im Alter von zwei oder drei Jahren in der Regel zuerst mit Sand spielen und dann erst zu Schere oder Papier greifen. Doch daraus im Umkehrschluss zu folgern, dass, wenn man erwachsenen Klient*innen anbietet, mit Sand zu spielen und zu formen, Themen aus dem Alter als Zwei- oder Dreijährige „zum Vorschein" kommen, ist falsch. Meine Erfahrungen in der therapeutischen Arbeit mit Sand, ob im Therapeutischen Sandkasten oder im Sand-Tanz-Bild, wie ich sie beschrieben habe, sprechen eine andere Sprache. Sand lässt altersunabhängig Gefühle erleben und ausdrücken. Natürlich weckt der Umgang mit Materialien Erinnerungen und wir können dies in der therapeutischen Arbeit gezielt einsetzen. Wenn Klient*innen zum Beispiel das Interesse haben, Kindheitserinnerungen auf die Spur zu kommen, weil ihnen mehrere Jahre ihrer Kindheit in der Erinnerung fehlen, kann es unterstützend sein, ihnen Materialien, mit denen Kinder in diesem Alter häufig spielen, anzubieten und aufmerksam dafür zu sein, was bei der Beschäftigung mit diesen Materialien passiert. Doch planbar ist dies nicht. Alle Zuordnungen gestalterischer Materialien zu Themen bestimmter Entwicklungsphasen (z. B. auch: „Ton ruft Themen aus der analen Phase hervor.") verstellen in gefährlicher Weise den Blick auf die konkreten Prozesse der Klient*innen und können keine oder falsche Entscheidungshilfen für die Auswahl von Materialien sein.

In meine Überlegungen, im therapeutischen Prozess bestimmte Materialien vorzuschlagen (!), fließen zuerst pragmatische Kriterien ein, z. B. ob und wie die Klientin oder der Klient rein körperlich bzw. funktional in der Lage ist, mit bestimmten Materialien umzugehen. Wie schon in obigem Beispiel erwähnt, darf man einer altersverwirrten Frau mit zittrigen Fingern keinen Aquarellpinsel in die Hand geben. Bei Klient*innen mit Allergien oder generellen Hautempfindlichkeiten (z. B. bei Neurodermitis) kläre ich immer ab, bei welchen Materialien Empfindlichkeit bzw. Unempfindlichkeit besteht, bei welchen Materialien z. B. Plastikhandschuhe angezogen werden müssen oder welche ganz zu meiden sind. Bei Menschen, die nicht erkrankt sind, aber dennoch Aversionen gegen bestimmte Materialien wie z. B. Fingerfarben oder Ton haben, versuche ich, mit ihnen gemeinsam verträgliche und erträgliche Alternativen zu finden, z. B. die Farben mit einem Pinsel oder einem Schwamm aufzutragen oder Knete statt Ton zu benutzen. Ein weiterer Aspekt sind die gestalterischen Vorerfahrungen der Klient*innen. Ich versuche in den Erstgesprächen immer abzuklären, welche Vorerfahrungen die Klient*innen mit Kunst und Gestaltung haben. Oft gibt es frühere gestalterische Tätigkeiten, die im therapeutischen Prozess wieder aufgegriffen werden können, oft gibt es auch schlechte Erfahrungen mit Kunst aus dem Schulunterricht, so dass Kunst und Gestaltung gleichgesetzt werden mit Leistungsdruck („richtig malen!") und Versagen. Dann eignen sich besonders gut niedrigschwellige Materialien wie Zeitungspapier und niedrigschwellige Methoden wie das Arbeiten mit Kleckerbildern oder das Malen nach Musik, das blind gemalte Selbstportrait und Ähnliches mehr. Das Wichtigste dabei ist meiner Erfahrung nach, dass der Therapeut oder die Therapeutin Vertrauen und Selbstverständlichkeit in Bezug auf das Material und die Fähigkeiten der Klientin oder des Klienten ausstrahlt.

Ein weiterer Aspekt ist die Unmittelbarkeit. Wenn Klient*innen unmittelbar mit ihren Fingern im Ton kneten oder mit Finger-, Abtön- oder Gouache-Farben ein Bild malen, dann lädt das häufig zu stärker unmittelbarer emotionaler Beteiligung ein, alswenn sich zwischen dem Bild und der Hand der Klient*innen Werkzeuge, zum Beispiel Pinsel oder Stifte, befinden. Aber auch hier gibt es Unterschiede: Da sind Pastellkreiden oft weicher und auch unmittelbarer als Ölkreiden oder Buntstifte, große Pinsel und flüssige Farben öffnender als dünne schmale Pinsel, die eher zu Genauigkeit einladen. Wieder kommt es auf die konkrete Situation und die konkrete Klientin und den konkreten Klienten an. Wenn es für Klient*innen ansteht zu greifen, zuzugreifen und die damit verbundenen Gefühle und inneren Bilder auszudrücken, dann kann beim Malen ein viel unmittelbarerer Ausdruck gelingen, wenn Klient*innen einen Pinsel oder Spachtel mit dickem und greifbarem Holzgriff haben und damit malen, als wenn sie unmittelbar mit ihren Fingern auf dem Papier herumwerkeln. Und dennoch gilt nach dem Kriterium der Unmittelbarkeit, dass ich Klient*innen, die sich nur langsam und behutsam an ihren emotionalen Ausdruck herantasten wollen, nicht vorschlagen werde, mit ihren Fingern zu malen, während ich andere, die darauf zu drängen scheinen, dazu ermuntere. In der Regel entscheiden Klient*innen selbst. Ich beobachte oft, wie sie im therapeutischen Prozess zuerst mit distanzierteren Methoden beginnen und sich dann später, manchmal sich selbst überraschend, immer unmittelbarer in den gestalterischen Prozess hineinbegeben.

Der häufigste Aspekt, nach dem ich bestimmte Medien oder Materialien vorschlage, sind die Klient*innen selbst, ihre Sprache, ihre Gesten, ihre Schattenbewegungen. Wenn ein Klient erzählt und erzählt und dabei ständig die Finger gegeneinander oder mit den Fingern gegen den Handballen drückt und die Hand auf- und zuklappt, liegt es nahe, dass ich ihm „etwas in die Hand gebe", zum Beispiel ein Stück Ton, und ihn bitte: *„Nimm das Stück Ton in die Hand, während du weitererzählst,* während du weiter redest. Lass› dabei deine Hände damit machen, was sie möchten." In den meisten Fällen verändert sich die Qualität des verbalen Ausdrucks. Vielleicht belasse ich es dabei, vielleicht bitte ich auch nach einiger Zeit: *„Schau' bitte darauf, was deine Hände aus dein Stück Ton gemacht haben. Vielleicht hat es etwas damit zu tun, worüber du gerade geredet hast. Vielleicht hat es etwas damit zu tun, was dich innerlich bewegt."* Wenn eine Klientin bei dem, was sie erzählt, mit den Händen ringende oder wringende Bewegungen macht, biete ich ihr vielleicht ein Tuch, eine Decke oder ein kleines Kissen an, damit sie in ihrem Ausdruck und damit in ihrem Gefühl deutlicher werden kann. Wenn eine Klientin in ihrer Körpersprache und Gestik nach einem handfesten Gegenüber schreit und dabei von großem Druck redet, werde ich ihr ein Stück Holz oder einen großen Klumpen Ton, ein großes Kissen oder eine Matratze gegenüberstellen. Wenn Klientinnen in ihrer Sprache viele Worte wie „fließen lassen", „zulassen" usw. gebrauchen, werde ich ihnen Wasserfarben oder verdünnte Fingerfarben anbieten. Wenn eine Klientin mir sagt und dies auch körperlich ausdrückt, dass es *„in ihr arbeitet"*, sie aber keine Bilder oder Vorstellungen hat, dann werde ich ihr in einem Zufallsverfahren, zum Beispiel den Kleckerbildern, zu helfen versuchen, einen Zugang zu ihren inneren Bildern zu finden. Klient*innenkompetenz ist eine wunderbare Sache. Ich brauche kein Regelwerk von Medien oder Materialien. In den meisten Fällen liefern mir die Klient*innen selbst die entscheidenden Hinweise dafür, welches Material, welche Gestaltungsform ich ihnen vorschlage.

15.2 Zeitungspapier

Ein Material, das ich besonders schätzen gelernt habe und für das ich an dieser Stelleeine Lanze brechen möchte, ist das Zeitungspapier. Es ist vom Materialwert hergesehen sehr niedrigschwellig, jede/r kennt es, nimmt es täglich in die Hände, hat esirgendwo stapelweise in der Wohnung herumliegen. Es ist wertlos, denn wenn man eine Zeitung gelesen hat, wirft man sie in den Papiercontainer. Man hat deshalb vielweniger Hemmungen, mit Zeitungspapier zu experimentieren, als man dies mit kostbarem weißen oder farbigen Papier hätte. Man kann jedes Thema, jedes Gefühl, jede Beziehung, jeden Gedanken, jedes körperliche Empfinden, jeden Begriff in Zeitungspapier ausdrücken (lassen). Wenn ich meinen Klient*innen vorschlage: *„Gestalte, drücke, forme, reiße, klebe ... in Zeitungspapier"*, ernte ich bei „Ungeübten" zumeist einen Blick, der mir sagt: *„Bist du verrückt? Kann ich nicht. Geht doch gar nicht."* Und dann höre ich oft den folgenden oder einen ähnlichen Satz: *„Wenn ich dir nicht aus Erfahrung vertrauen würde, dass das gehen kann, – also probier ich's halt."* Zeitungspapier kann Geräusche machen, man kann es knüllen oder reißen und damit ganze Orchester bestücken, Atmosphären ausdrücken, Dialoge durchführen. Man kann Zeitungspapier bemalen, es als Untergrund und als Hintergrund benutzen oder es pur verwenden. Man kann mit Zeitungspapier Flächen gestalten, aber auch Skulpturen, vielleicht mit Hilfe von Kreppband, bauen, große Objekte und kleine Personen, Monster, Gebäude, Tiere usw. Zeitungspapier in Aktion finden Sie bereits in den Kapiteln Beziehungsbilder und -objekte und bei der Körperbildarbeit beschrieben.

Mit einem Beispiel aus der einzeltherapeutischen Arbeit, die meine Frau im Folgenden schildert, möchte ich demonstrieren, wie Zeitungspapier im gestalterisch- therapeutischen Prozess eingesetzt werden kann und wie originell, kreativ und berührend Klient*innen Zeitungspapier in der therapeutischen Arbeit zu nutzen verstehen:

Die Klientin O. berichtet, dass sie seit anderthalb Wochen unter schlimmen Einschlafstörungen leidet. Sie legt sich müde und erschöpft ins Bett, kuschelt sich schön ein, legt sich auf die Seite und duselt ein. Und dann wird sie mit einer entsetzlichen Körperreaktion wach, die sie nicht beeinflussen kann. Sie zuckt am ganzen Körper, Arme und Beine schlagen wild um sich, ihr Herz stolpert und bleibt fast stehen. Das Herz krampft, ja der ganze Körper ist ein einziger Krampf, der sich dann ruckartig entlädt.

Wir hatten vierzehn Tage vorher sehr intensiv und sehr mitnehmend an ihrer kindlichen Missbrauchserfahrung gearbeitet. Ich gebe der Klientin die Anregung, das beschriebene Körper- bzw. Einschlafmuster irgendwie in Zeitungspapier zu knüllen, zu reißen, zu kleben, zu formen, vielleicht Schritt für Schritt, und sie in den Raum zu legen. Die Klientin ist nur einen Moment lang irritiert von diesem Vorschlag, dann sagt sie, dass sie, als ich das Wort Zeitungspapier in den Mund nahm, sofort gewusst habe, dass sie ein Männchen aus Zeitungspapier machen wolle. Entschlossen und schnell knüllt sie einen Kopf aus Zeitungspapier, dreht Arme und Beine aus einem weiteren Blatt, faltet den Rumpf so, dass sie Arme und Beine und Kopf daran kleben und ihn gleichzeitig wie eine Weste vorne zukleben kann. Sie schnürt den Hals. die Füße und Hände jeweils mit Klebeband ab, erstellt ein besonders dickes, rechteckiges Paketchen aus Zeitungspapier, das sie in den Rumpf, in der Herzgegend des Zeitungspapiermännchens, hineinsteckt, so dass der Rumpf dadurch ein wenig mehr Fülle bekommt. Sie malt schließlich mit rotem Eddingstift auf dieses Paketchen ein rotes Herz. So liegt das Zeitungspapiermännchen neben ihr.

Ich frage nun, was denn geschehe, wenn sie schlafen ginge. Sie versucht, das Zeitungspapiermännchen auf die Seite zu drehen und sich so einrollen zu lassen, wiesie das tut, wenn sie zu Bett geht. Doch das Material erscheint ihr dafür ein wenig zusperrig, so dass sie zu einem schwarzen Seidentuch greift und dies sorgfältig geschlungen auf den Boden legt. Sie steht nun mit etwas Abstand zwischen dem Zeitungspapiermännchen und dem Seidentuch, es geht ihr gut, sie fühlt sich ruhig und wohlig. Das Herz schlägt ein wenig aufgeregt, aber stetig. Ich frage, was denn nun abends bzw. nachts passiere. Sie hält den Atem an, um dann mit dem Weiteratmen auf die Zeitungspapierpuppe zuzustürzen, sie vom Boden hochzureißen, sie zwischen den Händen hin und her zu schlagen, sie wild und außer sich zu knüllen. Dabei schreit sie: *„Das passiert! Das passiert!*" Dann schmeißt sie das Zeitungspapiermännchen wieder auf den Boden, greift sich ans Herz und sagt: *„Mein Herz bleibt stehen."* Im gleichen Moment fängt sie an, bitterlich zu schluchzen und zu weinen, und schüttelt dabei den Kopf. Sie wirkt sehr verzweifelt. Ich bitte sie, mit mir zusammen einen anderen Platz im Raum zu suchen, um das Objekt aus einer anderen Perspektive betrachten zu können. Sie tut dies, wobei ich sie ein wenig stütze und sie dabei unterstütze, weiterzuatmen und zu schluchzen. Von dem neuen Platz aus sieht das Zeitungsmännchen wie ein geschlagenes, ein zerschlagenes, zerschmettertes Unfallopfer, verdreht und mit kaputten Knochen, aus. Ein herzzerreißender Anblick. Der Klientin und mir wird deutlich, dass dies das Erleben der Klientin ist, wenn sie abends einschläft. Sie weiß und spürt sehr deutlich, dass sich dieses Gefühl, dieses Er leben, vor allem auf ihren gewalttätigen, kindlichen Missbrauch zurückführen lässt und dass sie dieses Gefühl im Laufe ihres Lebens mit einigen Menschen wieder erleben musste. Ich frage, was sie mit einem solchen Menschenkind, das da so liegen würde wie ihr Zeitungsmännchen, machen würde. Sie geht sofort auf das Zeitungsmännchen zu und sagte mit tränenreicher Stimme: *„Ich würde es schützen."* Sie setzt sich neben das Zeitungspapierpüppchen (zu diesem Zeitpunkt etwa wird aus diesem Männchen ein Püppchen), nimmt das Köpfchen in die Hand und richtet mit der anderen Hand sanft und behutsam die Extremitäten wieder aus. Ich besorge Watte, die die Klientin dem Püppchen dick und weich unter den Kopf legt und auch unter den ganzen Körper; sie deckt das Püppchen mit dem schwarzen Seidentuch zu. Ich umwickele auch noch die Füßchen mit Watte, einmal weil das Püppchen die Bedürftigkeit ausstrahlt, zum anderen aber auch, weil ich weiß, dass die Klientin selbst im mer kalte Füße hat, egal wie heiß es ist. Die Klientin streichelt sanft ihrem Püppchen über das Gesicht. Ich mache ihr den Vorschlag, sich neben ihr Püppchen zu legen, statte sie auch mit Decken aus, die sie unter, über und neben sich legt, umwickele ihr die

Füße, so dass sie und ihr „Baby", wie sie es jetzt nennt, nebeneinander liegen. Die Klientin hält ihr Baby im Arm. Meinen Vorschlag, mit ihrem Baby ein bisschen zu reden, findet sie tröstlich: *„Ich bin ja bei dir, es kann dir nichts mehr passieren. Ich passe auf, dass dir nichts mehr passiert …"* Dabei strahlt die Klientin große Zärtlichkeit aus und sie sagt mir, dass dieses Püppchen sowohl ihr Baby als auch sie als Baby sei. Sie wird ruhig, ihr Herz schlägt kräftig und lebendig. Die Klientin sagt, jetzt könne sie wunderbar einschlafen. Sie packt ihr Zeitungspapierbaby in ein großes Tragetuch mitsamt der kuscheligen Watteauspolsterung und nimmt es mit nach Hause.

An diesem Beispiel ist der Ausgangspunkt mit dem Zeitungspapier eine Situation, ein sich wiederholendes Muster: die panische Schlafstörung. Die Arbeit mit dem Material ermöglicht einen relativ distanzierten Einstieg ohne unmittelbar erlebte Angst und Panik. Aus dem Zeitungspapier wird eine Person, mit der sich die Klientin identifizieren kann. Als sich aus der Identifikation heraus die nächtliche Panik und das entsprechende Körpererleben einstellen, gibt das Zeitungspapierobjekt die Möglichkeit, sich von ihm räumlich zu distanzieren und von der Innenperspektive in die Außenperspektive zu wechseln. Dadurch kann auch die innere Haltung wechseln. Das Zeitungspapierobjekt kann ein Männchen, ein Püppchen und schließlich ein Baby werden. Mit der Veränderung der inneren Haltung kann die Klientin das Objekt weiter verändern und hat damit die Möglichkeit, eine verständnisvolle und wohlwollende, ja zärtliche Haltung zu einem Aspekt ihrer selbst zu entwickeln und mit Hilfe des Objektes aus Zeitungspapier zu integrieren.

15.3 Bedeutungsobjekte, Kontaktobjekte, Verwandlungsobjekte

Wenn, wie in den vorherigen Beispielen, gestaltetes Zeitungspapier zu einem Baby oder zu einem Männchen wird, wird das Zeitungspapier zu einem Objekt, das eine Bedeutung für die Klientin oder den Klienten hat: zu einem Bedeutungsobjekt. Unter Bedeutungsobjekt verstehe ich dabei alle Gegenstände, die Klient*innen nicht nur beiläufig oder funktional berühren, sondern die für sie im therapeutischen Prozess wichtig werden, denen sie eine Bedeutung geben und mit denen Therapeut*innen und Klient*innen in Kontakt treten. Kunst- und Gestaltungstherapie kann auch als eine Form der Therapie bezeichnet werden, in der Therapeut*innen und Klient*innen über Objekte miteinander in Beziehung treten. Entscheidend dabei ist, welche Bedeutungen die Klient*innen den Objekten zuweisen. Ein Stift kann funktional als Werkzeug beim Malen benutzt werden, der gleiche Stift kann aber auch Halt geben und als solcher festgehalten werden oder er kann zur Waffe werden, mit der eine Klientin oder ein Klient auf dem Papier irgendetwas oder irgendwen bekämpft.

In dem Kapitel über Aktives Symbolisieren habe ich darauf hingewiesen, dass es für mich relativ bedeutungslos, ob die Bedeutungen, welche die Klient*innen be stimmten Gegenständen zuweisen, symbolhaft sind oder nicht. Symbolhaft wären sie, wenn diese Bedeutungen mit den Bedeutungen vieler anderer Menschen im gleichen Kulturkreis übereinstimmen, wenn beispielsweise zwei übereinander liegende Stäbe zu einem Kreuz des Christentums werden und Glauben oder vielleicht auch Tod sym bolisieren. Für mich ist entscheidend, welche Bedeutung die jeweilige Klientin oder der jeweilige Klient den beiden übereinander liegenden Stäben zuweist. Die Deutungs- und Bedeutungskompetenz liegt ausschließlich bei der Klientin oder beim Klienten. Aufgabe oder Absicht für mich als Therapeuten ist es, eher einen „symbol losen" Raum (Rech 1983) zu schaffen, in dem Klient*innen die Bedeutungsmacht zuerkannt ist und Wege eröffnet werden, eigene Bedeutungen zu finden oder (wieder) zu entdecken.

In der Kunst- und Gestaltungstherapie ist es gängige Praxis, Objekte, die für Klient*innen von Bedeutung sind, pauschal als „Übergangsobjekte" zu bezeichnen. Der Begriff Übergangsobjekt stammt von dem englischen Psychoanalytiker Winnecot, dessen Verdienst vor allem darin begründet ist, das Spielen in der Therapie hoffähig gemacht zu haben. „Der Grund, weshalb das Spielen so wichtig ist, liegt darin, dass der Patient gerade im Spielen schöpferisch ist ... Gerade im Spielen und nur im Spielen kann das Kind und der Erwachsene sich kreativ entfalten und seine ganze Persönlichkeit einsetzen und nur in der kreativen Entfaltung kann das Individuum sich selbst entdecken." (Winnecot 1994) Spielen ist deshalb nicht nur wichtig für die Klient*innen bzw. Patient*innen, es ist auch Teil der Therapie, Bestandteil des therapeutischen Geschehens: „Psychotherapie geschieht dort, wo zwei Bereiche des Spie lens sich überschneiden ... der des Patienten und der des

Therapeuten. Psychotherapie hat mit zwei Menschen zu tun, die miteinander spielen. Hieraus folgt, dass die Arbeit des Therapeuten dort, wo das Spiel nicht möglich ist, darauf ausgerichtet ist, den Patienten aus einem Zustand, in dem er nicht spielen kann, in einen Zustand zu bringen, in dem er zu spielen imstande ist." (a. a. O.)

Nun hat Winnecot beobachtet, dass Kinder in der Vorstufe des Spielens häufig einen Gegenstand in einer besonderen Weise benutzen. Der Gegenstand kann ein Schmusetuch oder ein bestimmtes Kissen, ein Teddy oder eine Puppe sein. Dieses Objekt hat eine enorm wichtige Bedeutung für sie. Diesen Gegenstand bezeichnet Winnecot als Übergangsobjekt. Für die Kinder kann dieses Objekt wichtig beim Übergang vom Wachen zum Schlafen sein. Viele Kinder können ohne ihren Schmuseteddy oder ihr Schmusetuch nicht einschlafen. Nach Winnecot treten solche Übergangsphänomene zwischen dem vierten und dem zwölften Lebensmonat ein. Was er genau unter „Übergang" versteht, ist in seinen Schriften nicht eindeutig. Er bezieht sich vor allem auf den Übergang zwischen dem Daumenlutschen und „der ersten Objektbeziehung" und auf den Übergang zwischen der Innenwelt und der Außenwelt des Kleinkindes. Winnecots Theorie ist, dass Kind und Mutter, wie es der psychoanalytischen Auffassung entspricht, am Anfang des kindlichen Lebens in einer symbiotischen Beziehung zueinanderstehen. Das Kind löst sich schrittweise aus dieser symbiotischen Beziehung und wird allmählich zu einer selbständigen Persönlichkeit. Dazu bedarf es als Übergang eines Hilfsobjektes, des Übergangobjektes. Das Übergangsobjekt ist nicht mehr Teil des Kindes und noch nicht Teil der Außenwelt, es ist etwas dazwischen und es wird genutzt als Mittel des Übergangs zum Selbständigwerden.

Soweit Winnecot. Ich halte dieses Modell für plausibel, auch wenn ich es etwas einschränken möchte. Die symbiotische Beziehung zwischen Mutter und Kind existiert so nicht, wie sie in der psychoanalytischen Theorie beschrieben wird. Es gibt viele Forschungsergebnisse aus der Säuglings- und Entwicklungspsychologie, die belegen, dass das Kind schon sehr früh, teilweise schon im Mutterleib, eine viel eigen ständigere Persönlichkeit ist, als dies in der Psychoanalyse angenommen wurde oder teilweise angenommen wird (s. Stern, Dornes). Der Begriff der „Symbiose" ist nicht mehr treffend, zumindest aber missverständlich. Aber nichtsdestotrotz ist feststellbar, dass es in dem von Winnecot beschriebenen Alter Gegenstände gibt, die für die

Kinder eine besonders gewichtige Bedeutung haben, die einerseits wie ein Teil von sich selbst behandelt werden, andererseits für vieles „herhalten" müssen, von Zärtlichkeit bis Aggression. Das Übergangsobjekt ist also für Kinder einer bestimmten Altersstufe, in einer bestimmten Entwicklungsphase eine besondere Form des Bedeutungsobjektes.

Ich empfinde es jedoch als sehr störend, dass die Kategorie „Übergangsob jekt" in der Kunst- und Gestaltungstherapie häufig inflationär gebraucht wird. Viele Kunst- und Gestaltungstherapeut*innen erklären, wie vorher schon erwähnt, jedes Objekt, das für Klient*innen eine besondere Bedeutung hat, zum „Übergangsobjekt", wobei schleierhaft bleibt, was wohin „übergeht". Dies hat Winnecot nicht gesagt und nicht gemeint. Ich ziehe deshalb die Bezeichnung Bedeutungsobjekt vor. Solche Bedeutungsobjekte gibt es nicht nur in der Therapie, sondern auch im Alltag, in allen Altersstufen und Lebenszusammenhängen. Bedeutungsobjekte können der Talisman sein, der in der Hosentasche mit herumgetragen wird, der Schmuck, der von Mann oder Frau oder Eltern geschenkt wurde und an die Bedeutung der Liebe erinnert, Erinnerungsbilder wie Fotos oder Bilder, die selbst gemalt wurden usw. Zu Bedeutungsobjekten können aber auch Puppen oder Stöcke werden, ein bestimmtes Kleidungsstück, ein Sessel der Oma, eine bestimmte CD, eben all das, was für etwas steht, das für den Menschen wichtig ist, das eine besondere Bedeutung hat. Die meisten Klient*innen nutzen Objekte als Bedeutungsobjekte, ohne die Bedeutung dieser Objekte zu kennen. Wird ihnen die zuvor nicht bewusste Bedeutung in der Therapie deutlich, so kann dies ihre Klarheit und Sicherheit im Lebensalltag enorm unterstützen. Anderen Klient*innen ist es wichtig, dass sie die Fähigkeit, Objekten Bedeutung zu geben, überhaupt erst entwickeln. Gelingt dies, können sich parallel dazu auch ihr innerer Ort der Bewertung, ihr Selbstwertgefühl und ihre soziale Orientierungsfähigkeit entfalten.

In manchen Zusammenhängen können Objekte auch zu Kontaktobjekten werden. Damit sind im therapeutischen Prozess all die Objekte gemeint, mit denen wir, also Therapeut*innen und Klien*iinnen, verschiedene Formen und Möglichkeiten des Kontaktes ausüben können. Das können Bälle sein, die wir uns mit unter schiedlicher Qualität, Dynamik und Absicht zuwerfen, oder Tücher, Sand, Decken oder andere einfache Gegenstände, die sinnvoll und nützlich sein können. Kontaktobjekte haben unterschiedliche

Angebotsqualitäten. Ein Tuch lädt eher zu leichten und schwingenden Bewegungen und zu einem leichten und schwingenden Kontakt ein als ein Stein oder ein Tonklumpen, der eher kraftvolle und auch aggressive Kon taktqualitäten anbietet. Ob die Klient*innen dieses Angebot annehmen oder nicht, vielleicht etwas anderes daraus entwickeln oder selbst eine andere Idee haben, eine andere Objektwahl treffen, das ist wiederum eine andere Frage, wie immer im therapeutischen Prozess. Das leichte und schwingende Tuch kann auch zu einem Strick werden, an dem gezerrt wird, mit dem gefesselt oder geschlagen wird. Ein Vorteil des Einsatzes von Kontaktobjekten in der therapeutischen Arbeit liegt darin, dass der Kontakt nicht so unmittelbar ist, als würde er mit den Händen oder sonstiger körperlicher Berührung geschehen. Es befindet sich ein Gegenstand zwischen Therapeut*innen und Klient*innen, der verbindet und gleichzeitig trennt. Dies schützt und erleichtert gleichzeitig und lädt deshalb ein, spielerisch auf Entdeckungsreise zu gehen.

Als dritte Kategorie neben Bedeutungs- und Kontaktobjekt benutze ich die Bezeichnung Verwandlungsobjekt. Jedes Objekt kann zu einem Verwandlungsobjektwerden, wenn es seine Bedeutung ändert. Das konnten Sie bei den oben beschriebenen Zeitungspapierobjekten feststellen, dies geschieht häufig, wenn Bedeutungsobjekte in der therapeutischen Arbeit verwandt werden. Eine Tonkugel kann ebenso ein Ball sein wie ein Wurfgeschoss. Sie kann die eigene beschützenswerte Person darstellen oder die große, weite Welt symbolisieren, die der Klient oder die Klientin gerne entdecken möchte. Hier bleibt der Gegenstand gleich, erhält aber verschiedene Bedeutungen. Klient*innen betrachten den Gegenstand aus verschiedenen inneren wie äußeren Perspektiven, nehmen unterschiedliche Haltungen ein, entwickeln unterschiedliche Gefühle und Sichtweisen. Verwandlungsobjekte können aber auch Gegenstände sein, die buchstäblich wandelbar und veränderbar sind. Da kann der Mund aus Knete, der sehr erschreckend wirkt und den die Klientin *„nicht stopfen"* kann, durch einige Handgriffe verändert und geschlossen werden. Da können Gegenstände näher aneinander gerückt werden oder eine Brücke zwischen ihnen gebaut werden. Da können Augen, die einer Klientin aus einer Maske entgegenschauen, geöffnet oder ihren Ausdruck ändern. Da kann eine Papierfigur zerknüllt oder verschönert und verkleidet usw. werden. Klient*innen haben die Möglichkeit, Bedeutungsobjekte zu verändern, eine Möglichkeit, die gerade beim Umgang mit erstarrten Mustern wesentlich ist. Klient*innen spüren häufig einen Wunsch nach Veränderung, können ihn selbst aber nicht realisieren. Wenn sie im therapeutischen Prozess Objekte verwandeln und verändern, können sie ihrem Wunsch nach Veränderung spielerisch zu seinem Recht verhelfen.

15.4 Formate und Fokussierungen

Ich benutze und lasse gern Papiere im DIN-A1-Format zum Malen oder Zeichnen benutzen. Dieses Format hat sich für die meisten gestalterischen Arbeiten von Klient*innen als geeignet erwiesen. Man kann es ganz ausfüllen und dabei die ganze Spannweite und Motorik der Arme benutzen oder auch nur Teile des Blattes bemalen. Wenn man das Papier aufhängt oder hinlegt und es aus verschiedenen Abständen betrachten will, hat es den Vorteil gegenüber kleineren Formaten, dass das Bild auch aus der Ferne gut zu erkennen ist.

In der Anfangszeit meiner therapeutischen Tätigkeit war ich von diesem Format so begeistert, dass ich Klient*innen ausschließlich dieses Format anbot. Doch dann sagte mir ein sehr depressiver Klient den erschrockenen Satz: *„Oh, ist das Papier aber groß.“* Offenkundig machte ihm die große leere Fläche Angst. Das Format wirkte auf ihn eher einschüchternd. Ab diesem Zeitpunkt begann ich deutlich darauf zu achten, Klient*innen Formatgrößen zur Wahl zu stellen. Ich bot verschiedene Papierformate an oder fragte sie, ob sie das bei mir übliche DIN-A1-Format in der vollen Größe nutzen oder das Blatt einmal oder mehrmals falten wollten. Dies galt insbesondere für Klient*innen mit depressiven Themen, die ihre ersten Gestaltungsschritte unternahmen.

Bei anderen Klient*innen höre ich in der Besprechung von Bildern oft, dass *„an diese Seite eigentlich noch etwas hingehört, aber da war auf dem Papier kein Platz mehr...“*. Häufig erkennen diese Klient*innen, dass auch in ihrem Leben für bestimmte Aspekte ihrer Persönlichkeit oder für bestimmte Wünsche und Impulse, Sehnsüchte und Bedürfnisse *„kein Platz mehr“* war. Dies ist wichtig, zu spiegeln bzw. im Gespräch herauszuarbeiten. Genauso wichtig ist es aber auch, aus dieser Erkenntnis Konsequenzen zu ziehen und sich nicht dem Diktat der Papiergrenzen zu unterwerfen, sondern das Papierformat *„mitwachsen“* zu lassen. Ich schlage dann vor, *„das, was fehlt“*, noch zu malen und dafür Papier an das ursprüngliche Blatt anzufügen, das ursprüngliche Blatt zu erweitern, indem ein weiterer Bogen oder mehrere Bögen oder von den Klient*innen zugeschnittene Papierformate (Kreis-/Halbkreis-Formate/Ovale usw.) mit Kreppband oder Tesa an der Rückseite mit dem ursprünglichen Blatt verbunden werden.

Auf die in Ausbildungsgruppen häufig gestellte Frage: *„Wann sollen wir bzw. unsere Klient*innen mit welchen Papierformaten arbeiten?“*, gibt es keine regelhaften Antworten. Ich kann nur Aspekte benennen, die meinen Erfahrungen entspringen. Der erste Aspekt, nach dem sich die Formatwahl ausrichten sollte, sind, wie immer, die Impulse, die von den Klient*innen ausgehen. Man kann, wie schon erwähnt, als offenste Lösung Klient*innen mehrere Papierformate zur Auswahl stellen. Die Therapeut*innen können auch beobachten, wie viel Raum sich Klient*innen generell für ihren Ausdruck oder für bestimmte Themen nehmen, um daraufhin ein bestimmtes Format vorzuschlagen, und dann betrachten, ob sie den Raum des gewählten Papierformates ausfüllen oder ihn sprengen wollen. Vielfach brauchen Klient*innen die Erlaubnis, sich den Raum zu nehmen, der ihren jeweiligen Themen und aktuellen Bedürfnissen entspricht. Ich spreche diese Erlaubnis häufig aus: *„Wir Menschen passen die Größe unserer Bilder oft den vorgegebenen DIN-Formaten des Papiers, das wir vor uns haben, an. Mache es diesmal anders: Passe das Format des Papiers der Größe deiner inneren Bilder an. Wenn das innere Bild, das du jetzt ausdrücken möchtest, größer ist als das vor dir liegende Papierformat, dann füge weitere Papiere an dieses Blatt an. Lass die Größe des Papiers sich mit der Größe des inneren Bildes verändern.“* Diese „Erlaubnis“ wird oft sehr begierig aufgegriffen und bewirkt über die Formatwahl, dass die Klient*innen sich mir der Größe ihrer inneren Bilder beschäftigen.

Der zweite wichtige Aspekt bei der Formatwahl liegt in den motorischen Impulsen der Klient*innen. Dies mag auf den ersten Blick etwas befremdlich klingen, ist aber eigentlich selbstverständlich. Malen ist immer auch eine körperliche Tätigkeit, bei der die Finger, die Hände, die Handgelenke, manchmal auch die Arme, Ellbogen, Schultern und Rücken oder gar der ganze Körper beansprucht werden. Nun besteht sowohl körperlich als auch in Bezug auf die inneren Prozesse ein großer Unterschied, ob eine Klientin oder ein Klient im Sitzen mit Stiften oder Aquarellfarben auf einen Block im DIN-A5-Format malt oder ob ich sie auffordere, im Stehen ein Bild im DIN-A1-Format zu gestalten.

Je nachdem, welche motorischen Impulse bei den Klient*innen vorhanden sind bzw. im therapeutischen Prozess anstehen und Raum bekommen sollen, schlage ich verschiedene Malweisen und damit auch Formate vor. Geht es um Konzentration und Verdichtung, ist es sinnvoll, auf kleinem Format im Sitzen an einem Tisch oder auf dem Boden zu malen. Je kleiner das Format ist, desto weniger ist der Körper beteiligt. Formate unterhalb und bis einschließlich DIN-A4 beanspruchen in der Regel nur Bewegungen des Handgelenks und Ellbogens, noch kleinere Formate nur die der Finger, größere Formate die des ganzen Armes inklusive Schultergürtels. Bei manchen Klient*innen ist es mir wichtig, dass sie entweder an einer Staffelei oder auf einem großen Blatt Papier an der Wand im Stehen arbeiten. Nur dann können sie beim Malen gut atmen und Bodenkontakt halten, ohne ihren Körper einzuklemmen und einzuengen. Manchmal ist es auchwichtig, ein Bild aus dem Tanz heraus entstehen zu lassen, z. B. wenn Gefühle oder Gedanken und Einfälle ohne körperliche Bewegung immer wieder zu erstarren drohen. Dann lasse ich die Klientin oder den Klienten Papier von einer Rolle in einer Größe schneiden, die mindestens der eigenen Körpergröße inklusive Reichweite entspricht, und dies auf den Boden legen oder an die Wand hängen. Ich unterstütze die Klientin oder den Klienten dabei, einen eigenen Mal-Tanz zu entwickeln, in dem er oder sie immer wieder in Bewegung geht und aus diesen Bewegungen heraus Impulsen folgt und auf das Blatt Papier malt. Ich rege an, das Malen immer wieder durch Bewegungen abzulösen, immer wieder den eigenen Bewegungsimpulsen zu folgen und daraus neue Gesten entstehen zu lassen, die zu bildnerischen Impulsen führen. So angeleitet kreieren die Klient*innen Bilder, die im Ergebnis sehr ausdrucksstark sind. Das, was die Klient*innen „bewegt", wird im Prozess der Bewegung und Gestaltung intensiv erlebt und nimmt bildhafte Form an.

Ein dritter Aspekt für die Formatwahl liegt, wie es bereits in die Beschreibung der anderen Aspekte eingeflossen ist, in den Absichten, die ich in Bezug auf die Klient*innen im therapeutischen Prozess verfolge. Es gibt Klient*innen, die sich als grenzenlos erleben und/oder sich grenzenlos ausdrücken. Sie erzählen uferlos und auch im Malen reihen sie Bild an Bild aneinander. Sie sind oft sehr unglücklich darüber und beschreiben diesen Prozess als einen, bei dem sie sich „verlieren" oder „auflösen".

Hier ist es wichtig, diesem Muster zu folgen, die damit verbundenen Gedanken, Gefühle, Körperimpulse und sozialen Interaktionen herauszuarbeiten und die dem entsprechend ausufernden Papierformate zur Verfügung zu stellen. Um dann an irgendeinem Punkt den Klient*innen die Brücke zu bauen, Konturen oder Halt oder Grenzen oder einen Rahmen zu finden, der sie in die Lage versetzt, ihr Erleben und sich selbst zu verdichten, schlage ich dann zum Beispiel vor: *„Zeichne oder male das, was dir in dieser Stunde (oder in diesem Seminar oder ...) am wichtigsten, am kostbarsten, geworden ist, auf ein Papier in Größe einer Postkarte.“* Manchmal gelingt dies wider Erwarten schnell und einfach, oft aber sind verschiedene Zwischenschritte notwendig. Das Verdichten, zu dem ein kleines Format herausfordert und einlädt, ist im inneren Erleben und dem äußeren Ablauf nach ein Bewertungsprozess, ein Prozess der Differenzierung und des (Ent-)scheidens, ein Prozess, in dem weniger Wichtiges verworfen und zur Seite gelegt und Wichtigeres und Wesentlicheres zum Ausdruck gebracht werden kann. Häufig ist es für die Klient*innen schwierig, sich in diesen Differenzierungs- und Bewertungsprozess hineinzubegeben, denn es bedeutet, etwas loszulassen, etwas beiseite zu legen, was vielleicht nicht „gut“ war, aber vertraut.

Bei anderen Klient*innen geht es eher darum, sie zu unterstützen, sich zu entfalten. Ich habe mit Klient*innen gearbeitet, bei denen sich die Papierformate im Zuge der Therapie immer mehr vergrößerten. Sie trauten sich zu Beginn der Therapie an Postkarten- oder DIN-A5-Formate, steigerten sich über A4, A3 bis zu A2 und den bei mir so häufigen DIN-A1-Formaten, bis sie schließlich große Papierbögen auf dem Boden oder an der Wand mit Körper- oder Tanzbildern füllten. Jeder Schritt zur Entfaltung, jede Entwicklungsstufe zu einem größeren Papierformat war auch eine innere Entfaltung, war auch ein Schritt der Steigerung ihres Mutes, sich auszudrücken, sich zu zeigen, sich zu gestalten, sich mit ihrem inneren Reichtum zu konfrontieren. Manchmal verbinde ich beide Prozesse, den Prozess des Entfaltens und den des Verdichtens. Zum Beispiel lasse ich bei einem Seminar zu jedem Seminarabschnitt ein DIN-A4- oder DIN-A6-Bild (Postkartengröße) malen, so dass eine Reihe von Bildern entsteht, die dann am Ende des Seminars zu einer Collage, zu einem aufeinander bezogenen Ganzen, zusammengefügt werden, und bitte die Teilnehmer*innen dann, ein letztes, ein Verdichtungsbild, zu gestalten. Die beiden letztgenannten Schritte dienen der Integration des Gelernten und Erlebten.

Weniger um Formate als um Konzentrierung als einem zunächst einmal inneren Prozess geht es beim Fokussieren. Ähnlich wie beim Verdichten besteht beim

Fokussieren die Absicht, die Aufmerksamkeit auf einen bestimmten Aspekt des Erlebens bzw. eines Bildes zu richten. Beim Verdichten zielt das Bemühen eher auf eine inhaltliche Komprimierung, beim Fokussieren geht es eher darum, den Blick und die Aufmerksamkeit wie den Sucher eines Fotoapparates auf einen Teil des Bildausschnittes zu richten und das Bild besonders scharf einzustellen. Oft tun dies Klient*innen spontan und unbewusst. Offensichtlich bleibt ihr Blick beim Betrachten eines Bildes an einer bestimmten Stelle hängen, ohne dass die Klient*innen selbst es registrieren. Wenn ich dann frage: *„Wo, an welcher Stelle des Bildes bleibt Ihr Blick hängen?"*, wird dieser Vorgang bewusst und man kann sich dann dem ausgewählten, dem fokussierten Teil eines Bildes widmen. Der Blick einer Klientin blieb zum Beispiel aneiner Bildstelle hängen, an der sich eine gelbe und rote Farbfläche trafen und an der Grenze einen kleinen schwarzen Punkt umschlossen. Auf mein Nachfragen hin registrierte sie, dass sie Neugier, Erregung, aber auch Angst spürte. Sie äußerte aber, mit der Bildstelle, so klein wie sie war, *„nichts weiter anfangen"* zu können. Ich schlug ihr vor, die Stelle wie unter einem Teleobjektiv zu betrachten, ein neues Blatt Papier zu nehmen und diese Bildstelle und nur diese Bildstelle noch einmal zu malen, diesmal aber vergrößert. Sie tat dies. Die Bildstelle war auf dem Ursprungsbild so groß wie eine halbe Postkarte; nun füllte sie ein DIN-A3-Blatt. Während dieser Vergrößerung nahm insbesondere der schwarze Punkt eine Gestalt an, mit der sie sich identifizieren konnte, so dass der therapeutische Prozess seinen Fortgang nahm.

Gelegentlich bitte ich Klient*innen, Teile eines Bildes abzudecken, so dass nur noch ein Ausschnitt oder probeweise verschiedene Bildausschnitte übrig bleiben, um dann der Wirkung eines Bildausschnittes nachzugehen. Dies ist besonders hilfreich für Klient*innen, aus denen es bildlich, gedanklich und oft auch emotional nur so *„heraussprudelt"*, ohne dass sie in der Lage sind, *„auf den Punkt zu kommen"*. Andere Klient*innen sind, um bei dem Bild zu bleiben, nur *„auf den Punkt gekommen"* – und es gibt nichts mehr um diesen Punkt herum, keine Linien, keine Flächen, keine Schraffierungen, keine Farben usw. Sie sind überfokussiert oder zwangsfokussiert und fühlen sich eingeengt in den Ausschnitten ihres Erlebens, ihres Denkens, Fühlens, Spürens und Verhaltens. Hier sind therapeutische Angebote des Entfokussierens hilf reich. Die Kameraeinstellung bewegt sich hier, um bei dem Vergleich zu bleiben, nicht in Richtung Tele-, sondern in Richtung Weitwinkel; hier gilt es, den Blick hierhin und dorthin schweifen zu lassen, Bilder, Gedanken, Gefühle kommen und gehen zu lassen, Nebensächliches zuzulassen und insbesondere dem scheinbar Unwichtigen eine Chance zu geben. Um der inneren engen Formatierung ein offeneres und weiteres Format zu geben, ist es oft hilfreich und sinnvoll, andere Sinne einzusetzen. Wenn also z. B. um den „Punkt" herum „nichts" mehr an Sichtbarem ist, frage ich die Klientin oder den Klienten vielleicht nach dem, was er/sie fühlt, wenn er/sie die Hände um den Punkt herum auf die weißen Stellen legt (kalt/warm; hart/weich; nass/trocken; schwer/leicht ...) oder was er/sie hört, wenn er/sie die Atmosphäre um den Punkt erklingen lässt. Anschließend lässt sich dann das Papier von der Klientin oder dem Klienten malend (weiter) füllen.

Mit der gleichen Absicht der Entfokussierung haben Panoramatechniken in der Kunst- und Gestaltungstherapie Tradition. Daraus haben sich eine Reihe von Panoramatechniken ergeben, in denen es überall darum geht, zu entfokussieren und den Blick und die Aufmerksamkeit über möglicherweise vorhandene enge Blickweisen hinaus schweifen zu lassen, um dann in einem anschließenden Schritt wieder Wichtiges oder Neues herauszufiltern und in den Fokus der Aufmerksamkeit zu nehmen. Ein Beispiel dafür ist das Berufspanorama, das wir in vielen Seminaren, in denen es um berufliche Orientierung oder Neuorientierung geht, eingesetzt haben. Hier gilt es, den engen Rahmen der üblichen beruflichen Lebensläufe zu verlassen und sich mit der Kraft innerer Bilder den beruflichen Lebensweg anzuschauen, um von dort aus bildhafte Vorstellungen für eine berufliche Zukunft zu entwickeln. In dem folgenden Beispiel bediene ich mich dabei der Fantasiereise. Die Teilnehmer*innen eines Seminars beruflicher Orientierung werden gebeten, sich einen bequemen Platz zu suchen, an dem sie sich einige Minuten lang entspannt hinsetzen können. *„Setzen Sie sich so ruhig und entspannt hin, wie es Ihnen gerade möglich ist. Wenn Sie wollen, können Sie die Augen schließen. Wenn dies Ihnen aber unangenehm ist, können Sie die Augen auch offen halten ... Achten Sie auf Ihren Atem. Verändern Sie nichts, nehmen Sie nur Ihren Atem wahr, wie Sie einatmen, wie Sie ausatmen, wie Sie zwischendurch Pausen machen ... Ich nehme Sie jetzt auf eine Fantasiereise über ihren beruflichen Lebensweg mit. Lassen Sie dabei die Bilder kommen und gehen, so, wie Ihr Atem kommt und geht ... Stellen Sie sich vor, Sie befinden sich auf einer Erhebung inmitten einer Landschaft und blicken von dort auf die Landschaft herab. Es ist Ihre Landschaft, über die Sie Ihren Blick schweifen lassen ... Irgendwo in dieser Landschaft beginnt ein Weg. Es ist Ihr beruflicher Lebensweg, der dort beginnt. Vielleicht beginnt Ihr beruflicher Lebensweg mit*

Ihrer beruflichen Tätigkeit, vielleicht mit der Ausbildung oder Schule oder mit dem Fassen Ihres Berufswunsches oder mit den Berufswünschen Ihrer Eltern oder anderer Verwandter. Lassen Sie ihn damit beginnen, wo Ihrer Meinung nach Ihr beruflicher Lebensweg beginnt ... Betrachten Sie diesen beruflichen Lebensweg, wie er durch Ihre Landschaft führt ... Vielleicht verändert sich der Weg durch Ihre Landschaft, vielleicht gibt es Wegabschnitte, die leichter zu gehen sind, oder andere, die schwieriger sind ... Vielleicht ist der Weg mal enger, schmaler oder breiter, mal steiler oder flacher. Es ist Ihr Weg durch Ihre Landschaft ... Vielleicht gibt es auch Abzweigungen auf diesem Weg oder Kreuzungen, Umwege oder Irrwege ... Vielleicht sehen Sie Menschen auf oder neben diesem Weg, auf oder neben dem Weg Ihres beruflichen Lebens durch Ihre Landschaft, Menschen, die Ihnen wichtig waren oder wichtig sind, die Sie begleitet haben und begleiten oder die Sie zurückgelassen haben oder von denen Sie zurückgelassen wurden ... Und irgendwann und irgendwo und irgendwie fällt Ihr Blick dann auf die Stelle, an der Sie sich auf Ihrem beruflichen Lebensweg jetzt befinden ... Lassen Sie von dieser Stelle aus ihren Blick schweifen, schauen Sie in Ihre Landschaft undbetrachten Sie den Weg, der in Ihre berufliche Zukunft führt. Vielleicht ist es ein Weg, vielleicht sind es aber auch mehrere Wege, vielleicht ist der Weg unscharf und undeutlich zu erkennen, vielleicht ist er sehr klar und eindeutig. Schauen Sie auf den Weg Ihrer beruflichen Zukunft ... Und nun blicken Sie zum Abschluss noch einmal von ihrer Erhebung aus über alles, was Sie bisher in der Landschaft Ihres beruflichen Lebensweges gesehen haben und achten Sie besonders auf das, das vorher am Rande des Weges, zumindest aber am Rande Ihrer Aufmerksamkeit lag, und schenken Sie dem besondere Achtsamkeit ... Nun bereiten Sie sich darauf vor, wieder die Augen zu öffnen, falls Sie sie geschlossen haben, und mit der Aufmerksamkeit wieder in den Raum des Seminars zurückzukommen ... Und nun tun Sie dies."

Danach bitte ich die Teilnehmer*innen des Seminars, den beruflichen Lebensweg und die Landschaft dieses Weges oder zumindest einiges davon zu malen. Es entstehen Bilder, die nahezu immer neue Aspekte des beruflichen Weges und der beruflichen Zukunft beleuchten. Die Haltung des „Schweifens" dient dem Entfokussieren und gibt so Gelegenheit, im weiteren Prozess den Fokus auf Aspekte zu richten, die vorher gar nicht in den Sinn gekommen wären.

Die Perspektive dieser Fantasiereise ist sehr distanziert gewählt (also nicht: *„Sie gehen diesen Weg“*, sondern *„Sie betrachten diesen Weg von einer Erhebung herab“*), um den Teilnehmer*innen auch Distanzierungsmöglichkeiten zu schlimmen Erfahrungen auf ihrem Weg zu eröffnen.

Eine Variante, die meine Frau besonders gerne benutzt, wählt ein leicht abgewandeltes Ausgangsbild: *„Stellen Sie sich vor, Sie befinden sich auf einer Erhebung inmitten einer Landschaft und blicken von dort auf die Landschaft herab. Irgendwo in dieser Landschaft beginnt ein Weg, Ihr beruflicher Lebensweg. Von Ihrer Erhebung aus sehen Sie sich selbst wie in einem Film zu Beginn Ihres beruflichen Lebensweges ... Lassen Sie den Film weiter laufen, achten Sie auf Weg, Umgebung, Menschen ...“* Dann geht es weiter in der Fantasiereise analog zum oben genannten Beispiel, allerdings aus einer anderen Perspektive weitererzählt. Gleich nach dem Beenden der Fantasiereise oder nach dem Gestalten des Panoramas könnte man dann noch mit der Absicht des Fokussierens die Teilnehmer*innen bitten: *„Schließen Sie noch einmal für einen kurzen Augenblick, ein paar Atemzüge lang die Augen. Gibt es eine Szene aus Ihrem Film, die im Moment am meisten im Vordergrund steht, die sich jetzt in den Vordergrund drängt? Schauen Sie sich diese Szene noch einmal genauer an und seien Sie aufmerksam für Ihre Empfindungen und Gefühle ... Halten Sie diese Szene für einen Moment vor Ihrem inneren Auge an, wie in einem Szenenfoto, einem Standbild. Erlauben Sie sich noch einmal für einen Moment ein genaues Hinschauen auf dieses Bild ... Kommen Sie bitte mit Ihrer Aufmerksamkeit in den Raum zurück, indem Sie die Augen* öffnen, *falls Sie das nicht schon getan haben, und indem Sie vielleicht auch ein wenig die Haltung ändern ... Wenn Sie zu Ihrem Film über Ihren beruflichen Lebensweg, den Sie soeben gesehen haben, ein Filmplakat malen würden, wie würde es aussehen? ... Nehmen Sie Papier, schneiden Sie es sich zu auf die Größe, die Sie wollen, nehmen Sie Farben Ihrer Wahl und malen Sie dieses Filmplakat.“*

In ähnlicher Weise lassen sich Gesundheits-Krankheits-Panoramen oder Panoramen zu anderen Themen gestalten: „die Männer/Frauen in meinem Leben“, „die Geschichte meines Trotzes“ u. A. m. Die Panoramatechnik findet auch ihre Anwendung in den Beziehungspanoramen. Und um zum Abschluss dieses Kapitels noch einmal einen Bogen von den Panoramatechniken zu den Formaten zu spannen: Die Wahl der Papiergröße ist in sich schon aussagekräftig, wenn sie vor Beginn der genauen Beschäftigung mit dem

Thema des Panoramas folgendermaßen angeleitet wird: „*Hier steht Ihnen eine große Papierrolle zur Verfügung. Wenn wir uns gleich mit Ihrem beruflichen Lebensweg beschäftigen werden, mit dem ganzen Panorama Ihres beruflichen Werdeganges – was schätzen Sie jetzt, wie viel Papier sie wollen oder brauchen? Lassen Sie uns so viel Papier gemeinsam abrollen; schneiden Sie das Papier an der für Sie richtigen Stelle ab. Sie können später natürlich immer wieder die Größe verändern: abknicken, abschneiden, Papier dazu kleben ..., aber entscheiden Sie sich jetzt, für diesen Moment.*“

Teil 2

Essentials: Schwerpunkt Theorie

1 Theorie und Praxis

Kunst- und Gestaltungstherapie ist im wesentlichen eine praktische Disziplin. Sieist in Kliniken mehr zu Hause als in den Hörsälen. Sie entwickelt sich in den kunst- und gestaltungstherapeutischen Praxen und weniger am Schreibtisch. Auchdie Inhalte dieses Buches sind so entstanden: aus der Praxis und für die Praxis von Kunst- und Gestaltungstherapeut*innen.

Ohne den „praktischen" Charakter dieses Buches sprengen zu wollen, möchte ich aber den Versuch unternehmen, die meiner Praxis und der meiner Kolleg*innen zu Grunde liegenden Theorien knapp und zusammenfassend darzulegen. In vielen kunst- und gestaltungstherapeutischen Veröffentlichungen lassen sich die zu Grunde liegenden theoretischen Modelle sowie die die Praxis bestimmenden Leitlinien oft nur zwischen den Zeilen zu erahnen. Häufig lehnen sich Kunst- und Gestaltungstherapeut*innen in ihrer Praxis und in ihren Veröffentlichungen an generelle Hauptrichtungen der Therapie an und suchen Unterschlupf bei ihnen (Rubin 1990). Das führt dann häufig zu widersprüchlichen Aussagen: Dietheoretischen Modelle, auf die hingewiesen wird, sind oft enger und einseitiger als die vorgestellte Praxis. In Theoriehinweisen wird z. B. die Neutralität der Therapeut*innen in der Psychoanalyse betont, die Praxisbeispiele sprechen aber eine andere Sprache und enthalten z. B. einfühlsame Sharings.

Mein Theorieverständnis lässt sich am Beispiel eines Stadtplanes – nehmen wir einen Stadtplan der Stadt Berlin – verdeutlichen, der geradezu ein Paradebeispiel für Theorie ist. (Für die jüngeren Leser*innen, die nur Google Maps und Navigationsgeräte kennen: Karten gab es früher auch, aber langsamer und auf gedrucktem Papier. Die Karten konnten nicht sprechen und sagtem einen nicht den Weg - den musste man selber erschließen.) Betrachten wir einen

Stadtplan genauer und beantworten die Frage: Was hat dieser Stadtplan mit Theorie zu tun?

1. Dieser Stadtplan ist nicht die Stadt Berlin, sondern er versucht, Aspekte der StadtBerlin abzubilden. Jede therapeutische Theorie ist nicht Therapie, sondern ein Abbild einiger Aspekte therapeutischer Prozesse. Jede Theorie über den Menschen ist nicht der Mensch selbst, sondern versucht, einige Gegebenheiten des Menschen in ein Bild, in ein Modell zu fassen. Der Bezug zur Wirklichkeit ist we sentlich. Der Stadtplan von Berlin sollte möglichst viel mit Berlin zu tun haben, damit die Nutzenden wissen, dass sie ihn beim Besuch der Stadt Paris zu Hause lassen können, und nur aufschlagen, wenn sie sich in Berlin zurechtfinden wollen. Auch jede Theorie sollte benennen, auf welche Wirklichkeit sie sich bezieht.

2. Die Stadt Berlin ist viel komplexer als die Karte, der Mensch ist erst recht viel komplexer als jede Theorie des Menschen. Ähnliches gilt für den therapeutischen Prozess. Dies zu wissen macht bescheiden. So wichtig der Stadtplan ist, um sich in Berlin zurecht zu finden und zu orientieren, ohne jahrelang dort zu leben und sinnliche Erfahrungen zu machen, so bescheiden sollte uns das Wissen um die Komplexität und Originalität eines jeden Menschen machen, wenn wir Theoriendes Menschen nutzen.

3. Jeder Stadtplan wird von seinem Nutzen bestimmt. Das Erkenntnis leitende Interesse ist offensichtlich: Die Nutzenden wollen sich orientieren, wollen eine bestimmte Straße finden oder wissen, wie sie möglichst schnell von einem Ort zu einem anderen kommen können. Entsprechend dem erwarteten Nutzen gibt es unterschiedliche Karten. Eine Karte für Radfahrer*innen wird anders aussehen als eine Karte für Binnenschiffer oder Pilot*innen. (Auch beim Navi kann man einstellen, ob man einen Weg mit dem Auto, dem Fahrrad oder der Bahn sucht.) Je nach Interesse fokussiert sich der Blick auf unterschiedliche Aspekte der Stadt Berlin. In der Radfahrerkarte werden die Radwege hervorgehoben, in der Autofahrerkarte nicht, dafür die Autobahnen und sonstigen Straßen genauer gekennzeichnet. Auch jede Theorie des Menschen ist von Interessen geleitet. Der Chirurg fokussiert seinen Blick anders als die Psychotherapeutin. Unterschiedliche Blickweisen, die sich aus unterschiedlichen Interessen und Arbeitsfeldern ableiten, haben ihre

Berechtigung. Wir erwarten aber und fordern, dass die Interessen, die den Blick auf Menschen und Therapie leiten, benannt werden.

4. Das unterschiedliche Interesse an einem Stadtplan bestimmt, wie die Karte die Wirklichkeit verfälscht. Auf dem Stadtplan von Berlin ist die Spree in einem tiefen Blau gekennzeichnet, was man von der wirklichen Spree nicht sagen kann, auch Autobahnen und Bundesstraßen sind in der Realität nicht rot – aber niemand stört sich daran, dass sie auf der Karte in roter Farbe dargestellt sind. Jede Karte verfälscht die Wirklichkeit, weil sie etwas hervorhebt und anderes weglässt (zum Beispiel die Fahrradwege, die Fußgängerampeln, die Menschen). Auch jede Theorie hebt etwas hervor und lässt dafür anderes im Dunkeln. Die Komplexität des Menschen und auch die Komplexität intensiver Begegnungen zweier Menschen, also auch der Therapie, lassen sich in keiner Theorie vollständig und im logischen Sinne „wahr" abbilden. Aus diesem Wissen folgern wir nicht, dass Theorien beliebig und austauschbar sind, im Gegenteil, wir meinen, dass die Theorien, die Sie in diesem Buch wiederfinden, wichtige Aspekte menschlicher Wirklichkeit und therapeutischer Prozesse widerspiegeln und dass sie von Nutzen sind. Sie sind unser Rückgrat, auch wenn wir wissen, dass unsere Theorien sicherlich auch wichtige Aspekte therapeutischer Prozesse und menschlicher Entwicklung vernachlässigen oder übersehen, die vielleicht in anderen Theorien ihren Platz finden. So fruchtbar es ist, auch theoretisch zu vergleichen und zu streiten, so notwendig ist es, dass alle daran beteiligten Seiten und theoretischen „Schulen" die Existenzbe rechtigung und die Möglichkeit der Wahrhaftigkeit verschiedener theoretischer Modelle anerkennen und jede Art von fundamentalistischen Ansprüchen vermeiden.

5. Der Stadtplan hat eine Legende, in der erklärt wird, dass die gelben Striche Straßen sind, die roten Bundesstraßen usw. Jede Theorie hat einen Code, ein System der Begriffe. Diese Begriffe müssen in jeder Theorie wie in jedem Stadtplan eindeutig definiert werden. Das ist in jedem Stadtplan eindeutig einfacher zu leisten als in Theorien über das Menschenbild und menschliche Veränderungen. Dennoch: Wenig Nutzen haben Bücher bzw. Theorien, in denen Begriffe unklar bleiben, oder sogar unterschiedlich verwandt werden. Unklarheiten lassen sich nicht immer vermeiden, aber es gilt, sich um eine möglichst eindeutige Legende, einen möglichst klar de finierten Code zu bemühen. Der Stadtplan von Berlin sagt zu

einer Straße „Straße“ und nicht „Via“ oder „Street“. Die Leser*innen des Stadtplans wollen verstehen, was dort steht, um sich daran orientieren zu können. Ihnen geht es nicht darum, in möglichst großer Ehrfurcht vor den Verfasser*innen des Stadtplanes zu erstarren. Die wichtigsten Adressat*innen unserer therapeutischen Theorien sind unsere Klient*innen. Ihnen versuchen wir so gut und wahrhaftig, wie wir können, zu erklären, was im therapeutischen Prozess geschieht, auf welchen Straßen und Wegen ihres persönlichen Stadtplanes sie sich bewegen. Dazu brauchen wir eine möglichst klare und verständliche Sprache. So versuchen wir auch zu schreiben. Die Sprache, die uns mit Klient*innen verbindet, ist soweit wie möglich die gleiche wie die unserer Theorie. Deswegen rede ich lieber von Umwandlungen statt von Metamorphosen (Orth/Petzold), von Einstiegsphasen therapeutischer Begegnung statt von Initialphasen oder Warm-up (Psychodrama), vom Umdeuten statt vom Refraimen (NLP) usw. Wir verweigern uns der in manchen Fachkreisen geschätzten Vorliebe, verständliche Begriffe zu lateinisieren oder zu anglisieren, denn wir sind nicht der Meinung, dass sich darin „Wissenschaftlichkeit“ ausdrückt. Manchmal lässt sich die Prägung und Verwendung besonderer Fachbegriffe nicht vermeiden, um Missverständnissen aus dem Weg zu gehen und dem Gebot einer eindeutigen, klaren Legende zu folgen. Wir teilen unsere Begrifflichkeiten nicht in zwei Legenden auf, eine für die Klient*innen und eine für die Fach-Öffentlichkeit, sondern versuchen, mit einer einzigen zurecht zu kommen.

6. Der Plan der Stadt Berlin bezieht sich auf eine konkrete und einzigartige Stadt. Legt man mehrere Pläne nebeneinander, so ist die Legende oft gleich, die Flüsse sind blau, die Autobahnen rot usw. Doch bewahrt jede Stadt ihre Einzigartigkeit und der Plan muss sich auf die Besonderheiten einer jeden Stadt beziehen. Das gilt auch für jede Theorie. Eine Theorie über Depressionen bildet Aspekte depressiver Muster ab, die Einengung des Erlebens, die Antriebsschwäche, die Erstarrung und andere mehr. In der Therapie haben wir es immer mit konkreten einzelnen Menschen zu tun und es gilt, sich mit den konkreten Besonderheiten einer jeden Person zurecht zu finden. Wenn ich den Weg vom Berliner Hauptbahnhof zum Flughafen finden möchte, muss ich wissen, wie der Hauptbahnhof und der Flughafen auf dem Plan gekennzeichnet sind, ich muss wissen, dass es bestimmte Straßen gibt, über die ich mit einem Taxi fahren kann und

dass es S- und U-Bahnen gibt, die ich auf dem Plan identifizieren können muss, um an mein Ziel zu kommen. Mir helfen keine Angaben über die durchschnittliche Entfernung der Flughäfen von den Hauptbahnhöfen in deutschen Städten. Gleiches gilt für die Theorie vom Menschen.

7. Wer mit einem Stadtplan des Jahres 1985 versuchen wird, sich in Berlin zu orientieren, wird in Verwirrung geraten: Wo befindet sich die Mauer? Wieso sind hier in der Wirklichkeit Durchgangsstraßen, wo es früher Sackgassen gab? Die Straßennamen heißen anders usw. Vieles hat sich verändert, in Berlin besonders schnell und besonders auffallend. In anderen Städten vollzieht sich diese Veränderung langsamer. Was zählt nun mehr, die Karte oder die Erscheinungsformen der Wirklichkeit? Selbstverständlich die sinnliche Erfahrung. Mag die Mauer auf der Karte eingezeichnet sein, wenn sie in der Realität sinnlich erfahrbar nicht vor handen ist, dann hat die Karte zwar geschichtlichen Wert, taugt aber zur Orientierung nichts. Diese Erkenntnishaltung bezeichnen wir in guter philosophischer Tradition als Phänomenologie, als eine Haltung, die sich radikal und konsequent an den Phänomenen, den Erscheinungsformen der Wirklichkeit orientiert. Jede Straße, jeder Bahnhof, jeder Flughafen, die oder der auf der Karte abgebildet wurde, ist ursprünglich sinnlich erfahren worden. Sie alle wurden vermessen, fotografiert usw. und schließlich auf eine Karte übertragen. Und die sinnliche Erfah rung ist der Prüfstein, ob diese Theorie, dieser Plan für eine konkrete Gegebenheit, für einen Menschen oder eine Stadt gilt oder nicht. Wir bitten unsere Schüler und Schülerinnen, genauso wie unsere Leser und Leserinnen, unsereTheorie als Hilfe zu nehmen, sich in der komplexen Wirklichkeit des Menschen und der Therapie zu orientieren, wir fordern sie ebenfalls auf, unsere Theorien (wie jede andere Theorie) zu verwerfen, wenn sie im konkreten Kontakt mit konkreten Menschen merken, dass diese Theorie nicht stimmt oder an Veränderungen und Besonderheiten angepasst werden muss.

Wer einen Stadtplan von Berlin erstellen möchte, wird auf zwei Quellen zurückgreifen. Die eine Quelle sind frühere Stadtpläne. Keine Theorie fängt beim Punkt Null an, jede Theorie stützt sich auf vorherige. Die zweite Quelle für die Stadtplanerstellung ist, wie schon erwähnt, die konkrete Wirklichkeit der Stadt Berlin. Man wird aktuelle Luftaufnahmen studieren, bestimmte Gegebenheiten persönlich in Augenschein nehmen etc. Auch wir nehmen in unseren theoretischen Modellen auf vorhandene Theorien Bezug und wir nehmen Bezug auf unsere praktischen therapeutischen Erfahrungen.

Die theoretischen Quellen der von mir meiner therapeutischen Arbeit zu Grunde gelegten bzw. entwickelten Modelle werden in den folgenden Ausführungen jeweilsspezifisch angeführt. Generelle Quellen sind folgende:

- Ohne die Einsichten der Psychoanalyse und Teilen der Psychiatrie im Gefolge von Navratil (1974), dass Kunst Unbewusstes und Vorbewusstes ausdrücken kann, ist Kunst- und Gestaltungstherapie heute nicht mehr denkbar. Ich verneine allerdings entschieden das theoretische Credo, dass sich Kunst und kunsttherapeutischer Zusammenhang darauf beschränken kann und darf, nur Ausdrucksmittel von Unbewusstem zu sein, was die der Kunst- und Gestaltungstherapie innewohnenden Chancen, wie dieses Buch hoffentlich belegt, nahezu sträflich verkürzt. Bei der entscheidenden Frage, wem die Kompetenz zugeteilt wird, die Produkte künstlerischer Gestaltung zu deuten, lehne ich die ausschließliche Deutungskompetenz der Therapeutin oder des Therapeuten (Freud 1969, Sandler et al. 1996/97, Mertens 1993) nicht nur ab, sondern halte sie für schädlich. Auch C.G. Jung's Ansatz (u. a. Jung 1991,1992), dass Bilder wie z. B. Traumbilder Ausdruck eines archetypischen Unbewussten sind, teile ich nicht. Es mag eine Vielzahl von kulturell bedingten Gleichförmigkeiten bei vielen Menschen geben

- die individuell bedingte Bildersprache hat in unseren Theorien den weit höheren Stellenwert. Nichtsdestotrotz ist seine Betonung der Bedeutung von bildhaften Vorstellungen eine Quelle des Begriffs und des Verständnisses von Imaginationen.

- Eine wichtige Quelle für mich ist die Gestalttherapie (u. a. Perls et al. 1979, 1981, Perls 1992, Wertheimer 1964, Walter 1994, Clarkson et al. 1995). Sie betont die Awareness, das Gewahrsein, das Prinzip des „Hier und Jetzt“ als therapeutisches Prinzip und die Bedeutung des Ausdrucks, der durch Kunst- und Gestaltungstherapie in vielfältiger Weise gefördert und unterstützt werden kann. Zentral und wichtig für die Kunst- und Gestaltungstherapie ist der Ansatz der Gestalttherapie und anderer humanistischer Therapien, immer wieder die Haltung des

Experimentierens einzunehmen. „Wir schlagen abgestufte Experimente vor, die keine Aufgaben sind, die als solche erfüllt werden müssten. Wir fragen ausdrücklich: Was geschieht, wenn du dies oder das probierst?" (Perls, Hefferline, Goodman 1979) Auch die gestalterische Identifikation, die eine wesentliche Praxisleitlinie der Kunst- und Gestaltungstherapie ist, entstammt letzten Endes der Perls'schen Gestalttherapie.

- Petzold und Orth (1990) haben, als Ausdruck dafür, dass Kunst- und Gestaltungstherapie Veränderungen und Verwandlungen beinhaltet bzw. fördert, als zentralen theoretischen Begriff für die Kunst- und Gestaltungstherapie den der „Metamorphose" eingeführt. Offen blieb die Frage, wie Kunst- und Gestaltungstherapie verändert bzw. Veränderungen und Verwandlungen unterstützt. Wichtig sind uns die von Orth und Petzold entwickelten und verbreiteten kunst- und gestaltungstherapeutischen Methoden: Panoramatechniken (Lebenspanorama, Krankheitspanorama) und „Bodycharts".

- In der kunst- und gestaltungstherapeutischen Praxis entwerfen Menschen ihre Lebensperspektiven, konstruieren ihre Welt, konstruieren sie um, deuten sie um, erzählen ihr Leben, schreiben es fort usw. Deshalb sind die narrativen und konstruktionistischen Ansätze (u. a. Maturana 1982, Watzlawick 1984) theoretisch anregend, auch wenn diese leider ausschließlich verstanden werden und oft die Qualitäten des Erlebens ignorieren. Werden diese Ansätze um die erlebten inneren Bilder und die Imaginationen der Menschen erweitert, können sie sehr fruchtbar werden und die Kunst- und Gestaltungstherapie beeinflussen (z. B. Kruse 1997).

- Wichtigste Quelle sind uns die phänomenologische Philosophie sowie einige Ergebnisse der Neurobiologie sowie der Entwicklungspsychologie, insbesondere der Hirnforschung. Auf sie werden ich in den folgenden Essentials konkret Bezugnehmen.

2 Was uns am Herzen liegt oder:

Die sechs Unentbehrlichkeiten unserer Kunst- und Gestaltungstherapie

Ganz gleich, mit welchen Klient*innen wir arbeiten, ganz gleich, welche Methoden wir anwenden, immer gibt es Aspekte unserer therapeutischen Arbeit, die gleich bleiben, an denen wir uns orientieren, die sich konsequent durch unser kunst- und gestaltungstherapeutisches Handeln und Denken ziehen. Diese unentbehrlichen Leitlinien, die in den methodischen Darlegungen und in den Praxisbeispielen dieses Buches immer impliziert sind, möchte ich hier kompakt und zusammengefasst vorstellen. Überschneidungen zu Hinweisen in dem methodischen Teil I bitte ich zu entschuldigen; ich hoffe, dass „Gedoppeltes" dennoch im jeweilig anderen Zusammenhang seinen Sinn macht.

2.1 Kunst- und Gestaltungstherapie ist Leibtherapie

Therapeut*innen arbeiten mit Menschen. Das Bild, das sie vom Menschen haben, fließt explizit oder implizit, bewusst oder nicht bewusst in ihre Arbeit ein. Deswegen ist es notwendig, das Bild des Menschen, das dem jeweiligen therapeutischen Ansatz zu Grunde liegt, offen zu legen. Unser theoretisches Bild (mit „unser" meine ich in diesen Zusammenhängen mich und meine Kolleg*innen, die in ähnlicher Weise denkend arbeiten), unsere Landkarte vom Menschsein, ist das Leibmodell.

In seiner einfachen Struktur, die aus der humanistischen Therapie stammt, wird in diesem Modell der Mensch als ganzheitliche Einheit betrachtet wird, in der unter anderem drei Hauptaspekte hervorgehoben werden können: Der Mensch ist Körper mit all seinen Sinnen, der Mensch ist auch Seele in all seiner Emotionalität und der Mensch ist auch Geist mit all seinem Denken und Verstehen und in seiner Spiritualität. Diese drei Aspekte stehen nicht nebeneinander, sondern sind immer eins, immer ganz, immer ineinander verzahnt und verwoben. Die Begründung des ganzheitlichen Menschenbildes als Körper-Seele-Geist-Einheit ist alt. Fundiert wurde es von den Gestaltpsychologen (z. B. Köhler, Wertheimer, Goldstein) seit den zwanziger Jahren, später bildete es die Grundlage der Gestalttherapie (Perls) und wurde zum gemeinsamen Boden aller Strömungen Humanistischer Psychologie. Perls schreibt schon 1948: »Während die sichtbaren Manifestationen der Prozesse in dem menschlichen Organismus den Namen Körper (body) erhielten und die bewusste Wahrnehmung, die Funktionen von Orientierung und Manipulierung Geist (mind) genannt wurde, so wurde die Gesamtheit der Gefühle Seele (soul) genannt.“ (Perls 1948, in: Perls 1992)

Das Bild des Menschen als Körper-Seele-Geist-Einheit hat unmittelbar praktische Konsequenzen in der Kunst- und Gestaltungstherapie. Die Gestaltung eines Bildes oder einer Skulptur zum Beispiel ist in unserer Betrachtungsweise ein leiblicher Prozess. Wenn z. B. eine Klientin ein Bild malt, hat dies geistige Aspekte. Sie denkt, sie entwickelt innere Bilder, verwirft sie oder drückt sie aus. Beim Betrachten eines Zwischenproduktes entstehen neue Gedanken, Assoziationen, vielleicht auch Erinnerungen, die wiederum zu neuen bildhaften Vorstellungen führen. Dabei ist der leibliche Aspekt des Körpers immer beteiligt: Die Hand führt den Pinsel, die Augen schweifen hin und her, der Rücken spannt sich, der Atem wird erst flacher, dann schneller und vor Erregung kräftiger.

Auch das Gefühlsleben, der seelisch-emotionale Aspekt des Leibes, ist beteiligt. Vielleicht steht schon am Anfang des Malens ein deutliches Gefühl wie Angst oder Zorn, vielleicht ist der Malprozess begleitet von Gefühlen des Interesses, der Scheu und Scham, der Unsicherheit und des Wagemuts, der Erleichterung und des Stolzes. Vielleicht bleiben die Gefühle auch während des Malens unbestimmt und treten erst zum Ende des Prozesses deutlich und benennbar aus dem Diffusen hervor.

Wenn wir als Therapeut*innen Klient*nnen in ihrem Gestaltungsprozess wahrnehmen, nehmen wir sie immer leiblich wahr. Wir wissen, dass manchmal das Stocken des Atems beim Malen bedeutsamer sein kann als das entstandene

Bild. Alle kunst- und gestaltungstherapeutischen Methoden dieses Buches sind in dem Sinne leibzentriert/erlebenszentriert, dass sie das Erleben, also die Gesamtheit des körperlichen, geistigen und emotionalen Prozesses vor, während und nach dem Gestalten in den Mittelpunkt der therapeutischen Aufmerksamkeit stellen.

Zu unserem Modell des Menschen gehört, ihn nicht als isoliertes Individuum zu betrachten, sondern als soziales Wesen, das sich immer und überall in einer Umgebung befindet, mit der es sich ständig austauscht. „Es ergibt keinen Sinn, wenn man z. B. von einem atmenden Wesen spricht, ohne die Luft und den Sauerstoff als Teil seiner Definition in Betracht zu ziehen, oder wenn man vom Essen spricht, ohne die Nahrung zu bedenken, oder vom Sehen, ohne das Licht, von der Fortbewegung, ohne die Schwerkraft und den tragenden Grund, oder von der Rede, ohne die Redenden zu erwähnen. Es gibt keine einzige Funktion irgendeines Lebewesens, die sich ohne Objekt und Umwelt erfüllt, ob man nun an vegetative Funktionen wie Ernährung und Sexualität, an Wahrnehmungsfunktionen, motorische Funktionen, Gefühle oder an Überlegungen denkt ... Wir wollen dieses Wechselspiel von Organismus und Umwelt innerhalb aller Funktionen das ‚Organismus/Umwelt-Feld' nennen; und wir wollen im Sinn behalten, dass wir uns, wie auch immer wir über Impulse, Triebe usw. nachdenken, stets auf ein solches Interaktionsfeld, nie auf ein isoliertes Wesen bezie-hen." (Perls et al. 1951 dt. 1979) Perls wurde in der Entwicklung dieser Theorie des Menschen vor allem von dem Gestalttheoretiker Smuts beeinflusst, der über den Ganzheitspsychologen Goldstein hinaus „auch noch den ökologischen Aspekt (sah), dass es nicht nur der Organismus ist, sondern der in die Welt eingebettete Organismus, der zählt, dass man das eine nicht ohne das andere betrachten kann" (Perls 1966 in: Perls 1992) Perls und Goodman benutzen in der Tradition Lewins (Lewin 1982) den Begriff „Feld". Man mag in der Tradition vieler Gestalttherapeut*innen von „Kontext" reden oder von Umgebung oder von sozialem Netzwerk. Ich benutze am liebsten das, wie ich finde, schöne Wort Husserls von der „Lebenswelt". Es handelt sich bei all diesen Begrifflichkeiten im Wesentlichen um das Gleiche: Der Mensch befindet sich in der Wechselwirkung mit seiner Lebenswelt, also all den für ihn bedeutsamen Faktoren seiner Umgebung, mit anderen Menschen, mit den stofflichen und den materiellen Verhältnissen, die ihn umgeben, mit Atmosphären, emotionalen Stimmungen, geistigen Strömungen, ökologischen Faktoren usw. Die Wechselwirkung, die Interaktion zwischen den Menschen und ihrer Lebenswelt, ist Teil unseres Menschenbildes und folglich Teil unserer therapeutischen Konzepte. Manche der hier vorgestellten Methoden stellen die Wechselwirkungen zwischen Personen und ihrer Lebenswelt in den Vordergrund (z. B. gestalterischer Dialog oder Beziehungsbilder) oder beziehen sie explizit in Gestaltungsvorgaben ein (z. B. Leibmandala, Blume des Frauseins/Mannseins/der geschlechtlichen Identität).

Das Verständnis des Leibes als Einheit von Körper-Seele-Geist in seiner sozialen Lebenswelt bezeichne ich als „einfaches Leibmodell". „Einfach" ist nicht abwertend gemeint. Wie jedes theoretische Modell des Menschen muss auch dieses Modell vereinfachen, um komplexe Zusammenhänge zu reduzieren. Dadurch ist es überschaubar und nützlich. Darüber hinaus geht das Verständnis des Menschen und des menschlichen Erlebens in der Tradition des Phänomenologie, was uns differenzierte und sehr fruchtbare Modelle und darauf fundierende Methoden ermöglicht hat.

Für den sich und die Welt erlebenden Menschen hat die phänomenologische Philosophie den Begriff Leib geprägt. Die Worte Leib und Erleben, Leben und lebendig haben den gleichen Wortstamm: „lib" oder „lip". Leib, das ist für uns kein altertümliches Synonym für Körper (wie der Begriff manchmal gebraucht wird), sondern das Wort für den erlebenden Menschen, für seine Lebendigkeit und seine vielfältigen Leibregungen. Diese Bedeutung des Wortes Leib kommt in unserer Umgangssprache am ehesten in der Bezeichnung „im Mutterleib" zum Ausdruck. Im Mutterleib – das meint nicht nur im Körper der Mutter, das bezeichnet den erlebenden, Leben spürenden und Leben entwickelnden Leib der Mutter (s. a. Stopczyk 2000). Wir gründen unser Menschenbild in einer philosophischen Tradition, die den Leibbegriff zum Ausgangspunkt genommen hat und daraus ein differenziertes inneres Verständnis des Leibes und der Zusammenhänge zwischen Leib und Raum, Körperlichkeit und vielen anderen Aspekten der Lebenwelt entwickelte. Nachdem mit dem Zeitalter der Aufklärung im 17. Jahrhundert das Erleben zu Gunsten des Bewusstseins, der wissenschaftlichen Analyse und der Beherrschung des Körpers weitgehend auch aus der Philosophie eliminiert wur de, fand die Kategorie des Leibes Schritt für Schritt mit Beginn des 20. Jahrhunderts wieder Eingang in das philosophische Menschenbild. Dieser Prozess hatte große Auswirkungen auf das Verständnis u. a. auch der psychiatrischen Erkrankungen, die dadurch allmählich auch als Erkrankungen des Erlebens und nicht nur als Ergebnis biochemischer Veränderungen oder „Geistes"-krankheiten definiert wurden. Edmund Husserl beschäftigte sich zu Beginn des 20. Jahrhunderts in seiner Phänomenologie zwar vor allem mit dem Bewusstsein, führte aber immerhin die Empfindungen als einen eigenen, auch unabhängig vom Verstand gegebenen Bereich der Phänomene ein. Ludwig Klages begann die Qualitäten des „Erlebens" zu analysieren und betonte, dass an jeder Wahrnehmung auch innere Bilder, Empfindungen und Bewegungsimpulse beteiligt sind. Max Scheler führte den Begriff „Leib" für die innere Wahrnehmung und den Begriff des „Milieus" für die „als wirksam erlebte" Umwelt des Lebens ein. Ludwig Straus untersuchte in seinem Hauptwerk „Vom Sinn der Sinne" das Empfinden als eine eigene, vom Erkennen unterscheidbare Art des Erlebens.

Den größten Schritt zu einer Phänomenologie des Leibes leistete Merleau-Ponty: „Der Leib ist in der Welt wie das Herz im Organismus." „Nichts Menschliches ist ganz und gar unleiblich", war Grundlage und Ergebnis Merlau-Ponty's Denken (Merleau-Ponty 1966). Hermann Schmitz führte die Leibanalyse fort und konzentrierte sich auf das leibliche Erspüren. Der Psychiater und Philosoph Thomas Fuchs führt die phänomenologische Tradition seit Ende des 20. Jahrhunderts weiter. Er entwickelt die Leibphänomenologie mit wichtigen Beiträgen fort und nutzt sie für das Verständnis psychiatrischer Erkrankungen wie z. B. der Depression und der Schizophrenie.

Wir verwenden Begrifflichkeiten der Leibphilosophie, um zu verstehen und zu beschreiben, was im Menschen und zwischen Menschen vorgeht. Wir haben darüber hinaus aufgrund unserer praktischen Erfahrung und unter Einbeziehung von Erkenntnissen anderer Wissenschaften den Versuch untrnommen, unser theoretisches Verständnis weiterzuentwickeln; nicht als abstrakt theoretische Fragestellung, sondern unter dem Aspekt der eminent praktischen Bedeutung.

Den Menschen als lebendiges Wesen zu betrachten, ihm selbst lebendig gegenüber zu treten und die Lebendigkeit zu fördern, zieht sich wie ein roter Faden durch unser praktisch-therapeutisches Handeln.

Leibtherapie beschäftigt sich mit Leibregungen. Deren differenzierte Benennung und Zuordnung ist Inhalt des „komplexen Leibmodells". Alle Äußerungen des Leibes, die der Wahrnehmung zumindest potenziell zugänglich sind, alle Momente des Erlebens bezeichnen wir als Leibregungen (s. Schmitz 1989, Fuchs 2000a).

Eine Leibregung ist das Befinden. Schmitz bezeichnet es als „ganzheitliche leibliche Regung", die „jeweils mit einem Schlage den spürbaren Leib durchzieht" (Schmitz 1983, S. 43). Man kann sich schlaff oder frisch fühlen, munter oder nervös, vielleicht auch beschwingt, immer durchzieht diese leibliche Regung das gesamte Befinden, den gesamten „spürbaren Leib". Fragen wie das übliche „Wie geht es Ihnen?" zielen, wenn sie nicht zur allgemeinen Floskel verkommen sind, zumeist auf dieses generelle leibliche Befinden ab.

Zwischen dem Befinden und den Gefühlen sind die Stimmungen angesiedelt. Langeweile kann eine Stimmung sein oder die unbestimmte Sehnsucht, die Wehmut oder die Heiterkeit, auch der Übermut oder die Melancholie. Sind Befindlichkeiten eher flüchtig, so sind Stimmungen meist beharrlich und dauern über einen längeren Zeitraum an. Für ein Gefühl ist die Stimmung nicht konkret genug und zu wenig gerichtet. Gefühle, weitere Leibregungen, richten sich auf Personen und beziehen sich auf konkrete Situationen, Stimmungen bleiben diffus und können in besonderem Maße die Umgebung „anstecken", in den Raum hinaus wabern. Gefühle haben immer auch Auswirkungen auf das Denken und sind begleitet von körperlichem Erleben. Gefühle sind schwer zu definieren, werden aber in Poesie und Literatur seit Jahrtausenden beschrieben. Sie unterliegen eigenen Regeln, einer eigenen Grammatik, die wir beschrieben haben (Baer/Frick-Baer 1996) und weiter ausarbeiten (Baer, Frick-Baer 2000).

Befinden, Gefühle und Stimmungen, zusammengefasst als affektive Regungen desErlebens bezeichnet, betreffen eher den Raum unseres Leibes, Atmosphären eher denRaum um uns herum, den Umraum bzw. die Lebenswelt. Menschen können aus einer Stimmung heraus Atmosphären schaffen, während Atmosphären alle anderen leiblichen Regungen beeinflussen können.

Leiborientierte Kunst- und Gestaltungstherapie nimmt Befinden, Stimmungen, Gefühle und Atmosphären ernst und bietet wundervolle Chancen, ihnen gestalterisch zum Ausdruck zu verhelfen. Viele Klient*innen leiden darunter, diese und andere Leibregungen nur am Rande oder nur partiell wahrzunehmen, ihnen nicht zu trau en und aus Angst, Scham oder

Resignation nicht in der Lage zu sein, mit diesen Leibregungen in Kontakt zu anderen Menschen zu treten. Hier bietet Kunst- und Gestaltungstherapie ein weites Feld des Erprobens kreativen Ausdrucks, kreativer Veränderung und kreativer Begegnung. Andere Klient*innen leiden darunter, dass sich z. B. Stimmungen und Gefühle aus dem Erleben gleichsam „herauslösen" und der Person von „außen" entgegentreten. Die Angst z. B. wird dann nicht mehr erlebt, sondern tritt dem Menschen vielleicht als Angst machende Wahnvorstellung entgegen. Hier kann Kunst- und Gestaltungstherapie z. B. mit den Mitteln des Verraumens oder Aktiven Symbolisierens Wege zu deren Überwindung und zur Re-Integration eröffnen.

Unter geistigen Leibregungen verstehen wir das Denken und Verstehen. Auchwenn viele Menschen ihr Denken als „abgespalten" vom Erleben erfahren, so können wir doch zumindest an Kindern, soweit es ihnen nicht aberzogen wurde, beobachten, mit welcher Intensität diese um Verstehen ringen und mit welcher Freude sie neugewonnenes Denken begleiten, mit welchem ganzheitlichen Ausdruck ihres Körpers etwas verstanden wird. Auch in der Therapie erleben wir immer wieder, wie Menschen um Verstehen ringen, wie Denken ihr Erleben beeinflusst und ihrem Erleben entspringt. Auch die inneren Bilder, die Imaginationen, sind leibliche Regungen. Das Bild, das Menschen von sich und der Welt haben, beeinflusst ihr Erleben und ist gleichzeitig Ausdruck ihres Erlebens, ist Leibregung.

Der Körper kann beides sein: leibliche Regung, die wir als Körpererleben bezeichnen, und Körperlichkeit, die vom Erleben „abgespalten" oder „entfremdet" ist. Dem Erleben entfremdet ist der Körper, wenn er Gegenstand der Dressur und Formung geworden ist oder wird. Klient*innen leiden häufig darunter, dass sie zumindest zu Teilen ihres Körpers nur einen mechanischen oder instrumentellen Zugang haben, worauf dieser häufig mit Schmerzen oder anderen Erkrankungen reagiert. Die Körperbildarbeit fördert die Wiederbelebung des Körpererlebens aus Entfremdung, Fragmentierung und Betäubung.

Leibliche Regungen eigener Art sind die inneren Klänge. Im Erleben aller Menschen klingt etwas an, auch wenn das, was da klingt, und die Art und Weise, wie es klingt, nur selten wahrgenommen wird. Die inneren Klänge haben Ähnlichkeit mit geistigen Regungen, vor allem den Imaginationen und dem Körpererleben.

Erleben ist immer auch Erregung. Jeder Mensch kann, wenn er sich Aufmerksamkeit schenkt, in sich zu jedem Zeitpunkt spüren, auf welcher Höhe sich gerade sein Erregungspegel befindet. Dabei kann es zunächst einmal unerheblich sein, ob z.B. eine hohe Erregung in Verliebtheit oder Ärger gründet. Die Entwicklung der Erregung selbst hat Bedeutung und verdient Beachtung. Erregungen sind in den seltensten Fällen statisch, ihr Niveau verändert sich, schwillt ab oder an: Wir reden von Erregungsverläufen. Wer im Fernsehen einem Sportereignis zuschaut, z. B. einem Fußballspiel, wird im Hintergrund des Reportergeredes die Erregungsverläufe des Publikums im Stadion hören. Auch hier kann die Erregung aus Empörung über ein Foul oder aus Freude über eine gelungene Aktion der Heimmannschaft anschwellen. Erregungsverläufe sind nicht immer gleichbleibend, sondern nehmen spezifische Formen an. Sie können sich langsam steigern oder bei einem überraschenden Tor explosiv bersten, sie können flüchtig daherkommen oder langandauernde Höhen erreichen. Solche Erregungsverläufe kennt jeder Mensch.

Erregungskonturen und Leibbewegungen

Erregungskonturen	**Primäre Leibbewegungen**
ansteigend – abfallend	schauen
flach – hoch	tönen
flüchtig	lehnen
explosiv	greifen
stetig	drücken
abrupt	

Richtungs-Leibbewegungen	**Konstitutive Leibbewegungen**
hinein (innen) – hinaus (außen)	eng (engen) – weit (weiten)
rechts – links	gespannt (spannen) – gelöst
(lösen) hoch (oben) – hinunter (unten)	lebendig – unlebendig
vor (vorn) – zurück (hinten)	diffus – prägnant/klar
	in sich wohnen – sich fremd sein

Aus der Säuglingsforschung wissen wir, dass Säuglinge von den ersten Lebenstagen an Erregungsverläufe in sich und an ihren Kontaktpersonen wahrnehmen. Es ist z. B. ein Unterschied, ob eine Mutter wiederholt in einem absinkenden Erregungsverlauf den Säugling streichelt bzw. ihm in absinkender Erregung Sätze sagt oder ob Berührungen und Töne monoton und gleichbleibend sind oder wiederholt abrupt unterbrochen werden. Säuglinge „speichern" diese Erregungsverläufe, sie sind der erste Moment, der erste Bestandteil der Musterbildung (Stern, Dornes). Diese Muster von Erregungsverläufen sind Kernbestandteile der Leibmuster. Wir nennen sich wiederholende und verfestigte Erregungsverläufe Erregungskonturen.

Wir haben, gestützt auf die Ergebnisse der Säuglingsforschung, ein differenziertes Instrumentarium entwickelt, Klient*innen Erlebnis-öffnende Zugänge zu verschiedenen Erregungsverläufen anzubieten. Dadurch können sowohl diagnostische Einsichten über Erregungskonturen gewonnen als auch besonders effektive Wege der Veränderung harter Muster eröffnet werden. Klient*innen können Erregungskonturen gestalterisch darstellen und im Gestalten Wege und Formen der Veränderung suchen.

Leibbewegungen sind Bewegungen des Erlebens. Mit diesem Wort können alle Bewegungen bezeichnet werden, die aus den hier aufgeführten Leibregungen entstehen können. Wir benutzen den Begriff Leibbewegungen in der Regel in einer engeren Bedeutung, in der einer spezifischen Leibregung. Nehmen wir als Beispiel einen Zustand, dem wir im Alltag und vor allem in der Therapie häufig begegnen, die Spannung. Die Spannung ist ein Ergebnis einer Bewegung des Anspannens. Man kann etwas spannen, das sich außerhalb des Körpers befindet, z. B. einen Bogen. Man kann auch die Körpermuskulatur, z. B. den Bauch, die Stirn oder das Kiefergelenk anspannen. Spannung oder Spannen beschreibt darüber hinaus Erleben: *„Ich bin gespannt auf unser Wiedersehen"*, *„Ich bin nachts so angespannt, dass ich nicht schlafen kann"*. Manche Menschen leben mit hoher Grundspannung, werden ihre Spannung nicht los, leiden darunter; andere unter Spannungslosigkeit.

Spannung ist wie viele andere Begriffe eine Leibbewegung, sie drückt als „Spannen" eine Bewegung des Erlebens aus. Gerade dadurch, weil dieses und andere Wörter sowohl eine Erlebensbewegung beschreiben als auch eine muskuläre körperliche Bewegung, ist es möglich, über Erfahrungen des körperlichen Spannens Zugänge zum Erleben des Spannens zu eröffnen. Menschen sind voller solcher Leibbewegungen, Klient*innen benutzen häufig diese Begriffe. Wir haben diejenigen dieser Begriffe, die uns am meisten begegnet sind und die für die Klient*innen am ehesten Be deutung haben, zusammengestellt und zu ihnen Erlebnis öffnende Experimente entwickelt. Wir unterscheiden zwischen drei Gruppen von Leibbewegungen, zur ersten Gruppe gehören die primären Leibbewegungen. Primär sind primäre Leibbewegungen einerseits, weil es sich um Bewegungen handelt, die im frühen Stadium des Menschseins, im Säuglings- und Kleinkindalter, entwickelt werden und die wesentlich für die Entwicklung des Säuglings sind. Primär sind diese Leibbewegungen andererseits, weil sie eine grundlegende Bedeutung für den Erlebnis bezogenen Zugang des Menschen zur Welt in seinem Umraum, in seiner Lebenswelt haben. Ein zweiter Block von Leibbewegungen sind die Richtungs-Leibbewegungen. Sie geben Richtungen des Erlebens an (z. B. vor und zurück), sie bezeichnen immer auch Räume (z. B. den Raum vorne und den hinteren Raum). Klient*innen erleben, um bei dem Beispiel vor und zurück zu bleiben, viele Qualitäten, wie sie sich nach vorne ausrichten, vom sehnsuchtsvollen Verlangen bis zum hektischen Getrieben-Sein. Das Gewahrsein dessen, was hinter einem liegt, sich nach hinten zu bewegen, seine Rückseite zu erleben, ist seltener, ungewohnter und dennoch häufig kostbar. Wird eine Hand im Rücken gespürt oder die Rückseite des Herzens erlebt, wird das, was „hin ten“ bedeutet, plötzlich wertvoll. Rücken an Rücken zu tanzen kann eine Rückenstärkung im Gegensatz zum „In-den-Rücken-Fallen“ oder zum abwertenden: „*Du bist ja zurückgeblieben.*“, sein.

Die dritte Gruppe der Leibbewegungen sind die Konstitutiven Leibbewegungen. Sietreten uns meist als Zustände, Befindlichkeiten (= Konstitution) von Seiten der Klient*innen entgegen. Zu ihnen gehört die beschriebene Spannung und dessen Gegenteil: das Lösen. Inhalt der Leibtherapie ist es, das Prozesshafte der Zustände, des Konstitutiven aufzuspüren und wenn möglich zu aktivieren. Vom Gespannt- oder (Auf-)Gelöstsein gilt es, zum aktiven Spannen und Lösen zu kommen. Wichtig bei diesen Leibbewegungen, wie bei allen anderen auch, ist uns, dass mit ihnen Qualitäten beschrieben werden, aber keine Wertungen verbunden sind.

Wir haben Erlebnis-öffnende Zugänge zu den verschiedenen Leibbewegungen entwickelt und erprobt (siehe Kapitel I 12). Diese Zugänge dienen der

Diagnostik und schaffen gleichzeitig vielfältige Zugänge zur Erweiterung der Erlebensmöglichkeiten und Veränderung von Mustern, von Einschränkungen, Einengungen und Einseitigkeiten im Repertoire der Leibbewegungen.

Weitere Regungen des Leibes könnten hier aufgeführt werden. Weitre finden Sie in dem Grundlagenwerk zur Kreativen Leibtherapie und den weiteren Veröffentlichungen, die in der aktualisierten Anlage des Literaturverzeichnisses aufgeführt wurden. Diejenigen, die wir hier vorgestellt haben, sind diejenigen, die für unser leibtherapeutisches Verständnis am wichtigsten sind und sich in meiner kunst- und gestaltungstherapeutischen Praxis als besonders relevant erwiesen haben.

2.2 Kunst- und Gestaltungstherapie verändert Muster

Menschen sind in ihrem Lebensalltag kontinuierlich vor Herausforderungen gestellt. Sie müssen entscheiden und Wege finden, wie sie sich und die Dinge ihrer Lebenswelt bewegen, wie sie sich gegenüber sich selbst und gegenüber anderen Menschen verhalten usw. Bei kleinen Kindern ist dies besonders deutlich: Eine Rassel wird mit den Fingern begriffen, das Kind probt so lange, bis es verschiedene Verwendungsmöglichkeiten entdeckt. Es nimmt die Rassel in den Mund, es schlägt damit auf den Boden, es macht Geräusche, es bewegt sie hin und her, hält sie nah und fern usw. Im Spiel wie im Alltag proben Kinder verschiedene Verhaltensweisen gegenüber Dingen und mit anderen Menschen aus. Sie erproben damit auch Bewegungsweisen ihres Körpers, Denkweisen und Ausdrucksweisen ihrer Gefühle. Dies ist keineswegs nur ein imitierender Prozess: Aufwachsen ist ein kreativer Prozess. Eigene Lösungen werden gefunden. Imitieren spielt sicher eine wichtige Rolle, aber dann, nach dem Imitieren, entscheiden Kinder, welche der vorgelebten und abgeguckten Lösungswege sie sich zu eigen machen. (Zumindest geschieht dies in einer reichhaltigen nährenden Umgebung, in der Kinder Wahlmöglichkeiten haben.) In unserer therapeutischen Arbeit greifen wir dieses spielerische Ausprobieren wieder auf. Der therapeutische Prozess ist ein einziges Experiment, innerhalb dessen die Therapeut*innen immer wieder kleinere Experimente vorschlagen, z. B. ein Gefühl in einem Bild auszudrücken, den eigenen Atem bewusst wahrzunehmen, einen Gedanken laut auszusprechen und anderes mehr.

Älter werdend greifen Menschen auf Lösungen zurück, mit denen sie Herausforderungen bestanden haben. Bewährtes wird wiederholt, Gewohntes verfestigt. Auch die Einflüsse der Lebenswelt, des sozialen Umfelds machen sich bemerkbar. Muster entstehen: Muster des Denkens (z. B. Selbstbild, Normen und Werte, oder die Art und Weise, wie die Lösung eines Problems angegangen wird), Muster des Körpererlebens (z. B. die Art und Weise zu gehen, Spannungen aufzubauen, Erregung auszudrücken usw.), Muster des Fühlens (z. B. die Art und Weise, Ärger zu zeigen oder zu verschlucken, der Umgang mit Stress), Muster der sozialen Interaktion (z. B. Streitmuster, Beziehungsmuster). Manche Muster lassen sich, wie bei den bisherigen Beispielen, einzelnen Leibaspekten vordergründig zuordnen, zumeist geht es aber um Muster der gesamten Leiblichkeit, in denen mehrere Leibregungen zusammenwirken. Bei Mustern wie: Wie trage ich Konflikte aus? Wie werbe ich um eine Frau bzw. um einen Mann? Wie gehe ich mit Stress um?, geht es immer um vielfältige Regungen und Ausdrucksweisen des Erlebens. Der ganze Leib ist beteiligt, wobei während des Musterprozesses der eine oder andere Aspekt in den Vordergrund bzw. in den Hintergrund tritt.

Am Anfang der Musterbildung sind die unterschiedliche Musterbestandteile noch gar nicht oder kaum zu differenzieren. Die Musterbildung beginnt früh, sehr früh, schon im Säuglingsalter. Im Kontakt des Säuglings mit der Mutter oder anderen Bezugspersonen macht der Säugling schon bestimmte Erfahrungen mit einer Reihenfolge und Intensität von Blicken, Lauten, Berührungen, Regungen, Spannungen usw. Wiederholt sich dieser Verlauf mehrmals, beginnt er sich im Säugling zu „Repräsentationen generalisierter Interaktion“ oder RIGs (Stern 1992) zu verfestigen. Stern, Dornes u. a. beobachten und beschreiben, wie sich bei Säuglingen aus Wiederholungen im Erleben „Repräsentationen“ formen und reden von „sensomotorischen und Ereignisschemata“, „Gefühlsgestalten“, von „zeitlichen und dynamischen Mustern“ (Dornes 1993). Dieser Prozess ist nicht nur ein kognitiver Prozess, wie die Säuglingsforschung bewiesen hat, sondern ein Prozess, in dem viele Aspekte des Erlebens beteiligt sind, auch die emotionalen Regungen, das Körpererleben, die Regungen der sozialen Interaktionen und vieles andere mehr.

Muster umschließen und umfassen in einer mehr oder weniger festen, sich wiederholenden Verbindung diese verschiedenen Elemente. Für viele

Klient*innen liegen solche Muster weitgehend im Schatten, sind im Nicht-Bewussten verfangen, werden erst in der Therapie deutlich herausgearbeitet. Anderen sind Muster sehr deutlich, ihr Leiden daran führt sie in die Therapie: „*Ich begebe mich immer in die gleichen Fallen, das will ich* ändern."

Vielfach gibt es Initialelemente von Mustern, mit denen der Ablauf eines Musters immer wiederkehrend beginnt. Solche Initialelemente können unterschiedlich aussehen. Sie können aus einer kalten Atmosphäre bestehen oder in einer bestimmten Konstellation von Personen, im Auftreten eines bestimmten Gefühls, im Wahrnehmen eines bestimmten Blicks einer anderen Person, im Glockenklang einer Kirche o. Ä.

Musterbildung ist nicht pathologisch, sondern gesund. Sie macht Sinn. Musterbildung ist die Herausbildung dessen, was als Persönlichkeit oder Charakter bezeichnet wird. Durch Musterbildung wird schöpferische Energie für neue Herausforderungen des Lebens aufgespart. Wenn der Mensch immer wieder seine schöpferische Energie dazu verwenden müsste, einen Weg zu finden, von einem Stuhl aufzustehen oder Nudeln vom Teller in den Mund zu bekommen, würde er kaum noch Kraft und Energie haben, tänzerisch zu improvisieren, neuen Menschen zu begegnen oder neue Rezepte zu entdecken.

Im Normalfall sind unsere Muster flexibel. Ein Mensch greift z. B. bei einem neuen Kontakt mit anderen Menschen auf bewährte Verhaltensweisen zurück und passt sein Verhaltensmuster flexibel an die Herausforderungen der aktuellen Situation an. Ein Mensch hat gewöhnlich ein bestimmtes Muster, sich auf einen Stuhl zu setzen. Findet er als Sitzgelegenheit nur einen Barhocker vor, modifiziert er sein „Ich-setze-mich-Muster", passt es den neuen Bedingungen an. Im Idealfall sind Muster lernende Muster, die sich auf neue Situationen einstellen, indem sie sich ergänzen und erweitern. Kreatives Tun ist auch hier Teil des Lebensalltages nicht nur des Kindes, das neue Lebensweisen des Körpers, des Denkens, des Fühlens und des sozialen Verhaltens erprobt, sondern auch des Erwachsenen, der mit bewährten Mustern der körperlichen Bewegung, des Denkens, des Fühlens und sozialen Verhaltens kreativ die Bewältigung neuer Herausforderungen dem Lebensalltag angeht. Perls und Goodman nannten diesen kreativen Prozess „schöpferische Anpassung" (1979). Kreativität ist folglich nach unserem Menschenbild nicht das Vorrecht einer besonderen Enklave der Kunst und Gestaltung, des Tanzes, der Musik, der

Poesie oder anderer so genannter „kreativer Medien“ (eigentlich ein törichter Begriff, denn Medien können per se nie kreativ sein, allenfalls die Menschen, die sie gebrauchen), sondern konstituierender Grund menschlichen Seins.

Aber oft ist die Kreativität der Menschen erloschen, sind die Muster erstarrt. Ganz gleich aus welchen Gründen: auf Grund traumatischer Erfahrungen, vergifteter Atmosphären, nahrungsloser Umgebungen, einseitig gelernter oder dressierten Verhaltensweisen oder dauerhaften Drucks – gleich also aus welchen Gründen, oft sind Muster verhärtet oder erstarrt, oft sind Menschen unfähig, auf neue Herausforderungen zu reagieren, ist die Fähigkeit zu kreativer Anpassung erloschen oder zumindest eingeschränkt. Die Menschen leiden darunter. Wer gelernt hat, nur mit Angst auf neue Kontakte zureagieren, mit sozialem Rückzug, mit der bangen Frage, was andere ihm wohl Übles wollen, mit dem Aufbau körperlicher Spannungen und mit verhaltenem Atmen, dessen Wahlmöglichkeiten in seinem sozialen Leben und Erleben sind eingeschränkt. Er ist unfähig, neue Begegnungen aufzubauen und alte zu verlassen. Er wird leiden. Sehnsucht nach Veränderung ist dann oft gepaart mit der Unfähigkeit, Schritte der Veränderung zu unternehmen.

In der Therapie haben wir es folglich überwiegend mit harten Mustern zu tun, also verfestigten Leibaspekten, die nicht mehr zu „schöpferischer Anpassung“ fähig sind. Perls und Goodman nennen diese Muster „stereotype Muster“ (Perls et al. 1979), „die den lebendigen Prozess schöpferischer Hinwendung zum Neuen einengen“.

Der Unterschied zwischen flexiblen Mustern und verhärteten Mustern wird am folgenden Beispiel deutlich: Dass wir im Straßenverkehr rechts fahren, ist in Deutschland oder Mitteleuropa eine Selbstverständlichkeit. Es ist kein Thema, zu dem wir jeweils aktuell neue Entscheidungen treffen müssen, es ist ein Muster, dementsprechend wir uns im Auto und außerhalb des Autos auf den Straßen verhalten. Wir bewegen unseren Körper, wir schauen und hören dem entsprechend. Dass dies ein Muster ist, ist für uns nützlich. Wir können Gewohnheiten herausbilden, wir können deshalb unsere Energien, unsere Entscheidungskraft, unsere Kreativität für andere Themen zur Bewältigung unseres Lebens benutzen. Wenn wir nach England fahren, muss sich zeigen, ob dieses Muster so viel Flexibilität hat, dass wir in der Lage sind, uns auf die veränderten Bedingungen des Linksverkehrs in England umzustellen.

Gelingt uns dies, ist es flexibel. Das alte Muster löst sich, wie immer beim Infragestellen von Mustern, über eine Phase der Verwirrung, der Unsicherheit, des Suchens auf. Wenn wir lange genug in England bleiben und uns auf den dortigen Straßenverkehr einstellen, kann ein neues Muster entstehen. Wenn es uns nicht gelingt, uns vom Rechtsverkehr auf den Linksverkehr umzustellen, ist dies ein Zeichen dafür, dass das Muster sich verhärtet hat. Wir sind nicht mehr in der Lage, uns auf unsere neuen Lebensbedingungen flexibel einzustellen – und das schafft Probleme.

Es gibt viele ähnliche Beispiele: Wenn Eltern gegenüber ihren Kindern bestimmte Muster entwickeln, die viele Elemente der Sorge und des Kümmerns einschließen, dann erweist es sich, wenn die Kinder erwachsen werden, ob diese Muster flexibel oder hart sind. Können die Eltern akzeptieren, dass die ehemaligen Kinder jetzt erwachsen sind und selbst für sich sorgen können, erweisen sie sich als flexibel. Dann kann eine neue Art von Beziehung entstehen, die durchaus auch Elemente des Sorgens und Kümmerns umfasst, aber eine andere Grundqualität beinhaltet. Erweisen sich die Muster als hart, behandeln die Eltern ihre erwachsenen Söhne oder Töchter weiter „wie Kinder“, kränken sie sie damit und bekommen Unverständnis, Abwehr und Konflikte zurück.

Verhärtungen von Mustern treten bei Veränderungen der Lebensbedingungen offenkundig zu Tage, entstehen aber vorher. Sie beinhalten immer auch Einseitigkeiten und Einschränkungen der menschlichen Kreativität. Sie beinhalten immer, dass bestimmte Aspekte des geistigen, körperlichen, emotionalen und sozialen Lebens eines Menschen zu kurz kommen. Dies kann sich darin äußern, dass Menschen spüren, dass „irgendetwas nicht stimmt“, dass sie krank werden, körperliche und seelische Schmerzen erleiden, vereinsamen ...

Ein Weg aus diesem Zustand heraus ist die Therapie. Hier gilt es, schöpferisches Tun und Kreativität wiederzubeleben und neu zu lernen und im geschützten Raum zu üben, kreative Lösungen zu finden und neue Wahlmöglichkeiten zu erproben. Auch wenn die lösungsorientierten Kurzzeittherapeut*innen und manch andere Therapeut*innen es gerne sehen, dass Menschen sich nur wegen eines möglichst genau zu beschreibenden Problems und eines exakt zu definierenden Symptoms in Therapie begeben, lehrt die Wirklichkeit doch etwas anderes. Die meisten Menschen, die sich in Therapie begeben, wollen „breitflächigere" Veränderung, wollen Erstarrtes in Bewegung bringen. Manchmal lässt sich dieser Wunsch an bestimmten Symptomen, an konkreten Problemen festmachen. Oft aber gelingt dies nicht, ist der Wunsch nach Veränderung diffus, aber deshalb nicht weniger kräftig. Therapie nach unserem Verständnis beschäftigt sich in der Regel deshalb damit, erfrorene Muster aufzutauen, erstarrte Muster aufzuweichen und kreative Wege der Veränderung zu finden und zu erproben. Dies gilt für jede Therapie, nicht nur für die Kunst- und Gestaltungstherapie oder andere kreative Therapien. Die Kunst- und Gestaltungstherapie hat insofern besondere Vorteile, als sie, wie andere kreative Therapien auch, über die von ihr eingesetzten Methoden schöpferisches Tun und Kreativität anregt und sichtbar macht und es erleichtert, Muster und Musterveränderungen mir dem ganzen Leib zu erleben.

Um in der Psychotherapie Muster zu verändern, müssen die Psychotherapeut*innen diese Muster nicht nur diagnostisch erkennen, sondern – und dies ist das Wesentliche – zulassen, dass diese Muster erlebt und präsent werden. Das Kernstück dessen, was in der Psychotherapie passiert, besteht darin, dass Menschen ihre Mustern und insbesondere den verhärteten Muster ausdrücklich im Hier und Jetzt begegnen, sie vielleicht in der therapeutischen Beziehung ausleben und sie dabei verändern. Vielleicht wird eine traumatische Situation mit einer Verletzung in einigen Aspekten wieder lebendig, endet aber nicht in Erniedrigung und Rückzug (was das verhärtete Muster ausmacht), sondern im Aushalten und Ausleben der Gefühle von Angst, Wut, Zorn, Schmerz, im tröstenden Kontakt mir dem Therapeuten/der Therapeutin und im Aufrichten. Ein anderes Beispiel: Zu dem verhärteten Muster einer Klientin gehört Angst. Diese wird auch in der therapeutischen Beziehung immer wieder produziert. Die Klientin schafft Situationen, in denen sie Angst bekommt, auch gegenüber dem Therapeuten, und „testet", wie dieser damit umgeht und was ihr, der Klientin, geschieht. Einerseits weiß sie, dass ihr nicht wirk lich etwas Schlimmes passieren kann, andererseits hat sie real Angst. Diese „Doppelspurigkeit" bietet die Chance zur Musterveränderung. In der therapeutischen Beziehung werden also Muster präsent, werden dann aber neu und anders gelebt, wenn der Therapeut/die Therapeutin in Beziehung bleibt, nicht wie andere Menschen verschwindet oder gewalttätig wird, sondern Gegenüber ist, spiegelt, vielleicht konfrontiert, aber in jedem Fall wohlwollend und würdigend begleitet.

Es geht also in der Psychotherapie nicht um das Heranholen vergangener Situationen, sondern um das Hineingehen in und das Erleben von verhärteten Mustern. Und diese verhärteten Muster sind nicht als Teil der Vergangenheit, sondern der Gegenwart bedeutsam, sonst würden die Klient*innen nicht jetzt darunter leiden und sonst könnten sie auch nicht jetzt diese Muster mit allen ihren Gefühlen usw. herstellen und in der therapeutischen Situation lebbar machen. Und doch hat Vergangenes eine große Bedeutung. Muster haben eine Geschichte. Diese Geschichte kann darin bestehen, dass die Muster über lang dauernde Lebensbedingungen und Verhaltensarten wie Spurrillen auf einer Straße entstanden sind oder sich durch traumatische Ereignisse gebildet haben. Auch langandauernde Prozesse in der Entstehung von Mustern können sich in erlebten „Schlüsselszenen" verdichten. Ein verhärtetes Muster in einer therapeutischen Situation präsent werden zu lassen, kann „wie nebenbei" aus einer Alltags- und Gegenwartssituation heraus geschehen, aus einer konkreten Beziehungssituation zwischen Therapeut*in und Klient*in, aus Gestaltungserfahrungen oder anderem.

Die Vergangenheit ist nicht Ziel, sondern Mittel zum Zweck. Wir arbeiten mit der Gegenwart und für die Gegenwart, um von dort aus die Zukunft zu verändern.

In verhärtete Muster hineinzugehen und sie zu erleben, verändert allein noch nichts. Es kann dazu führen, dass sich lediglich das, was vorher war, wiederholt. Dies haben Muster so an sich. Um ein Muster wieder neu zu erleben, bedarf es nicht der Therapie. Dies geschieht auch im Alltag und macht das Leiden der Klient*innen aus. Ziel der Psychotherapie ist es, ein Muster nicht nur wiederholend zu erleben, sondern es neu und verändernd zu erleben.

Der wesentliche Faktor, der im Erleben eines Musters im therapeutischen Setting anders ist als im Alltag, liegt in der Person des Therapeuten/der Therapeutin bzw. in der Existenz einer therapeutischen Beziehung. Die soziale Dimension ist Teil eines jeden Musters. Da dies so ist, spielt sich jedes Erleben, jedes Hineingehen in ein Muster immer auch auf der Ebene der Beziehung zwischen Klient*in und Therapeut*in ab und wird als solches auch von dem Therapeuten/der Therapeutin erlebt. Die Therapeutin/der Therapeut bekommt nicht nur, mehr oder weniger notgedrungen, vom Muster etwas „ab", sondern er/sie wird über den Faktor Beziehung Teil des Musters selbst, wird Mitspieler*in und erlebt darüber zumindest gewisse Aspekte des Musters mit. Dies ist nicht nur lästig oder notwendiges Übel (wie es manchmal erlebt wird), sondern notwendige Voraussetzung dafür, dass sich in der Psychotherapie Muster verändern können.

Ein Beispiel: Eine Klientin leidet unter einem verhärteten Muster, das in zumindest einer traumatischen Ausgangssituation seinen Anfang nahm. Ihr wurde voneinem Mann Gewalt angetan, verbunden mit Verachtung und Drohungen. Ihr diesbezügliches Basismuster hat verschiedene Elemente oder Dimensionen: möglichst Kontaktvermeidung zu Männern, selektive Wahrnehmung ihnen gegenüber; Schuldvorwürfe sich selbst gegenüber: *„Ich bin nicht beziehungsfähig"*, körperliche Spannungsherde, bei deren Wahrnehmung Angst auftaucht, dahinter Ekel und diffuseWut; chronische Schmerzen in bestimmten Körperbereichen; nach langsamen, vorsichtigen Beziehungsentwicklungen Trennungsinszenierungen unter dem Vorzeichen *„Ich bin das Opfer"*, gefolgt von massiven Selbstvorwürfen; selektive Wahrnehmungvon anderen Menschen nach dem Motto: Zuneigungsbekundungen können nicht ehrlich gemeint sein. Im Therapieverlauf gibt es eine vorsichtige Annäherung mit viel Explorationen, Awareness, Körperarbeit, Gestaltungen. Die Annäherung erfolgt von beiden Seiten, Klientin und Therapeut, behutsam, vorsichtig. Anhand einer aktuellen Alltagssituation, in der ein Mann gegenüber der Klientin sehr viel Verachtung ausstrahlt, werden in der Therapie einige Musterbestandteile und Erfahrungen erarbeitet, aber nur ansatzweise erlebt. Der unmittelbare Zugang zum Erleben des Musters geschiehtüber eine längere Vorbereitungsphase. Kernstück dieser Vorbereitungsphase ist, dass der Therapeut durch „Tests", durch Misstrauen, durch Überprüfung, durch Abwehr, durch Schweigen und Blockaden allmählich in das Muster einbezogen wird. Er wirdin dieses Muster verstrickt, wird Teil der Beziehung, wird Teil dieses festgefrorenen Musters, erlebt und fühlt es auch. Er fühlt Mitleid und Zuneigung zu der Klientin,aber auch Ärger. Er spiegelt und konfrontiert und „bleibt am Ball" und im Kontakt. Es gelingt, anhand einer Märchenarbeit Zugang zu der traumatischen Situation zu finden, das Erleben dieser Situation zuzulassen und damit auch das erfrorene Muster in den Raum zu stellen. Das Erschrecken, die Verachtung, die Gewaltandrohung wirderlebt, wird gespürt und wird gefühlt. Sie wird nicht aus der Vergangenheit geholt, sie ist präsent, sie war ja immer da, sonst wäre das Thema kein Problem mehr, sonst bräuchte nicht so lange an diesem Muster gearbeitet zu werden. Die Erfahrung dieses Musters tritt in den Vordergrund, wird erlebbar und gestalterisch ausdrückbar, erstreckt sich auf alle Dimensionen und Aspekte des Leibes, tritt aus dem Schatten ans Licht. Und es ist keine bloße Wiederholung. Der Therapeut ist ja nicht der Mann, der Gewalt angedroht hat, er hat eine mögende, eine sympathievolle Beziehung zu der Klientin. Er geht so weit in die Situation hinein, dass auch er Teil der Inszenierung wird, und er kann die Situation anders als früher, anders als zum harten Muster gehörig, auflösen. Die Klientin muss ihr Entsetzen und ihre Wut nicht schlucken und einfrieren, sondern kann sich ausagieren, u. a. im gestalterischen Dialog. Vorwürfe richten sich an das Gegenüber, den Therapeuten, und nicht an sich selbst. Die Begegnung wird nicht durch Rückzug abgebrochen, sondern durchgehalten und ermöglicht, dass die Klientin in ihrem Erleben aufrichtig bleiben und sich aufrichten kann.

Dieser ganze Prozess vollzieht sich im Zickzack und mit Rückschlägen und ist hier nur grob skizziert. In der Regel ist es notwendig, sich mehrmals in das harte Muster hineinzubegeben, meist unter verschiedenen Aspekten, um es zu flexibilisieren. Oft verschwindet das Muster im Therapieverlauf nicht, aber die Verhärtung. Manche Spurrillen bleiben, aber die Klientin kann die Fahrbahn wechseln, wenn sie in eine hineingerät. Der Therapeut wirkt in einer Doppelrolle, er ist Teil dieses harten Musters und gleichzeitig Teil eines beziehungsstiftenden, vertrauensvollen Musters und kann deshalb das Erleben dieses Musters anders auflösen, als es in der Vergangenheit möglich war, und kann die Klientin dabei begleiten, neue Wege heraus zu suchen.

Um uns als Therapeut*innen verändernd in verhärtete Muster „einklinken" zu können, bedarf es eines Bodens des Vertrauens und der Sympathie zwischen uns und den Klient*innen. Dieser Boden muss bei dieser Art von Arbeit oft großen Erschütterungen standhalten. Gelingt es nicht, einen solchen Boden aufzubauen bzw. zusichern, scheitern Therapien.

Bislang war nur von Mustern die Rede, die verändert werden sollen. Es gibt aber auch Muster, die stabil sind und bleiben sollen, ja deren Existenz, Kenntnis und Stabilität eine Voraussetzung dafür sein kann, dass sich Klient*in und Therapeut*in an die Veränderung festgefrorener Muster begeben können.

Ich bezeichne diese als beziehungsstiftende Muster. Oft haben Klient*innen in ihrer Lebensgeschichte auch Erfahrungen gemacht, dass Menschen gut zu ihnen waren, dass sie ihnen vertrauen konnten. Manchmal ist diese Erfahrung lange her, manchmal ist sie verschüttet, aber kann doch zu Tage treten, wenn Klient*innen und Therapeut*nnen gemeinsam danach suchen. Beziehungspartner*in dieser guten menschlichen Erfahrung kann zum Beispiel die Oma sein, die in den ersten Lebensjahren sehr fürsorglich und vertrauensvoll eine Beziehung zu dem Kind unterhielt und mit der sich ein gutes Muster herausbildete. Häufig sind solche Muster in Beziehungen mit Personen außerhalb der Zwei-Generationen-Kleinfamilien entstanden, häufig sind es, wie gesagt, Großeltern oder Nachbarn, Onkel, Tanten, manchmal Lehrer*innen.

Oft waren solche Erfahrungen, die zu beziehungsstiftenden Mustern führen, nicht nur Augenblickserlebnisse oder kurzfristige Beziehungen, sondern über Jahre hinweg stabile Kontakte und Beziehungen, in denen sich Muster mit all ihren Erscheinungsformen herausbildeten. Da diese Muster oft sehr lange zurückliegen, sind sie häufig überlagert und vergraben von späteren Mustern, von dem Geröll und dem Schutt oder der Asche der Lebensgeschichte. Ich entdecke häufig, dass es sinnvoll ist, gezielt nach solchen Mustern zu suchen, sie lebendig werden zu lassen und sich in diese einzuklinken. Vielfach haben wir als Therapeut*innen mindestens einen Aspekt mit einer solchen positiven Beziehungsfigur unseres Klienten oder unserer Klientin gemeinsam. Und es ist gut, diese Aspekte herauszuarbeiten, präsent und nutzbar zu machen als Anker, als Haltegriff, als Boden für die Begegnung mit den verhärteten Mustern. Ich nenne solche Muster beziehungsstiftende Muster, weil sie Beziehung ermöglichen.

2.3 Kunst- und Gestaltungstherapie ist Beziehung

Kunst- und Gestaltungstherapie findet zwischen mindestens zwei Menschen statt, ist also immer aktiv, dialogisch, Teil eines wechselseitigen Beziehungsprozesses. Malen kann man auch alleine. Allein zu malen oder sonstwie zu gestalten, kann trösten und aktivieren, aufmuntern und unterstützen und insofern durchaus heilsam wirken. Kunst- und Gestaltungstherapie ist meines Erachtens jedoch mehr als gestalterische Selbsterfahrung im Selbstbezug: Kunst- und Gestaltungstherapie ist ein dialogischer Prozess.

Das kunst- und gestaltungstherapeutische Setting zwischen Therapeut*in und Klient*in oder innerhalb einer therapeutischen Gruppe wird immer davon bestimmt, dass jemand da ist, der fragen und antworten, zuschauen und mitgestalten kann. Kein Bild, kein Objekt muss für sich allein entstehen – es darf für sich stehen, muss dies aber nicht, kann gesehen werden, Antworten bekommen, Resonanz finden. Die Tatsache, dass sich Kunst- und Gestaltungstherapie innerhalb eines Prozesses vollzieht, in dem sich mindestens zwei Menschen wechselseitig aufeinander beziehen, birgt in sich die Chance zur Heilung.

In welchem Maße, mit welcher Intensität es günstig ist, dass die Therapeut*innen in den Dialog mit den Klient*innen hineingehen, hängt vor allem davon ab, was die Klient*nnen zur Veränderung ihres harten Musters brauchen. Eine Frau zum Beispiel kam unter anderem in die Therapie, weil sie *„nichts zu sagen“* hatte. Ihr Mann bestimmte die Gesprächsthemen und ebenfalls, wann wer sprechen durfte. Von ihren Eltern war sie nicht nur streng erzogen worden, sondern hatte auch viel Abwertung erfahren. Ihr Wort zählte nicht. In der Folge verstummte sie immer mehr und begann schließlich, Stimmen zu hören, ohne dass jemand anwesend war. War es *„Gewohnheit“*, dass immer fremde Stimmen, bestimmende Stimmen um sie herum existierten? Waren es die eigenen, unausgesprochenen Worte, die ihr nun scheinbar „von außen“ entgegentraten? Sie war beunruhigt und hatte Angst, *„verrückt zu werden“*.

In die Therapie kam sie mit der Erwartung, dass der Therapeut ihr sagen würde, was sie tun solle. Doch er enttäuschte ihre Erwartung und hielt sich mit allem zurück, was in irgendeiner Weise Ähnlichkeiten mit Ratschlägen haben könnte. Er hörte zu und fragte vor allem viel. Warum sollte er auch das fortsetzen, was die Klientin schon so lange von Eltern und Ehemann kannte? Es galt, die Klientin darin zu unterstützen, ihre eigene Stimme, ihre eigene Bewertung wiederzufinden und ihr dazu Vorschläge zu machen, die dabei hilfreich zu sein versprachen. Hier war auch jeder kreative Dialog kontraindiziert, da jeder Impuls des Therapeuten in die Spurrille „Achtung, Vorschrift“ geraten konnte.

Eine andere Klientin kam mit gegenteiligen Vorerfahrungen in die Therapie. Sie lebte allein und war – um es kurz zu sagen – mit kontaktgestörten, überängstlichen Eltern aufgewachsen. *„Nie habe ich Antworten bekommen. Irgendwann habe ich nicht mehr gefragt.“* Ihr kam es so vor, als wäre sie in einem leeren Raum groß geworden.Entsprechend hungrig war sie nach Dialog, nach Interesse, nach Antworten, nachResonanz. Hier ging der Therapeut von Anfang an aktiv in den Dialog hinein. Die Intensität, mit der ich mich in den Dialog hinein begebe und mich in die therapeutische Beziehung einbringe, ist also eine der Variablen der therapeutischen Interaktion in der Kunst- und Gestaltungstherapie.

Eine weitere Variable ist die Resonanz. Resonanz ist mehr als Kontakt. Der Leib eines jeden Menschen ist ständig Teil seiner Lebenswelt. Das Erleben greift in die Lebenswelt hinein und wirde von ihr kontinuierlich beeinflusst. Im Erleben gibt es keine prinzipiellen Grenzen zwischen Innen und Außen. Es existieren Schwerpunkte der Aufmerksamkeit, der Gewichtungen von Einflüssen, von Verfestigungen und Mustern des Pulsierens. Leib ist immer Kontakt und viel mehr.

Unter Kontakt wird vieles verstanden: Berührung, Begegnung, Austausch, sinnliche Erfahrung und mehr. Leider ist der Kontaktbegriff in der Umgangssprache sehr weit gefasst und deshalb auch sehr missverständlich. Unter Kontakt wird z. B. verstanden, „in Kontakt mit sich, mit seinen Gefühlen" zu sein, also eine Art nach innen gewendeter Kontakt. Auch bei den nach außen gerichteten Kontakten gibt es offenkundig große Unterschiede zwischen dich ten Berührungen und flüchtigen Kontakten aus den Augenwinkeln heraus, zwischen dem Kontakt zweier Liebender und dem Kontakt mit der Verkäuferin beim Erwerb der Frühstücksbrötchen. In unserem therapeutischen Zusammenhang ist eine besondere Form des Kontaktes von Bedeutung, die Resonanz. Resonanz heißt, wörtlich übersetzt, dass etwas zurückklingt, mitschwingt. Menschen geben Signale von sich, verbreiten Töne, Blicke, Bewegungen, Haltungen, Worte, Gefühle, Stimmungen usw. Wenn es für diese Signale ein Echo gibt, wenn etwas mitschwingt und zurückkommt, dann nennen wir dies Resonanz. Menschen brauchen Resonanz, um sich zu entwickeln, Menschen brauchen Echos. Unter einem Echo verstehe ich nicht, dass nur das gleiche zurückhallt, was geäußert wurde; Echos sind Antworden, Echos sind Rückmeldungen, sind Reaktionen. Wir Menschen sind soziale, auf Resonanz angelegte Wesen. Menschen verkümmern, wenn die Resonanz verkümmert. Menschen verändern sich, wenn die Resonanz einseitig ist oder erstirbt oder fehlt. Es gibt verschiedene Qualitäten negativer Resonanz, die negativen Einfluss auf Veränderungsprozesse des Menschen haben.

Unter Resonanz verstehe ich Leibresonanz. Bei Resonanz ist der ganze Leib, sindalso alle körperlichen, emotionalen und geistigen Aspekte eines Menschen beteiligt, wobei die einen oder anderen in den Vordergrund treten oder im Hintergrund bleiben können. Wir Menschen brauchen leibliche Resonanz.

Wir brauchen Echos auf unsere Gedanken – es hat negative Auswirkungen, wennMenschen sich nicht ernst genommen fühlen, wenn niemand mit ihnen redet, wenn sie „nicht zählen".

Wir brauchen Echos auf unsere Gefühle – es hat negative Folgen, wenn unsere Freude nicht geteilt wird, wenn unsere Gefühle keine Echos bekommen und ins Leere gehen oder wenn die Trauer eines Menschen immer nur zur Folge hat, dass der Partner oder die Partnerin sich verhärtet und keine Echos mehr sendet.

Wir brauchen körperliche Resonanz – es hat negative Folgen, wenn ein Mensch in einer Familie aufwächst, in der körperliche Kontakte tabu sind; wenn eine Frau die Erfahrung macht, dass, wenn sie ihren Mann anschaut, immer in dessen Augen ein Vorhang heruntergeht; wenn ein Mensch, der körperliche Lust auf den Partner oder die Partnerin zeigt, beim anderen nur Verteidigungsgesten hervorruft.

Resonanz ist Teil menschlicher Muster. Die Fähigkeit zur Resonanz wird bei uns Menschen entsprechend unserer biografischen Erfahrungen in un terschiedlicher Weise ausgeprägt. Oft ist Resonanz einseitig, man nimmt bestimmte Echos besonders klar wahr und überhört andere. Oder man kann selbst auf Signale anderer Menschen nur oder überwiegend einseitige Echos geben. Manchmal erstirbt in Paaren Resonanz, manchmal schaukelt sie sich hoch. Im Extremfall kann die Fähigkeit, anderen Menschen Resonanz zu geben oder von einem anderen Menschen Resonanz zu empfangen, ganz ersterben. Es kann dazu kommen, dass Menschen auf die Resonanz anderer Menschen mit Panik reagieren, weil sie nicht zwischen bedrohlichen und wohltuenden Echos unterscheiden können und Schwingungen als Bedrohung erleben. Die einseitige oder fehlende Resonanz verändert also Menschen zum Negativen hin, schränkt sie in ihrer eigenen Resonanzfähigkeit ein und verengt damit auch die Wahlmöglichkeiten des lebendigen Kontaktes. Andererseits kann neu oder wieder gewonnene Resonanz neue, positivere Veränderungen hervorrufen. Wir sehen dies nicht nur in der Therapie, sondern auch im Alltagsleben. Wie kann ein Mensch aufblühen, wenn er einer Person begegnet, mit der er gemeinsam schwingenkann, von der er Echos erhält und für die er Widerhall sein kann! Manchmal sagt man Liebe dazu. Liebe, die den Menschen in vielen Leibaspekten verändert, die seine Körperhaltung aufrechter und seine Bewegungen beschwingter werden lässt, seine emotionale Ausstrahlung bereichert und die ihn über Dinge reden lässt, über die er bislang allenfalls nachgedacht hat.

Wenn Kontakt Resonanz hervorruft, bezeichnen wir ihn als Begegnung. Sie ist Ausdruck und besondere Qualität dessen, was wir basierend auf der Phänomenologie als „Zwischenleiblichkeit“ bezeichnen (Merleau-Ponty, Fuchs, Baer). Wenn sich zwei oder mehr Menschen in ihrem Erleben begegnen, entsteht ein gemeinsamer Raum des Erlebens, von dem diese Personen ein Teil sind. Unabhängig davon, ob dieser Raum als positiv oder negativ erlebt wird, er existiert und ist spürbar. In der Therapie nutzen wir die leiblichen Räume zwischen Klient*innen und Therapeut*innen. Nur über sie können wir dazu beitragen, dass die Klient*innen neue Erfahrungen des Erlebens machen und Wege der Veränderung erproben können.

Therapie ist Resonanz, ist Dialog, ist Austausch, ist Begegnung. Das Bild des neutralen, objektiven, über den Dingen stehenden Therapeuten oder der Therapeutin, der oder die „wie ein Chirurg“ (Freud) an die Therapie herangeht, ist gefährlicher Unsinn. Unsinn ist es, weil es nicht der Wirklichkeit entspricht, so sehr sich manche Therapeut*innen auch bemühen, ihre sogenannte Objektivität zu wahren; Menschen sind in ihren Beziehungen nun einmal subjektiv. Therapie ist eine subjektive Beziehung, zumal wenn sie vertrauensvoll ist. Therapeut*innen rufen den Klient*innen Resonanzen hervor und umgekehrt. Beide beeinflussen sich gegenseitig. Dass dabei Therapeut*innen auch reflektierende Distanz bewahren, ist selbstverständlich. Aber diese reflektierende Distanz geschieht neben der Resonanz, nicht statt ihrer. Gefährlich ist das Bild des neutralen, objektiven, über den Dingen stehenden Therapeuten oder der Therapeutin, wenn Therapeut*innen im Sinne dieser Haltung versuchen, ihre Resonanz auf die Klient*innen und Patient*innen zu unterdrücken oder aber z. B. als negative Gegenübertragungen wegzuanalysieren und zu bekämpfen; denn dann wiederholt sich für Klient*innen und Patient*innen oft etwas, was sie auch krank gemacht hat, nämlich dass sie keine Echos bekommen haben, dass sie in distanzierter, resonanzloser Atmosphäre aufgewachsen sind.

Wir geben als Kunst- und Gestaltungstherapeut*innen Resonanz. Insbesondere und ganz selbstverständlich im gestalterischen Dialog, aber auch darüber hinaus in und bei jeder anderen Methode und Arbeitsweise. Diese Resonanzen achten die Klient*innen-Kompetenz und können sich differenziert äußern.

In der Kunst- und Gestaltungstherapie begegnen wir oft Klient*innen, die sehr interessiert und begierig auf das sind, was wir als Therapeut*nnen als Echos auf ihre gestalteten Imaginationen äußern. Sie wollen keine wertenden Kommentare, dennoch ehrliche Antworten. Sie wollen wissen, was ihre Bilder bei uns an Gedanken, an Gefühlen, an körperlichen Reaktionen hervorrufen. Ihnen ist nicht nur wichtig, ihre Imaginationen selbst ernst zu nehmen und sie auch gestalterisch auszudrücken, ihnen ist auch wichtig, mit ihren Imaginationen nach außen zu gehen, sie auszutauschen, Antworten darauf zu erhalten. Oft stoßen wir in der Biografie dieser Menschen darauf, dass ihre Imaginationen als Spinnerei, als Lügen, als dumme Fantasien abgetan und lächerlich gemacht wurden. In der Therapie erfahren sie, dassihre Imaginationen existenzielle Lebensäußerungen sind, die der Echos bedürfen und Echos suchen und Echos enthalten.

2.4 Kunst- und Gestaltungstherapie achtet Klient*innen-Kompetenz

Ein Faktor, der wesentlich beeinflusst, ob und wie sich Menschen verändern können, ist die Haltung, die einem Menschen gegenüber grundsätzlich eingenommen wurde oder wird. Wird er geachtet, so wie er ist? Wurden und werden seine Kompetenzen und Fähigkeiten gewürdigt? Wurden und werden seine Grenzen respektiert? Wurde oder wird einem Menschen eine Haltung der Achtung, der Würde und des Respekts entgegengebracht, kann er sich auch selbst und andere achten, würdigen und respektieren, hat er einen Boden, von dem aus Entwicklung möglich ist und Veränderungsprozesse eingeleitet werden können. Leider geschieht in menschlichen Beziehungen oft das Gegenteil. In der Therapie begegnen wir häufig Menschen, deren Grenzen durch Schläge oder sexualisierte Gewalt missachtet worden sind, die

Verachtung erfahren haben und deren Fähigkeiten missachtet wurden, die übersehen wurden – was besonders vielen Mädchen widerfuhr –, die lächerlich gemacht wurden – womit besonders viele Jungen zu kämpfen hatten – oder auf deren wirklichen oder scheinbaren Fehlern oder Unzulänglichkeiten immer herumgehackt wurde oder wird.

Manchmal können Menschen sich zur Wehr setzen. Manchmal können Menschen sich den Umgebungen bzw. den Menschen, die sie mit Respektlosigkeit, Miss achtung und Entwürdigung behandeln, entziehen (häufig bedürfen sie dafür einer starken Unterstützung, z. B. in einer Therapie). Oft versuchen Menschen, sich zu wehren, und machen u. a. in der Kindheit die Erfahrung, dass ihr Widerstand die anderen nicht erreicht, dass sich nichts verändert. In der Folge entstehen Gefühle von Ohnmacht und Hilflosigkeit. Manchmal auch wird das Verhalten der Täter*innen zum Standard erhoben, für die Opfer werden die Entwürdigungen zur Selbstverständlichkeit und sie übernehmen Aspek te der Verachtung, Würdelosigkeit bzw. Grenzverletzung in ihr eigenes Verhalten. In jedem Fall gilt es, dass Menschen, die Missachtung, Würdelosigkeit Respektlosigkeit erfahren, zumindest, wenn dies wiederholt oder über einen längeren Zeitraum geschieht, sich verändern bzw. verändert werden. Vor allem entstehen Leiden schaffende Veränderungen, wenn sie sich einer herabwürdigenden Haltung nicht entziehen konnten, z. B. als Kind, das seine Eltern nicht umtauschen kann, als Ehemann oder Ehefrau auf Grund unbewusster Verstrickungen in einer Partnerschaft, als Beschäftigte mangels Mut und wegen materieller Abhängigkeiten usw. All diese Veränderungen betreffen den ganzen Leib. Schläge treffen nicht nur den Körper, sondern auch die Seele. Grenzverletzungen machen ohnmächtig und deformieren das Selbstbewusstsein. Verachtung beugt den Körper und trifft das Herz. Oft merken Menschen in der Therapie, dass sie über Jahre hinweg Missachtung und Verachtung so in sich „hineingefressen" haben, dass sie die Achtung, die ihnen von einigen Menschen in der Gegenwart entgegengebracht wird, gar nicht mehr wahrnehmen können. Hier kann Therapie helfen, wieder ein Gespür für die Unterscheidung von Respekt und Respektlosigkeit, von Achtung und Verachtung, von Würdigung und Entwürdigung zu entwickeln.

Kunst- und Gestaltungstherapie kennt viele Wege, Menschen mit entwürdigenden Erfahrungen zu helfen. Entscheidend dabei ist, dass

Therapeut*innen ihren Klient*innen gegenüber eine durchgehende Haltung der Achtung, der Würde und des Respekts einnehmen.

Das bedeutet für die konkrete therapeutische Beziehung, dass letzten Endes nur die Klient*innen die Kompetenz haben, darüber zu befinden, wie ihre Gedanken, ihre Gefühle, ihre körperlichen Empfindungen, ihr Leben, ihre Geschichte, ihre Verhaltensmuster, ihre Träume, Ängste, Wünsche und Ziele sind. Die Klient*innen zweifeln selbst oft genug an dieser Kompetenz. Ein Ziel unserer therapeutischen Arbeit besteht darin, diese Kompetenz, Selbstbestimmung und Würde zu unterstützen bzw. zu helfen, sie wachsen zu lassen. Menschen bedürfen des Austausches, des Spiegelns und des Gegenübers, um ihre Kompetenz zu erkunden und zu entwickeln und sich ihrer zu vergewissern. Doch letzten Endes ist und bleibt es ihre eigene Kompetenz. Wir nennen diesen grundlegenden therapeutischen Aspekt und unsere therapeutische Haltung Klient*innen-Kompetenz. Sie bestimmt unsere Philosophie und therapeuti sche Orientierung. Die Achtung der Klient*innen-Kompetenz als therapeutische Haltung ist etwas, das Kunst- und Gestaltungstherapeut*innen (und nicht nur diese!) lernen müssen. Die Mittel, um sich in der Praxis an der Klient*innen-Kompetenz zuorientieren, bestehen darin, Feedback zu geben, Sharing mitzuteilen und Fragen zu stellen (siehe unten) sowie Deutungen, Interpretationen und Verhaltensvorschriften zu vermeiden.

Es gibt therapeutische Richtungen, die ihr Selbstverständnis darüber bestimmen, dass sie den Klient*innen durch Deutungen und Interpretationen zur Kenntnis ihres Unbewussten und sogenannten „wahren Wesens" helfen. Die therapeutische Haltung z. B. der Jungianischen Richtung wird darüber definiert, dass die Therapeut*innen in der Lage sein müssen, die in den Symbolen und Farben der Klient*innen verborgenen Bedeutungen zu erkennen und diesen durch Interpretationen und Deutungen nahe zu bringen.

Unsere therapeutische Haltung ist eine grundlegend andere. Wir gehen davon aus, dass letzten Endes nur die Klient*innen die Kompetenz haben, Bedeutungen und Sinnzusammenhänge ihrer Bewegungen, ihrer Bilder und ihres Handelns zu verstehen. So kann eine Form, eine Farbe oder ein Symbol, ein Mythos oder ein Märchen für die Mehrheit der Europäer eine bestimmte Bedeutung haben, richtig bleibt dennoch, dass wir es in der Therapie mit konkreten, einzelnen

Personen, mit einem konkreten, lebendigen Leib, mit konkreten, lebendigen Erfahrungen und Sinnzusammenhängen zu tun haben. Und nur diese konkrete Person kann wissen oder erkunden, welche Bedeutungen ihre Farben, Formen und Symbole für sie selbst haben. Dazu bedarf es nicht der Deutungsmacht der Therapeut*innen – Macht wurde oft, viel zu viel und viel zu lange über die Klient*innen ausgeübt und hat häufig zu ihren Erkrankungen beigetragen – dazu bedarf es vor allem des wohlwollenden Interesses der Therapeut*innen. Dieses Interesse kann sich in Fragen äußern wie z. B.: *„Was bedeutet diese Farbe für dich?", „Wie wirkt diese Farbe auf dich?", „Was verbindest du mit dieser Sonne?", „Woran erinnert dich dieses Haus?", „Wenn du diesePerson wärst, wie würdest du dich fühlen?"* usw.

Deutungen und Interpretationen fördern im therapeutischen Prozess die Abhängigkeiten von „besserwissenden" Therapeut*innen. Zu einem solchen Abhängigkeitsverhältnis möchte ich nicht beitragen. Abgesehen davon können Deutungen schlicht und einfach falsch sein und nicht mit der Erfahrungs- und Erlebniswelt der Klient*innen übereinstimmen. Oft habe ich auch gehört und mitbekommen, dass Klient*innen in Kunst- und Gestaltungstherapien, in denen mit Deutungen gearbeitet wurde, mit Themen konfrontiert wurden, für die es (noch) keinen Boden gab, was zu Kränkungen und Überforderungen bis hin zu psychischen Dekompensationen führte.

Selbstverständlich nehmen Therapeut*innen die Klient*innen nicht nur wahr. Therapeut*innen entwickeln auch selbst Assoziationen z. B. zum Bild eines Klienten oder einer Klientin, stellen Verbindungen her, geben Bedeutungen. All dies können und sollen sie nicht unterdrücken. Klient*innenkompetenz bedeutet nicht, dass die Therapeut*innen zu nur Fragen stellenden Neutren werden. Entscheidend ist, dass als grundlegende Haltung die Klient*innen-Kompetenz spürbar ist und die Beziehung zwischen Therapeut*innen und Klient*innen bestimmt, und entscheidend ist, wie Therapeut*innen ihre Wahrnehmungen und Assoziationen in den therapeutischen Prozess einbringen.

Zur Haltung der Klient*innen-Kompetenz gehört das Vermeiden von Verhaltensvorschriften. Natürlich hat jede Therapeutin und jeder Therapeut eigene Werte, steht (hoffentlich) für sie ein, ausgesprochen oder unausgesprochen. Es muss nur klar sein, dass es die Werte und Verhaltensmaßstäbe der

Therapeut*innen sind, die nicht die der Klient*innen zu werden brauchen. Therapie bedeutet nicht, dass Klient*innen zu Abziehbildern der Therapeut*innen werden, sondern ihre eigenen Werte, Maßstäbe und Verhaltensregeln entwickeln mit dem Ziel, größere Wahlmöglichkeiten im Leben zu bekommen. Dazu gilt es, gegenüber ausgesprochenen und unausgesprochenen Verhaltensvorschriften sehr wachsam zu sein, von denen viele Therapien voll sind. Auch noch so gut gemeinte Regeln oder Botschaften wie: *„Du sollst farbenfroh malen.“*, *„Du sollst authentisch sein.“*, *„Du sollst Gefühle zeigen.“*, *„Du sollst endlich einmal deinen Zorn ausleben.“*, *„Du sollst dich gegen deine Mutter wehren.“*, *„Du sollst ausdrucksstark gestalten.“*, sind Vorgaben darüber, wie eine Klientin oder ein Klient zu sein hat, und stehen deshalb im Widerspruch zu der Haltung der Klient*innen-Kompetenz. Wir geben nicht Haltungen oder Verhaltensmaßregeln vor, wir schlagen Experimente vor. Statt zu sagen oder sonstwie zu vermitteln: *„Du musst mutiger sein.“*, kann ein Therapeut/eine Therapeutin nach Experimenten in den Therapiestunden auch ein Alltags- Experiment vorschlagen. *„Probier‘ doch einmal aus, was passiert, wenn du in dem Moment, in dem dein Chef deinen Arbeitsraum betritt, bewusst ausatmest.“* Oder:

„Probier‘ doch einmal aus, was passiert, wenn du einmal in der Woche deiner Mutter in irgendeiner, vielleicht am besten in einer ganz nebensächlichen Angelegenheit, widersprichst und das tust, was du möchtest.“

Vorschläge zu Experimenten geben den Therapeut*innen die Möglichkeit, eigene Ideen, Ansätze und Impulse für mögliche Verhaltensänderungen anzuregen und geben den Klient*innen die Möglichkeit, Anregungen für Verhaltensänderungen zu erhalten, mit den Therapeut*innen über deren Form zu „verhandeln“, sie auf sich passend zuzuschneiden. Sie beruhen auf der grundlegenden Haltung der Klient*innen-Kompetenz.

2.5 Kunst- und gestaltungstherapeutische Diagnostik ist prozessual und interaktiv

Der Begriff Diagnostik kommt aus dem Griechischen. Das Wort Diagnosis bedeutet „Urteil“. So wird oft auch Diagnostik verstanden, z. B. als das

Urteil des Arztes über die Möglichkeit, gesund weiter zu leben oder nicht, eine heilbare oder eine unheilbare Krankheit zu haben. Ärzt*innen und Therapeut*innen werden deshalb oft auch als „Götter in Weiß“ oder „Richter in Weiß“ angesehen, die Urteile fällen und Entscheidungen treffen über uns Menschen, über die Gesundheit der Patient*innen und Klient*innen. Daran hat sich seit der Erstauflage dieses Buches 1999 viel geändert und das ist gut so. Doch dieses Verständnis von Diagnostik ist über die Medizin hinaus immer noch verbreitet und deshalb bedarf es der kritischen Auseinandersetzung.

Vom Wortstamm her bedeutet Diagnosis aber etwas anderes als „Urteil“: Gnosis heißt so viel wie „Einsicht“, „verstehende Wahrnehmung“ im Sinne von Erkenntnis und Sinngebung. Diese Bedeutung von Diagnostik entspricht unserem Verständnis: Diagnostik ist für uns ein Weg, gemeinsam mir Klient*innen unsere vielfältigen Wahrnehmungen sinnvoll zu ordnen und Verständnis und Einsicht zu bekommen in die Muster, die ein leidvolles Erleben von Klient*innen bestimmen und die sie verändern möchten, und daraus Wege der Therapie abzuleiten.

Dieses Verständnis von Diagnostik teilen wir mit weiten Teilen der therapeutischen Strömung, die gemeinhin als Humanistische Psychologie oder Humanistische Therapien bezeichnet werden sowie manchen tiefenpsychologisch orientierten Therapien.

Ein solches Verständnis von Diagnostik muss sich von der Diagnostik, die ich als mechanistisch bezeichne, abgrenzen. Diese zeichnet sich durch verschiedene Merkmale aus:

- Im Vordergrund der mechanistischen Diagnostik stehen das Defizit, die Störung und die Krankheit und nicht – wie in unserem Ansatz – der Zusammenhang gesunder wie kranker, störender wie unterstützender, ressourcenhafter wie defizitärer Aspekte eines Menschen.

- Mechanistische Diagnostik fragt Symptome ab. Symptome werden als Hinweis für die Vermutung einer „Diagnose“ genommen. Diese „Diagnose“ ist eine vorgegebene Schablone. In den Diagnosebüchern steht: Die Symptome a und b ergeben die Diagnose xy-Hautentzündung. Diese Schablone gilt dann als Beschreibung des Krankheitsbildes. Der

Blick schweift nicht mehr über alle Aspekte der Klient*innen, sondern es werden nur noch gezielt Symptome abgefragt, die zu dieser diagnostischen Schablone passen. Wird eine hinreichende Anzahl von Symptomen erkannt, so gilt das Urteil, z. B. die Diagnose Krebs oder die Diagnose Depression. Wird die Mindestanzahl von Symptomen, die für das Krankheitsbild notwendig ist, nicht erreicht, wird eine andere Schablone gewählt. Das erinnert an ein Spiel für Kleinkinder: Es besteht aus einem Kasten mit dreieckigen, kreisförmigen und viereckigen Löchern sowie aus den dazugehörigen Förmchen, die wiederum dreieckig, kreisförmig und viereckig sind. Die Kinder müssen lernen, diese Förmchen, diese Schablonen in die jeweiligen Öffnungen zu stecken. Sie lernen damit das Grundprinzip mechanistischer Diagnostik und werden damit mechanistisch diagnostiziert: Bei Vorsorgeuntersuchungen von Kindern in einem bestimmten Alter gilt das Bestehen oder Nichtbestehen dieses „Tests“ als Teil der Diagnose über die geistige und motorische Gesundheit des Kindes.

- Eine besonders einseitige, aber nichtsdestotrotz in der Kunst- und Gestaltungstherapie verbreitete mechanistische Diagnostik besteht darin, aus Bildern diagnostische Schlüsse auf Klient*innen oder Patient*innen zu ziehen. Selbstverständlich sind Bilder ein Teil der vielfältigen Erscheinungsform einer Persönlichkeit, die zur Gewinnung diagnostischer Einsichten über diese Persönlichkeit beitragen können – aber aus dem Bild diagnostische Beurteilungen über die Gesamtpersönlichkeit abzuleiten, oft noch ohne die Person überhaupt zu kennen, ist einzig und allein Ausdruck einer Arroganz, welche einen wahrhaftigen Blick auf die Klient*innen versperrt und damit die Missachtung der Klient*innen, die zumeist zum Entstehen ihrer Erkrankungen beigetragen hat, im Rahmen der „Diagnostik“ fortsetzt. Zahlreiche Bücher sind über diese Methode erschienen. In einem (Busch 1997) wird die mechanistische Diagnostik als „Psychodiagnostische Bildanalyse“ verkauft. Einige Kostproben: „Ein helles weißhaltiges Blau kann man immer als Ausdruck einer heiteren Gelöstheit ansehen. Das Dunkelblau drückt zwar Ruhe aus, sobald ihm aber Schwarz beigemischt ist oder es mit Schwarz verwendet wird, haben wir es mit traurig-depressiven Aussagen zu tun.“ Dreiecke nach oben sind ein Symbol für Männlichkeit, Dreiecke nach unten für Weiblichkeit. „‚Männlich' ist in diesem Zusammenhang wissenschaftlich formuliert: aktiv und nach außen gerichtet mit der Wirkungsrichtung von der Horizontalen weg. ‚Weiblich` meint dagegen: aktiv und nach außen gerichtet mit der Wirkungsrichtung auf die Horizontale zu.“ Oder noch ein skurriles Beispiel: „Bei Bildern stehen Vierergruppen für die erlebte materielle Realität im weitesten Sinne.“ Und: „Wenn der Mensch seine Wirklichkeit bewusst als Ich erlebt, so wird diese als Fünfergruppe dargestellt.“ Und so weiter und so fort. Es gibt sogar therapeutische Ausbildungsinstitute, in denen die Kenntnis psychiatrischer Krankheitsbilder damit überprüft wird, dass den Teilnehmer*innen Bilder ihnen unbekannter psychisch Erkrankter vorgelegt werden, aus denen sie dann eine Diagnose der psychiatrischen Erkrankung herleiten müssen. Ich hatte gehofft, dass solche diagnostischen Haltungen allmählich verschwinden, doch das Bedürfnis nach scheinbaren Sicherheiten der Bildinterpretation und die Angst vor dem Wagnis offener dialogischer Prozesse der Einsichtsuche sind offenbar zu groß und enttäuschen meine Hoffnungen.

- Mechanistische Diagnostik ist nicht prinzipiell interaktiv, sondern einzig oder hzumindest in erster Linie auf den Therapeuten/die Therapeutin bzw. den Arzt/die Ärztin bezogen. Die Situation der KlientInnen wird nicht mit einbezogen, selbst die Situation, in der sich die Klient*innen während der Diagnose befinden, wird oft als interaktive Situation unberücksichtigt gelassen. Wie unerlässlich gerade dies aber ist, dafür liefert eine US-amerikanische Untersuchung ein Beispiel, die ergeben hat, dass bei mehr als 40% der untersuchten Patient*innen die Einnahme von Bluthochdruck-Medikamenten unsinnig bzw. geradezu schädlich war. Sie hatten zwar erhöhte Blutdruckwerte, diese Erhöhung kam aber auf Grund der Untersuchungssituation und der damit verbundenen Aufregung zustande. In der Situation außerhalb der „Diagnose“ sank der Blutdruck wieder in den Normalbereich.

- Mechanistische Diagnostik hält Patient*innen letzten Endes für inkompetent. Aus der Tatsache, dass Klient*innen und Patient*innen in der Regel nicht geschult sind, sich selbst zu beobachten, und dass sie oft widersprüchliche Wahrnehmungen über sich äußern, wird geschlossen, dass den Wahrnehmungen der Patient*innen grundsätzlich nicht oder nur mit Einschränkungen geglaubt werden darf. Sie müssen verifiziert, d. h. auf ihren Wahrheitsgehalt hin überprüft werden. Dazu wird auf technische

Überprüfungsverfahren oder Fragebögen zurückgegriffen. Wohlgemerkt: Die technische Diagnostik ist oft notwendig und hilfreich. Sie bekommt aber meist ein so großes Gewicht, dass sie quantitativ und qualitativ die Angaben der Patient*innen und Klient*innen überwiegt, ja geradezu bedeutungslos macht. Im psychotherapeutischen Bereich wird, solange noch keine hinreichenden biochemisch-technischen Diagnoseverfahren vorliegen, analog dazu versucht, vor allem mit Fragebögen eine Objektivierbarkeit und Verifizierung der Angaben von Patient*innen zu erreichen. Oft gilt die Aussage der Überprüfungsverfahren mehr als die der Patient*innen.

Doch selbstverständlich ist auch diese Diagnostik notwendig, v.a. überlebensnotwendig. Vor allem in der Medizin. Wir fordern alle Klient*innen und Patient*innen mit körperliche Beschwerden auf, diese medizinisch untersuchen und diagnostik abklären zu lassen. Das ist nicht nur sinnvoll, sondern notwendig. Auch bei seelischen oder geistigen Beschwerden müssen die Therapeut*innen die „klassischen" Diagnosen kennen und sich ihrer bedienen, wo und wann es notwendig ist. Doch diese Diagnosen sind nicht alles und vor allem unterscheidet sich die Haltung, die wir den Patient*innen gegenüber einnehmen.

In der mechanistischen Diagnostik sind die Patient*innen nicht Partner*innen in der Diagnose, sondern werden entmündigt. Die Patient*innen werden Objekt und leiden darunter. Die Diagnose wiederholt nur das, was viele Patient*innen und Klient*innen schon kennen und was Teil ihrer Erkrankung ist, dass sie behandelt werden und nicht selber handeln können, dass sie begutachtet werden und nicht selbst begutachten, also darauf achten, was ihnen gut tut, dass ihre Würde, ihr Respekt, ihre Möglichkeit, sich mit der Welt auseinander zu setzen, missachtet werden.

Unser diagnostisches Verständnis ringt, wie oben beschrieben, um Einsicht und verstehende Wahrnehmung. Es ist eine „Beziehungsdiagnostik". Es stellt die Achtung, die Würde und den Respekt zwischen Klient*innen und Therapeut*innen in den Vordergrund.

Diese Diagnostik ist nicht nur in den Humanistischen Therapien verbreitet, sie fasst auch Fuß in modernen Psychiatrien.

Diagnostik, wie wir sie verstehen, beginnt damit, Phänomene wahrzunehmen und ernst zu nehmen. Phänomene sind die Erscheinungen, die wir mit all unseren Sinnen wahrnehmen. Wir nehmen diese Erscheinungen ernst, und zwar radikal ernst. Sie sind der Ausgangspunkt unserer Diagnostik. Es gibt therapeutische Richtungen, die vertreten, dass die Phänomene ja doch nur Oberflächlichkeiten darstellen, dass die wahren Strukturen, die wahren Inhalte nur in der Tiefe verborgen sind, und dass es gelte, nach innen, in der Tiefe zu suchen und sich von vornherein auf denWeg jenseits der Phänomene zu begeben. Ich bin demgegenüber „Fan der Oberflächen". Jeder Inhalt hat auch eine Form, jede verborgene Struktur hat einen Ausdruck, jede Intuition beruht auf wahrnehmbaren Signalen, jede versteckte Botschaft offenbart sich in Phänomenen und sei es in den Phänomenen des Versteckens. Deshalb kann uns, wenn wir die Phänomene ernst nehmen und zum Ausgangspunkt unserer diagnostischen Bemühungen machen, nichts verloren gehen. Ganz im Gegenteil, so erschließt sich erst die ganze Breite und Vielfalt der menschlichen Wirklichkeiten.

In unserem Alltag sind wir es gewohnt, die Vielzahl der Phänomene, denen wir begegnen, in unserer Wahrnehmung zu reduzieren, und das, was uns wichtig ist,herauszufiltern. Wir sortieren, filtern, reduzieren, bewerten und gewichten die Phänomene nach unseren Interessen und unseren Lebensbedingungen und unseren Absichten. Dieses Verfahren ist im Alltag sinnvoll, da wir sonst unter der Vielzahl von Phänomenen, denen wir begegnen, erdrückt und verrückt würden. In der therapeutischen Arbeit ist es sinnvoll, dass wir diese Reduzierungs- und Gewichtungsmechanismen zumindest ein Stück weit „zurückfahren", zeitweise ausschalten und uns der Vielfalt der Phänomene des Klienten/der Klientin öffnen. Wir bezeichnen diese Haltung als eine „offene Haltung" bzw. als „schweifenden Blick".

Im alltäglichen Wahrnehmungsprozess fügen wir Phänomene zusammen. Wir gewichten manche besonders stark, andere weniger. Aus verschiedenen Farben entstehen Muster, aus verschiedenen Geräuschen Melodien, Stimmen, Sätze usw. Wir nennen dies Musterwahrnehmung. Diese Musterwahrnehmung wird in der Diagnose in besonderer Weise genutzt. Wir bilden im Prozess der Diagnose Muster über Muster anderer Menschen, deren Leben, deren Wahrnehmungen, deren Gefühle, deren sozialen Beziehungen usw. Muster sind Zusammenhänge verschiedener Phänomene, Muster sind wiederkehrend, Muster können körperliche, seelische, geistige und soziale Aspekte umfassen.

Wichtig, mühsam und zugleich reizvoll ist, dass wir in unserer Art der Diagnostik die Wahrnehmung von Mustern unserer Klient*innen, also die Zusammenführung von Phänomenen zu sinnvollen Zusammenhängen, immer wieder selbst leisten müssen. Nur wenn wir dies immer wieder neu tun, für jeden Menschen, mit dem wir arbeiten, können wir diesen Menschen gerecht werden. Wir suchen dabei nach Hilfen und Vereinfachungen, Unterstützungen, nach vorgegebenen Diagno serastern. Diese können die konkrete Musterwahrnehmung nicht ersetzen, sie können nützlich sein, indem wir sie als eine Art Mustervordrucke benutzen.

Ein wiederkehrendes Muster einer 78-jährigen Frau in einem Altenheim ist zum Beispiel: Sie bekommt sonntags leichte Schwindelanfälle mit tendenziell erhöhtem Blutdruck; nachts wacht sie auf, geht umher, ist desorientiert, stellt sich vor, sie wäre in ihrem heimatlichen Dorf als 50-Jährige; sie steht auf, sucht ihre Katze, unaufhörlich vor sich hin murmelnd. Aufmerksamen Beobachter*innen fällt auf, dass sie ihre Schwindelanfälle dann sonntags bekommt, wenn ihre Zimmernachbarin Besuch hatte, sie aber nicht.

An diesem Beispiel könnte ein – in seiner Einfachheit und Gradlinigkeit bestechender – Mustervordruck sein: die Diagnose „demenzielle Verwirrung auf Grund von Bluthochdruck“. Daraus ergäbe sich laut Mustervordruck die Therapie: blutdrucksenkende Mittel. Dieser Vordruck lässt aber, so richtige Aspekte er auch wiedergeben mag, außer acht, dass die Verwirrung in einer sich wiederholenden spezifischen Situation auftritt, nämlich aus einem Erleben von Einsamkeit heraus, vielleicht auch aus Ärger und Enttäuschung über fehlenden Besuch, gerade im Vergleich mit der Tatsache, dass die Zimmernachbarin besucht wird. Die Art und Weise der Verwirrung, also die Phänomene der Verwirrung selbst, deuten darauf hin, dass die Frau in unserem Beispiel in der Verwirrung vermehrt Kontakt sucht. Dies wäre ein hilfreicherer, wenn auch komplizierterer Mustervordruck, der die emotionalen und sozialen Aspekte berücksichtigt. Unsere therapeutische Intervention könnte und sollte an der Einsamkeit und der Kontaktsuche ansetzen, nicht nur am Bluthochdruck.

Es gibt zweierlei Arten von Mustervordrucken, um bei diesem Vergleich zu bleiben. Die einen Vordrucke beschreiben Muster, die als krank gelten und behandelt werden sollen. Sie sortieren Symptome und beschreiben Muster schablonenhaft. Das sind gebräuchliche Vordrucke wie „Migräne“,

„Depression", „Blinddarmentzündung", „Demenz" usw. Es gibt auch andere Vordrucke. Das sind hilfreiche Vordrucke, die Musterwahrnehmung erleichtern, also den Weg, selber individuelle Muster zu fin den, die den einzelnen Klient*innen entsprechen. Solche Mustervordrucke können das Modell der Leiblichkeit, der Gefühlsstern, das Tridentitätsmodell, die Leibbewegungen, die Erregungskonturen und andere mehr sein. Beide Mustervordrucke sind sinnvoll und wichtig. Es ist notwendig, über häufige Krankheitsbilder Bescheid zu wissen, und es ist notwendig, Modelle des Erlebens diagnostisch zu nutzen.

Und für alle Muster gilt, auch auf die Gefahr hin, dass ich mich hier wiederhole: Die Karte ist nicht die Landschaft. Der Vordruck ist nicht das Muster. Wenn das Muster nicht auf den Vordruck passt, sollte nicht das Muster korrigiert, sondern der Mustervordruck dem Muster angepasst werden! Ich bin in meiner therapeutischen Praxis immer wieder Mustern von Klient*innen begegnet, die Ähnlichkeiten mit Mustern anderer Klient*innen hatten und auch in die gebräuchlichen Mustervordrucke klinischer Diagnosen passten. Ich bin aber auch und immer wieder Menschen begegnet, deren originale Muster so ausgebildet waren, dass keine Mustervordrucke und keine sonstigen diagnostischen Schemata passend waren, sondern dass diese originalen Muster analysiert, beschrieben und herausgearbeitet werden mussten. Dieser Weg mag mühsamer sein als der Weg, anhand einiger Phänomene (= Symptome) Menschen in diagnostische Schubladen zu stecken, ohne sich die Mühe zu machen, sie in ihrer Originalität möglichst umfassend zu betrachten und zu verstehen. Er lohnt sich aber und ist oft der einzige Weg, angemessene Heilungsprozesse einzuleiten. Nur wenn wir die Einzigartigkeit, das Besondere der Klient*innen herausarbeiten, können wir uns gemeinsam mit ihnen auf den jeweils einzigartigen, individuell besonderen Weg der Heilung begeben.

Jede Diagnose sollte interaktiv sein. Sie findet in einem wechselseitigen Austausch zwischen Klient*innen und Therapeut*innen statt. Wahrnehmung der Phänomene und Musterwahrnehmung gehen von den Therapeut*innen aus, die darin geschult sind. Die Klient*innen sind aber mehr als Lieferant*innen von Phänomenen. Sie sind be teiligt. Die Therapeut*innen bilden die Muster immer auch auf dem Hintergrund ihrer eigenen Erfahrungen, ihrer Vorlieben und Präferenzen, ihrer eigenen Biografie, ihrer eigenen Muster. Sie lassen – im Idealfall – ihre Musterhypothesen von den Klient*innen immer wieder überprüfen. Wenn dies nicht möglich ist, besprechen sie sie mit anderen erfahrenen Therapeut*innen, z. B. in der Supervision.

Vieles wissen nur die Klient*innen oder Patient*innen. Sie sind kompetent in ihrem Schmerzempfinden, in ihren Gefühlen, in ihrer Wahrnehmung, in ihren sozialen Beziehungen usw. Wenn wir als Therapeut*innen die Klient*innen ernst neh men und einbeziehen und ihnen Kompetenz in der Diagnostik zumessen, so ist dies ein Ernstnehmen und Respektieren und damit oft ein erster Schritt der Heilung.

Unser Verständnis von Diagnostik ist prozessual. Der interaktive Prozess der Wahrnehmung von Phänomenen, der Musterwahrnehmung und therapeutischen Interventionen ist wie ein Film, der zwar angehalten werden kann und dessen einzelne Bilder sich wie unter einem Vergrößerungsglas betrachten lassen, der aber immer wieder weiterläuft. Die Beziehung zwischen Klient*innen und Therapeut*innen kann zwar in einzelnen Aspekten genauer analysiert bzw. diagnostiziert werden. Aber dabei läuft bereits der Prozess zwischen Klient*innen und Therapeut*innen weiter. Anders als im Film kann er nicht angehalten werden.

Ich verdeutliche diesen Vorgang durch das Schaubild: Die Längsachse der folgenden Grafik zeigt den Verlauf der therapeutischen Arbeit mit einer einzelnen Person oder eine Gruppe. Die erste Phase, die ersten Einheiten, die ersten Stunden dienen sicherlich überwiegend der Diagnostik, also der Erkundung und Sammlung von Phänomenen, Musterwahrnehmung usw. (s. schraffiertes Feld).

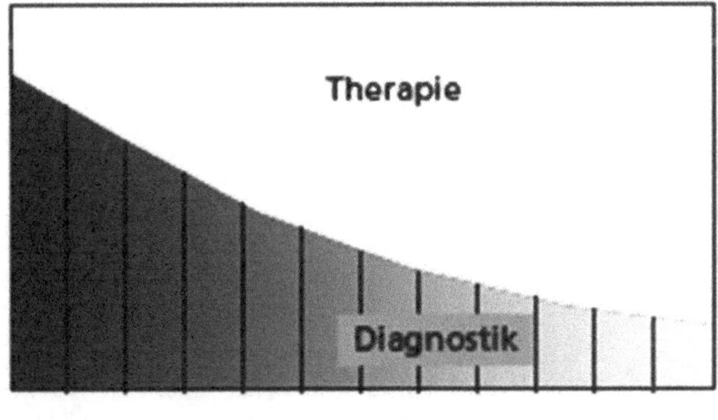

Doch auch diese Anfangsphase ist immer schon gleichzeitig Teil des therapeutischen Prozesses. Es entstehen Beziehungen zwischen Therapeut*in und Klient*in. Wenn Klient*innen interaktiv in die Diagnostik einbezogen werden, entdecken sie neue Phänomene ihres Körpers, ihrer Gefühle, ihres Lebens, die sie bisher nicht oder nur am Rande wahrgenommen haben. Dadurch verändert sich teilweise ihre Einstellung, Fragen tauchen auf, ein Entwicklungs- und Entfaltungsprozess als Teil der therapeutischen Arbeit beginnt.

Im weiteren Verlauf des therapeutischen Prozesses verändert sich der Anteil zwischen Therapie und Diagnose, wenn auch nicht gradlinig, so doch tendenziell und mit Schwankungen. Das Experimentieren, das Erkunden, das Erleben und Wahrnehmen nimmt größeren Raum ein, überwiegt zunehmend. Und doch sind auch hier immer wieder der diagnostische Anteil, nämlich das Sammeln von Phänomenen, die Musterwahrnehmung, das immerwährende Überprüfen therapeutischer Interventionsrichtungen notwendige Bestandteile des Prozesses.

2.6 Kunst- und Gestaltungstherapie verfolgt eher Absichten als Ziele

Die sechste Unentbehrlichkeit, die uns in der Kunst- und Gestaltungstherapie am Herzen liegt, betrifft den dialektischen Umgang mit den Zielen in der Therapie, der seinen Ausdruck in der begrifflichen Unterscheidung zwischen Zielen und Absichten findet. Aber zuerst einmal müssen wir zwischen den Zielen der Klient*innen und denen der Therapeut*innen unterscheiden. Die Ziele der Klient*innen sind wichtig und ernst zu nehmen. Wir versuchen, sie im Erstgespräch zu erkunden, um möglichst konkrete Zielvereinbarungen zu treffen. Dazu stellen wir Fragen, z. B.:

„Warum kommen Sie in die Therapie?"
„Was möchten Sie verändern?"
„Was wünschen Sie und was befürchten Sie?"
„Was möchten Sie loswerden?"
„Was möchten Sie hinzugewinnen?"

Überraschend ist für viele Klient*innen die Frage: *„Woran würden Sie, wenn unsere Therapie zu Ende ist, merken, dass diese erfolgreich war?"* Manche

Klient*innen können diese Frage nicht beantworten, andere wissen aber sehr genau, woran sie eine erfolgreiche Veränderung festmachen können, z. B.: *„dass ich nachts nicht mehr mit Angst aufwache", „dass ich öfters mal lache", „dass ich mehr von mir halte", "dass ich mich verliebe, ohne in Panik auszubrechen".*

Auch während eines Therapieprozesses gilt es, immer wieder Zwischenbilanzen zu ziehen: Worin sehen Klient*innen und Therapeut*nnen Entwicklungen und Erfolge, welche Enttäuschungen sind angenehmer- oder unangenehmerweise zu verkraften und welche Themen sind offen? Dieses Bilanzieren kann entweder in die Beendigung der Therapie oder aber in die Formulierung neuer Ziele münden.

Wie sieht es mit den Zielen der Therapeut*innen aus? Jede Therapeutin, jeder Therapeut verkörpert bestimmte Werte und Weltanschauungen. Meinen Kolleg*innen und mir liegen besonders Werte wie Würde, Resonanz, Wahlmöglichkeiten am Herzen, wir sind in dieser Hinsicht weder wertfrei noch objektiv. Allein dadurch, dass die Therapeut*innen ihre Werte verkörpern, beeinflussen sie die Klient*nnen. Damit ihre eigenen Werte den Klient*nnen nicht direktiv übergestülpt werden, sind zwei Apekte wichtig. Erstens sollte man als Therapeut*in die eigenen Werte und Grundauffassungen möglichst weitgehend kennen, um bewusst mit ihnen umgehen zu können. Und zweitens ist es notwendig, den Klient*innen gegenüber immer wieder zu betonen: *„Das sind meine Werte und Auffassungen, die ich vertrete. Damit müssen sie noch lange nicht für Sie die richtigen und geeigneten sein. Für Sie gilt es, ihre eigenen Werte und Überzeugungen zu finden."* Solche wiederholten Hinweise werden zwar den Einfluss der Therapeut*innen nicht auslöschen können – sollen sie auch nicht –, können ihn aber mindern und relativieren.

Der therapeutische Prozess ist grundsätzlich offen. Wenn mit einer Klientin das Ziel vereinbart wurde, Muster zu verändern, die sie immer wieder in der Beziehungsaufnahme zu Männern scheitern lassen, wird für die Therapeutin der Musteraspekt „Beziehungen zu Männern" ein roter Faden sein. Alle Erlebnisse im Therapieverlauf werden von der Therapeutin, wenn nicht unmittelbar, so doch irgendwann, auch in Beziehung zu diesem Musteraspekt gesetzt werden. Dabei können andere Themen in den Vordergrund treten, z. B. die Scham oder die als Kind erlebte Überforderung, die mit diesem Musteraspekt auf den ersten Blick nichts zu tun haben, aber eine zeitlang die Aufmerksamkeit im therapeutischen Prozess brauchen, um den Weg freizumachen für nächste Erfahrungsschritte und Veränderungsmöglichkeiten im „Beziehungsthema".

Zielvorstellungen können deshalb nur eine Richtschnur sein. Auch formulierte Therapieziele, in denen am Anfang Veränderungswünsche festgehalten wurden, können nicht mehr als eine Orientierung sein. Auch beim Segeln oder Surfen werden Zielpunkte oft nicht direkt angesteuert, der Weg wird von den vielfältigen Faktoren der See, des Windes usw. bestimmt. Auch Therapieprozesse verlaufen nicht gradlinig, auf ein Ziel zu, sondern sind voller Windungen und Wendungen, verlaufen vorwärts, seitwärts, verschlungen usw. Konkrete Zielvereinbarungen, die konsequent und gerichtet angegangen werden, können sich nur auf einzelne Symptome wie Platzangst und Ähnliches beziehen, bei denen auch zielorientierte therapeutische Verfah ren wie z. B. Verhaltenstherapie Erfolg haben. Geht es um Erlebnismuster, sind die Bedingungen komplexer, die Faktoren vielfältiger, die Wege verschlungener.

Statt mit abstrakten Zielen der Kunst- und Gestaltungstherapie befassen wir uns eher mit den Werten der Therapeut*innen und den erwähnten Vereinbarungen, in denen Therapeut*innen und Klient*innen gemeinsam Veränderungswünsche festhalten. Und wir unterscheiden Ziele von Absichten und messen dem bei der Frage der therapeutischen Haltung große Bedeutung zu. Im konkreten therapeutischen Prozess orientieren sich die TherapeutInnen an bestimmten Absichten und folgen ihren Spuren. Wir schlagen z. B. das Malen eines Rahmenbildes vor, weil wir beabsichtigen, dem Klienten oder der Klientin dadurch die Möglichkeit zu geben, einen Rahmen für die Ängste zu finden und auszudrücken. Gleichzeitig sind wir ohne konkrete Vorstellung, wie das Ziel aussieht, wie also dieser Rahmen inhaltlich aussehen soll, sind wir in unserer Haltung völlig offen für das, was in der Gestaltung entsteht. Diese Dialektik, diese Widersprüchlichkeit von Absicht und Ziellosigkeit, gilt es nicht nurauszuhalten, sondern in Ausbildung und Supervision nutzbringend zu erlernen bzw. zu vertiefen. Selbstverständlich können, dürfen und sollen Therapeut*innen in konkreten Situationen konkrete Absichten haben – sie sollen ja nicht, um beim Beispiel des Segelns zu bleiben, auf dem Meer mit den Klient*innen heillos umherschlingern und in Seenot geraten. Und sie müssen offen sein für das, was im Prozess geschieht, gemeinsam mit den Klient*innen herausfinden, wie deren Weg aus der Seenot ist und wohin er führt. Die Therapeut*innen begeben sich in einen offenen Prozess, der ständig Überraschungen präsentiert. Das macht unsere Arbeit manchmal mühevoll, aber immer aussichtsreich und interessant.

3 Besonderheiten der Kunst- und Gestaltungstherapie

3.1 Vom Greifen und Be-Greifen

Dass man als Kunst- oder Gestaltungstherapeut*in über die Entwicklung der Zeichen- und Malstile im Fortschreiten der kindlichen Entwicklung genau Bescheid wissen muss, um aus den Zeichen- und Malstilen der Klient*innen Rückschlüsse auf den Zeitpunkt des Entstehens des jeweils im Vordergrund stehenden Problems ziehen zu können, halte ich für unsinnig, auch wenn es sicher notwendig ist, sich mit der kindlichen Entwicklungsgeschichte auseinander zu setzen. Wenn dahinter dann noch die therapeutische Haltung: *„Wer einen Kopffüßler malt, dessen Problem ist im xten Lebensjahr entstanden"*, steht, dann ist dieses schematisierte „Wissen" sogar gefährlich. Abgesehen davon, dass die Einteilungen verschiedener Zeichen- und Malphasen im Zuge der kindlichen Entwicklung sich nur auf Durchschnittsangaben stützen können und im Einzelfall deutlich variieren, sind solche Deutungsversuche meines Erachtens zu platt und unzulässig vereinfachend, als dass sie für die therapeutische Praxis hilfreich sein könnten. Vielleicht hat eine Klientin einen Kopffüßler gemalt, um auszudrücken, dass sie ihren Torso wenig, dafür ihren Kopf und ihre Beine deutlich spürt; vielleicht zieht sie daraus den Rückschluss, dass sie sich zu kopflastig fühlt; vielleicht hat sie Angst vor der Sehnsucht ihres Herzens, die sie im Bild gleich zusammen mit ihrem gesamtem Torso „ausspart". Abge sehen davon ist es ein verbreiteter Irrtum, dass Themen immer in der Geschichte oder in der Kindheit der Klient*innen wurzeln und deshalb der Bezug auf kindliche Mal- und Gestaltungsstile wesentlich sei. Auch Therapeut*innen sehnen sich nach Vereinfachungen, um sich das Leben bequemer zu machen; individuelle Spurensuche ist oft mühsamer. Deshalb ist es verständlich, wenn auch nicht zu begrüßen, dass einige immer wieder zu simplifizierenden Schemata greifen, um sich der Widrigkeit nicht stellen zu müssen, gemeinsam mit den Klient*innen nach den konkreten Leibverbindungen in Geschichte, Gegenwart und Zukunft zu suchen. Die meisten Praktiker*innen der Kunst- und Gestaltungstherapie merken an ihrer Arbeit, dass sich die Probleme und die Themen ihrer Klient*nnen nicht an solche Vereinfachungen halten und lösen sich im Zuge ihrer Erfahrungen davon.

Viel wichtiger als die Zeichen- und Maltechniken und viel folgenreicher für die Kunst- und Gestaltungstherapie scheinen mir neben der Bedeutung des Imaginierens, auf das ich im nächsten Kapitel eingehen werde, die Umstände und die Entwicklungsgeschichte des Greifens und Be-greifens. Ein Beispiel:

Ein Kind sitzt im Einkaufswagen im Supermarkt. In seinen Händen hält es eine Nudelpackung. Während die Mutter von Gang zu Gang eilt und den Einkaufswagen mit verschiedenen Waren füllt, versucht das Kind, die Nudelpackung zu begreifen. Es wendet die Packung in seinen Händen hin und her, schaut, tastet hierhin und dorthin, die Augen voll intensivem Staunen, die Finger forschend und suchend.

Kinder greifen. Ihr Interesse wirkt gleichzeitig in den Augen (sie erblicken etwas),in den Händen (sie strecken Arme und Hände aus) und auch oft im Mund (die Greifobjekte werden werden auch mit dem Mund ergriffen und gekostet). Kinder greifen, um die Welt zu begreifen, um sie sich anzueignen, um von ihr Besitz zu nehmen.

Maria krabbelt, sie greift nach einem Klotz, nimmt ihn in die Hand, betastet ihn, schaut ihn an. Sie verliert das Interesse, sieht das bunte Tuch auf der Küchenbank, krabbelt dorthin, streckt die Arme aus, kann es aber nicht erreichen. Maria reicht mit dem ausgestreckten Arm nur bis zum Rand der Küchenbank, sie greift, zieht sich hoch, greift nach dem Küchentuch, endlich mit Erfolg. Die Lust zu greifen führt zum Aufrichten.

Kontakt beginnt von der ersten Minute des Lebens an. Der Säugling nimmt Kontakt mit dem Umfeld über die Augen auf, über Geräusche, über den Rhythmus, über Hautberührung, doch ist der Säugling dabei noch abhängig von anderen Menschen, von ihrem Kommen und Gehen. Er selbst ist an den Ort gefesselt und auf Zuwendung angewiesen. In der Krabbelphase beginnt sich dies zu ändern. Der Säugling kann sich in die Welt hinausbewegen. Mag seine Welt auch noch so klein sein, so beginnt doch eine neue Qualität des Kontaktes: die Qualität des Greifens und Begreifens. Etwas sehen, Interesse haben, greifen wollen, dorthin krabbeln, zugreifen – das ist ein durchgehender fließender Prozess, in dem die Kinder etwas über ihre Umwelt lernen, Objekt für Objekt, Griff für Griff. Sie lernen etwas über ihre Fähigkeiten, sich zu Gegenständen hinzubewegen und diese zu ergreifen. Sie lernen hinzufallen, sie erlernen die körperlichen Fähigkeiten der Bewegung und andere mehr. Sie lernen, dass sich Interesse lohnt.

Die Kontaktqualitäten des Greifens sind vielfältig, sie erstrecken sich über eine große Bandbreite: Kinder berühren etwas vorsichtig oder grapschen heftig, sie hal ten etwas fest, als wollten sie es nie wieder weggeben, und lassen es dann wieder fallen.

Sie krallen etwas und werfen es weg, sie stupsen etwas an und reißen es an sich und so weiter und so fort. Über das Greifen begreifen sie die Weit im doppelten Sinne: Sie begreifen die Qualitäten der Gegenstände, die sie ergreifen, und sie begreifen gleichzeitig über das spielerische Erproben und Experimentieren ihre eigenen vielfältigen Qualitäten des Kontaktes. Die Zeit, in der Kinder dies besonders ausgeprägt tun, wird häufig „Explorationsphase" genannt.

Dabei wachsen und gedeihen die ersten Elemente ihrer Bewertungsfähigkeiten. Wenn das Kind die Möglichkeit hat, viele Gegenstände auszuprobieren, dann beginnt es zu differenzieren und zu bewerten, was ihm gefällt und was ihm nicht gefällt. Der Prozess des Bewertens vollzieht sich über den Tastsinn, also danach, wie sich ein Gegenstand mit den Händen anfühlt, und auch über die anderen Sinne, die Augen, über den Geschmack (das Kind geht mit den Lippen und Zähnen und dem ganzen Mund an den Gegenstand heran, kostet Objekte, wie Erwachsene an einem Büfett kosten), auch über den Klang (das Kind klopft und schlägt mit dem Gegenstand auf den Boden oder auf andere Gegenstände). Dabei entstehen Vorlieben, dabei entwickeln sich Geschmack und die Fähigkeit zu bewerten. Diese Bewertungsmaßstäbe und -kategorien, die in dem Kind entstehen, sind für Außenstehende, besonders für Erwachsene, oft nicht nachzuvollziehen. Und doch ist zu beobachten, dass diese Entwicklung von Bewertungskompetenz über das Greifen und während des Greifens entsteht. Somit entwickelt sich gleichzeitig ein wesentlicher

Bestandteil der inneren Haltung eines aufrechten Ganges, der Fähigkeit, im späteren Kindes-, Jugend- und Erwachsenenalter aufrecht durch das Leben zu gehen, indem das Kind und der spätere Heranwachsende die Fähigkeit erwirbt, eigene Werte und Maßstäbe zu entwickeln und mit ihnen einen eigenen Standpunkt in der Welt zu beziehen.

Das Greifen fördert den aufrechten Gang auch in der körperlichen Funktion. Kinder beschließen nicht: „Ich will jetzt aufrecht gehen", sondern, wie in den obigen Beispielen, greifen nach etwas, was oben liegt, halten sich fest, ziehen sich hoch, stehen plötzlich und merken gar nicht, was sie da wie gemacht haben. Oft sind sie dann erstaunt über die begeisterten Reaktionen der Eltern oder anderer Personen und strahlen zurück, wenn die Erwachsenen sie anstrahlen. Lobende Rückmeldungen bekräftigen das Kind darin, dass es etwas ganz Tolles gemacht hat, es wiederholt dies. Das Greifen fördert den aufrechten Gang somit in doppelter Weise, auf der einen Seite als Förderung der Entwicklung des inneren Ortes der Bewertung und damit der Fähigkeit, aufrecht durch das Leben zu gehen, und andererseits ganz buchstäblich, indem es das Aufrichten fördert, auch ohne elterliches Trainieren, Üben, Fördern.

Ein Kind krabbelt auf den Wohnzimmertisch zu und möchte nach dem silbernblitzenden Stift auf diesem Tisch greifen, da ertönt die Stimme eines Erwachsenen:

„*Finger weg. Fass doch nicht alles an. Wie oft habe ich dir schon gesagt, du sollst nicht* überall *dran gehen und den Tisch schmutzig machen! Das ist nichts für dich!*"

Was passiert? Wird einmalig oder gelegentlich ein Verbot ausgesprochen, wenn das Kind zur Herdplatte oder zum Weinglas greift, ist das unschädlich bzw. gesunderhaltend und hat keine Auswirkungen auf den Prozess des Greifens und Begreifens insgesamt. Wenn die Maßregelungen und das Greifverbot aber, wie so oft, zur Dauereinrichtung werden, wenn sie die Haltung der Eltern oder eines Elternteils oder anderer Erwachsener gegenüber den Greifaktivitäten des Kindes bestimmen, wenn sie Teil des Erziehungsstils werden, dann hat das weitreichende Folgen.

Eine wesentliche Folge ist, dass der Greifimpuls verkümmert, ja sogar negativ besetzt wird. Für das Kind wird es zu etwas „Schlechtem", zu greifen. Manchmal reagieren Kinder zwanghaft, indem sie erst recht zugreifen, indem das Greifen immer aggressiver wird („jetzt erst recht"). Das Kind besteht darauf, seine Lebendigkeit nicht unterdrücken zu lassen, und da es seine Lebendigkeit nicht durch spielerisches Greifen und Begreifen entwickeln kann, muss es sie austoben, verwandelt unter Umständen die Äußerung der Lebendigkeit vom lebendigen Greifen zum Teil eines Machtkampfes, zur Frage von Entweder-Oder, zu einer manchmal existenziellen Machtprobe: „Darf ich lebendig sein oder nicht."

Andere Kinder reagieren mit Rückzug. Ihr Greifen verkümmert und damit ihr Kontakt zu ihrer Umwelt. Die Kontaktimpulse ersterben und werden irgendwann überhaupt nicht mehr wahrgenommen. Kontakt geschieht nur mit Erlaubnis oderauf Aufforderung („Gib mir die Hand!"). Wenn sich diese Haltung bis ins Erwachsenenalter hinein durchsetzt, sich zu einem Muster verfestigt, in dem die Kontaktimpulse nicht nach außen, sondern nach innen gerichtet werden, gegen die eigene Lebendigkeit, dann nennt man das und dann ist das Depression.

Manchmal können Kinder die Folgen von Greifeinschränkungen in späteren Entwicklungsphasen wieder korrigieren. Oft aber verstärken sich die Folgen und dieeinschränkende Haltung, die in der Krabbelphase der Lebendigkeit der Kinder Fesseln angelegt hat, schränkt auch in späteren Phasen der Kindheit und Jugend die Lebendigkeit des Kindes und die Kontaktmöglichkeiten ein. In den therapeutischen Prozessen der Kinder oder späteren Erwachsenen begegnen wir den Folgen. Dabei ist es wichtig, um die Zusammenhänge zwischen Greifen, aufrechtem Gang, innerem Ort der Bewertung und Kontakt zu wissen. Das Greifen ist eine der fünf Primären Leibbewegungen, eine Regung des Erlebens von zentraler Bedeutung.

In der Kunst- und Gestaltungstherapie arbeiten wir oft mit Elementen des Greifens. Jedes Malen ist nicht nur ein Imaginieren, sondern auch ein Griff zum Pinsel, Spachtel oder unmittelbar in die Farbe. Wir bieten Greifobjekte an, üben Haltungen und Bewegungen des Greifens und lassen sie in ihren emotionalen Qualitäten erfahren und wir erproben greifbare Kontakte. Damit können die Einschränkungen des Greifens und Begreifens in der Explorationsphase nicht rückgängig gemacht und die Explorationsphase „nachgeholt" werden – es werden aber die verschütteten Aspekte der Lebendigkeit wieder belebt, oft mit Schmerzen und Freude, mit Sehnsucht und Trauer. Wenn neu erkundet, wenn neu Greifen geübt und gelernt wird, dann greifen Klient*innen gleichzeitig nach außen und nach innen. Sie ergreifen und begreifen Gegenstände oder Personen, sie ergreifen und begreifen aber auch die eigene Körperlichkeit und Emotionalität. Die eigene Lebendigkeit wird ertastet und ergriffen und erfühlt und angeeignet.

Therapeut*innen können die Klient*innen darin unterstützen, indem sie ihnen verschiedene Möglichkeiten und verschiedene Qualitäten des Greifens anbieten. Folgende Hauptqualitäten haben sich in der Kunst- und Gestaltungstherapie besonders bewährt:

1. Das wählende Greifen

Ich biete, wie in einem Büfett verschiedene Speisen angeboten werden, verschiedene Objekte, verschiedene Greifgegenstände den Klient*innen an. „Probiere, koste mit deinen Händen, wähle aus. Welches Gefühl spürst du, wenn du diesen Gegenstand berührst, was spüren deine Finger, wie ist deine Haltung dazu, wie bewertest du ihn, magst du ihn, magst du ihn nicht?" Als Greifobjekte können Gegenstände aus der Natur, Baumrinde, ein Stück Holz, Blätter, Blumen, Zweige usw. ebenso ausgewählt werden wie Gegenstände des Haushaltes, Kleidungsstücke, Stoffe usw. Manchmal baue ich (auch und gerade für Erwachsene!) ganze Kindergreifszenarien auf, indem ich in einen Teil eines Raumes Puppen und Stofftiere, in einen anderen Teil Alltagsgegenstände, in die dritte Ecke Steine und in die vierte Ecke Bauklötze und andere Spielgegenstände lege. Besonders geeignet ist auch der mit Sand, Muscheln, Steinen, Holzstücken und anderen Materialien gefüllte Therapeutische Sandkasten. Klient*innen probieren, es entfalten sich Gefühle, sie bekommen Gelegenheit, diese Gefühle als Entscheidungshilfen für ihre innere Haltung zu diesen Gegenständen und zu den damit verbundenen Erinnerungen oder Bestrebungen und damit zu einem Teil ihrer Welt zu verstehen und zu nutzen.

2. *Das Drücken und Packen*

In der Kunst- und Gestaltungstherapie wird gedrückt und zugeguckt. Klient*innen drücken und packen Stifte an, mit denen sie malend reiben. Sie greifen in Ton, verändern ihn, drücken in ihn hinein. Sie bearbeiten Holz oder Stein. Sie spüren beim Drücken und Zupacken ihre Kraft und sie spüren über den Kontakt mit dem Gegenstand auch sich selbst und sind in der Lage, die kraftvollen Aspekte ihrer Lebendigkeit zu erproben. Klient*innen spüren dabei häufig ihre Kraft und Energie, mit denen sie Dinge verändern können. Dazu gehören auch die Kraft und Energie, sich mancher Dinge zu entledigen, Objekte zu zerstören, Bilder zu zerreißen und dergleichen mehr.

3. *Das matschende Greifen*

Kinder matschen gerne im Sand oder im Wasser, manchmal stundenlang. Sie geben sich dem hin, am Strand, auch in der Badewanne oder im Waschbecken. Auch Erwachsene dürfen dies in der Kunst- und Gestaltungstherapie, indem sie mit Kleister oder mit Wasser- oder Fingerfarben malen oder in Abtönfarben Handabdrücke gestalten und herummatschen. Dabei lockern sie in der Regel ihre Kontrolle, dabei werden ihre Grenzen weich. So, wie der nasse Sand oder das Wasser beweglich sind, geraten sie in Fluss, geben sich ihrer Tätigkeit und damit auch ihren Gefühlen hin. Dies kann intensive Gefühle hervorrufen, die, vielleicht endlich einmal, ihren Ausdruck und verstehende und verständnisvolle Begleitung durch die Therapeut*innen finden.

4. *Das Rieseln und Tupfen*

Manchmal lassen Kinder wie Erwachsene den Sand immer wieder leicht durch ihre Finger rieseln, oft minutenlang. Manchmal tupfen sie an Gegenstände mit ihren Fingern, z. B. an Luftballons. Gemeinsam sind dem die Qualitäten von Leichtigkeit und Zartheit. Werden diese zugelassen, spüren Klient*innen oft Trauer darüber, dass die Leichtigkeit und Zartheit im bisherigen Leben so selten gelebt werden durfte, und Wut darauf, dass dies z. B. durch Schläge oder andere Verbote unterbunden wurde. Danach können die Leichtigkeit und die Zartheit das Herz und den ganzen Körper be- und ergreifen und neue Qualitäten u. a. der Nähe zulassen.

5. *Das verlangende Greifen*

Wenn Kinder etwas greifen, das nicht in unmittelbarer Reichweite ist und zu dem siesich nicht hinbewegen können, dann strecken sie die Arme aus, recken sich diesem Gegenstand und dieser Person entgegen. Dabei bewegen sie manchmal die Finger oder die Hände hin und her, als würden sie schon zugreifen. Der Blick drückt Verlangen aus. Werden in therapeutischen Prozessen solche Haltungen von Klient*innen eingenommen, spüren sie oft ihre Sehnsucht, der eine große kreative Kraft innewohnt, ein archaisches Energiepotenzial. Ein Experiment in der Therapie: „*Schließe für 30 Sekunden die Augen, strecke dann eine oder beide Hände aus, als wenn du nach etwas verlangst. Nimm wahr, welches Bild in dir entsteht.*" Viele Menschen erleben, dass das, was sie sich als Kind ersehnt haben, was sie als Kinder aber nie ergreifen durften, nicht mehr zu bekommen ist. Wenn durch die damit verbundene Trauer und Schmerz hindurch die Sehnsucht lebendig bleiben darf, kann es zu einem bedeutenden Energiepotenzial werden, selbst für die Erfüllung des Verlangens zu sorgen, es selbst in die Hand zu nehmen, nach den Dingen und Menschen zu greifen, die man ergreifen möchte, nach den Sternen des Lebens.

6. *Das annehmende Greifen*

Manchmal haben Menschen gelernt, nach allem und jedem zu greifen, zuzupacken usw. Sie „sorgen" für sich, aber dies mir einem ungeheuren Kraftaufwand, alleine, ohne in der Lage zu sein, Hilfe anzunehmen und sich etwas schenken zu lassen. Wenn diese Menschen einfach die Hände öffnen und offen einem anderen Menschen entgegenhalten, ist dies für sie erst einmal fremd und ungewohnt. Vielleicht schämen sie sich, als Bittsteller dazustehen, vielleicht ist es ihnen peinlich, vielleicht haben sie Angst, enttäuscht und verletzt zu werden. Wenn sie dann in der Beziehung zum Therapeuten oder zur Therapeutin oder aber im Rahmen einer Gruppenarbeit die Erfahrung machen, dass sie etwas bekommen können, ohne dafür Leistung zu bringen, wenn sie z. B. im gestalterischen Dialog erleben, dass sie annehmend zugreifen können, ohne dafür ihre Existenz aufs Spiel setzen zu müssen, dann können sich neue Qualitäten der Lebendigkeit und des Kontaktes erschließen.

7. *Das Zugreifen*

Manchen Menschen können schlicht und einfach nicht zugreifen. Sie können Wünsche äußern, sie können mit ihren Augen zugreifen, sie können mit Unterstützung im therapeutischen Prozess ein Verlangen signalisieren, aber sie können nicht mit ihren Händen greifen. Dabei geht es gar nicht um die erwähnten besonderen Qualitäten des Greifens, sondern um das Greifen an sich. Wenn man diesen Menschen die eigene Hand hinhält und sie auffordert, diese Hand zu ergreifen und dabei ganz genau wahrzunehmen, was sie im Vorfeld und dann im Greifkontakt spüren, dann ist dies oft der Beginn eines intensiven Erlebens. Es entstehen Scham, Angst, manchmal Hilflosigkeit, ja Verzweiflung. Es bedarf der Rückversicherung, dass die Berührung des Zugreifenden wirklich erwünscht und erlaubt ist (auch wenn der Verstand des Klienten/der Klientin sagt: *„Das ist doch alles Quatsch, wenn du hieran zweifelst, pack' doch einfach zu"* – wenn er oder sie sich ernst nimmt, entstehen diese Fragen und Gefühle). Wenn sie oder er dann in der Lage ist, die ausgestreckte Hand oder den Arm zu ergreifen, dann bedeutet der Kontakt mit der Hand und dem Arm des Therapeuten oder Therapeutin oft auch Kontakt mit den Gefühlen der Trauer über das Greifverbot, über die zurückgedrängte und gestaute Lebendigkeit und Zorn über die Lebenseinschränkungen, über die Gewalt, die ausgeübt wurde, um das kindliche Greifbedürfnis einzumauern und zu unterdrücken.

3.2 Imaginationen – die Kraft der inneren Bilder

Zu unserem Menschenbild gehört die Grundüberzeugung, dass alle Menschen die Fähigkeit haben, kreativ zu sein. Ein besonderer Bestandteil dessen ist die Fähigkeit, Imaginationen entstehen zu lassen. Imaginationen sind Regungen des Erlebens, sind von Menschen geschaffene innere Bilder. Wenn ich Sie auffordere, sich eine Person vorzustellen, die lieb zu Ihnen war, dann wird in Ihnen ein inneres Bild einer solchen Person oder einer entsprechenden Situation aufsteigen. Vielleicht geschieht dies schnell, vielleicht braucht es dazu etwas Muße – die Fähigkeit jedoch, sich ein solches Bild vorzustellen, hat jeder Mensch. In der Regel bedarf es dazu auch gar keiner Aufforderung. Wenn zum Beispiel in einem Text oder in einem Gespräch das Wort „Feuer" betont wird, wird sich jede*r Leser*in oder Zuhörer*in ein eigenes Bild von Feuer machen. Imaginationen sind keine Besonderheit der Sparte Kunst oder künstlerische Gestaltung, sondern ein Teil unseres Alltags. Ich unterscheide dabei prinzipiell nicht zwischen Bildern, die gemalt werden, oder solchen, die nur innerlich vorgestellt sind, zwischen Tagträumen und Nachtträumen, geplanten bildhaften Vorstellungen wie z. B. in Fantasiereisen und spontan entstehenden inneren Bildern. Alle sind Imaginationen.

Imaginationen haben verschiedene Aspekte, die für die Kunst- und Gestaltungstherapie bedeutsam sind. Den ersten Aspekt habe ich schon erwähnt: Menschen können Imaginationen schaffen. Imaginationen kommen nicht von irgendwo her, sie sind Regungen des menschlichen Leibes, leibliche Regungen. Die Fähigkeit, Imaginationen zu schaffen, birgt in sich die Chance, in der Kunst- und Gestaltungstherapie Bilder unserer selbst, Bilder unserer Themen und Probleme, Bilder unserer Gedanken, Gefühle, unseres Körpers, unserer sozialen Beziehungen, unserer Ängste und unserer Wünsche zu gestalten und vorhandene Bilder zu verändern. Dies gelingt in vielen Fällen selbst dann, wenn Menschen sich ihren eigenen Imaginationen, zum Beispiel ihren Ängsten oder anderen Wahnbildern, ausgeliefert fühlen.

Ein zweiter Aspekt besteht darin, dass Imaginationen sowohl etwas mit der Vergangenheit als auch mit der Gegenwart und der Zukunft zu tun haben. Die Menschen erinnern sich an ihre Geschichte, indem sie sich Bilder von ihr machen. Diese Bilder sind nicht objektiv, in ihnen ist nichts Erlebtes „gespeichert“ wie in einem Computerchip. Menschen produzieren Bilder aus ihren kognitiven Erinnerungen, aus ihren Gedanken und ihrem Wissen davon, was geschehen ist, aber auch aus ihren emotionalen Erinnerungen (ein Gefühl der Ohnmacht z. B. weckt Erinnerungen früherer Erfahrungen von Hilflosigkeit), aus dem Körpergedächtnis und aus den sozialen Erfahrungen. Wir reden vom Leibgedächtnis, dem Gedächtnis des Erlebens. Fetzen und Bestandteile aus diesen Erinnerungsfaktoren werden zu Erinnerungsbildern zusammengesetzt. Diese mögen objektiv wahr sein oder nicht oder nur teilweise – wahr sind sie für die Person, die erinnert, die ihre Vergangenheit oder Szenen ihrer Vergangenheit imaginiert.

Dass Imaginationen die Gegenwart betreffen, ist selbstverständliche Alltagserfahrung. Wir sehen Dinge mit unseren Augen und wir lassen mit unserem inneren Auge Bilder entstehen. Wir imaginieren zum Beispiel den Atem, wir können uns ein Bild unseres Herzens machen, auch wenn wir es noch nie mit unseren Augen gesehen haben.

Menschen können sich ein Bild von der Zukunft machen. Sie können sich etwas vorstellen, das geschehen wird oder geschehen soll, sie können Bilder ihrer Sehnsüchte entstehen lassen, ihrer beruflichen Zukunft, des nächsten Urlaubs, des nächsten Tages usw. Vielleicht ist die Fähigkeit, sich die Zukunft vorstellen zu können, das, was Menschen wesentlich von Tieren unterscheidet. Diese Vorstellungskraft kann sich darin äußern, dass wir planen, ein Haus zu bauen. Sie kann darin zum Ausdruck kom men, dass wir uns einer Sache hingeben, uns für etwas öffnen, zum Beispiel für die Liebe. Ich kann eine Vorstellung von dem entwickeln, was entstehen soll oder entstehen kann. Ich kann mir davon ein Bild machen, eine Imagination. Ich kann mir ein Bild von der Zukunft machen und dieses Bild kann darüber entscheiden, ob ich diese Zukunft ansteuern kann, ob sie für mich Realität wird oder nicht. Ich glaube, und das ist der dritte wichtige Aspekt der Imaginationen, dass zuerst das Bild kommt und dann die Tat, dass zuerst die Vorstellung von der Brücke über den Fluss entsteht und dass sich dann Menschen in Bewegung setzen und die Brücke konstruieren und bauen.

Die gängige Meinung vieler ist, dass der Mensch die Sprache brauchte, um die Erde umzugestalten, so dass wir Menschen uns in ihr zurechtfinden und leben können. Ich vermute, dass die Fähigkeit der Menschen, Visionen zu haben, Imaginationen zu entwickeln, Bilder entstehen zu lassen, genauso wichtig war und ist.

Um sich über Imaginationen zu verständigen und aus ihnen Konsequenzen zu ziehen, ist Sprache wichtig. Doch auch unsere sprachliche Kommunikation – dies ist der vierte Aspekt der Imagination – enthält unzählige Bilder. Gute Literatur ist dadurch gekennzeichnet, dass in uns Bilder entstehen, wenn wir einen Roman oder ein Gedicht lesen oder einer Erzählung lauschen. Es müssen nicht die Bilder der Autor*innen in uns entstehen, meist sind es unsere eigenen bildhaften Vorstellungen. Wenn zwei Menschen sich über einen Berg unterhalten, dann werden beide ein Bild von diesem oder jenem Berg haben und nicht die Vorstellung des Wortes „Berg“ oder gar der Buchstaben B und E und R und G. Die Menschen verbinden sich nicht untereinander über die

Buchstaben oder das Wort, sondern über das Bild. Sie kommunizieren über Bilder. Dabei hat der erste Aspekt der Imagination, dass jeder Mensch seine Bilder schafft, Konsequenzen für die Kommunikation. Jeder Mensch schafft sein eigenes Bild von einem Berg. Das macht Kommunikation möglich und das macht sie gleichzeitig unsauber, diffus und manchmal schwierig. Wenn Menschen sich zum Beispiel in der Paartherapie über Liebe unterhalten und ihre Vorstellungen von Zusammensein, von Vertrauen, von Aufregung, von Sehnsucht, von Sexualität mitteilen, dann benutzen beide häufig die gleichen Wörter, haben aber unterschiedliche Bilder. Jede und jeder glaubt, der andere habe die gleiche Vorstellung. Aber in Wirklichkeit sind die Bilder verschieden, jede*r befindet sich in einem anderen Film. Aufgabe der Therapie kann es sein zu versuchen, die unterschiedlichen Bilder einander zu vermitteln und zu übersetzen.

Es ist für mich relativ zweitrangig, ob Imaginationen bewusst oder nicht bewusst sind. Die Grenzen sind fließend. Bilder können sehr gezielt und bewusst entstehen und konstruiert werden und doch ist in ihnen auch Unbewusstes enthalten. Die meisten Bildern enthalten nicht-bewusste Bestandteile, Bewusstes und Nicht-Bewusstes vermischt sich. In Meditationen können Situationen geschaffen werden, die einen fördernden Rahmen bilden, um Bilder aus dem Nicht-Bewussten entstehen zu lassen. In einem kleinen Experiment, das ich in der Therapie manchmal verwende, fordere ich eine Klientin oder einen Klienten dazu auf, eine Minute lang die Augen zu schließen, sich nichts bewusst vorzustellen, den Atem kommen und gehen zu lassen und dabei zu warten, welches Bild oder welche Bilder von alleine entstehen. Immer entstehen Bilder. Die Menschen sind voll von Bildern, von vielen, die uns bewusst sind, und auch von vielen, die uns vorher nicht bewusst sind, bis wir sie uns zugänglich machen.

Imaginationen sind dazu da, dass wir uns in uns und in unserer Welt zurechtfinden, wobei es egal ist, ob die Imaginationen tagsüber oder nachts in unseren Träumen entstehen, ob sie gezielt von uns geschaffen werden oder uns überfallen oder nur am Rande unserer Aufmerksamkeit vorbeiziehen. Immer handelt es sich um Imaginationen als einen wichtigen Teil unserer Welt. All das ist Alltag, all das ist Teil unseres Menschseins, das hat mit Therapie noch gar nichts zu tun. Aber dies sind Aspekte unseres Menschseins, die wir in der Therapie nutzen können. Therapie ist keine Erfindung, kein Produkt toller

Gedankengänge. Kreative Therapeut*innen sind Menschen, die aus dem Alltag „klauen“ und sich Erfahrungen und Erkenntnisse des Alltags gezielt nutzbar machen, um Menschen zu heilen. Was ich mir aus dem Alltagdes Menschseins entlehne, ist das breite Repertoire der Imaginationen der Menschen und sind die vielfältigen Bedeutungen, die Imaginationen für Menschen haben können. Im therapeutischen Prozess ist mir dabei wesentlich, dass die vielen Bilder, die in den KlientInnen vorhanden sind, einen Ausdruck finden dürfen. Dies ist das A und O.

Imaginationen müssen einen Platz haben, müssen wahrgenommen und respektiert werden. Dabei ist es relativ nebensächlich, ob das nun in Worten geschieht oder dadurch, dass jemand etwas malt oder mit Ton formt oder in Zeitungspapier gestaltet. Hauptsache ist, dass Imaginationen einen Ausdruck finden. Dies gilt für alle Imaginationen. Manche psychoanalytisch orientierten Ansätze von Kunst- und Gestaltungstherapie definieren als Ziel des bildhaften Ausdruckes nur den Zugang zum Unbewussten. Sie greifen damit zu kurz und vergeben einige Chancen der Arbeit mit Imaginationen. Der Ausdruck von Imagination ist nicht nur Mittel zum Zweck, er ist selber Zweck. Wenn Klient*innen ihre Imaginationen ausdrücken und ernst nehmen, nehmen sie auch sich ernst. Wenn sie ihre Imaginationen als Bild oder Objekt gestalten, schenken sie ihre Aufmerksamkeit dem, was sonst oft nur am Rande ihrer Aufmerksamkeit vorbeihuscht, können es betrachten, können sich damit auseinandersetzen, können es verändern, Haltungen dazu einnehmen und es variieren usw.

Viele Klient*iinnen haben Sehnsucht, auf ihre Imaginationen, auf ihre inneren Bilder eine Antwort, eine Rückmeldung zu bekommen. Wenn Klient*innen ihre Imaginationen bildnerisch darstellen, dann können sie sich mit anderen und zuvorderst mit den Therapeut*innen darüber austauschen und damit auseinandersetzen. Therapie geht also über den Ausdruck hinaus, Therapie bedeutet, Resonanz anzubieten und als Therapeut*in mit den Klient*innen in Resonanz zu gehen. Ein Bild ernst zu nehmen, heißt nicht nur, dass jemand es für sich ernst nimmt, für sich malt, für sich Worte findet, für sich ein Tagebuch schreibt, für sich gestaltet, für sich selbst Erfahrung macht, sondern bedeutet auch, dass man es mit anderen teilen kann, dass man mitbekommt, welche Reaktionen die eigenen Imaginationen bei anderen Menschen hervorrufen, welche Auswirkungen sie auf die Begegnungen haben, auf die sozialen Beziehungen.

Der Vorteil, den die Kunst- und Gestaltungstherapie hat, ist, dass sie nicht nur verbal arbeitet, sondern dass die Imaginationen sich vielfältiger ausdrücken können, als wenn sie nur in Worte strömen dürfen. Kunst- und Gestaltungstherapeut*innen haben auch Worte als Ausdrucksmöglichkeit zu bieten, aber nicht nur und nicht vor allem. Ihr Angebot umfasst den Gebrauch der Hände, Stifte, Farben, Ton, Papier, Stoffe, Sand und dergleichen mehr. Viele Menschen finden für ihre inneren Bilder und damit verbundenen Gefühle keine Worte oder nicht die richtigen Worte, können sich nicht damit verständlich machen, sich nicht ausdrücken. Wenn sie aber ihre Sehnsucht oder ihre Angst malen oder z. B. in Zeitungspapier gestalten, dann gibt es die Möglichkeit des Ausdrucks und des Austausches.

In der therapeutischen Praxis hat das hier skizzierte Verständnis von Imagination große Bedeutung. Einige Beispiele:

- Zu Beginn einer Therapie mit einem Klienten, der wie so viele von sich behauptet, dass er nicht malen könne, fordere ich ihn auf, durch verschiedene Methoden innere Bilder auszudrücken. Dazu gehören Improvisationsmethoden wie z. B. Kleckerbilder. Beim dritten oder vierten Mal fällt ihm auf: *„Ich male ja immer das Gleiche."* Wir legen die Bilder nebeneinander und er bemerkt, dass es in allen Bildern eine ähnliche Struktur, ein Muster gibt. In allen Bildern ist eine Art Topf bzw. eine Schale zu erkennen. Unten und an den Seiten befindet sich eine Wand, darüber ein Deckel und innen drin brodelt etwas. Einmal ist das, was brodelt, rot, ein anderes Mal giftgrün, ein weiteres Mal hat es verschiedene Farben. Für den Klienten brodelt immer irgendetwas. Die Bilder sind aus der Beschäftigung mit verschiedenen Themen entstanden, aber irgendetwas wiederholt sich. Die Topf- und Deckelstruktur taucht auch bei den nächsten Mal- und Gestaltungsarbeiten immer wieder auf. Er sagt: *„Ja, das ist ein Teil von mir. In mir ist viel von einer Schale, da ist viel in einem Topf, in einem Kessel, da bewegt sich viel tief innen in mir und das ist der Grund, warum ich in Therapie bin. Ich will gucken, was da drin ist und wie ich da wieder rauskomme. Ich tue immer wieder den Deckel drauf, das will ich nicht mehr und gleichzeitig habe ich Angst vor dem, was drin ist."* Wir nehmen ernst, dass es diese Schale gibt und dass man diese Schale nicht einfach öffnen oder gar ausschütten kann. Dies würde zu viel Angst machen, so dass der Klient in Panik geraten würde. Diese Struktur, dieses

Muster ist nicht einfach zu verändern. Die Schale und der Deckel und das, was darin ist, ist ein Teil seiner Muster, seiner Persönlichkeit. In der Kunst- und Gestaltungstherapie mache ich immer wieder die Erfahrung, dass weiche wie hart gewordene, flexible wie erfrorene Muster sich in immer wiederkehrenden Bildmotiven oder Bildstrukturen ausdrücken. Wenn ich dann wie bei diesem Klienten auf solche Bildmuster und damit auch Persönlichkeitsmuster stoße, bleibe ich in der weiteren therapeutischen Arbeit nicht auf der Ebene des Bildes. sondern beziehe den ganzen Leib ein: *„Wo drückt sich diese Schale, dieses Feste, körperlich aus? ... In einem gefesselten Atem, in einem gebundenen Atem? ... In einem steifen Kreuz? ... In bestimmten Haltungen? ... usw. Wie drückt sich das in den Gefühlen aus? ... Wann gibt es welche Gefühle und wo sind diese Gefühle körperlich spürbar ? ... Wo ist Angst ? ... Die Erregung? ... Wo ist die Leidenschaft ? ... Wo und wie spürst du das, was in der Schale ist? ... Wo spürst du den Deckel, wo bremst du dich ? ... In welche Richtung will sich das, was in dir ist, bewegen? ...“* Dabei verändert sich das Erleben des Klienten, dabei erweitern sich Bilder, dabei entstehen neue Imaginationen, die wieder neu gestaltet werden können. Dabei vertiefen und verändern sich auch der Kontakt und der Austausch zwischen Therapeut und Klient, nähert sich der Klient in der Therapie und im Alltag dem, was sich in der Schale befindet, an – seien es Energie, Leidenschaft, Sehnsucht, Schmerz usw. – langsam und vorsichtig, schrittweise. Und dabei kann der Klient in der Therapie und im Alltag kleine Veränderungen ausprobieren, Experimente wagen, die für ihn möglich sind und ihn zugleich herausfordern. Bei diesem Klienten geschah es dann irgendwann, dass er nach dem Malen eines Bildes ausrief: *„Hey, mein Topf ist weg!“* Er war verwirrt, ihm fehlte zuerst etwas Vertrautes und er war gleichzeitig glücklich. Es war etwas Neues entstanden. Die Muster der Imaginationen hatten sich verändert – seine Bilder hatten jetzt Ähnlichkeiten mit Springbrunnen aller Art – und Neuem, Vielfältigem Platz gemacht.

- Gelegentlich gibt es Menschen, deren Imaginationen verkümmert sind. Damit meine ich nicht die häufig verbreitete Scheu oder Angst, die eigene Imagination auszudrücken und dann der Öffentlichkeit kund zu tun, oder die Unsicherheit und Hilflosigkeit, sich als Erwachsener an künstlerisches Gestalten zu wagen. Sondern ich meine buchstäblich, dass bei manchen Klient*innen die Fähigkeit, innere Bilder entstehen zu lassen, verkümmert

> ist. Sie ist nur noch in Rudimenten, z. B. nachts in den Träumen und in sehr kontrollierten und eingeengten Bildern, vorhanden. Manchmal gibt es quasi als „Ausgleich“ sich selbständig machende, galoppierende Wahnbilder (doch dazu später). Die große Vielfalt, der große Reichtum der Imaginationen, über die Menschen verfügen können, mit denen sie ihren Alltag gestalten, ist dann geschrumpft. Oft ist dies sehr schrecklich festzustellen, sehr bestürzend. Klient*innen werden häufig sehr traurig, wenn sie dies merken und sich eingestehen: *„Ich habe da etwas verlernt. Ich habe da etwas verloren, was ich vielleicht als Kind einmal besaß.“* Das Verkümmern der Imaginationen kann erschrecken. Aber wenn die Bereitschaft da ist, durch diesen Schrecken hindurchzugehen und gemeinsam mit mir oder anderen Therapeut*innen neue Wege zu suchen, dann kann – oft langsam und allmählich – die Fähigkeit wieder wachsen, Bilder zu haben und Bilder zu schaffen.

Die Quellen solcher Verkümmerungen sind unterschiedlich. Manchmal ist es in der therapeutischen Arbeit im Einzelfall möglich, biografisch zu erkunden, welche Faktoren zur Verkümmerung geführt haben; manchmal gelingt dies auch nicht. Viele Kinder bekommen, wenn sie etwas erzählen, das nicht der scheinbar objektiven Realität entspricht, „eins über den Mund“. Ihre Äußerungen werden als Lüge abqualifiziert, obwohl sie nur Ausdruck ihrer Fantasie, ihrer Imaginationen sind. Ihren Imaginationen wird damit eine Existenzberechtigung abgesprochen. Manchmal sind Menschen in Atmosphären groß geworden, die so reizarm oder mit solch gewaltigen und gewalttätigen moralischen Verboten durchtränkt waren, dass gar nichts an eigenen Bildern entstehen konnte. Da war es verboten, das zu tun, womit sich Kinder die Welt erschließen, sich ein Bild von der Welt machen. In solchen Fällen kann man nicht sagen, dass es ein bestimmter Elternteil war oder ein bestimmtes traumatisches Ereignis, der oder das für das Verkümmern der Imaginationsfähigkeit verantwortlich war, sondern eine Atmosphäre, die Atmosphäre der Lebenswelt, die dies geprägt und verursacht hat. Noch einmal: Kinder brauchen Bilder, Kinder machen sich Bilder von der Welt und erschließen sie sich dadurch. Kinder brauchen bildhafte Anregungen, brauchen bildhafte Nahrung und die Erlaubnis zu „spinnen“. Oft ist es für Kinder (über-) lebenswichtig zu fantasieren, viele Filme in ihrem eigenen Kopf zu drehen und sich entfalten zu lassen. Fehlte einem Menschen dies in der Kindheit oder war es ihm verboten, dann kann man es in der Therapie nicht ungeschehen machen, aber man kann vieles davon nachholen. Das geht nicht mal so eben in einer Kurzzeittherapie, dazu braucht es Zeit, Muße und Entwicklung.

Immer wieder begegne ich auch Klient*innen, denen bildhafte Erinnerungen mancher Situationen fehlen. Manchen Klient*innen „fehlen" mehrere Jahre ihrer Kindheit, was sie oft beunruhigt. Im Zuge der Therapie, insbesondere der Kunst- und Gestaltungstherapie oder anderer Schwerpunkte Kreativer Leibtherapie, können sich solche „dunklen Jahre" wieder erhellen, zumindest punktuell, können Bilder zu Tage treten oder wieder neu geschaffen werden. Traumatische Ereignisse wie z. B. sexuel ler oder andere Gewalterfahrungen sind oft begleitet von partieller Amnesie. Oft flüchten sich die Opfer in Bilder „einer anderen Welt", oft ist der Schrecken so groß, dass Bilder und bildhafte Erinnerungen eliminiert werden. In der Therapie führt dies dann meist zu großen Verunsicherungen. Die Klient*innen „wissen" häufig, dass etwas Schreckliches mit ihnen geschehen ist, aber sie haben keine bildhaften Erinnerungen. Ihr Leib erinnert sich körperlich, ihr Leib erinnert sich emotional, ihr Leib erinnert sich in seinem Sozialverhalten, aber die bildhaften Erinnerungen des konkreten Vorganges sind ausgelöscht. Das, was unmittelbar nach der konkreten Gewalttat eine Gnade war, kann nun Unsicherheit verstärken. Oft sind die Gewaltanwendungen so unglaublich, dass, auch wenn bildhafte Erinnerungen vorhanden sind, alles in den Klient*innen (und auch in den Therapeut*innen) ruft: *„Das kann doch nicht wahr sein, das kann doch nicht wirklich geschehen sein."* Fehlen dann diebildhaften Erinnerungen, wird dieser Impuls noch verstärkt: *„Wenn ich keine Bilderhabe, dann muss ich mich ja irren."* Dazu kommen dann häufig noch Reaktionen aus dem sozialen Umfeld wie: *„Du spinnst ja, das bildest du dir ja nur ein!"* Die Klient*innen geraten so noch mehr in Not.

Selbstverständlich sind meine Kolleg*innen und ich äußerst behutsam im „Heranpirschen" an derartige Themen und Erinnerungen. Selbstverständlich kommt es vor, dass Vermutungen einiger Klient*innen, dass sie sexuell missbraucht wurden, sich nicht bestätigten und ihr Leiden z. B. in einer gewalttätigen und angstmachenden Atmosphäre oder in transgenerativer Traumaweitergabe wurzelte. Häufiger aber sind die soeben beschriebenen Beispiele, in denen die leiblichen Erinnerungen, insbesondere die körperlich-seelischen eine eindeutige Sprache sprechen und über die fehlenden Bilder gleichsam ein „Diktat der Imagination" hervorrufen: *„Ohne Bilder kann ja* *nichts passiert sein.*" Hier gilt es fürdie Therapeut*innen, das Fehlen von Bildern als eine Reaktionsmöglichkeit auf traumatische Situationen erklärbar zu machen, gemeinsam mit den Klient*innen die leiblichen Erinnerungen ernst zu nehmen und von ihnen ausgehend Wege der therapeutischen Bewältigung und Verarbeitung zu finden.

- Ein weiteres Beispiel: Ein Klient erzählt von einer Reise in ein fernes Land. Er sah auf dieser Reise, als er über einen Markt ging, ein Schmuckstück und dachte: *„Das bringe ich meiner Freundin mit.*" Er sah etwas anderes und dachte: *„Das bringe ich meinem Sohn mit.*" Und er sah wieder etwas anderes und dachte: *„Das bringe ichmeiner Tochter mit*", und er sah noch ein viertes und dachte: *„Das bringe ich meinem Kollegen mit.*" Er hatte viele Assoziationen und Bilder. Wenn er die Gegenstände sah, dann sah er diese Gegenstände schon am Körper oder in den Händen der Personen, denen er sie mitbringen wollte. Er war nicht allein auf dieser Reise, er wurde von einem Freund begleitet, und dieser Freund fragte plötzlich: *„Was bringst du dir denn mit?*" Der Klient erschrak und stutzte und stellte fest, dass er davon gar keine Bilder hatte, dass er keine Fantasien hatte, was er sich selbst schenken oder als Andenken mitnehmen konnte. Die Bildhaftigkeit, die Imaginationsfähigkeit war nicht insgesamt verkümmert, aber es gab einen „blinden Flecken". Diese blinden Flecken, die bei vielen Menschen anzutreffen sind, haben etwas mit bestimmten Haltungen, mit bestimmten Gefühlen, bestimmten sozialen Bezügen, mit einem bestimmten Selbstbild und Selbstbewusstsein zu tun. Kunst- und Gestaltungstherapie enthält viele Möglichkeiten, blinde Flecken zu füllen, sie wieder bunt werden zu lassen, ihnen wieder Gestalt zu geben.

- Das Gegenteil von eingeschränkter Imaginationsfähigkeit besteht darin, dass manche Menschen in ihrem Handeln und Fühlen blockiert und gestaut sindbzw. blinde Flecken haben und sich stattdessen in ihrer Imagination ausleben. Für viele Klient*innen sind z. B. Aggressionen tabu, vielleicht weil sie selbst so vielen Aggressionen ausgesetzt waren, Cholerik, Jähzorn, Gewalt erleben mussten, so dass ihr Leib irgendwann einmal entschieden hat, nie aggressiv zu sein. Dann werden Aggressionen zu einem blinden Fleck des Verhaltens (s. a. Baer/Frick-Baer 2005b). Der Aspekt des menschlichen Seins, etwas anzupacken, sich mit jemandem zu reiben und Konflikte auszutragen, fehlt ihnen oder kommt zu kurz. In den Imaginationen toben sich die Aggressionen dann oft aus und rufen entsprechende Ängste hervor. Dies kann sich nachts in Träumen ebenso ereignen wie in Tagträumen, in Filmen, in Computerspielen usw. Ganze Industrien leben davon, Ersatzbilder, Ersatzimaginationen für gestaute Gefühle und gebremstes Handeln herzustellen.

Die Kunst- und Gestaltungstherapie arbeitet damit vielschichtig. Eine Möglichkeit unter vielen besteht darin, die Angst machenden Gefühle ernst zu nehmen und gleichzeitig eine sichere Ausdrucksmöglichkeit für die aggressiven Imaginationen zu finden, indem in Form eines Rahmenbildes ein geschützter Rahmen und gleichzeitig eine Dosierungsmöglichkeit geschaffen wird.

- Es gibt oft Klient*innen, bei denen bestimmte Bilder eingefroren sind und folglich immer wiederkehren. Wenn man bei einer DVD oder beim Streamen auf den Knopf „Pause" drückt, bleibt der Film stehen und man sieht ein Standbild. Manche Klient*innen haben Bilder, die sie verfolgen und denen sie sich nicht mehr entziehen können. Und so, wie die Bilder erstarrt sind, erstarren auch sie. Ob diese Bilder nun in einem sehr traumatischen, Angst machenden Ereignis wurzeln oder in chronifizierten Zuständen, das hängt vom Einzelnen ab. In der Regel aber haben solche erstarrten Bilder mit gewalttätigen und existenziellen Bedrohungen zu tun. Hier kann es nicht sofort darum gehen, neue Bilder zu schaffen, sondern es geht zuerst und in erster Linie darum, die Fixierung auf das Standbild zu entfokussieren oder aus dem Standbild wieder einen Film zu machen. Dabei tauchen Angst und Erschrecken auf, die mit der Szene des Standbildes verbunden sind. Dieses Bemühen bedarf eines guten Bodens, ausreichender Sicherheit und einer tragfähigen therapeutischen Beziehung. Manchmal gelingt es nicht, den Film weiter nach vorne laufen zu lassen, manchmal ist es notwendig, dass man den Film nach hinten zurückspult und schaut, was dort für Bilder existierten, bevor dieses Erschrecken stattgefunden hat, welche Erinnerungen, welche Gefühle, welche Verletzungen – und dann kann es erst weitergehen, können neue Bilder entstehen.

- Auch im Wahn tauchen viele sich wiederholende Standbilder auf. Wahnbilder sind galoppierende Imaginationen, die die Menschen immer wieder überfallen, die so mächtig sind, dass sie oft das ganze Leben eines Menschen, seine ganze Existenz umfassen und bedrohen. In der Psychiatrie gibt es immer noch Meinungen, dass mit Patient*innen, die Wahnvorstellungen haben, nicht gestalterisch gearbeitet werden darf, da die Gefahr bestehe, dass Bilder, die beim künstlerischen Gestalten entstehen, den Wahn verstärken. Die praktischen Erfahrungen beweisen etwas anderes: Demnach geht es nicht darum, ob mit Bildern und Imaginationen gearbeitet wird, sondern wie. Der die Kunst- und Gestaltungstherapie abwertenden Haltung liegt häufig zu Grunde, dass die Wahnbilder nicht als Imaginationen des Menschen, sondern als „Spinnereien" verstanden werden, als etwas, das krank ist, als etwas, das weg soll, damit der Mensch wieder gesund werden kann. Ich gehe davon aus, dass das Wahnbild eine Imagination ist, in der leibliche Erfahrung enthalten ist. Die Klient*innen können diese nicht einfach „wegtun" oder unter Kontrolle bringen, weil sie sonst einen Teil ihrer Lebendigkeit „wegtun" müssten. Viele Psychiater*innen und Therapeut*innen sind in den letzten zwei Jahrzehnten dazu übergegangen, die Wahnbilder ihrer Patient*innen ernst zu nehmen. Sie haben gemerkt, dass im Wahn Bilder von Vergewaltigung und Missbrauch und weiteren existenziellen Bedrohungen enthalten sind (s. a. Bock 1992). Manchmal sind die Bilder verschlüsselt oder versteckt, verzerrt und verschoben. In jedem Fall ist die Bedrohung, die in den Bildern steckt, ernst zu nehmen, denn wenn ich ein Wahnbild nicht ernst nehme, dann nehme ich auch die Geschichte und die Gefühle der Patient*innen nicht ernst. Wenn ich mich darum aber bemühe, dann kann ich als Therapeut versuchen, mit den Klient*innen herauszufinden, welche Gefühle, welche Bedrohungen, welche Ängste, welche Erfahrungen in den Wahnbildern enthalten sind. Man kann dann heilende Wege beschreiten. Den ängstigenden Bildern können andere Imaginationen entgegengesetzt werden, die Stärke, Trost und Mut entfalten. Bilder des Schreckens können, wenn die Klient*innen mit ihnen nicht allein sind, sich so verwandeln, dass Panik zu Wut und Widerstand und Angst zu Hoffnung werden. Manchmal gelingt dies nicht, aber oft gelingt es eben doch. Bedeutsam dafür ist nicht die Entscheidung, ob gemalt wird oder nicht, entscheidend ist immer die Beantwortung der Frage, ob die Menschen, die Klient*innen, respektiert werden, ob sich der Therapeut, die Therapeutin in der Arbeit mit Imaginationen sicher fühlt und ob eine vertrauensvolle und tragfähige therapeutische Beziehung aufgebaut werden kann oder nicht.

- Ein letzter Hinweis in diesem Zusammenhang: Viele Klient*innen und voll von Bildern, reich an Imaginationen – aber es sind geheime Bilder, geheime Imaginationen. Niemand darf sie in mitbekommen, auch wenn in der Klientin oder dem Klienten manchmal nicht nur ein Film, sondern mehrere Filme gleichzeitig laufen, wenn soviel Kreativität da ist, dass ich als Therapeut über den Reichtum nur staune, wenn er endlich einmal sichtbar werden darf. Die Klient*innen ahnen zumindest ihre Fülle, aber sie trauen sich selbst nicht. Ihren Imaginationen fehlt der Spiegel, fehlt die Resonanz eines anderen Menschen. Wenn sie im Rahmen einer therapeutischen Beziehung es wagen, ihre inneren Bilder kund zu tun, sie dem Schleier des Geheimnisses zu entreißen, dann staunen sie (und ich auch) und freuen sich wie ein kleines Kind über den Geschenke aus schüttenden Weihnachtsmann, sind überrascht und verwundert. Oft spüren sie dann eine große Scham, die sie hindert oder lange gehindert hat, diese ihre Bilder mit anderen Menschen zu teilen. Sie sind häufig in irgendeiner Weise be schämt worden. Wie dies geschah, ist individuell verschieden. Scham verbirgt, Scham ist das Gefühl, dass etwas nicht öffentlich sein darf, dass etwas nicht mitgeteilt werden darf. Dann bleiben Imaginationen und mit ihnen auch viele Gefühle, Bewegungen und potenzielle Handlungen nur im Innern der Menschen, finden keinen oder nur wenig Ausdruck, schwirren umher, machen Angst. Es macht unsicher und ängstlich, wenn man voll von etwas ist, von dem man nicht genau weiß, was es ist, und wenn man nicht weiß, wohin damit. Hier ist keine Armut, keine Verkümmerung an Bildern, hier ist eine Fülle vorhanden. Das Problem mit dieser Fülle sind nicht die Bilder, sondern ist „nur" die Frage: „Kann ich das mit anderen Menschen teilen? Finde ich Resonanz, finde ich Menschen, die Interesse an diesen Bildern haben, die mich nicht fertig machen, die mich nicht auslachen, die mich nicht dafür verachten, die mich nicht abwerten, sondern die mich und meine Bilder ernst nehmen?" Dafür ist Therapie da. Nicht nur Kunst- und Gestaltungstherapie, aber diese besonders, weil Kunst- und Gestaltungstherapeut*innen Expert*innen für Imaginationen und für den Umgang mit den Imaginationen sind.

4 Körperbilder in der Kunst- und Gestaltungstherapie

4.1 Körperschema und Körperbild

Die Körperbildarbeit ist eine therapeutische Methode, in der sich kunst- und gestaltungstherapeutische wie tanz- und bewegungstherapeutische Aspekte überschneiden. „Körperbild" ist neben dem „Körperschema" ein wichtiger Begriff in der Neurologie und in verwandten Wissenschaftsdisziplinen und es lohnt, sich mit diesen Begriffen näher zu beschäftigen, da sie für das Verständnis der Entwicklung des Bewusstseins, der Kontakt- und Orientierungsfähigkeiten des Menschen und deren Störungen wichtig sind.

„Das Körperschema als eine z. T. unbewusste, aber auch vorbewusste und bewusste Körperwahrnehmung und Erkenntnis ist allen Menschen einer Altersstufe und eines Kulturbereiches gleich und betrifft den Körperbau, die Funktionen rechts - links, die Körperausdehnung (Größe/Volumen), aber auch kognitive und perzeptive Leistungen." (Wichelhaus 1996) Körperschema ist also das Wissen und Spüren, dass der Mensch zwei Beine hat, dass diese unten sind und der Kopf oben usw. Das scheint banal, ist aber nicht selbstverständlich. Es kann verloren gehen oder gestört werden. Schon 1909 wurde der Begriff „Körperschema" von dem Prager Psychiater A. Pick eingeführt. In einer Vielzahl von Forschungen wurden in Neurologie und Psychiatrie Zusammenhänge zwischen Prozessen im Gehirn und sensomotorischen Symptomen und anderen Aspekten oder Störungen des Körperschemas beschrieben. Wenn z. B. ein Mensch nach einem Unfall einen linken Arm verloren hat, hat sein Bewusstsein weiterhin infolge seines intakten Körperschemas eine Vorstellung des linken Arms. Der linke Arm ist im Gehirn als Teil des Körperschemas weiterhin repräsentiert. Das kann so weit gehen, dass Phantomschmerzen auftreten, also der linke Arm schmerzt, obwohl er körperlich fehlt. Umgekehrt können bei körperlich gesunden Menschen Störungen des Körperschemas auftreten. Der linke Arm kann körperlich vorhanden sein, im Bewusstsein aber abhanden kommen, so dass er nichtmehr als Teil des Körpers wahrgenommen wird. Andere Menschen verlieren die Rechts-Links-Orientierung und dergleichen mehr.

Paul Schilder führte dann in den zwanziger und dreißiger Jahren den Begriff des „Körperbildes" ein. Eine Zusammenfassung der Definitionen des Körperbildes gibt Frauke Teegen: „Das Körperbild als komplexes, inneres Erfahrungsmuster ist auch Grundlage des Selbstbildes, des Lebensgefühles und des Kontaktes zur Realität. Die körperbezogenen Erfahrungen werden mittels des Körperbildes in einer spezifischen Art organisiert, die bestimmt, wie ein Mensch seinen Körper erlebt, welche Verbindung er zu ihm hat und wie er mit ihm, mit sich und anderen umgeht." (Teegen 1992)

Einige Psychiater (am bekanntesten sind Oliver Sacks und Israel Rosenfield) haben in den achtziger und neunziger Jahren die Forschungen zum Körperbild vorangetrieben und seine zentrale Bedeutung für die Entstehung und Entwicklung des menschlichen Bewusstseins herausgearbeitet. Auf die Theorie und Praxis der Therapie hatte dies erstaunlich wenig Auswirkungen, nennenswert bekannt wurde nur die gründliche Auseinandersetzung von Francoise Dolto (1987) aus dem Umfeld der Gattung Mensch das Gleiche ist (ungefähr im gleichen Alter, im gleichen Klima), so ist das Körperbild jedem Einzelnem eigen: Es ist an das Subjekt und seine Geschichte gebunden." Wie F. Dolto die Entwicklung und die Funktionen des Körperbildes in Lacan'schem Vokabular beschreibt, ist mir unverständlich bis abstrus. Wie sie in den Fallbeispielen an ihrer therapeutischen Arbeit mit Kindern Störungen des Körperbildes konkret darstellt und wie sie konkret damit umgeht, das finde ich beachtenswert und achtenswert.

Der entscheidende Gedanke, das entscheidende Forschungsergebnis der neurologischen und psychiatrischen Untersuchungen ist, dass unser Bewusstsein einen Bezugsrahmen braucht. Dieser Bezugsrahmen ist das, was der Mensch als Erstes hat und was ihm immer zugänglich ist: sein Körper. Der Selbstbezug auf den Körper, also das Körperbild, ist der Ausgangspunkt, von dem aus der Mensch Beziehungen zu anderen Menschen, zur Welt entwickelt, von dem aus Gedächtnis, Sprache, räumliche Orientierung, Zeitgefühl, Beziehungsgestaltung entwickelt und strukturiert werden.

„Das Gehirn legt Beziehungen fest und die primäre ist die eines Gegenstandes zu einer Person: der Selbstbezug." (Rosenfield 1992) Zahlreiche Psychiater untersuchten die Fälle von Patient*innen, in denen dieser Selbstbezug gestört war. Rosenfield berichtet zum Beispiel, dass eine Patientin gewöhnlich ihre Verwandten, ihren Mann und ihre Kinder nicht erkennen konnte. Ihr war Erkennen nur möglich, wenn und während sie mit ihren Händen über ihren Körper strich, ein verzweifelter Versuch, den körperbezogenen Selbstbezug wieder herzustellen, um von da aus Beziehungen zur Außenwelt, in diesem Fall das Wiedererkennen ihrer nahesten Verwandten, zu rekonstruieren.

Eine zentrale Funktion des Körperbildes ist das Erinnern: „Meine Erinnerung besteht aus der Beziehung zwischen meinem Körper (oder genauer, meinen körperlichen Empfindungen in einem bestimmten Augenblick) und dem Bild von meinem Körper in meinem Gehirn (einer unbewussten Tätigkeit, bei der das Gehirn eine sich ständig wandelnde, allgemeine Vorstellung von Körper erzeugt, indem es die Verän derungen der körperlichen Wahrnehmungen von einem Augenblick zum nächsten zueinander in Beziehung setzt). Diese Beziehung schafft ein Ich-Gefühl; im Laufe der Zeit wird die Beziehung zwischen meinem Körper und seiner Umwelt immer komplexer und damit nimmt auch das Wesen meines Ich und meiner Erinnerungen an Tiefe und Umfang zu. Wenn ich mich im Spiegel betrachte, gründet sich mein Selbsterkennen auf eine dynamische, komplexe Selbstwahrnehmung, ein mit Erinnerungen beladenes Gefühl dafür, wer ich bin. Meine Erinnerungen liegen nicht als gespeicherte Bilder bewusst oder unbewusst im Gehirn; die Tätigkeit des Erinnerns ist vielmehr eine Herstellung von Beziehungen zu mir selbst, zu anderen, zu vergangenen Erlebnissen oder zu früher wahrgenommenen Reizen. Das ist das eigentliche Wesen des Gedächtnisses: seine selbstbezogene Grundlage, sein Ich-Bewusstsein, das sich immer entwickelt und wandelt und von seinem Wesen her dynamisch und subjektiv ist. Sogar die Wahrnehmung im Allgemeinen, die bewusste Wahrnehmung der Umwelt geschieht immer von einem bestimmten Standpunkt aus und ist nur möglich, wenn das Gehirn ein Körperbild schafft, also ein Ich, das als Bezugsraum dient." (Rosenfield 1992) Ein Bestandteil dieses Prozesses besteht darin, dass wir, ausgehend von unserem Körperbild, den Handlungen, die wir bei anderen Menschen beobachten oder bei uns selber wahrnehmen, einen Sinn zuordnen.

Das Körperbild ist auch ein Bezugsraum für unsere Gefühle. „Das Körperbild ist die lebendige Synthese unserer emotionalen Erfahrungen." (Molto 1987) Auch Oliver Sacks und Isaak Rosenfield beschreiben, dass das Körperbild den Bezugsrahmen für Bewusstsein und damit auch für emotionale Beziehungen bildet: „Bewusstsein lässt sich nicht vom Gefühl trennen." (Rosenfield 1992)

Ein weiterer zentraler Aspekt des Körperbildes ist das Raumempfinden. „Wir empfinden Raum durch seine Beziehung zu etwas anderem und zwar im Wesentlichen zu unserem eigenen Körper ... Das Körperbild ist unentbehrlich für unsere Raumvorstellung und durch eine Abstraktion davon, die das Gehirn vornimmt, entstehen allgemeinere Wahrnehmungen von Räumen und Gegenständen." (Rosenfield 1992)

Das Körperbild hat immer soziale Aspekte, Auswirkungen auf die Beziehungen nicht nur zu Gegenständen, sondern auch zu anderen Menschen unserer Lebenswelt.Jedes, absolut jedes der zahlreichen bei Sacks, Rosenfield und Dolto geführten Fallbeispiele demonstriert dies. „Nur dank unserem Körperbild, das getragen und gekreuzt wird von unserem Körperschema, können wir mit anderen kommunizieren." (Dolto 1987) Ist das Körperbild gestört, ist auch die Kommunikation, der Bezug zu anderen Menschen gestört.

Das Körperbild ist nicht fest, nicht statisch, es wird nicht in der Kindheit entwickelt und ist dann „für immer" da. Es ist, wie Frauke Teegen sagt, ein „komplexes inneres Erfahrungsmuster": „Das Körperbild eines Menschen enthält entwicklungsgeschichtlich, kulturell und geschlechtsspezifisch ermittelte Erfahrungen mit dem Körper. Zugleich sind diese Erfahrungen mit der persönlichen Lebensgeschichte verbunden und mit ganz spezifischen Gefühlen und Wertungen." (Teegen 1992) Dies ist ein fortwährender kontinuierlicher Prozess, schon Schilder schrieb von der „sich verändernden physiologischen Situation des Lebens" (1935, zitiert nach Rosenfield 1992), auf Grund deren neue Strukturierungen des Körperbildes erfolgen müssen. Es gibt solche „Situationen des Lebens", die das Körperbild einschneidend verändern bzw. deformieren können. Rosenfield vermutet, dass z. B. bei traumatischen Erfahrungen übergroßer, nicht aushaltbarer Schmerz vom Hirn blockiert wird. „Das Gehirn kann den mit einer bestimmten Erinnerung verbundenen Schmerz nicht ausgrenzen, ohne dabei auch seine Reaktionen auf andere Reize zu verändern." (Rosenfield 1992) Der Schmerz wird blockiert,

„indem die Mechanismen des Selbstbezugs ausgeschaltet werden“ (Rosenfield 1992) – und damit können sich wesentliche Aspekte des Körperbildes und der mit dem Körperbild verbundenen Aspekte des Bewusstseins verändern: Es können Erinnerungslücken entstehen, es können Wahrnehmungsstörungen auftreten (z. B. Blackouts), Verhaltensweisen, deren Sinnhaftigkeit nur aus dem „blockierten“ Schmerz einsehbar wäre, können sich scheinbar „verselbständigen“ usw. Solche Veränderungen, wie sie häufig in diesem Buch beschrieben werden, sind auch Veränderungen in der dynamischen Struktur des Bewusstseins, dessen Bezugsrahmen und Grundlage das Körperbild ist.

Meine Kolleg*innen und ich wissen aus unserer therapeutischen Praxis, welche vielfältigen Erfahrungen, positive wie negative, leidvolle wie lustvolle in das jeweilige Körperbild eines Menschen eingeflossen sind und einfließen. Die therapeutische Methode „Körperbildarbeit“ eröffnet Möglichkeiten, diesen dynamischen Prozess bewusst zu machen und in ihn einzugreifen. Meine Kolleg*innen und ich wissen auf Grund unserer Erfahrungen deshalb auch, welche vielfältigen Möglichkeiten der Veränderungen und welche Chancen der Heilung in der therapeutischen Beschäftigung mit der Körperbild liegen.

4.2 Körperbildarbeit als Wiederbelebung des Körpererlebens

Aus dem exemplarisch beschriebenen Ablauf einer Körperbildarbeit in Kapitel 13 des I. Teils wird, so hoffe ich, deutlich, dass die Körperbildarbeit ein intensiver therapeutischer Prozess sein kann. Selbst wenn das Körperbild in einer einzigen Aktion und ohne nennenswerte Vorbereitung, einfach von Klient*innen gemalt und dann weiter bearbeitet wird, passiert schon viel. Wenn aber die Körperbildarbeit als längerfristiger Prozess angelegt ist, wie auszugsweise und exemplarisch beschrieben, dann besteht die noch größere Chance, den Klient*innen tiefgreifende Veränderungen zu ermöglichen.

Das Körperbild ist nicht statisch. Schon der Wiener Neurologe Lind Psychiater Paul Schilder (1886 – 1940) beschrieb diesen Prozess: „Das Körperbild ist (...) nie eine vollständige Struktur; es ist nie statisch: Es gibtimmer Bestrebungen, es zu unterbrechen. Mit der sich verändernden physiologischen Situation des Lebens müssen neue Strukturierungen stattfinden und die Situationdes Lebens ändert sich ständig." (Paul Schilder 1935, zitiert nach Rosenfield 1992) Dieser Körperbildprozess ist bei vielen Erwachsenen, aber auch schon bei manchen Kindern und Jugendlichen, in seiner Prozesshaftigkeit gestört. Viele Menschen sind nicht mehr oder nur noch teilweise fähig, neue Erfahrungen, neue Lebenssituationen in ihr Körperbild zu integrieren. In unserer Körperbildarbeit wird die Fähigkeit des Körperbildes, sich zu verändern, wiederbelebt. Dabei wird das Bild des eigenen Körpers nicht nur bewusster und weiter, es wird auch vielfältiger und komplexer und passt sich häufig der aktuellen Lebenssituation an. Bestandteile des Körperbildes, die zum Beispiel in den Lebensphasen, in denen Klient*innen lächerlich gemacht wurden, entstanden sind und die sich danach verfestigt haben, werden in all ihrer Schmerzlichkeit erlebbar und können sich dadurch auch verändern. Dieser Prozess lässt sich als Wiederaneignungsprozess des Körpererlebens bezeichnen und beschreiben. Die Klient*innen eignen sich ihren Körper an, zum einen indem sie ihn sinnlich wahrnehmen und motorisch bewegen. Sie eignen ihn sich zum anderen vom Leibe her an, indem sie Körpererfahrung mit Emotionalität, Selbstbild und Interaktion integrieren, und sie eignen sich ihr Körperbild an, indem sie es sich zugänglich machen, indem sie es veränderbar machen und es verändern. Damit wird ihr Körpererleben wiederbelebt.

Dieser Prozess umfasst mehrere Aspekte:

Erstens wird das Körperbild erweitert, vertieft und in Facetten, Verästelungen, die bislang nicht oder kaum zugänglich waren, erfasst. Dabei beginnt die Körperbildarbeit immer damit zu erfahren, was im Hier und Jetzt spürbar und erlebbar ist. Teile bzw. Aspekte des Körpers werden sinnlich und motorisch zugänglich gemacht. Über verschiedene Angebote und Aktivitäten wird das Entstehen von Bildern gefördert. Darüber hinaus bewirkt die Körperbildarbeit, dass sich das entstandene Bild verändert bzw. Gelegenheit bekommt zur Veränderung. Schon die Aufforderung: „*Male das, was du mit deinem inneren Auge siehst.*" Oder: „*Male in dein Körperbild, was du spürst*", bewirkt eine Veränderung des Bildes. Die Klient*innen können das, was sie imaginieren, nicht wie ein Foto gestalterisch wiedergeben. Der gestalterische Ausdruck ist selbst ein Veränderungsprozess, in dem sich die inneren Bilder verändern. Manches wird weggelassen, manches wird hinzugefügt, Vordergrund und Hintergrund können sich verschieben. Das, was dann bildhaft entstanden ist, kann in der Betrachtung Überraschungen hervorrufen und wiederum das

Körperbild in bestimmten Aspekten verändern. Darüber hinaus erschließen die vielfältigen Imaginationsangebote der Körperbildarbeit (Becken als Landschaft, Wirbelsäule als Pflanze usw.) vielfältige Verästelungen und Facetten des Körperbildes. Der Ausdruck und die Aneignung des Körperbildes haben somit etwas Ernstes und Spielerisches und geben den Klient*innen, was für viele wichtig ist, Möglichkeiten, sich jenseits der Scham und durch die Scham hindurch mit sich, ihrem Körper und dem Bild ihres Körpers zubeschäftigen.

Mit den gestalteten Bildern bzw. Teilbildern des Körperbildes wird wiederum in unterschiedlicher Weise gespielt und gearbeitet, werden verschiedene Sichtweisen, Perspektivwechsel ermöglicht: *„Betrachte dein Bild von Nahem, betrachte es von Ferne.“ „Betrachte es im Liegen.“ „Betrachte es, wenn du auf einem Stuhl stehst.“ „Betrachte es mit geschlossenen Augen.“ „Betrachte es mit deinem Rücken.“ „Betrachte es nur mit deinen Händen.“ „Schau dein Bild mit deinem Atem an.“* Aspekte des Perspektivwechsels sind das Assoziieren: *„Woran erinnert dich dein Bild?“„Was fällt dir dazu ein?“* und das Fokussieren bzw. das Defokussieren: *„Wenn du deinen Blick über dein Bild schweifen lässt, wo bleibt der Blick hängen?“* oder: *„Betrachte jetzt einmal das, was dir in deinem Bild bis jetzt nebensächlich erschien.“*

In der Körperbildarbeit bleibt es in der Regel nicht dabei, den zugänglich gewordenen Aspekten des Körperbildes gestalterischen Ausdruck zu geben und damit zu experimentieren bzw. zu spielen. Häufig wird das, was dabei erlebt und gemalt oder gestaltet wurde, wieder in den Körper „hineingenommen“ und dort auf Stimmigkeit und Veränderung überprüft. Am Ende eines Arbeitsabschnittes kann zum Beispiel die Aufforderung stehen: *„Betrachte nun dein Bild noch einmal, nimm wahr, was dabei in deinem Körper geschieht ...“* Vielleicht sind nun Veränderungen im Erleben des Körpers feststellbar, vielleicht fühlt eine Klientin eine Übereinstimmung zwischen gemaltem und gespürtem Körperbild: *„Ja, das stimmt so, das bin ich.“* Vielleicht entstehen aus dem Körpererleben neue Impulse, das Körperbild zu verändern: *„Nein, das stimmt nicht mehr so ganz, daran muss ich jetzt etwas verändern.“* Oft entstehen auch Pausen in der Beschäftigung mit dem Körperbild. Nachdem eine Klientin zum Beispiel große Teile ihres Körperbildes erstellt hatte, beschäftigten wir uns mit anderen Themen, die offensichtlich vordergründiger waren. Als sie wieder ihr Körperbild entrollte und anschaute, bat ich sie, dabei besonders ihren Körper, ihre Körperimpulse und -empfindungen wahrzunehmen. Sie sagte nach einiger Zeit: *„Mit den Füßen* bin ich immer noch sehr einverstanden, die stimmen. Die Figur im Kopf – da weiß *ich nicht mehr so genau, welche Bedeutung sie heute hat. Sie hat bestimmt eine andere Bedeutung, als sie vor einigen Wochen hatte, aber ich weiß auch nicht genau welche. Aber was ich deutlich spüre, ist, dass ich mich viel kräftiger fühle als dieses Körperbild. Ich möchte gerne mehr Konturen hineinmachen."* Sie tat es.

Eine weitere Dimension des Körperaneignungsprozesses ist die leibliche Integration. Wie schon ausführlicher dargestellt, ist für uns jede therapeutische Arbeit Leib therapie; auch die Körperbildarbeit ist leiborientiert. Sie berührt mehrere Aspekte des Erlebens, in erster Linie das Körpererleben und die Imaginationen. Von daher liegt nahe, dass die Körperbildarbeit an der Erfahrung des Körpers ansetzt, um daraus ein Bild des Körpers entstehen zu lassen und dieses Bild wieder in das Körpererleben hineinfließen zu lassen. Dieses Hineinnehmen kann darin bestehen, dass Klient*innen aufgefordert werden, Aspekte des Körperbildes zu verkörpern: *„Sei dein Köpf"* oder:

„Verkörpere mit deinem ganzen Körper dein Herz ... Welcher Bewegungsimpuls entsteht daraus?... Welche Ruhe?... In welchem Rhythmus bewegt es sich?"

Mindestens genauso wichtig ist die Integration des Körperbildes mit den emotionalen Aspekten des Leibes. Körperbildarbeit ist eine sehr emotionale Arbeit, viele Gefühle werden deutlich, treten zu Tage, entstehen, verwirren sich, sortieren sich oft überraschend. Das, was erlebt wird, sind nicht immer angenehme Gefühle. Oft macht das Erleben von Aspekten des Körperbildes sehr traurig oder wütend oder rat los, oft auch sehr glücklich und sehr stolz. Diese Gefühle brauchen Platz, müssen geteilt und ausgedrückt werden, ermöglichen so einen tieferen Zugang zum Körperbild und machen den Weg frei für Selbstbewusstsein und Veränderung.

Auch die Verbindung zu anderen Aspekten des Geistes wie dem inneren Ort der Bewertung ist notwendiger Bestandteil der Körperbildarbeit. In die Körperbilder der Klient*innen fließen zahlreiche Bewertungen ein: zu groß, zu klein, zu dick, zu dünn, zu zart, zu fest, zu gewaltig, zu dunkel, zu hässlich, zu kitschig, zu schön. Auf der Grundlage dessen, dass das Körperbild sichtbar und körperlich, emotional und geistigerlebbar gemacht wird, ergeben sich im Zuge des Prozesses dann häufig Umdeutungen. Zum Beispiel zeigt sich, dass schmerzende Stellen auch „Schutzengel" sein können, dass etwas, das bedrohlich wirkt, auch der gefühlsmäßigen Sicherheit dienen kann, dass Dunkles und Gefährliches zu einem Warnsignal wird, das helfen kann, vor ungesunden Situationen, „giftigen" menschlichen Kontakten und als hinderlich empfundenen eigenen Einstellungen zu schützen.

Unsere Körperbildarbeit geht häufig von außen nach innen (dieses Prinzip kann aber auch umgestoßen werden, wenn Besonderheiten der Klient*innen andere Aspekte in den Vordergrund schieben, wie später in einem Beispiel beschrieben wird) und beschäftigt sich erst dann, wenn Körperumriss und gegebenenfalls eine Aura einen vorläufigen ersten Rahmen gegeben haben, mit einzelnen Teilen und Aspekten des Kör pers. Diesem Vorgehen liegt die Erfahrung zu Grunde, dass die meisten Klient*nnen zwar ein Bild ihres ganzen Körpers haben, dass dies aber meist relativ verwaschen und diffus ist und zudem häufig mit „zu ..."-Bewertungen (zu dick, zu dünn ...) belegt ist, so dass eine erste grundlegende therapeutische Auseinandersetzung mir diesem umschließenden Teil des Körperbildes günstig bzw. notwendig erscheint. Außerdem erleben Klient*innen ihren Körper häufig fragmentiert: die Hand, das Herz, die Füße, die Ellbogen, der Rücken – all das steht nebeneinander, wird einzeln und als Einzelnes erlebt. Da tut es gut, über die gemalten Konturen die Sicherheit zu haben, dass alle Körperteile einen Zusammenhalt haben, ein Ganzes sind. Auch danach arbeiten wir uns zumeist von außen nach innen, von der Peripherie (Hände, Füße) zu den Körperteilen und Organen der Mitte vor.

In unserer Körperbildarbeit greifen wir die Fähigkeit zur Fragmentierung auf, indem wir uns mit den Körperteilen einzeln beschäftigen, belassen es aber nicht dabei. Wir legen immer wieder Wert darauf, Verbindungen herzustellen. Wir bitten darum, Verbindungen zwischen den verschiedenen Körperteilen herzustellen, fordern und fördern Dialoge zwischen den einzelnen Teilen und Organen des Körpers, lassen Verbindungen in der Bewegung und im bildhaften Gestalten ihren Ausdruck finden. Wenn eine Klientin oder ein Klient oder eine Gruppe beginnt, den Umriss ihres Kör pers in großes Papier hineinzumalen, und dann nach und nach verschiedene Aspekte des Körpers bildhaft hinzufügt, dann verändert sich von Mal zu Mal das Gesamtbild. Es entsteht ein Gesamtbild, aber ein Gesamtbild im Prozess, das mit jeder Hinzufügung und mir jeder Veränderung neue Facetten gewinnt, neue Sichtweisen zulässt und vielleicht neue Gefühle hervorruft. Viele Klient*innen beschreiben diesen Prozess so, dass sie sich zum ersten Mal „ganz“ erleben oder zumindest beginnen, sich ein „ganzes“ Bild von sich zu machen. mit all den Widersprüchlichkeiten, den Stärken und Verwundungen, mit Verletzungen und Ressourcen und Potenzialen.

In der leiborientierten Körperbildtherapie begegnen viele Klient*innen Bereichen, die wir im Anklang an Leibphilosophen als „stille Leibinseln“ bezeichnet haben (Baer,Frick-Baer 2003). Wir meinen damit, dass Regionen des Körpers dem Körpererleben nicht mehr zugänglich sind. Man kann dies auch klinisch als parzielle Dissoziationen bezeichnen. Teile des Körpers sind nicht mehr spür- und erfahrbar, äußern sich allenfalls in Schmerzen oder anderen Erkrankungen. Der Grad der Unzugänglichkeit ist ebenso unterschiedlich wie die Ausbreitung der Bereiche, die von der Taubheit des Erlebens betroffen sind und als unzugänglich erfahren oder als „feindliches Territorium“ wie bei Essstörungen erlebt werden. Körperbildarbeit ist nach unseren Erfahrungen oft der Königsweg, um das Körpererleben auch solcher Inseln wiederzubeleben und in die Leiblichkeit zu integrieren.

Körperbildarbeit, und das ist eine weitere Dimension des Körperaneignungsprozesses, ist auch eine Neosozialisierung des Körpers. Im Körperbild wie im Körpererleben finden sich immer soziale Aspekte. Das erlebte Bild unseres Körpers ist die Grundlage dafür, wie wir Menschen die Welt verstehen und uns in die Welt hineinbegeben. Aber dieses Bild des Körpers ist nicht nur aus uns heraus entstanden, sondern in permanenter wechselseitiger Interaktion mit unserer Lebenswelt, mit den Menschen und den materiellen Bedingungen des Lebens, die uns geprägt haben und prägen, beeinflussen und beeinflusst haben. Deshalb stellen die Klient*innen in ihrer Körperbildarbeit alte Sozialisierungsmuster fest. Verletzungen, die sie erlitten haben, finden sich im Körperbild, jede Verachtung, jedes Lächerlich-gemacht-Werden, jede Gewalterfahrung, aber auch jede Freude, jeder Stolz, jede Liebe, die ihnen begegnet ist. Häufig versuchen Klient*innen, in der Körperbildarbeit von vornherein zu unterscheiden zwischen ihrem „eigenen“ Körperbild und dem, wie andere sie gesehen haben und was sie von anderen als Fremdbild übernommen haben. Manchmal, ja häufig, gelingt es, „geschluckte“ Fremdbilder zu identifizieren („*Meine Eltern wollten immer, dass ich ein Junge bin, haben mich wie ein Junge behandelt und auch so gesehen. Mein Körperbild sieht auch so aus wie das eines Jungen.*“). Andererseits aber kann das Bemühen, zwischen Fremd- und Eigenbildern zu unterscheiden, oft müßig sein, nämlich dann, wenn kein Leiden daran spürbar ist, da in unser Körperbild immer auch das Bild anderer von uns hineinfließt. Das Körperbild entsteht in Interaktion, in wechselseitiger Beeinflussung.

Insofern ist Körperbildarbeit immer auch biografische Arbeit. Im aktuellen Sichtbarmachen des Körperbildes wird die Geschichte des Körperbildes und damit des Körpererlebens und des ganzen Leibes sichtbar. Vieles, was tabuisiert war, vieles, was vergessen und ins Nicht-Bewusste abgedrängt wurde, tritt wieder zu Tage, wird sichtbar und erlebbar und kann mitgeteilt werden. Deswegen ist Körperbildarbeit auch ein sozialer Prozess. In der Einzelarbeit zwischen Therapeut*innen und Klient*innen oder in der Gruppe wird das Körperbild der Klient*innen anderen gezeigt, in einer geschützten Atmosphäre teil-öffentlich gemacht. Dies kann einerseits von Scham, Angst und Ekel begleitet sein, birgt aber andererseits die große Chance, sich auch in den Augen der anderen zu sehen, Rückmeldungen anderer zu erhalten, die man selbst differenzieren kann zwischen annehmbaren und abzulehnenden und bedenkenswerten Aspekten, eigene Bewertungen zu relativieren oder sogar selbstbewusst zu bekräftigen. Somit hat die Körperbildarbeit auch die Dimension, dass das Bild des Körpers neu sozialisiert wird.

5 Künstlerischer und therapeutischer Prozess

Wenn ich ein Bild male oder eine Skulptur herstelle, begebe ich mich auf eine Entdeckungsreise voller Überraschungen und vielfältiger Empfindungen und Gefühle. Wenn ich als Therapeut Klient*innen auf ihrer Entdeckungsreise begleite, begleite ich sie dabei ebenfalls auf einem Weg voller Überraschungen und vielfältiger Empfindungen und Gefühle. Diese ähnlichen Erfahrungen legen nahe, das Erleben im künstlerischen und therapeutischen Prozess zu vergleichen. In der Kunst- und Gestaltungstherapie begegnen sich das Erleben des therapeutischen wie des künstlerischen Prozesses unmittelbar. Der Vergleich zwischen dem künstlerischen und the rapeutischen Prozess in diesem Kapitel bezieht sich allerdings auf therapeutische Prozesse jeder Art, also auch auf solche, die nicht mit künstlerischen Medien arbeiten. Was passiert im Erleben des Künstlers/der Künstlerin im künstlerischen Prozess? Was geschieht während des therapeutischen Prozesses? Welche Gemeinsamkeiten, Annäherungen und Unterschiede gibt es in beiden Prozessen?

Ich habe seit vielen Jahren künstlerisch tätige Menschen gebeten zu beschreiben, was sie während des künstlerischen Prozesses erleben und empfinden. Jedes Erleben und jede Beschreibung ist einzigartig und dennoch ergeben sich Querverbindungen und Gemeinsamkeiten.

Schon vor Beginn des künstlerischen Prozesses gibt es einen Impuls. Dieser Impuls wird oft als tiefes Empfinden oder Gefülltsein beschrieben; empfunden wird in jedem Fall eine emotionale Erregung, die sich als Spannung oder Druck, als Neugier oder Sehnsucht äußert. Dieser Impuls ist diffus, er signalisiert eher die *Bereitschaft*, etwas zu tun, als dass er auf *konkretes Tun* gerichtet ist. Er drängt darauf, in einen Prozess einzutreten, von dem man nicht weiß, wie er aussieht und wie er enden wird. Bei den meisten Menschen, die künstlerisch tätig sind, beginnt dann eine *Phase der Annäherung* an die künstlerische Aktivität. Das Eintreten in den künstlerischen Prozess erfolgt bei den einen abrupt, bei anderen sehr allmählich mit Umwegen und Pausen. Es entwickelt sich ein intensiver Kontakt nach außen hin zum Material, zu Farben und Formen. Es entstehen Fantasien und Visionen, Themen und erste meist hypothetische und vage Zielsetzungen. Die anfangs diffuse Bereitschaft steigert sich und wird konkret und gleichzeitig treten immer wieder Pausen des Verweilens und des Spürens ein.

Wenn die Vorphase so weit gediehen ist, dass Entscheidungen für Thema und/ oder Material getroffen werden, dass sie in Handlung übergeht, dann beginnt die *Phase des Experimentes und der Aktion.* Es beginnt die Auseinandersetzung mit Material. In dieser Auseinandersetzung verschmelzen das Begreifen des Materials mit dem Begreifen des Themas und des eigenen Erlebens. Die Künstlerin oder der Künstler lassen etwas lebendig werden und sie lassen sich dabei auf etwas ein, von dem sie nicht wissen, was es denn genau ist. Die Gefühle umfassen das ganze Spektrum von Befriedigung und Ekstase, Wohlfühlen und Qual, Verzweiflung und Neubeginn, Unsicherheit und Begeisterung. In der eigenen Person etwas fassbar zu machen und sich mit dem Material zu befassen, diese Prozesse verschmelzen zu einem einzigen oft nicht mehr unterscheidbaren Vorgang. Dabei gibt es im inneren Erleben Widerstände und Brüche, das eigene Erleben wird wie das Material immer wieder verändert, umgeformt und neu gestaltet. Jede Neugestaltung bedeutet, dass in Bezug auf das Material ein alter Zustand des Materials verändert, übermalt, verformt, gestört, ja sogar zerstört wird, dass Teile in einen neuen Zusammenhang gebracht werden.

In der Wahrnehmung vollzieht sich ein Prozess permanenter Fokusveränderung. Erst steht diese Farbe im Vordergrund, dann jene. Erst ruft dieser Strich nach Veränderung, dann will jene Fläche übermalt werden. Immer neue Gestalten entstehen in einem stetigen Wechselspiel von Vorder- und Hintergrund. Dabei gibt es sensorische Rückkopplungen: Sinnliche Empfindung und Aktion sind meist nicht mehr zu unterscheiden. Vielfach wird der künstlerische Prozess in dieser Phase als Verschmelzung erlebt: Zwischen Ich und Material wird nicht mehr unterschieden, etwas im Künstler verselbständigt sich, führt ein Eigenleben, nimmt Gestalt an im Werden des künstlerischen Produktes.

Die Phase des Experimentes und der Aktion mündet in eine Integration: Etwas konkretisiert sich, verbildlicht sich, das Thema ist klar und nimmt Form an, die Experimentierfreude des spielerischen Veränderns tritt zurück zu Gunsten des Zusammenfügens und Letzte-Hand-Anlegens, zu Gunsten der Befriedigung, auch der Unlust, der Ermüdung und des Abschiedes. Gemeinsam ist vielen Künstler*innen derAspekt der inneren Distanzierung. Sie beschreiben oft, dass sie wieder „auftauchen", dass sie vorher das Gefühl für Zeit und Raum verloren hatten.

Die Phase des Experimentes und der Aktion kann auch von langen Pausen zwischen den einzelnen Arbeitsphasen unterbrochen werden. Es gibt – selten – auch Künstler*innen, die diesen Prozess quasi im Kopf oder im inneren Erleben vorwegnehmen, so dass ein inneres Bild oder ein inneres Musikstück so konkret vorab in derFantasie entsteht, dass es dann ohne weiteres gestaltet oder zu Papier gebracht werden kann.

Irgendwann weiß eine Künstlerin oder ein Künstler, dass das künstlerische Produkt „fertig" ist. Damit ist der künstlerische Prozess nicht beendet, es beginnt eine nicht minder wichtige Phase „danach". Doch bevor diese Phase beginnt, gibt es einen ganz wichtigen Moment, der Sekunden oder Minuten, manchmal auch Stunden dauern kann: *den Moment des Übergangs.* KünstlerInnen beschreiben ihn als den Moment, in dem sie feststellen, dass sie etwas Kostbares von sich preisgegeben haben und damit auch sich preisgeben. Sie fühlen Staunen und Erleichterung, Stolz und Zweifel, Angst und meist und vor allem eine große Scheu. Es ist der Moment, in dem eine große Verletzlichkeit im Hinblick auf mögliche Reaktionen anderer Menschen gefühlt wird. Damit beginnt die *Phase der Öffentlichkeit.* Sie beginnt mit der Entscheidung, ob die Künstler*innen ihr jeweiliges künstlerische Produkt der Öffentlichkeit zeigen und präsentieren wollen oder ob sie es zwecks Überprüfung oder dauerhafter Geheimhaltung beiseite legen. Viele Werke berühmter Künstler*nnen sind erst posthum veröffentlicht worden, da die Künstler*innen befürchteten, sich lächerlich zu machen. Die Entscheidung, dass das Produkt der Öffentlichkeit gezeigt wird, ist niemals selbstverständlich. Sie erfordert einen bewussten Akt: Ich präsentiere etwas und ich stelle mich.

Es gibt Gefühle gegenüber dem Objekt, Gefühle der relativen Distanzierung und der zärtlichen Freundschaft. Es gibt Gefühle gegenüber der eigenen

Person, Gefühle des Stolzes und der Überraschung, des Mutes und der Zufriedenheit, Spuren hinterlassen zu haben. Und es gibt Gefühle gegenüber der Öffentlichkeit, gegenüber den anderen, die Erwartung oder die Hoffnung verstanden zu werden oder die trotzige Haltung: Ich zeige es, egal was ihr davon denkt. Und fast immer entsteht Angst vor den Reaktionen der anderen.

Die Präsentation gegenüber der Außenwelt, gegenüber der Öffentlichkeit ist ein Prozess der Kommunikation mit dieser Außenwelt und ein Prozess des Abschieds. In den meisten Fällen trennt sich der Künstler/die Künstlerin von dem künstlerischen Produkt. Manchen von ihnen fällt dies leicht, für sie stand der künstlerische Prozess der Erstellung und der Erarbeitung im Vordergrund und sie wenden dann ihre Aufmerksamkeit von dem Produkt ab. Und andere wiederum betrachten und erleben das künstlerische Produkt in erster Linie als einen „Teil von sich". Für sie kann es wichtig sein (mit) zu entscheiden, wohin das Werk kommt und welchen Platz es findet.

Der künstlerische Prozess und der therapeutische Prozess haben vieles gemeinsam. Das Erleben vieler Klient*innen im therapeutischen Prozess wird von ihnen ähnlich beschrieben, wie es soeben für den künstlerischen Prozess dazustellen versucht wurde. Dies ist nicht überraschend, denn: Jeder therapeutische Prozess ist ein kreativer Prozess. Auch therapeutische Prozesse beginnen mit einer Phase des Herantastens, Suchens und Annäherns, zumeist *Eingangsphase* genannt. Die *Aktionsphase* kann vielfältige Aktivitäten umfassen, gestalterische Dialoge, Perspektiv- und Haltungswechsel, spieleri sche Identifikationen und andere Experimente. Es folgt dann die dritte Phase, die *Integrationsphase*, in der es um die Interpretation des neu Erfahrenen in das leibliche Erleben und in die Lebenswelt geht.

Das Verständnis des künstlerischen Prozesses kann das Verständnis dessen, was in einem als heilend empfundenen therapeutischen Prozess geschieht, erleichtern.

Im Folgenden soll auf dem Hintergrund des beschriebenen künstlerischen Prozesses vor allem der therapeutische Prozess betrachtet werden. Ich versuche dabei, einige Polaritäten herauszuarbeiten, die beiden Prozessen gemeinsam sind: Ziellosigkeit und Zielgerichtetheit, Spiel und Ernsthaftigkeit, Zerstören und Schaffen, innere Bewertung und anarchische Zügellosigkeit, Verschmelzung und Distanzierung, Intimität und Öffentlichkeit.

Die Betrachtung von Polaritäten ist ein Versuch, die komplexe Wirklichkeit therapeutischer wie künstlerischer Prozesse in ihrer Widersprüchlichkeit erfassbar zu machen. In der konkreten Erfahrung heben sich die Polaritäten auf, verschmelzen miteinander oder überlappen sich.

Unter Polaritäten verstehe ich die Beschreibung von zwei Polen und der Bewegung zwischen diesen Polen. Es geht nicht um ein Entweder-Oder, sondern um ein Spektrum und um die Spannweite, die zwischen beiden Polen liegt und beide Pole enthält.

Ziellosigkeit und Zielgerichtetheit

Der künstlerische Prozess ist sowohl ziellos als auch zielgerichtet. Die Ziellosigkeit ist der Boden für die künstlerische Experimentierfreude, für das Ausprobieren und Verwerfen, für das immer neue Versuchen und Ringen mit sich und dem Material. Gleichzeitig gibt es Ziele, die aber nicht klar und deutlich sind. Es wird gefühlt, gesehen und gespürt, worauf es hinaus soll oder hinaus will. Das Ziel ist nicht deutlich, wird eher geahnt als gewusst, so dass die Bezeichnung „Ziel" kaum zutrifft. Eher handelt es sich um Ahnungen oder Visionen. Und auch im therapeutischen Prozess ist das Erleben der Klient*innen meist ähnlich. Es wird geahnt oder vage gewusst, was das Problem oder das Thema ist und „wo es hingeht". Manchmal gibt es deutliche Teil-Ziele und oft vage Richtungsangaben, die sich während der Therapie verändern können. Die Klient*innen wollen etwas in ihrem Leben ändern, sonst würden sie sich nicht in therapeutische Beziehungen begeben. Wenn man sie fragt, haben sie überraschend häufig Visionen von dem, was sie sich wünschen und anstreben. Oft leben sie mit dem Anspruch, sie müssten den Weg eigentlich wissen oder meinen, sie müss ten selbst den Weg bewältigen, und verachten sich dafür, dass es ihnen nicht gelingt. Im therapeutischen Prozess beginnt dann oft eine Annäherung und ein Einlassen auf eine ziellose und experimentelle Haltung, die offen macht für Neues, für Wahrnehmungen und Gefühle, für Haltungen und Perspektiven. Und nur wenn Therapeut*in und Klient*in gemeinsam zumindest eine Zeitlang eine Haltung einnehmen, die ziellos und offen ist für Experimente, nur dann können Klient*innen kreative Erfahrungen machen, indem sie sich in das neue Erleben einer Begegnung oder eines Gedankens, eines ausgesprochenen Satzes oder eines Bildes begeben und offen sind für das, was dabei geschieht und daraus entsteht. Dabei sind therapeutische Wege genauso wenig gradlinig wie künstlerische Wege. Die Wege des künstlerischen und des therapeutischen Prozesses sind kurvig und voller Überraschungen – und das sind keine Störungen, sondern für die Heilung wie für die Kunst notwendige und sinnvolle Umwege.

Spiel und Ernsthaftigkeit

Dieser sowohl für den künstlerischen als auch den therapeutischen Prozess bedeutsame Weg der Suche und des Experimentierens setzt eine spielerische Haltung voraus. Wenn Kinder spielen, öffnen sie sich für neue Erfahrungen und erspielen sich damit die Welt. Das Spiel ist eine gemeinsame Wurzel sowohl der Kunst als auch der Therapie. Manche Erwachsene bewerten Spiel als etwas, das zweitrangig, unernst und belanglos ist, ja, oft lächerlich gemacht wird. Dies sagt allerdings eher etwas darüber aus, wie sich diese Erwachsenen von ihrer Geschichte und ihrem Kindsein und den damit zusammenhängenden Gefühlen und Empfindungen distanzieren, als etwas über den Wert des Spiels. Wer Kindern beim Spiel zusieht, wird spüren, dass Spiel und Ernsthaftigkeit zwei Aspekte des gleichen Prozesses sind. Ein kleines Kind, das die ersten Versuche mit Bauklötzen unternimmt, ist mit großem Ernst bei der Sache. Gleichzeitig ist es spielerisch: Es probiert aus, sucht diesen Weg oder jenen.

Der gleichen Ambivalenz begegnen wir im künstlerischen Prozess. Das manchmal spielerisch aussehende Hinwerfen und Verwerfen von Farben und Formen in der Malerei ist begleitet von einem ernsthaften Ringen um Ausdruck und Gestaltung. Und im therapeutischen Prozess beobachten wir bei allem Ernst des Themas, bei allem Ernst des Leidens viele Klient*innen, die im therapeutischen Prozess spielen. Sie spielen mit den Therapeut*innen, sie spielen mit ihren Wahrnehmungen, ihren Haltungen, ihren Rollen. Spielen bedeutet Experimentieren. Jede Therapie ist ein Experiment, der Versuch, Veränderungen zu probieren. Wir Therapeut*innen schlagen viele Experimente vor: *„Versuche das, was du denkst, einmal auszusprechen.“„Male die Gefühle, die du jetzt hast.“* … Alle Methoden, die ich in diesem Buch vorgestellt habe, sind spielerische Experimente. Wenn ein Therapeut/eine Therapeutin einen Klienten/eine Klientin überhaupt zu etwas „verführen“ darf bzw. soll, dann zum Spielen.

Zerstören und Schaffen

Wenn Kinder am Strand eine Sandburg bauen, dann beginnen sie mit einem Akt des Störens. Sie stören die ursprüngliche Lage und Beschaffenheit des Sandes, indem sie beginnen, zu graben, Sand aufzuhäufen, zu formen. Auch während des Bauens, des Schaffens, des Formens wird immer wieder etwas verändert, wird immer wieder etwas gestört, wird die alte Ganzheit zerstört und vernichtet, etwas, das nicht gefällt und das nicht passt. Im künstlerischen wie im therapeutischen Prozess geschieht das Gleiche. Der Stein, der geformt wird, muss auch teilweise zerstört werden, damit etwas Neues gestaltet werden kann. Die Leinwand oder die alte Farbe wird übermalt, damit ein neues Bild entstehen kann. Und damit der aufrechte Gang zumindest probeweise erlebt werden kann, setzt sich der Klient oder die Klientin der Erfahrungs eines oder ihres eigenen gebeugten Nackens aus und damit dem manchmal schmerzhaften und manchmal überraschend wohltuenden Prozess der Veränderung. Oft haben Menschen die naive Vorstellung, dass Kunst wie Therapie bedeuten, dass sie schön und harmonisch wachsen und sich entfalten. Dies ist Ausdruck ihrer Sehnsucht, entspricht aber nicht den konkreten kreativen Prozessen. Wir Menschen sind keine weißen unbeschriebenen Blätter. Wir sind auch keine Samenkörner, die sich nur zu entfalten brauchen, wie die Anthroposoph*innen sagen. Wir Menschen haben immer schon Geschichte. Selbst das, woran wir leiden, ist Vertrautes. Wer zu etwas Neuem will, trifft zuerst auf etwas, was schon da ist. Wenn der Klient/die Klientin zu flexiblerer Spannungsregulierung oder zur Möglichkeit von Begegnung und Nähe hinstrebt, dann muss er oder sie etwas, was da ist, verändern, stören, damit etwas Neues geschehen kann. Dann können sich wundersame und wunderbare Schaffensprozesse entfalten, die Klient*innen und Therapeut*innen überraschen. Wenn die Kreativität der Menschen freigesetzt werden darf, wenn sie wohlwollende Spiegel und Gegenüber bekommen, dann können sie Grenzen überschreiten, die zuvor als unüberwindlich galten.

Innere Bewertung und anarchische Zügellosigkeit

Wenn Künstler*innen im künstlerischen Prozess um eine Form ringen, ringen sie gleichzeitig mit dem, was Konvention genannt wird: mit den herrschenden Regeln, mit den beherrschenden Formen, mit dem herrschenden Geschmack. Weil der künstlerische Prozess auch ein Prozess des Lebens und Auslebens, der

Verschmelzung und des Ausdrucks ist und nicht nur gutes Kunsthandwerk oder glättender Kitsch, ist zu mindest das Kratzen an der Konvention oder das Spiel mit Elementen der Konvention die Voraussetzung dafür, dass etwas Neues entstehen kann. Künstler*innen sind deshalb zügellos und anarchisch (= ohne Herrschaft).

Klient*innen haben es im therapeutischen Prozess nicht mit formalen, sondern mit sozialen Konventionen zu tun. Die sozialen Bewertungen, die sie auf Grund ihrer Biografie und ihrer Kultur, ihrer sozialen Umstände und Beziehungen verinnerlicht haben, sind gleichzeitig Schranken, Bremsen und Zensoren für den Prozess des spielerischen Neuentdeckens und Veränderns. Sich hier an etwas Neues zu begeben, bedeutet auch, zumindest für gewisse Zeiten und innerhalb des geschützten Raums der Therapie, das Wagnis der anarchischen Zügellosigkeit einzugehen.

Anarchische Zügellosigkeit als Verzicht sozialer Bewertungen und Konventionen bedeutet nicht die Abkehr von Bewertungen überhaupt. Im Gegenteil, im kreativen, künstlerischen wie therapeutischen Prozess treffen Künstler*innen wie Klient*innen ständig Entscheidungen: Entscheidungen des Ausprobierens, des Störens, des Bauens und des Schaffens, Entscheidungen des Kontaktes und des Rückzuges, Entscheidungen über Gedanken und Material, über Formen und Bewegung. Diese Entscheidungen werden auf Grund innerer Bewertungen getroffen, ob sie etwas annehmen oder etwas verwerfen, ob sie etwas neu gestalten oder hinter sich lassen. All dies vollzieht sich auf Grund von Bewertungen, die sie als Künstler*innen oder Klient*innen treffen. Natürlich sind diese Bewertungen nicht völlig frei von Zivilisation und Geschichte, von Biografie und sozialem Umfeld, doch sie haben eine andere Qualität als die sozialen Bewertungen oder Konventionen; es sind eigenwillige Bewertungen, die Künstler*innen und Klient*innen in einem bewussten Akt treffen. Carl Rogers nennt neben der Fähigkeit, mit Elementen und Konzepten zu spielen, die Existenz eines inneren Ortes der Bewertung eine der wesentlichen inneren Bedingungen der Kreativität. Oft benötigen Klient*innen den therapeutischen Raum, um ihren inneren Ort der Bewertung zu entdecken, um zu lernen, ihm zu trauen, um ihn zu pflegen und wachsen zu lassen.

Verschmelzung und Distanzierung

In der oben versuchten Beschreibung des künstlerischen Prozesses werden mehrere Aspekte der Verschmelzung deutlich. Das Erleben des Materials und der eigenen Person gehen ineinander über. Differenzierungen zwischen sinnlicher Wahrnehmung, emotionaler Reaktion und kreativer Handlung werden aufgehoben, Fühlen und Arbeiten verweben sich zu einem gemeinsamen Prozess. Ähnliche Verschmelzungserscheinungen gibt es im therapeutischen Prozess. In der Arbeit mit Träumen und im Kontakt mit Vergangenem wird dies von Klient*innen oft als Verschmelzung oder Aufgehen im Traum oder der vergangenen Erfahrung, der vergangenen Situation erlebt und beschrieben. Klient*innen und Therapeut*innen lassen sich aufeinander ein. Zwischen ihnen entsteht häufig eine gegenseitige Offenheit und intuitive Wahrnehmung, die zumindest von Seiten des Klienten/der Klientin Verschmelzungstendenzen ähnelt. Der Sinn dieser Verschmelzungstendenzen sowohl im künstlerischen wie im therapeutischen Prozess liegt offenbar darin, dass dadurch die Verflüssigung von eingefrorenen Mustern der Empfindungen, des Verhaltens, der Gefühle erleichtert und begünstigt wird. Dadurch kann probiert werden, Altes zu verwerfen und Neues zuzulassen oder zu schaffen, es können innere Entscheidungen getroffen werden, so dass Muster antauen und flexibler werden, dass neue Fähigkeiten der Empfindungen, der Gefühle und des Verhaltens wachsen und werden.

Wenn dann bei einer Klientin/einem Klienten etwas neu entstanden ist, setzt der Prozess der Distanzierung ein. Sie oder er betrachtet das, was entstanden ist, aus verschiedenen Perspektiven. Sie oder er ist nicht mehr identisch mir dem, was entstanden ist, sondern nimmt es von einem anderen Standpunkt aus wahr. Dies gilt sowohl für das neue Gefühl und die neue Haltung als auch für das neue Bild oder die neue Skulptur. Der Prozess der Distanzierung ist wichtig, er hat einen Sinn. Der Sinn liegt darin, dass der Klient/die Klientin dadurch die Möglichkeit hat, dem Neuen einen Platz in seiner/ihrer Lebenswelt zu geben. Das gilt sowohl für das künstlerische Produkt als auch für die in der therapeutischen Beziehung gewonnene Erfahrung, das neue Erleben und Verhalten. Die Klient*innen können und sollen sie in ihren Lebensalltag integrieren. Nur dadurch können sie für neue Erfahrungen und neue Prozesse wieder offen werden. Deswegen ist der Prozess der Distanzierung notwendiger Bestandteil sowohl des künstlerischen als auch des therapeutischen Prozesses.

Intimität und Öffentlichkeit

Der erwähnte Prozess der Distanzierung ist gleichzeitig ein Prozess, in dem neue Erfahrungen einen Platz erhalten und integriert werden. Es handelt sich in der Regel auch um einen Prozess, in dem Künstler*innen wie Klient*innen sich mit dem Neuerworbenen und Neugewonnenen in die Öffentlichkeit, in den Kontakt mit anderen, in die Kommunikation begeben. So wie sie sich stolz und scheu mit einem künstlerischen Produkt der Öffentlichkeit zeigen, so treten sie mit einem neuen Erleben und in einer neuen Haltung nach einer therapeutischen Aktionsphase in die Öffentlichkeit, in den Kontakt mit anderen. Die Klient*innen spüren dabei, dass sich in ihnen etwas verändert hat. Sie wissen nicht unmittelbar, ob die anderen sie verändert erleben, sie wissen nicht, ob und wie sich die Beziehungen zu anderen verändern können oder gar verändern müssen.

Diesem Schritt in die Öffentlichkeit geht ein Moment großer Intimität, ein Moment des Ausschlusses von Öffentlichkeit, ein Moment der Besinnung und Konzentration auf sich selbst voran. Künstler*innen wie auch Klient*innen ist gemeinsam, dass sie Zeitraum und Ort vergessen, dass sie sich in etwas hineinbegeben, gegenüber dem alles andere weit in den Hintergrund tritt. In der therapeutischen Arbeit ist dies der geschützte Raum der therapeutischen Beziehung, ein Raum, der Geborgenheit, Experimente und Spiele, Störung und Schaffen, Leid und Freude ermöglicht. Der Therapeut bzw. die Therapeutin haben die Aufgabe, Garanten dieser Geborgenheit und dieses Schutzes zu sein.

Der Moment des Übergangs von der Intimität in die Öffentlichkeit, der für den künstlerischen Prozess als Moment großer Verletzlichkeit und Scheu beschrieben wurde, lässt sich im therapeutischen Prozess in den gleichen Worten erfassen. Wenn Klient*innen ein Experiment gewagt, eine neue Erfahrung gemacht haben, die vielleicht emotional intensiv und aufwühlend war, dann fühlen sie sich danach preisgebend und preisgegeben, verletzbar und unsicher. Sie möchten einerseits am liebsten gar keinen Kontakt mit anderen, möchten am liebsten in der Intimität bleiben und das, was sie erlebt und erfahren haben, bewahren. Und gleichzeitig befinden sie sich doch schon im Prozess der Distanzierung und Integration und sie bedürfen dazu, ja sind oft gierig auf Rückmeldungen, auf Bestätigungen, auf die Wahrnehmungen anderer. Dies ist nicht verwunderlich, denn menschliche Identität entsteht in der Kindheit wie im Erwachsenenalter immer im Austausch mit anderen. Der Mensch sieht sich immer auch durch die Augen der anderen. Der Mensch kann sich als soziales Wesen nie nur selber genug sein, der Mensch bedarf der Spiegelung und Rückmeldung, des Feedbacks der anderen. Dies geschieht sowohl im Prozess der Heranbildung von Identität als auch in Prozessen und Phasen der Veränderung von Identität, der Veränderung von fest gefügten Formen und Wegen des Erlebens und Verhaltens eines Menschen, z. B. in der therapeutischen Beziehung.

Dieser Moment des Übergangs ist ein kostbarer Moment für Künstler*innen wie für Klient*nnen. In ihm kann durch Unachtsamkeit das Geschaffene und damit der Künstler/die Künstlerin oder der Klient/die Klientin verletzt werden. In ihm kannsich der Weg eröffnen, dass etwas Neues aus der Intimität in den sozialen Raum trittund den Schaffenden und auch andere Menschen bereichert. Dieser Moment bedarf der besonderen Aufmerksamkeit und Behutsamkeit der Therapeut*nnen. Sie begleiten die Klient*innen aus der Intimität in die Öffentlichkeit, aus dem geschützten Raum in den sozialen Raum.

Bisher war von Gemeinsamkeiten zwischen therapeutischem und künstlerischem Prozess die Rede. Der hauptsächliche Unterschied zwischen beiden ist folgender: Im künstlerischen Prozess findet ein Dialog, eine Reibung und ein Ringen mit dem Material, den Farben, dem Objekt statt, im therapeutischen Prozess vor allem der Dialog, die Reibung und das Ringen mit einem anderen Menschen bzw. zwischen zwei Menschen, dem Klienten/der Klientin und dem Therapeuten/der Therapeutin. Der therapeutische Prozess ist immer dialogisch, ist immer Begegnung und Beziehung. Ihn durchzieht die Polarität zwischen KlientI*i und Therapeut*in. „Eine therapeutische Kultur ist zuerst immer Beziehungskultur." (Petersen 1994)

Die hier beschriebenen therapeutischen Prozesse sind keineswegs Allgemeingut und Bestandteil *jeder* therapeutischen Arbeit. Allzu oft sind Prozesse der Distanzierung und Integration kein integraler Bestandteil des therapeutischen Prozesses, sondern eine lästige und scheinbar übersehbare Nachphase. Allzu oft wird die Aufmerksamkeit nicht der Erkundung und Pflege des inneren Ortes der Bewertung geschenkt, sondern es werden Werte des Therapeuten/der Therapeutin zum Bewertungsmaßstab der Klient*innen erhoben oder die Abkehr von sozialen Konventionen mit der Abkehr von Werten gleichgesetzt.

Allzu oft auch wird der störende, ja zerstörerische Aspekt der Kreativität geleugnet. Allzu oft wird auch in der Therapie die Polarität des Störens und Schaffens missachtet, wird so getan, als seien Menschen weiße Blätter oder leere Gefäße, die nur neu beschrieben oder gefüllt werden müssten. Allzu oft entwickelt das Leid der Klient*innen eine so große Sogkraft, dass Therapeut*in und Klient*in ihm gemeinsam verfallen und den Pol der Neuentwicklung und des Neuschaffens außer Acht lassen.

Die Wahrnehmung und Beachtung der Polaritäten im therapeutischen Prozess kann meiner Erfahrung nach helfen und dazu beitragen, Einseitigkeiten und Einschränkungen der Wahrnehmung zu umgehen bzw. zu korrigieren. Insbesondere der Vergleich mit dem Erleben im künstlerischen Prozess kann das Bemühen vieler Therapeut*innen unterstützen, den ganzen Reichtum des therapeutischen Prozesses als einer kreativen Entwicklung entfalten zu helfen.

Literaturverzeichnis 2006

van Andel, Hendrikus; Pittrich, Wolfgang (1991): Kunst und Psychiatrie. Kongress inMünster 1.–5. Oktober 1990. Tagungsbericht. Münster

Arnheim, Rudolf (1978): Kunst und Sehen. Eine Psychologie des schöpferischen Auges. Berlin – New York

Arnheim, Rudolf (1980): Zwischenrufe. Kleine Aufsätze aus den Jahren 1926 – 1940. Leipzig und Weimar

Arnheim, Rudolf (1988[6]): Anschauliches Denken. Köln

Bachmann, Helen I. (1993): Malen als Lebensspur. Die Entwicklung kreativer bildlicher Darstellung. Ein Vergleich mit den frühkindlichen Loslösungs- und Individuationsprozessen. Stuttgart

Bader, A., Navratil, L. (1976): Zwischen Wahn und Wirklichkeit. Frankfurt

Baer, Udo (1992): Von Qual und Ekstase, von Spiel und Scheu.* Über das Erleben im künstlerischen und therapeutischen Prozess. In: Sozialtherapie. Zeitschrift fürTheorie und Praxis der Sozialtherapie. Heft 4. Duisburg

Baer, Udo (1993): An hua oder: Die Gestaltung des Geheimen.* In: Sozialtherapie. Zeitschrift für Theorie und Praxis der Sozialtherapie. Heft 6 – 7. Duisburg

Baer, Udo (1994): Raum- und Richtungs-Interventionen (Teil I): Bedeutungsräume. In: Sozialtherapie. Zeitschrift für Theorie und Praxis der Sozialtherapie. Heft 9. Duisburg

Baer, Udo (1995a): Therapeutisches Triptychon. *Teil A: Ein Verfahren der Gestal- tungs-Sozialtherapie. In: Sozialtherapie. Zeitschrift für Theorie und Praxis der Sozialtherapie. Heft 11. Duisburg

Baer, Udo (1995b): Raum- und Richtungsinterventionen (Teil II): Sozialkartographie und Bedeutungsräume. In: Sozialtherapie. Zeitschrift für Theorie und Praxis der Sozialtherapie. Heft 12–13. Duisburg

Baer, Udo (Hrsg.) (1996a): Kreative Sozialtherapie. Ausgewählte Artikel aus der Zeit-schrift Sozialtherapie. Kreative Therapien Band 1. Münster

Baer, Udo (1996b): Frageleitfaden Tridentität. In: Sozialtherapie. Zeitschrift für Theorie und Praxis der Sozialtherapie. Heft 16. Münster

Baer, Udo (1996c): Tridentität – Identitätsbildung und Therapie. Thesen.* In: Sozialtherapie. Zeitschrift für Theorie und Praxis der Sozialtherapie. Heft 16. Münster

Baer, Udo (1996d): Träume und Imaginationen. Materialien zur kreativen Therapie. Heft 1. Zukunftswerkstatt Tanz, Musik und Gestaltung, Düsseldorf

Baer, Udo; Frick-Baer, Gabriele (2000): Vom Schämen und Beschämtwerden. Band 1. „Bibliothek der Gefühle". Neukirchen-Vluyn. Erweiterte Neuausgabe 2006a

Baer, Udo; Frick-Baer, Gabriele (2001): Leibbewegungen. Methoden und Modelle der Tanz- und Bewegungstherapie. Neukirchen-Vluyn

Baer, Udo; Frick-Baer, Gabriele (2002a): Gefühlslandschaft Angst. Band 2 „Bibliothek der Gefühle". Neukirchen-Vluyn

Baer, Udo; Frick-Baer, Gabriele (2002b): Vom Sehnen und Wünschen. Band 3. „Bibliothek der Gefühle". Neukirchen-Vluyn

Baer, Udo; Frick-Baer, Gabriele (2003a): Würde und Eigensinn. Band 4 „Bibliothekder Gefühle“. Neukirchen-Vluyn

Baer, Udo; Frick-Baer, Gabriele (2003b): Vom Sich-fremd-Sein zum In-sich-Wohnen. Band 5 „Bibliothek der Gefühle“. Neukirchen-Vluyn

Baer, Udo; Frick-Baer, Gabriele (2004): Klingen, um in sich zu wohnen. Methodenund Modelle leiborientierter Musiktherapie. Neukirchen-Vluyn

Baer, Udo; Frick-Baer, Gabriele (2005a): Bausteine einer kreativen Sozio- und Psychotherapie. Ausgewählte Beiträge 1991 bis 2005, KompetenzKompakt Band2. Neukirchen-Vluyn

Baer, Udo; Frick-Baer, Gabriele (2005b): Der kleine Ärger und die große Wut. Band 6. „Bibliothek der Gefühle“. Neukirchen-Vluyn

Baer, Udo; Frick-Baer, Gabriele (2005c): Wie Kinder fühlen. Band 7 „Bibliothek derGefühle“. Neukirchen-Vluyn

Baltrusaitis, Jurgis (1986): Der Spiegel. Entdeckungen, Täuschungen, Phantasien. Giessen

Baukus, Peter; Thies, Jürgen (Hrsg.) (1993): Aktuelle Tendenzen in der Kunsttherapie. Stuttgart

Baukus, Peter; Thies, Jürgen (1997): Kunsttherapie. Stuttgart

Beck, A. T. (1979): Wahrnehmung der Wirklichkeit und Neurose. Kognitive Psychotherapie emotionaler Störungen. München

Belting, Hans u.a. (Hrsg.) (1988[3]): Kunstgeschichte. Eine Einführung. Berlin

Benedetti, G.(1975): Psychiatrische Aspekte des Schöpferischen und schöpferischeAspekte der Psychiatrie. Göttingen

Benedetti, G; Peciccia, M. (1995): Das schizophrene Symbol in der Kunsttherapie. InTretter, F.; Bender, W. (Hrsg.): Kunsttherapie in der Psychiatrie. Köln

Benedetti, G.; Piacentini, T.; Corsi, d'Alfonso, L.; Elia, C:.; Medri, G.; Saviotti, M. (1983): Psychosentherapie. Psychoanalytische und existentielle Grundlagen. Stuttgart

Bernard, Sigrid (1997): Von der Maske zum Gesicht. Ein gestaltungs-sozialthera- peutisches Maskenprojekt mit geistig behinderten Frauen. In: Sozialtherapie. Zeitschrift für Theorie und Praxis der Sozialtherapie, Heft 19. Münster

Beuys, Joseph (1991): Kunst ist ja Therapie und jeder Mensch ist ein Künstler. In: Petzold, Hilarion; Orth, Ilse (Hrsg.): Die neuen Kreativitätstherapien. Paderborn *Bieber-Zai, Karin; Baer, Udo* (1996): Anti-Kopfschmerz-Gruppen. Interaktive Gesundheitsarbeit in der Praxis. In: Udo Baer (Hrsg.): Kreative Sozialtherapie. Münster

Biniek, Eberhard (1982): Psychotherapie mit gestalterischen Mitteln. Eine Einführung in die Gestaltungstherapie. Darmstadt

Bock, Thomas (1997): Lichtjahre. Psychosen ohne Psychiatrie. Krankheitsverständnisund Lebensentwürfe von Menschen mit unbehandelten Psychosen. Bonn

Bock, Thomas; Weigand, Hildegard (Hrsg.) (1991): Hand-werks-buch Psychiatrie. Bonn

Bock, Thomas (Hrsg); Buck, Dorothea; Gross, Jan; Maß, Ernst; Sorel, Eliot; Wolpert, Eugen (1995): Abschied von Babylon. Verständigung über Grenzen in der Psychiatrie. Bonn

Bock, Thomas: Deranders J.E.; Esterer, Ingeborg (1995): Mitteilungen über den Wahnsinn. München

Buber, Martin (1977[9]): Ich und Du. Heidelberg

Buber, Martin (1994[7]): Das Dialogische Prinzip. Gerlingen

Busch, Lothar (1997): Unbewusste Selbstbilder. Grundlagen und Methodik der psychodiagnostischen Bildanalyse. Opladen

Ciompi, L. (1982): Affektlogik. Stuttgart

Clarkson, Petruska; Mackewn, Jennifer (1995): Frederick S. Perls und die Gestalttherapie. Köln

Cohn. Ruth C. (1975): Von der Psychoanalyse zur Themenzentrierten Interaktion. Von der Behandlung einzelner zu einer Pädagogik für alle. Stuttgart

Cohn, Ruth C.: Alfred Farau (1984): Gelebte Geschichte der Psychotherapie. Zwei Perspektiven. Stuttgart

Corsini, R. (1983): Handbuch der Psychotherapie (2 Bde.). Weinheim

Daniel, Barbara (1998): Auf der grünen Wiese. Körperbild und Körperklang miteiner psychotischen Langzeitpatientin. In: therapie kreativ. Zeitschrift für kreati-ve Sozial- und Psychotherapie. Heft 20. Neukirchen-Vluyn

Davison, Neale (1988[3]): Klinische Psychologie. München-Weinheim

Deuser, H. (1989): Die Arbeit am Tonfeld. In: Zundel, Edith; Fittkau, Bernd. Spiri-tuelle Wege und Transpersonale Psychotherapie. Paderborn

Deuser, O. (1989): Geführtes Zeichnen. In: Zundel, Edith; Fittkau, Bernd. Spiritu-elle Wege und Transpersonale Psychotherapie. Paderborn

Dewey, John (1986): Erziehung durch und für Erfahrung. Eingeleitet, ausgewählt undkommentiert von Helmut Schreier. Stuttgart

Dörner, Klaus; Plog, Ursula (1986[3]): Irren ist menschlich. Bonn

Dold, Peter (1989): Sceno-Familientherapie. München – Basel

Dolto, Francoise (1987): Das unbewusste Bild des Körpers. Weinheim – Berlin

Domma, Wolfgang (1990): Kunsttherapie und Beschäftigungstherapie. Grundlegung und Praxisbeispiel Klinischer Therapie bei schizophrenen Psychosen. Köln

Domma, Wolfgang (Hrsg.) (1993): Praxisfelder Kunsttherapie. Köln

Downing, George (1996): Körper und Wort in der Psychotherapie. Leitlinien für diePraxis. Kempten

Drees, A. (1992): Defokussierende Strategien und Kunstherapie. In: Musik-, Tanz- und Kunsttherapie. Zeitschrift für Musik-, Tanz und Kunsttherapie. Stuttgart-New York

Dreifuss-Katan, E. (1986): Praxis der klinischen Kunsttherapie. Bern

Egger, Bettina (1991): Der gemalte Schrei. Geschichte einer Maltherapie. Bonn

Fliegner, Jörg (1995): Scenotest-Praxis. Ein Handbuch zur Durchführung, Auswertung und Interpretation. Heidelberg

Frank, Wolfgang (1993 [11]): Psychiatrie. Kurzlehrbuch zum Gegenstandskatalog. Stuttgart

Freud, Sigmund (1961): Die Traumdeutung. Frankfurt.

Frick-Baer, Gabriele (1996): Über Filmplakate und Panoramatechnik, über zu kurz gekommene Körperteile, Zeitungspapier und Tiere. Anregungen für die Praxis. In: Udo Baer (Hrsg.): Kreative Sozialtherapie. Münster

Frutiger, Adrian (1991[3]): Der Mensch und seine Zeichen. Schriften, Symbole, Signete, Signale. Wiesbaden

Fuchs, Siegfried E. (1985): Der Bilderrahmen. Recklinghausen

Fuhr, Reinhard, Gremmler-Fuhr, Martina (1995): Gestalt-Ansatz. Grundkonzepte und -modelle aus neuer Perspektive. Köln

Furth, G.M. (1991): Heilen durch Malen. Die geheimnisvolle Welt der Bilder. Olten *Gemeinhardt, Taruno* (1994): Mandalas. Spielerische Wege auf die eigene Mitte zu. In: Sozialtherapie. Zeitschrift für Theorie und Praxis für Sozialtherapie. Heft 8. Duisburg

Grawe, K.; Donati, R.; Bernauer, F. (1994): Psychotherapie im Wandel. Göttingen

Brüder Grimm (1981[5]): Kinder- und Hausmärchen gesammelt durch die BrüderGrimm. Erster Teil. Marburg

Brüder Grimm (1981[5]): Kinder- und Hausmärchen gesammelt durch die BrüderGrimm. Zweiter Teil. Marburg

Brüder Grimm (1981[5]): Kinder- und Hausmärchen gesammelt durch die BrüderGrimm. Dritter Teil. Marburg

Groß, Birte (1997): Magdalena malt! Erstversorgung in der Psychiatrie, Kontakt- und Kommunikationsmöglichkeiten. In: Sozialtherapie. Zeitschrift für Theorie und Praxis der Sozialtherapie. Heft 19. Münster

Günter, Michael (1989): Gestaltungstherapie: Zur Geschichte der Mal-Ateliers in psychiatrischen Kliniken. Bern

Hagemann, Renate (1992): Kunsttherapeutische Arbeit in der Geronto-Psychiatrie. In: Sozialtherapie. Zeitschrift für Theorie und Praxis der Sozialtherapie. Heft 3. Duisburg

Hampe, Ruth (1988): Kunst und Therapie in einer Frauenklinik. Schriftenreihe des Instituts für Bildung und Kultur e.V. Band 14, Remscheid

Heinl, Hildegund; Petzold, Hilarion (1980): Gestalttherapeutische Fokaldiagnose und Fokalintervention in der Behandlung von Störungen aus der Arbeitswelt. In:Integrative Therapie 1

Heinl, Hildegund; Petzold, Hilarion; Fallenstein, Anne (1985): Das Arbeitspanorama. In: Psychotherapie und Arbeitswelt. Paderborn

Heinl, Hildegund; Petzold, Hilarion; Walch, Sylvester (1985): Konzepte und Erfahrungen aus der gestalttherapeutischen Arbeit mit Angehörigen sozial benachteiligter Schichten. In: Psychotherapie und Arbeitswelt. Paderborn

Hersey, George L. (1998): Verführung nach Maß. Ideal und Tyrannei des perfekten Körpers. Berlin

Hertel, Jörg; Stockmann, Dieter u. a. (1993): Erinnerungsformen. Maskenbau und Maskenspiel - Ein menschliches Urphänomen. In: Sozialtherapie. Zeitschrift fürTheorie und Praxis der Sozialtherapie, Heft G- 7. Duisburg

Hils, K. (Hrsg.) (1971): Therapeutische Faktoren im Werken und Formen. Darmstadt

Höfer, Renate (1993): Die Hiobsbotschaft C. G. Jungs. Folgen sexuellen Missbrauchs. Lüneburg

Hoffmann-Axthelm, Dagmar (Hrsg.) (1991): Der Körper in der Psychotherapie. Oldenburg

Itten, Johannes (1988): Bildanalysen. Ravensburg

Janson-Michl, C. (1980): Gestalten, Erleben, Handeln. Handbuch für kreative Gruppenarbeit. München

Jung, C.G. (1991[12]): Der Mensch und seine Symbole. Olten

Jung, C.G. (1991[5]): Praxis der Psychotherapie. Olten

Jung, C.G. (1991[4]): Zivilisation im Übergang. Olten

Jung, C.G. (1992[8]): Die Archetypen und das kollektive Unbewusste. Olten

Kandinsky (1973): Punkt und Linie zu Fläche. Bern

Kast, Verena (1993[4]): Familienkonflikte im Märchen. Eine psychologische Deutung. München

Kast, Verena (1994[7]): Wege aus Angst und Symbiose. Märchen psychologisch gedeutet. München

Kast, Verena (1995[5]): Märchen als Therapie. München

Kemp, Wolfgang (Hrsg.) (1985): Der Betrachter ist im Bild. Kunstwissenschaft und Rezeptionsästhetik. Köln

Kemp, Wolfgang (1985): Verständlichkeit und Spannung. Über Leerstellen in der Malerei des 19. Jahrhunderts. In: Kemp, S. 253–278

Kemp, Wolfgang (1988): Kunstwerk und Betrachter: Der rezeptionsästhetische Ansatz. In: Belting u.a., S. 240–257

Klemann, Walter (1974): Stimmen + Farben. Recklinghausen

Klußmann, R. (1986): Psychosomatische Medizin. Eine Übersicht. Berlin Heidelberg, New York, Tokyo

Kramer, E. (1991[3]): Kunst als Therapie mit Kindern. München

Kraus, Werner (1998[2]): Die Heilkraft des Malens. Einführung in die Kunsttherapie. München

Kriz, Jürgen (1991[3]): Grundkonzepte der Psychotherapie. Weinheim

Kruse, Otto (1985): Emotionsdynamik und Psychotherapie. Grundlagen zum Verständnis menschlicher Emotionen und ihrer psychotherapeutischen Beeinflussung. Weinheim

Kruse, Otto (1995): Entwicklungstheorie der Emotionen und Psychopathologie. In: Petzold, H.G. (Hrsg.): Die Wiederentdeckung des Gefühls. Emotionen in der Psychotherapie und der menschlichen Entwicklung. Paderborn

Kruse, Otto (Hrsg.) (1997): Kreativität als Ressource für Veränderung und Wachstum. Kreative Methoden in den psychosozialen Arbeitsfeldern: Theorien, Vorgehensweise, Beispiele. Tübingen

Kruse, Otto (1997): Kreativität und Veränderung. Modellvorstellungen zur Wirksamkeit kreativer Methoden. In: Kruse Otto (Hrsg.): Kreativität als Ressource fürVeränderung und Wachstum. Tübingen

Kuhlen-Bauer, Jutta (1996): Erde, Wasser, Luft & Feuer. Ein Projekt für Kinder im Grundschulalter. In: Udo Baer (Hrsg.): Kreative Sozialtherapie. Münster

Kükelhaus, Hugo; zur Lippe, Rudolf (1982): Entfaltung der Sinne. Ein Erfahrungsfeldzur Bewegung und Besinnung. Frankfurt

Kunstprojekt Unart e.V. (1995): Unart 1995 – 96, Essen

Lammers, Klaus (1998): Verkörpern und Gestalten. Psychodrama und Kunsttherapiein der psychosozialen Arbeit. Göttingen 1998

Landgarten, H.B. (1990): Klinische Kunsttherapie. Ein umfassender Leitfaden. Karlsruhe

Landgarten, H.B. (1991): Kunsttherapie als Familientherapie. Ein klinischer Leitfaden mit Falldarstellungen. Karlsruhe

Langer, Susanne K. (1984): Philosophie auf neuem Wege. Das Symbol im Denken, im Ritus und in der Kunst. Frankfurt

Lechner, G. (1989): Bilder der menschlichen Seele. Kunsttherapeutische Erfahrungen am Psychiatrischen Krankenhaus Marburg in den Jahren 1972 – 1988. Frankfurt

Lenz, Martin (1994): Puppen erobern eine Stadt. Wie sich die Welt verändert, wenn wir spielen. In: Sozialtherapie. Zeitschrift für Theorie und Praxis der Sozialthera-pie. Heft 10. Duisburg

Lewin, Kurt (1982): Feldtheorie. Band 4. Werkausgabe. Hrsg. Carl-Friederich Graumann. Stuttgart

Lommel, Andreas (1981): Masken. Gesichter einer Menschheit. Stuttgart

Mahr, Karin (1994): Rückkehr zum Körper. Bewegungstherapie – ein neuer Ansatz. Hamburg

Manes, Sabina (1995): Mama ist ein Schmetterling. Papa ein Delphin. München

Mann, Christine; Schröter, Erhart; Wangerin, Wolfgang (1995): Selbsterfahrung durch Kunst. Methodik für die kreative Gruppenarbeit mit Literatur, Malerei und Musik. Weinheim - Basel

Maturana, H.R. (1982): Erkennen: Die Organisation und die Verkörperung der Wirklichkeit: Ausgewählte Arbeiten zur biologischen Epistemiologie. Braunschweig

Marr, Detlef (1995): Kunsttherapie bei altersverwirrten Menschen. Weinheim

Matthies, Klaus (1996): Überschneidungen und Berührungen. Zum Verhältnis von Kunst, Pädagogik und Therapie. In: Baer, Udo (Hrsg.): Kreative Sozialtherapie, Münster.

May, R. (1987): Der Mut zur Kreativität. Paderborn

Menzen, Karl-Heinz (1990): Vom Umgang mit Bildern. Wie ästhetische Erfahrung pädagogisch und therapeutisch nutzbar wurde. Köln

Menzen, Karl-Heinz (1994): Heilpädagogische Kunsttherapie. Freiburg im Breisgau

Mertens, Wolfgang (1993[2]): Einführung in die psychoanalytische Therapie. Band 2. Stuttgart

Mertens, Wolfgang (1993[2]): Einführung in die psychoanalytische Therapie. Band 3. Stuttgart

Metken, Sigrid (1978): Eine Geschichte des Ausschneidens in Europa von 1500 bisheute. München

Moreno, Jakob L. (1981): Soziometrie als experimentelle Methode. Ausgewählte Werke Bd. I. Paderborn

Müller, Margitta (1986): Künstler in der sozialen Kulturarbeit. Institut für Bildungund Kultur. Band 1, Remscheid

Müssig, Ricarda (1991): Familien-Selbst-Bilder. Gestaltende Verfahren in der Paar-und Familientherapie. München Basel

Navratil, L. (1974[4]): Schizophrenie und Kunst. München

Oaklander, Violet (1996[10]): Gestalttherapie mit Kindern und Jugendlichen, Konzepte der Humanwissenschaften. Stuttgart

Oerter, Rolf; Montada, Leo (1987[2]): Entwicklungspsychologie. Weinheim

Olbrich. E. (1948): Jugendalter – Zeit der Krise oder der produktiven Anpassung. In:Olbrich, E. & Todt, E. (Hrsg.): Probleme des Jugendalters. Berlin

Orth, Ilse; Petzold, Hilarion (1990): Metamorphosen –Prozesse der Wandlung in der intermedialen Arbeit der Integrativen Therapie. In: Die neuen Kreativitätstherapien. Handbuch der Kunsttherapie Band II. Paderborn

Perls, Frederick S. (1980): Gestalt, Wachstum, Integration. Aufsätze, Vorträge, Therapiesitzungen. Paderborn

Perls, Frederick S.; Hefferline, Ralph F.; Goodman, Paul (1979): Gestalt-Therapie. Lebensfreude und Persönlichkeitsentfaltung. Stuttgart

Perls, Frederick S.; Hefferline, Ralph F.; Goodman, Paul (1981[2]): Gestalt-Therapie. Wiederbelebung des Selbst. Stuttgart

Perls, Frederick S.; Baumgardner, Patricia (1990): Das Vermächtnis der Gestalttherapie. Stuttgart

Perls, Friedrich S. (1992[5]): Gestalt Wachstum-Integration. Aufsätze. Vorträge, Therapiesitzungen. Paderborn

Perls, Friedrich S. (1992[5]): Die Integration der Persönlichkeit. Theoretische Erwägungen und therapeutische Möglichkeiten (1948). In: Gestalt Wachstum-Integration. Paderborn

Perls, Laura (1989): Leben an der Grenze. Essays und Anmerkungen zur Gestalt- Therapie. Köln

Petersen, P (1990): Ansätze kunsttherapeutischer Forschung. Berlin

Petersen, Peter (1994[3]): Der Therapeut als Künstler. Ein integrales Konzept von Psychotherapie und Kunsttherapie. Paderborn

Petzold, Hilarion; Orth, Ilse (Hrsg.) (1990): Die neuen Kreativitätstherapien. Handbuch der Kunsttherapie Band I. Paderborn

Petzold, Hilarion; Orth, Ilse (Hrsg.) (1990): Die neuen Kreativitätstherapien. Hand-buch der Kunsttherapie Band II. Paderborn

Polenz von, Silke (1994): Und er bewegt sich doch. Frankfurt

Prinzhorn, H. (1922): Bildnerei der Geisteskrankheiten. Berlin

Rech, P.W.; Hein, P.U. (Ed.) (1983): Therapeutische Konzepte in Kunst- und Pädagogik. Münster

Richter, H.G. (Hrsg.) (1977): Therapeutischer Kunstunterricht. Düsseldorf

Richter, H.G. (1984): Pädagogische Kunsttherapie. Grundlegung, Didaktik, Anre- gungen. Düsseldorf

Richter, Kurt F. (1997): Erzählweisen des Körpers. Kreative Gestaltarbeit in Theorie,Beratung. Supervision und Gruppenarbeit. Seelze-Velbert

Riedel, I. (1983 [2]): Farben in Religion, Gesellschaft, Kunst und Psychotherapie. Kreuz, Stuttgart

Riedel, I. (1988): Bilder in Religion, Kunst- und Psychotherapie. Wege zur Interpretation. Stuttgart

Riemann, Fritz (1990): Grundformen der Angst. München

Rogers, Carl R. (1990): Auf dem Wege zu einer Theorie der Kreativität (1954). In: Petzold, Hilarion: Orth, Ilse (Hrsg): Die neuen Kreativitätstherapien. Handbuch der Kunsttherapie Band I. Paderborn 1990

Rosenfield, Israel (1992): Das Fremde, das Vertraute und das Vergessene. Frankfurt

Rotter, Frank (1994): Sozialpsychiatrie und Kunsttherapie. Therapeutische Inszenierungen im Vergleich. Opladen

Rubin, Judith Aron (1990): Richtungen und Ansätze der Kunsttherapie. Theorie undPraxis. Karlsruhe

Rüger, U.; Blomert, A.F.; Förster, W. (1990): Coping. Theoretische Konzepte, Forschungsansätze, Messinstrumente zur Krankheitsbewältigung. Göttingen

Sacks, Oliver (1987): Der Mann, der seine Frau mit einem Hut verwechselte. Hamburg

Salber, Wilhelm (1977): Kunst, Psychologie und Behandlung. Bonn 1977

Saller, Reinhard; Feiereis, Hubert (1995): Erweiterte Schulmedizin. Psychosomatische Medizin und Psychotherapie. Band 2. München

Samarah, Petra (2005): Fantasie- und Körperreisen für Therapie und Supervision. Neukirchen-Vluyn

Sandler, Joseph; Dare, Christopher; Holder, Alex (1996[7]): Die Grundbegriffe der Psychoanalytischen Therapie. Stuttgart

Schalk, Gisela; Rolfes, Bettina (1986): Schreiben befreit. Ideen und Tips für das Schreiben in Gruppen und im stillen Kämmerlein. Bern

Scheller, Ingo (1987[2]): Erfahrungsbezogener Unterricht. Praxis, Planung, Theorie, Frankfurt

Scheller, Ingo (1989): Wir machen unsere Inszenierungen selber. Szenische Interpretation von Dramentexten. Bd. l, Bd. Il. Oldenburg

Schenk-Danzinger, Lotte (1991[21]): Entwicklungspsychologie. Wien

Schilder, P. (1923): Das Körperschema. Ein Beitrag zur Lehre vom Bewusstsein des eigenen Körpers. Berlin

Schilling, Claudia (1995): Der Gestalterische Dialog in der sozialtherapeutischen Arbeit mit verhaltensschwierigen Kindern. In: Sozialtherapie. Zeitschrift für Theorie und Praxis der Sozialtherapie. Heft 12 – 13. Duisburg

van Schlippe, Arist; Schweitzer, Jochen (1996): Lehrbuch der systemischen Therapieund Beratung. Göttingen

Schnell, Hans (1994): Wenn Worte fehlen, sprechen Bilder. Bildnerisches Gestaltenund Therapie III. dafür & dagegen. München

Schottenloher, Getraud (1994): Wenn Worte fehlen, sprechen Bilder. BildnerischesGestalten und Therapie I. Künstler als Therapeuten? München

Schottenloher, Getraud (1994): Wenn Worte fehlen, sprechen Bilder. BildnerischesGestalten und Therapie II. Reflexionen. München

Schottenloher, Gertraud (1995[4]): Kunst- und Gestaltungstherapie. Eine praktischeEinführung. München

Schrode, Helena (1995): Klinische Kunst- und Gestaltungstherapie. Stuttgart

Schultz, Joachim (1994): Ein Rot, ein Grün, ein Grau vorbeigesendet. Farben in derdeutschen Lyrik von der Romantik bis zur Gegenwart. München

Schuster, Martin (1988): Kunsttherapie. Die heilende Kraft des Gestaltens. Köln

Schuster, Martin (1997): Theoretische Grundlagen der Kunsttherapie. In: Kruse, Otto (Hrsg): Kreativität als Ressource für Veränderung und Wachstum. Tübingen

Seitz, R. (1982): Kunst in der Kniebeuge. Ästhetische Elementarerziehung. Beispiele. Anregungen. Überlegungen. München

Simkin, S. James (1978): Gestalttherapie. Mini-Lektionen für Einzelne und für Gruppen. Wuppertal

Simkin, S. James (1992[5]): Ein Interview mit Dr. Friedrich Perls (1966). In: Friedrich S. Perls: Gestalt Wachstum-Integration. Paderborn

Simmat, William E. (o.J.): Über das Triptychon als bildnerische Form, Frankfurter Projekt II, Ausstellungskatalog

Simonton, O. Carl (1993): Auf dem Wege der Besserung. Schritte zur körperlichen und spirituellen Heilung. Hamburg

Spitzer, R.L., Gibbon, M., Skodol, A.E., Williams, JB.W., First, M.B. (1991): DSM-III-R Falldarstellungen. Diagnostisches und Statistisches Manual Psychischer Störungen DMS-II-R. Weinheim und Basel

Staemmler, Frank-M. (1993): Therapeutische Beziehung und Diagnose. Gestalttherapeutische Antworten. München

Staemmler, Frank-M. (1995): Der „leere Stuhl". Ein Beitrag zur Technik der Gestalttherapie. München

Stevens, John O. (1975[14]): Die Kunst der Wahrnehmung. Übungen der Gestalttherapie. Gütersloh

Strauß, B. (1996): Muss sich die Psychoanalyse wandeln? Schlussfolgerungen aus derempirischen Psychotherapieforschung. Psychotherapie Forum 4

Teegen, Frauke (1992): Die Bildersprache des Körpers. Hamburg

Walter, Hans-Jürgen (1994[3]): Gestalttheorie und Psychotherapie. Zur integrativenAnwendung zeitgenössischer Therapieformen. Opladen

Watzlawick, Paul; Beavin, Janet H.; Jackson. Don D. (1969): Menschliche Kommu-nikation. München

von Werder, Lutz (1990): Lehrbuch des kreativen Schreibens. Berlin

Wertheimer, Max (1964[2]): Produktives Denken. Was geschieht, wenn man wirklich denkt und dabei vorwärts kommt? Was sind hierbei die entscheidenden Schritte? Wie kommen sie zustande? Woher kommt die Erleuchtung, der Geistesblitz?Frankfurt

Wichelhaus, Barbara (1990): Körper, Körperwahrnehmung, Körpererfahrung. In: Kunst und Unterricht. Zeitschrift für Kunstpädagogik vereint mit Kunsterzie-hung. Heft 202. Seelze

Winnicott, D.W. (1993): Vom Spiel zur Kreativität. Stuttgart

Wrobel, Gerda(1995): Ja, wir malen. Gestaltungs-sozialtherapeutisches Arbeiten mit Ausgegrenzten. In: Sozialtherapie. Zeitschrift für Theorie und Praxis in der Sozialtherapie. Heft 11. Duisburg

Zinker, Joseph (1993[5]): Gestalttherapie als kreativer Prozess. Innovative Psychothera-pie und Humanwissenschaften. Paderborn

Zur Lippe, Rudolf (1987): Sinnenbewusstsein. Grundlegung einer anthropologischenÄsthetik. Reinbek

Einige (mit * gekennzeichnete) Artikel von Gabriele Frick-Baer und/oder Udo Baeraus der Zeitschrift Sozialtherapie bzw. wurden ganz oder auszugsweise in dieses Buchübernommen, zumeist ergänzt und überarbeitet.

Ergänzende und vertiefende Literatur 2024

Baer, Udo (2013): Familientherapie – humanistisch – leiborientiert – kreativ. Neukirchen-Vluyn

Baer, Udo (2017): Kreative Leibtherapie – Das Lehrbuch. Berlin

Baer, Udo; Frick-Baer, Gabriele (2018): Deine Würde entscheidet – Finde den inneren Kompass für ein gutes Leben. Weinheim (2018)

Baer, Udo; Frick-Baer, Gabriele (2019): Würdigen, was ist - Praktische Phänomenologie. Kreative Leibtherapie – Band 2. Berlin

Baer, Udo; Frick-Baer, Gabriele (2021): Therapie und Würde – Sprachleib, Würde-Achtsamkeit, Bedeutungsüberhang ..., Kreative Leibtherapie – Band 3. Berlin

Frick-Baer, Gabriele: Kreative Traumatherapie. Trauma, die „Zeit danach" und das Aufrichten in Würde, Kreative Leibtherapie, Band 10, (2023)

Notizen